国家科学技术学术著作出版基金资助出版
本书由大连市人民政府资助

系统药代动力学

主　编　杨　凌
副主编　葛广波

科学出版社
北　京

内 容 简 介

本书力求对药代动力学研究的两人策略（“自上而下”和“自下而上”）、理论体系、研究模型及应用等作出更为系统的介绍和独特的认识。在篇章设置上，本书围绕着先整体、后拆分、再整合和验证的系统论理念，首先介绍了以表观药代行为表征的常用“整体药代动力学”理论（第一篇）；继而为读者细致剖析了影响表观药代行为的单元决定因素及其机制（第二篇）；之后介绍了如何利用药代决定因素/关键因素并结合生物体系基础参数重建系，并模拟药物在复杂体系中的药代行为（第三篇）；在对药代行为和机制深入了解的基础上，第四篇介绍了药代动力学和药效动力学的关联性（PK-PD联动性），其中不仅涉及了药效动力学的研究方法论，还特别对系统论指导下的“基于机理的PK-PD联动”理论进行了概述性的介绍，结合重点具体实例对研究理念、效应指标选择、建模方法等进行了阐述。由于药效动力学中也存在使用何种方法论的选择，第四篇还着重介绍了“基于经验”和“基于机理”这两个概念的区别。

本书的理论性与实用性较强，可作为药理学及药学专业高年级本科生和研究生的专业教材使用，也可作为从事药代动力学研究及药理学研究相关人员的科研参考用书。

图书在版编目（CIP）数据

系统药代动力学/杨凌主编. —北京：科学出版社, 2017.2
ISBN 978-7-03-051720-3

Ⅰ. ①系… Ⅱ. ①杨… Ⅲ. ①药物代谢动力学 Ⅳ. ①R969.1

中国版本图书馆 CIP 数据核字(2017)第 017166 号

责任编辑：李 悦 闫小敏 / 责任校对：赵桂芬
责任印制：张 伟 / 封面设计：刘新新

科学出版社 出版
北京东黄城根北街 16 号
邮政编码：100717
http://www.sciencep.com

北京凌奇印刷有限责任公司 印刷

科学出版社发行 各地新华书店经销

*

2017 年 2 月第 一 版 开本：787×1092 1/16
2020 年 5 月第四次印刷 印张：22
字数：515 000

定价：128.00 元

(如有印装质量问题，我社负责调换)

编委会名单

主　编　杨　凌（上海中医药大学）

副主编　葛广波（中国科学院大连化学物理研究所）

编　者（按姓氏笔画排序）

王　平（中国科学院大连化学物理研究所）

王丹丹（中国科学院大连化学物理研究所）

宁　静（中国科学院大连化学物理研究所）

吕　闯（美国百健）

吕　侠（大连民族大学）

刘　勇（大连理工大学）

庄笑梅（军事医学科学院毒物药物研究所）

李　娜（中国科学院大连化学物理研究所）

吴敬敬（中国科学院大连化学物理研究所）

邹立伟（中国科学院大连化学物理研究所）

张洪建（苏州大学）

何克江（中国科学院大连化学物理研究所）

侯　洁（大连医科大学）

夏杨柳（大连理工大学）

董佩佩（大连医科大学）

窦同意（大连理工大学）

戴子茹（中国科学院大连化学物理研究所）

前　言

进入 21 世纪以来，随着科学技术水平的提升及人类对创新药物研发的期望逐年增高，药代动力学研究在新药创制及临床用药实践中的重要性日益凸显。近年来，国内外研究者已逐渐意识到从系统水平研究药物与机体相互作用及其规律和机制的重要性（Boran and Iyengar，2010）。然而，目前我国药代动力学研究仍处于以整体研究策略为主，逐步向还原论及系统论研究策略转型的关键阶段。此时，推出系统药代动力学理论应是最佳时机。

与其他药代动力学论著相比，本书力求对药代动力学研究的两大策略（“自上而下”和“自下而上”）、理论体系、研究模型及应用等作出更为系统的介绍和独特的认识。在篇章设置上，本书围绕着先整体、后拆分、再整合和验证的系统论理念，首先介绍了以表观药代行为表征的常用“整体药代动力学”理论（第一篇）；继而为读者细致剖析了影响表观药代行为的单元决定因素及其机制（第二篇）；之后介绍了如何利用药代决定因素/关键因素并结合生物体系基础参数重建系，并模拟药物在复杂体系中的药代行为（第三篇）；在对药代行为和机制深入了解的基础上，本书的最后一篇介绍了药物代谢动力学，简称药代动力学（pharmacokinetics）和药效动力学（pharmacodynamics）的关联性（PK-PD 联动性），其中不仅涉及了药效动力学的研究方法论，还特别对系统论指导下的“基于机理的 PK-PD 联动”理论进行了概述性的介绍，结合重点具体实例对研究理念、效应指标选择、建模方法等进行了阐述。由于药效动力学中也存在使用何种方法论的选择，本书的第四篇还着重介绍了“基于经验”和“基于机理”这两个概念的区别。编者希望通过本书的介绍，使更多国内同行了解到当前药代动力学研究的最新进展及趋势，并使更多的药代研究新理念、新技术与新方法得以互通和交流，同时期望广大药物研发工作者将这些先进技术与研究理念快速融入到我国的新药创制及临床应用中。本书编者均为药代动力学研究领域的一线科研及教学人员，对国内外药代动力学研究进展和发展趋势有着较为深刻的体会。全书的理论性与实用性较强，可作为药理学及药学专业高年级本科生和研究生的专业教材使用，也可作为从事药代动力学研究及药理学研究相关人员的科研参考用书。

经过长达五年的集体努力，本书终于付梓，这是一件令人欣慰的事。但本书编者的知识范畴与能力毕竟是有限的，因此本书的写作与内容必然存在很多缺点，甚至错误。敬请专家、学者与读者批评指正。

编　者

2016 年 11 月 1 日

目　录

第二篇 药物代谢属性决定因素

第三篇 系统重建

第四篇　药代-药效关联性研究

绪　论

第一节　新药研发面临的挑战

新药研发是一个系统工程，其通常需历经 10~15 年的研发历程，其中包含了以基础研究、应用基础研究和临床研究为主导的药物发现、临床前试验、临床试验（Ⅰ期、Ⅱ期和Ⅲ期）等多个环节。大量回顾性研究表明，大约万分之一的受试化合物可通过筛选进入临床前试验成为药物候选物，而两个候选物中可能产生一个进入临床试验的在研药物，在研药物通过临床试验到最后成功上市的比例仅为 10%~16%（Munos，2009）。从早期筛选算起，平均约 20 万个受试化合物中只能筛选出一个可能成功上市的产品，成功率仅为 20 万分之一。当然，这个比例因药物种类的不同也相差甚远，如肿瘤药各阶段的成功率都相对较低（Paul et al.，2010），说明新药研发不但失败率高，而且具有极大的不确定性。虽然药物已经成功上市，但是药物不良反应已成为继肿瘤、脑血管和心脏疾病之后导致住院病人死亡的第四大死因（Lazarou et al.，1998）。而且，全球 46%的药物撤市缘于药物的毒副作用（Lazarou et al.，1998）。由此可见，当前新药研发面临着研发效率过低、投入和产出比严重失衡及临床不良反应和安全隐患高发等多重挑战。上述现状迫使国内外制药企业不断去探寻属性更加优良的高品质药物，这对新药研发提出了更高的要求。

药物的有效性和安全性是新药研发及应用领域中所面临的巨大挑战，这种挑战看似产生于应用领域，实质是源于基础研究的不足。由于基础研究的薄弱，这种缺陷被其辐射并放大到应用领域，也被放大到新药研发和临床应用的全过程。传统上，药效活性的筛选与优化一直是新药研发的首要任务，但回顾性分析却表明，20 世纪 90 年代以前，导致新药研发失败的原因约 70%来自非药效因素，其中 40%是由于药物在人体内代谢属性差，另有近 30%是由于药物在人体内产生毒性而导致研发失败（Kola and Landis，2004）。此项研究促使国际制药行业在新药研发的发现阶段将药物吸收（absorption）、分布（distribution）、代谢（metabolism）和排泄（elimination/excretion）（简称 ADME）属性的筛选和修正，与药效动力学、药物靶点筛选同步进行（Caldwell et al.，2009），这样一个完全崭新的筛选理念，目前已经成为西方制药巨头进行新药筛选的常规。在药物发现阶段就进行 ADME 属性筛选研究的过程被称为“早期 ADME 属性研究”（Caldwell et al.，2009）。10 年后的统计表明，早期 ADME 属性研究的引入使因药代属性不良导致的新药研发失败率从高达 40%降至 10%左右（图 0-1）。纵观整个新药研发历程，前期发现阶段的资金投入最少，但筛除了最大量的“不合格”化合物；而后期临床研究围绕少量确定的研究对象，资金投入最高（Swinney and Anthony，2011）。因此，为降低研发风险，各大制药公司都采取“早发现、早放弃或早发现、早优化”的策略。但即便如此，在对药品质量和属性要求更高的今天，全球新药产出在数量上仍没有明显突破，产出率有很高的不确定性，新药研发的投入与产出比越来越失衡（Swinney and Anthony，2011）。

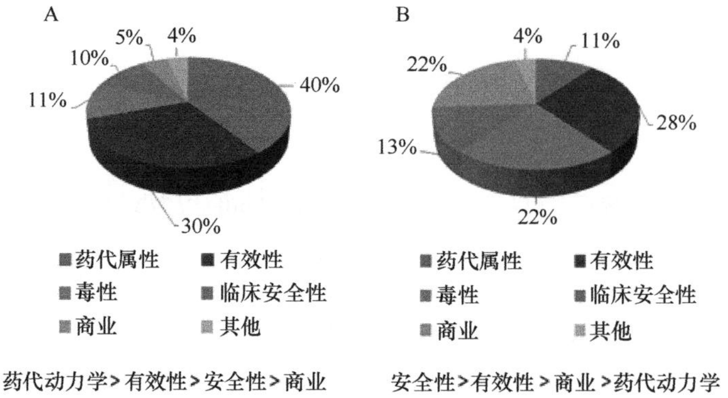

图 0-1 新药研发失败原因分析（修改自 Kola and Landis，2004）（彩图请扫书后二维码）
A. 1981~1991 年药物临床失败原因分析；B. 1991~2000 年药物临床失败原因分析

在新药研发历经的三个阶段中，世界大多数国家都将后两个阶段完全纳入行政监控的指导下，研究药物必须按照行政监控的要求，完成行政监管机构认可的“既定性”研究和评估内容；三个阶段中，只有发现阶段是游离于监控之外，允许开展“自选”或“非既定性”的研究。由于在整个新药研发中后两个阶段是在明确监控下的研发，研发对象是不可更换的，因此后两个阶段针对研发对象的研究仅仅是评估，不存在对研发对象的修改和优化。显然，所有的筛选、修正和优化等“试错性”研究重任均由发现阶段来承担，发现阶段不但研究内容可以变换，而且研究对象也可以变换（Lipinski et al.，2004）。因此，创药水平的高低取决于各家发现阶段的试错性内涵，即各家“自选”性、试错性内容的实质差异，如怎样选择模型和研发对象。与发现阶段不同，后两个阶段由“既定性”研究的质量高低来决定，取决于监管机构对新药研发的“认知”和“导向”水平。行政监管水平的高低当然会直接引导或影响新药发现阶段的水平。例如，美国 FDA 被公认为是全球新药审评和监控水平最高的行政监管机构，欧美企业的创药水平被认为是世界最高水平。与之相比，我国的创药企业或机构基本没有把发现阶段设为创药的第一必需阶段，普遍缺乏筛选、优化、修正等“试错性”研究和缺少研发对象的“研究内容”，这和我国选择跟随国际潮流，以仿制国外产品的“实用主义”战略有关。最近 10 年，我国新药研究投入虽然有明显增长，但创制体系和研究水平还没有实质性改变，仍有不小差距。例如，在创药体制中，系统性地设置药物发现阶段，建立相应的技术平台，这在我国还未能获得“共识”；我国自主研发的新药中，目前还没有一个范例是通过上述“三阶段”的联合协同研究来完成的。总体来说，我国不重视新药创制体系的作用，更关注具体产品和技术。

新药研发的发现阶段是创药体系中最重要的阶段，根据不同的需要，将开展大量化合物与多靶点之间或与不同模型中因素之间的对筛（Kool et al.，2010）。设置这个阶段最重要的意义之一是防止“漏筛”，如出现“严重漏筛”或“失效筛选”，进入后两个阶段的药物候选物，其相应属性上的缺陷就会被带入后续开发阶段，使得后续研发风险骤然增加（Sams-Dodd，2006）。在新药研究中，主要目标是研发针对人体有效的药物，显然是应以人源性相关因素为目标（Lipinski and Hopkins，2004），应用的主要手段应是适合效率和通量需求的体外高效筛选和快速评估技术。首先，由于伦理要求和资金投入的限制，新药发现阶段极少用到整体实验体系，而多用体外体系。此外，整体模型虽含有多种因素和系统因素，较体外模型能满足多因素甚至系统因素的需求，但系统中许多因素从未知变成已知，必须首先进行拆分和归属，多因素的整体模型显然不利于决定因素的拆分和归属，筛选通量亦不足（Lipinski and Hopkins，2004）。因此，整体模型不适合筛选。如果整体模型中所含因素清晰明确，这类整体模型更适合验证阶段的“高内涵”评价（Boutros et al.，2015）。体外实验模型通常涉及明确的单因素或设置的目标因素，可以利用多个体外模型，通过设置不同的目标因素，按照层次、难易程度和逻辑关系的不同，使一系列的体外模型满足所设置的多因素研发目标的需求。另外，筛选中还要求研究和优化对象不是混合物；不仅如此，就是在一个化合物分子上，也要按照母体结构和衍生结构，将分子中的理化性质彻底“展开”，这样就需要衍生出大量的单体化合物。筛选的实质就是将研究对象的这些性质与模型中的因素，包括单因素和体系因素一一对应起来，了解其因果关系（Lipinski and Hopkins，2004）。通常在药物化学中，这种研究被称为药物的“结构与活性关系”（SAR）或“定量结构与活性关系”（QSAR）研究（Balaz，2009）。当然，因为多种原因，如可用模型有限、可用的化合物多样性不足、适宜的检测技术方法缺乏等，体外筛选仍然难免出现“漏筛”现象。如前所述，在整体实验（主要出现在动物实验或临床人体试验）中，受整体模型使用的阶段、通量和成本等限制，使得整体模型通常适用于评价功能的目的，不担当因素发现和筛选功能。当含有筛选因素的体外模型不足或与评价体系的整体模型间出现因素不一致或不匹配时，药物研发的潜在失败率和风险性就会倍增（Sams-Dodd，2006）。因此，在发现阶段尽可能揭示和筛选出影响药物属性的决定因素，尽早优化和修正，并在整体动物实验或临床试验中加以验证，这是新药研发最理想的模式。

显然，新药研发三大阶段中某阶段的缺失，或者三阶段的衔接出现裂痕（如实验体系间的逻辑缺陷和关键因素上的不匹配），在研药物的缺陷就会在临床试验或临床应用阶段充分地显现出来（Veniant and LeBel，2003）。实验体系间的逻辑缺陷和关键因素上的不匹配是最常见问题，最典型的例子就是在临床前评价阶段中，动物实验的引入已形成常规，但由于种属差异的问题，动物整体的决定因素和人体决定因素往往并不匹配（Everitt，2014），常会导致动物实验与发现阶段人源性 ADME 评价发现的关键因素并不一致，同时其与人体的关键因素也不一致的现象（Pellegatti，2014）。更为严重的是，动物实验评价过程中引进的动物体系因素往往在发现阶段从未涉及过，更不是研发者主观设定的，而这些因素改变了新药研发的导向和目标。因此，在三大阶段衔接的过程中，不同实验体系中关键决定因素的对比性研究显得尤为重要。

综上所述，新药研发三大阶段的设置非常重要，三阶段的研究内涵更重要。但在实际操作中，因研发理念、评价技术与实验体系的选择、属性表征手段的不同，不同阶段对三大表观属性的评价和数据的衔接存在较大裂痕，新药研发还面临以下瓶颈性问题及挑战。

1）发现阶段（可试错阶段）对系统因素的评价和研究不足。

2）动物源性因素或评价体系与人源性体系的匹配性。

3）体外单因素和体内系统因素间的相关性和因果关系。

4）高通量和高内涵评价间的兼容性。

5）有效性、安全性和药代属性间的同步性。

6）前期发现阶段与后期开发阶段的衔接。

7）前期“探索性”研究与行政监管下的标准化“既定性”研究间的匹配性。

第二节　药物体内暴露及其决定因素

药物有三大表观属性：有效性、安全性和良好的药代动力学属性。通常人们不太关注药代动力学属性，比较关注有效性和安全性。事实上，有效性和安全性主要涉及药物与靶点亲和性的选择程度（Sutherland et al.，2013；Hu and Bajorath，2013；Kaur and Salunke，2015）。药代动力学研究旨在揭示药物在体内的暴露规律和运行轨迹，药代属性就是指药物被机体反作用后在体内发生的暴露及运行轨迹行为，与靶点亲和性是不同类型的属性（Swinney and Anthony，2011）。由于许多药物的有效性和安全性不良可以因药物体内暴露属性及运行轨迹属性的改变和不良所致，而不良的药物暴露属性又由机体的反作用所产生（Park et al.，2001），如果人们不关注药代属性的变化及其机制，就不可能找到这类有效性和安全性不良的原因。换言之，靶点亲和性或选择性与药物体内暴露属性及运行轨迹属性（也可简称为 ADME 属性）共同决定了三大表观属性：有效性、安全性和药代动力学属性。

在揭示药物在体内的暴露规律和运行轨迹属性时，必须首先明确运行轨迹的潜在驱动力和阻力因素。这些因素不仅仅存在于药物自身，更来源于与药物相互作用的机体。机体的解剖结构、生理和生化属性决定了机体对药物的反作用属性，是药物暴露规律及暴露部位的时空决定因素。药物在体内暴露及运行的过程是一个药物从局部、高密度、小体积的大剂量给药到全身多组织、低密度小剂量的动力学扩散过程，该过程不仅有药物“量”的变化过程，还有药物“质”的变化过程，因此涉及药物与机体内众多生物物理和生物化学因素间的相互作用。

药物在整体水平上表现出的表观药代及效应行为取决于两大类基础因素：药物自身属性（drug-specific property，DSP）及生物系统特征属性（biological system-specific property，BSSP）（Danhof et al.，2008）。DSP 为药物专属性参数，特指药物在特定体系下的理化性质［如分子质量、溶解度、log*P*（亲脂性）等］，以及其与特定组织或蛋白质的亲和力或相互作用参数等属性（Lipinski and Hopkins，2004）。与药物自身属性相比，生物系统的特征属性因素更为复杂，其涵盖一系列具有明确解剖、生理意义的生物物理因素和具有生物转化功能的生物化学因素。因给药方式的不同，药物面对的生物物理和生物化学因素的组合或者时空关系亦有很大差异，继而会产生完全不同的组织暴露和表观药代行为。为揭示药代行为的影响因素和机制，药代动力学研究需要将复杂的生物体系逐级分解为一系列可量化的解剖学、生理学和生物化学等生物物理和生物化学参数。

目前，研究药物的体内暴露及运行这样繁杂的过程有三种方法论。①整体论（holism）（Alon，2007）：传统药代动力学研究主要以整体水平下药物原型和（或）代谢产物在组织中的暴露（多为血浆暴露）及其经时变化来表征，其主要通过采集体液样本（多为血样），通过质量守恒、“物料平衡”原理，检测体内药物的经时变化，利用描述性数学模型，获得药物在血液和组织中的消除半衰期（$t_{1/2}$）、消除速率（CL）、药时曲线下面积（area under the curve，AUC）等表观参数。其主要理念是，机体是不可拆分的，只能作为一个整体，否则整体的表观动力学行为就会产生改变，即强调整体性和不可拆分性。②还原论（reductionism）：药代的表观整体行为是由深藏于表观药代行为下的深层次机制、解剖结构、生理生化因素所决定的，这些因素是可拆分或可还原的（Van Regensmortel，2004）。整体论已无法满足当前新药研发和临床应用的需求，研发者迫切地需要了解隐藏于整体之下、位于分子层面上的决定因素，通过探知药物与机体内这些分子层面“决定因素”的相互作用，了解表观药代行为变化的机制。“还原论”需要实用的“方法论”和大量的实验模型，本质上，它强调系统是可拆分和还原的，是有决定因素的，它因此与整体论形成哲学和方法论层面的对立（Ulanowicz，2009）。③系统论（systemism）：系统是由可还原的、可拆分的“基元因素”按照一定的时空关系组成；承认系统需要“整体”，整体不等于被拆分的“基元因素”的简单加减乘除，系统可拆分，也可返回重建；重建中，基元因素和系统因素（如时空关系）都非常重要。一旦系统得以重建，系统本身有学习能力，所产生的整体行为可能超出基元因素的简单组合能力或出现简单组合完全难以预料的“整体行为和能力”。其核心是系统可拆分也可重建，系统始于基元因素，但超出基元因素，系统和基元因素完全是不同的概念。系统论是药代研究中的最高境界，它是建立在还原论基础上的，以机体的解剖、生理、生化等因素的时空关系为理论逻辑假设，重新构建复杂体系，模拟其药代动力学变化过程；进而借助整体论研发方法表征整体水平上的表观药代行为并对重建体系加以验证，最终将基元因素与表观药物暴露属性和行为有机地联系起来，破除了整体论与还原论间的对立（Xavier et al.，2014）。

第三节　系统药代动力学

系统药代动力学（systems pharmacokinetics）是以“自上而下”（top-down）和“自下而上”（bottom-up）两种策略，将整体论、还原论和系统论这三种方法论有机联系、整合为一个逻辑整体（Xavier et al.，2014）。系统药代动力学的核心就是以体外、早期和人源性 ADME 决定因素作为研究基础，结合基于生理的药代动力学（physiologically-based pharmacokinetics，PBPK）的系统重建和整体药代动力学的实测验证，研究药物的药代动力学特性及规律（Läer and Meibohm，2011）。

（一）“自上而下”策略

按照从繁到简的顺序，药代研究模型可以被逐级拆分为整体、脏器、组织、细胞、亚细胞、靶蛋白等不同层次的模型，这种将研究对象从繁到简逐级拆分的方法可以称为“自上而下”策略（Läer and Meibohm，2011）。“自上而下”策略可以深入探讨并归属药物分子与机体大分子间的相互作用。显然，这是一种从“整体论”向“还原论”过渡的研究策略，或者更多地表现为“还原论”。自 1990 年以来，在药物发现阶段借助人源性的体外简化模型开展药物 ADME 属性的评价已逐步成为行业的共识，这种将整体复杂因素拆分为单因素/多种单因素组合的简化模型的研究模式是典型的还原论策略。在从繁到简的“拆分”过程中，早期 ADME 属性评价应运而生，这可称得上是药代研究的一次革命，使得因 ADME 属性不良导致的新药研发失败率从高达 40%降至 10%左右（图 0-1）。这一革命不仅确立了早期 ADME 属性研究在新药研发中的地位，还证实了药代动力学的整体行为和表观属性是可拆分、可还原的，“自上而下”的研究策略是切实有效的。借助“自上而下”的研究策略，国内外近 20 余年的大量研究进一步发现，对于某个药物，只有清晰揭示其在体内运行过程中会与哪些生物大分子（如代谢酶、转运体、结合蛋白等）发挥作用，以及这些生物大分子在药物药代行为中的作用和贡献，方能预测药代属性的好坏。同时，利用关键大分子的基本结构信息、在机体各组织的分布和功能信息，可以揭示该药物的表观药代行为。

通常在整体水平上，药物的体内暴露和轨迹行为是由多种生物物理和生物化学因素与药物分子间的交互作用和复合叠加造就的一个连续且动态的过程。药代决定因素的组成及其在药物代谢和消除中的贡献也具有时空动态变化特征，因此“自上而下”的策略及其模型更适合决定因素“归属”方面的研究。如何在明晰决定因素的情况下重建系统体系，探索每个因素在重建体系下的贡献一直是药代领域最具挑战性的命题。

（二）“自下而上”策略

尽管“自上而下”研究策略在 ADME 属性决定因素的发现研究中取得了巨大的成功，但这并不是系统药代动力学研究的终极目标。与传统药代动力学的整体评价研究策略不同，系统药代动力学研究不仅要发现药代属性的关键决定因素及两大类因素间的相互作用规律和机制，还要在生理逻辑指导下，按照从简到繁的顺序，将被拆分的整体，按照生理和解剖逻辑，把一系列相对分散的因素（包括药物自身属性、生物结合、生物转运和生物催化参数，以及关键代谢酶、转运蛋白在特定生物体系中的分布和功能参数），从简单到复杂逐级重建并最终重返复杂的整体体系。这种策略被称为“自下而上”的药代研究策略（Gerard et al.，2014；Rasmussen et al.，2004）。

“自下而上”策略是一种典型逆向思维研究策略，在验证药代行为“成因”及前瞻性预测的驱动下，研究者利用已知的体外 ADME 属性信息，按照解剖、生理和生化逻辑，解释药物的暴露规律。该研究模式最大的优势是将原来相互独立甚至对立的还原论和整体论有机地整合在一起，重建一个关键因素明确、作用机制清晰且可前瞻性模拟的“透明”或“活”系统。整体论中的体系虽然也是整体体系，但与系统论的体系相比，该系统是个“黑箱”、“灰箱”或者“死”系统，预测能力差或者根本没有预测能力；还原论体系是个被拆分的体系，整体体系已经不复存在，因此没有体系模型的任何预测能力。所以，系统论的重建系统不仅可用于指导和验证新药研发，还可应用于临床用药，理论上还包括可以指导特殊人群（如老人、儿童、肝功能异常者等）的个体化用药（Tsamandouras et al.，2015）。显然，药代动力学研究更需要这种基于系统论的“透明”的“活”系统，它使传统策略和方法论有机衔接，使得还原论和整体论可以优势互补、相得益彰，同时弥补两者的不足。

系统药代动力学是以 PBPK 模型为终极表现形式的。PBPK 模型理念虽早在 20 世纪中叶就被提出（Läer and Meibohm，2011），但近 10 余年来才逐渐变得具有可行性或可操作性。药代研究中还原论的高度发展，系统论及其方法学（特别是“自下而上”策略）的进步，加之与整体论的有机整合，使得 PBPK 理念获得“新生”（Läer and Meibohm，2011）。新生的 PBPK 模型，其药代决定因素明确，生物体系属性和功能属性清晰，遵循质量守恒、“物料平衡”原理，可动态模拟药物在机体各组织（包括靶组织）内的时空变化规律，可按照生理逻辑关系拆分和重建系统，模拟药物在复杂体系中的运行轨迹，并结合整体论方法对模型加以验证（Hannah et al.，2009）。

PBPK 模型在将体外参数与人体生理参数系统整合的过程中，充分考虑到了药物在多组织处置过程中各决定因素的时空分布及功能和各自贡献上的差异，还考虑到了不同种属、特殊人群甚至不同个体在生物体系属性上的差异，其通过模块化的方式分别管理各个组织/器官中药物的传质和代谢过程，并可通过对关键参数进行个性化调整来输入个体属性参数，进而实现个性化模拟。与传统整体药代的房室模型相比，系统论指导下的 PBPK 模型更关注生物体系因素的变化，其优势在于决定因素明确、作用机制清晰、重建可模块化、模拟可动态化和预测可前瞻化。2013 年，美国 FDA 首次认可利用 PBPK 模型开展药物-药物相互作用的预测，其结果可作为新药申报的支撑材料，同时在哺乳期的用药指南中也推荐使用 PBPK 模型开展前瞻性预测模拟（Sinha et al.，2014；Rowland et al.，2011），这预示着 PBPK 理论和模型正在成为“标准化”评估研究的规范，这将极大地促进系统论在药代动力学及新药研发领域的应用推广。

当然，PBPK 模型在应用中还面临诸多挑战。例如，首先需要各因素在特定组织/脏器中对药物清除的贡献和权重一定要明确。如果整体状态下各参与因素是变换的，模型的有效性则降低。其次，PBPK 模型中往往使用群体均值参数，而非个性化的参数，如疾病状态下的个体参数；许多参数都是在稳态、静止条件下获得的，不是动态参数，过多因素以静态或稳态参数输入，造成因素间的逻辑关系发生了变化（Jamei et al.，2009）。逻辑关系是系统性因素关系，基元因素虽然正确，但系统性因素或者逻辑不正确或逻辑关系过于简单或不能随实际情形变化，这种模型的有效性会发生改变或与实际不相符合。因此，重建不是简单的重建，没有一成不变或者广泛适用的 PBPK 模型，只有对生命科学和人体科学进行深入认识和理解，才能建立有效和实用的 PBPK 模型。

参 考 文 献

Alon U. 2007. Simplicity in biology. Nature, 446(7135): 497-497.

Balaz S. 2009. Modeling kinetics of subcellular disposition of chemicals. Chemical Reviews, 109(5): 1793-1899.

Boran A D W, Iyengar R. 2010. Systems approaches to polypharmacology and drug discovery. Curr Opin Drug Discov Devel, 13(3): 297-309.

Boutros M, Heigwer F, Laufer C. 2015. Microscopy-based high-content screening. Cell, 163(6): 1314-1325.

Caldwell G W, Yan Z, Tang W, et al. 2009. ADME optimization and toxicity assessment in early-and late-phase drug discovery. Current Topics in Medicinal Chemistry, 9(11): 965-980.

Danhof M L, de Lange E C M, Della Pasqua O E, et al. 2008. Mechanism-based pharmacokinetic-pharmacodynamic(PK-PD)modeling in translational drug research. Trends Pharmacol Sci, 29(4): 186-191.

Everitt J I. 2014. The future of preclinical animal models in pharmaceutical discovery and development a need to bring in cerebro to the *in vivo* discussions. Toxicologic Pathology, 39(3): 149-157.

Gerard C, Stocco J, Hulin A, et al. 2014. Determination of the most influential sources of variability in tacrolimus trough blood concentrations in adult liver transplant recipients: a bottom-up approach. AAPS J, 16(3): 379-391.

Hannah M J, Iain B G, Kenny J W. 2009. Modelling and PBPK simulation in drug discovery. AAPS J, 11(1): 155-166.

Hu Y, Bajorath J. 2013. Compound promiscuity: what can we learn from current data? Drug Discovery Today, 18(13): 644-650.

Jamei M, Dickinson G L, Rostami-Hodjegan A. 2009. A framework for assessing inter-individual variability in pharmacokinetics using virtual human populations and integrating general knowledge of physical chemistry, biology, anatomy, physiology and genetics: a tale of 'bottom-up' vs 'top-down' recognition of covariates. Drug Metabolism and Pharmacokinetics, 24(1): 53-75.

Jones H M, Gardner I B, Watson K J. 2009. Modelling and PBPK simulation in drug discovery. AAPS J, 11(1): 155-166.

Kaur H, Salunke D M. 2015. Antibody promiscuity: understanding the paradigm shift in antigen recognition. IUBMB Life, 67(7): 498-505.

Kola I, Landis J. 2004. Can the pharmaceutical industry reduce attrition rates? Nat Rev Drug Discov, 3(8): 711-715.

Kool J, Lingeman H, Niessen W, 2010. High throughput screening methodologies classified for major durg target classes according to target signaling pathways. Comb Chem High Throughput Screen, 13(6): 548-561.

Läer S, Meibohm B. 2011. Study Design and Simulation Approach. Pediatric Clinical Pharmacology. Berlin Heidelberg: Springer: 125-148.

Lazarou J, Pomeranz B H, Corey P N. 1998. Incidence of adverse drug reactions in hospitalized patients - a meta-analysis of prospective studies. Jama-J Am Med Assoc, 279(15): 1200-1205.

Lipinski C, Hopkins A. 2004. Navigating chemical space for biology and medicine. Nature, 432(7019): 855-861.

Munos B. 2009. Lessons from 60 years of pharmaceutical innovation. Nat Rev Drug Discov, 8(12): 959-968.

Park B K, Naisbitt D J, Gordon S F, et al. 2001. Metabolic activation in drug allergies. Toxicology, 158(1): 11-23.

Paul S M, Mytelka D S, Dunwiddie C T, et al. 2010. How to improve R&D productivity: the pharmaceutical industry's grand challenge. Nat Rev Drug Discov, 9(3): 203-214.

Pellegatti M. 2014. The debate on animal ADME studies in drug development: an update. Expert Opinion on

Drug Metabolism & Toxicology, 10(12): 1615-1620.
Rasmussen S, Chen L, Deamer D, et al. 2004. Evolution. Transitions from nonliving to living matter. Science, 303: 963-965.
Rowland M, Peck C, Tucker G. 2011. Physiologically-based pharmacokinetics in drug development and regulatory science. Annu Rev Pharmacol Toxicol, 51: 45-73.
Sams-Dodd F. 2006. Drug discovery: selecting the optimal approach. Drug Discov Today, 11(9-10): 465-472.
Sinha V, Zhao P, Huang S M, et al. 2014. Physiologically based pharmacokinetic modeling: from regulatory science to regulatory policy. Clin Pharmacol Ther, 95(5): 478-480.
Sutherland J J, Gao C, Cahya S, et al. 2013. What general conclusions can we draw from kinase profiling data sets? Biochimicaet Biophysica Acta(BBA)-Proteins and Proteomics, 1834(7): 1425-1433.
Swinney D C, Anthony J. 2011. How were new medicines discovered? Nat Rev Drug Discov, 10(7): 507-519.
Tsamandouras N, Rostami-Hodjegan A, Aarons L. 2015. Combining the ‘bottom up’ and ‘top down’ approaches in pharmacokinetic modeling: fitting PBPK models to observed clinical data. Br J ClinPharmacol, 79(1): 48-55.
Ulanowicz R E. 2009. A Third Window: Natural Life Beyond Newton and Darwin. Templeton Foundation Press.
Van Regenmortel M H. 2004. Reductionism and complexity in molecular biology. EMBO Reports, 5(11): 1016-1020.
Veniaņt M M, LeBel C P. 2003. Leptin: from animals to humans. Curr Pharm Des, 9(10): 811-818.
Xavier J C, Patil K R, Rocha I. 2014. Systems biology perspectives on minimal and simpler cells. Microbiology and Molecular Biology Reviews, 78(3): 487-509.

第一篇

整体药代动力学

第一章　概　　述

生命体是一个巨大复杂的系统，整体论（holism）认为多层次结构系统中各组织、各器官是一个有机的整体，不可分割，这个不可拆分性既包括整体成分和结构，又包括系统所产生的行为。20 世纪 90 年代之前，在这种整体论研究思想的导向下，基于动物及人体整体药物试验的药物整体代谢与动力学研究是药物体内暴露研究的核心（Luo et al.，2012），也是药理学或临床药理学的重要分支。

药理学作为一门独立的学科，药物剂量与药物效应之间的关系是其主题研究之一，即建立“量-效关系”，期望以药物剂量或浓度作为引发药物效应的替代指标，来预测药物可能发生的“效应”。药物剂量和药物暴露水平是两个概念，剂量不等于体内暴露量，药物暴露量是指药物到达治疗靶点部位的量（Gabrielsson and Green，2009）。药物到达治疗靶点部位，需要一个过程，这个过程是一个药物从局部、高浓度、小容量向全身、低浓度、大容量的扩散转变过程；按其扩散穿越的组织层次和分布路径可以分为纵向（空间）和横向（时间）（图 1-1）。纵向暴露的过程是指药物从血液穿过组织间隙到达靶点所在的细胞乃至亚细胞结构，纵向分布区域可分为：血浆内靶点、胞间或胞外靶点、胞内靶点和细胞器内靶点（Mariappan et al.，2013）。而药物的横向暴露是指药物随着血液循环被分布到全身不同的脏器或组织（Espie et al.，2009）。在这个沿全身纵横扩散和穿越的过程中，药物在全身各部位不但随时间发生量的变化，而且发生质的变化。整体药代动力学的宗旨是利用实测技术把随时间各暴露点或部位的质变和量变准确表征出来。

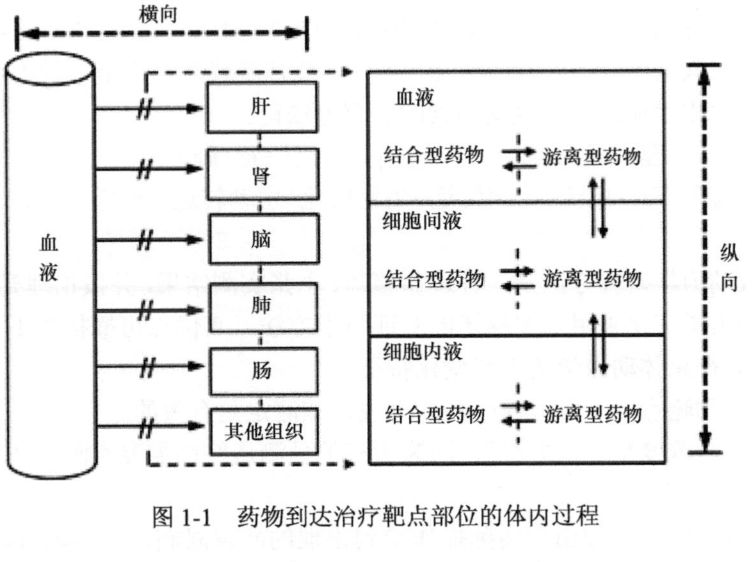

图 1-1　药物到达治疗靶点部位的体内过程

精确测量靶点周边的药物暴露量对评价药物的药效或毒效十分关键（Chu et al.，2013）。药理学理论公认靶点周边的游离药物量才是引发药理活性的因果性药物量（Rosenbaum，2011；Smith et al.，2010），精确定量就需要确定药物达到的部位。传统上，胞内外游离药物量被视为有效的药物量，如果药物能够遵循简单的被动扩散行为，血浆中游离药物量可以与胞内外游离药物量的概念等同。因此，通过测定血浆游离药物量就可以间接推出各暴露部位的游离药物量（Hallifax et al.，2010）。实际上，各组织的成分不相同，细胞内外成分不相同，各组织细胞间还存在大量屏障结构，药物分子与这些导致不均一扩散的各种生物物理和生物化学屏障因素相互作用，很难想象，深部组织中的药物游离量和血浆游离药物量都是相关联的。例如，很多药物会受阻于与跨膜蛋白、组织蛋白或分泌蛋白发生结合，并非简单遵循被动扩散行为。另外，90%的药物在体内经历药物代谢酶的转化作用（Yabe et al.，2011），对于这种药物，整体药代动力学研究需将所有代谢产物尽可能分析、鉴定和检测出来，按质量守恒原理来计算其被清除量（Moss and Siccardi，2014）。但除少数药物外，几乎所有的药物代谢酶均分布于细胞内（Overington et al.，2006），能否获得代谢产物，取决于药物种类、理化性质、样本的多少和检测分析方法等（Edward and Li，2008）。可见，药物的体内暴露是一个随个体、时间和空间变化的过程，倘若变化因素过多，伦理限制如样本量有限、药物的游离浓度很难恒定、代谢产物很难捕捉，给整体药代动力学研究带来巨大挑战。其中最关键的挑战是，在实际应用中，研究者往往用血浆药物总量来代替血浆药物游离量，用原型来代替所有需要归属的“代谢产物”，因此，整体药代动力学研究结果往往在实际中背离了“质量守恒原理”，需要借助某些侵入型技术，如放射性同位素标记试验等（Lv et al.，2009）。这些问题在动物实验中还易解决，但在人体药代动力学研究中，血药浓度与靶组织药物浓度存在“脱节”现象是常态化的问题（Mariappan et al.，2013），药代动力学检测本身成为药物研究的“瓶颈性难题”。

理论上，质量守恒、“物料平衡”和动力学过程是研究药物在体内的经时变化规律的重要基础。其一般原理是，在机体这一平衡体系中，某一给定药物的总量与各有关房室的平衡药物量之和相等。按照暴露部位来表示，可用式（1-1）表述。但按照药物与机体多因素相互作用后的整合结果，则应用式（1-2）表示。真实的药物暴露规律如用公式来表示，应该是这两个公式的结合。显然，整体药代动力学是一种不考虑内部机制或者影响药物发生“质或量”改变因素的研究方法论。

$$\text{暴露量}=\text{总给药量}-\sum f\,(\text{血流}+\text{肝}+\text{肾}+\text{肺}+\cdots) \tag{1-1}$$

$$\text{暴露量}=\text{总给药量}-\sum f\,(\text{血流}+\text{跨膜转运}+\text{生物转化}+\text{主动转运}+\text{血浆/组织蛋白结合}+\cdots) \tag{1-2}$$

整体药代动力学研究方法是一种遵循整体、主张实测结果，并按伦理要求获得样本，对体内药物动力学变化采用真实描述的实证科学方法，其优点可概括如下。

1）可以获得总体动力学的表观变化特征。

2）对于药物靶点位于血液内的药物来说，该测定是有效的。

3）实测血药浓度是“金标准”，因为所有的预测最终都需要实测验证。

其主要缺点如下。

1）需要许多假设。如由于实际操作受到伦理的严重限制，整体药代动力学的主要方法学需要依据以下几个前提假设：第一，药物到达靶点的跨膜过程必须为被动扩散，血浆药物浓度同步反映组织药物浓度；第二，药物必须以游离分子型存在，结合型药物不发挥效应。在这两个假设下，血药浓度与靶点浓度一致；第三，测试中，假设通过遵守质量平衡即物料平衡原理能够百分之百地收回所检测的药物。

2）描述性或经验性模型：经典房室模型理论就是一种从速率论角度出发建立的一系列经验描述性数学模型。在给药后，根据实测数据的变化，将整个机体视为一个系统，并将该系统按实测数据的动力学变化特性划分为若干个房室，把机体看成是由若干个房室组成的一个完整系统。由于实测描述性数据本身忽略了特定个体的实际解剖、生理生化等因素（Rosenbaum，2011），因此所获得的模型具有即时性，但缺乏预测性，即不能举一反三。模型中，房室的归属与药物本身的吸收、代谢、分布和排泄有相关性，没有直接因果关系，但仍然有许多定性式的总结，如存在广泛组织分布的药物倾向于表现为多房室模型（Rosenbaum，2011）。然而由于房室模型本身并不具有任何生理意义，这些经验性、描述性数学方法无法获得药物经时变化的原因，无法预测性判断其规律。

3）夸大性应用：如上所述，当药物的作用靶点在血管外的特定组织时，采用血浆药物总量作为暴露量的替代指标需要在严格的限制条件下，即药物在体内表现为被动扩散转运，对于非完全被动扩散转运的药物来说，采用血浆药物浓度替代暴露量就会毫无意义，此时测定靶组织的药物浓度，特别是胞内药物或胞内游离药物浓度成为必要。因此，组织分布研究也成为整体药代动力学研究的主要组成部分，继而微量透析技术在组织药代动力学研究中得到迅速发展和应用（Shaeftlein et al.，2014；Sides and Stenken，2014）。然而，微量透析技术所表征的是胞间游离药物的变化（Kiang et al.，2014），较血浆游离药物浓度虽明显更接近靶点周边剂量，但当靶点位于胞内，与效应关联的该浓度仍存在着胞膜屏障这一“未解房室”的巨大影响（Chu et al.，2013）。胞膜屏障对药代动力学行为的影响是本学科中最大的挑战和待定因素（Chu et al.，2013），迄今为止，几乎本领域所有前沿性工作都无法回避或摆脱这个“屏障”。此外，多数药物由于在体内具有“非均匀分布性”，即药物自身理化性质决定的其在体内的溶解度与蛋白结合等特性的组织差异性，导致药物在某些组织中高度富集分布，甚至诱发毒性反应。然而，这种与药代动力学属性相关的“分布不均匀性”常常被错位归属为药物的“毒性”。因此，整体药代动力学评价最终判断药代动力学属性优良的标准应当如何界定，以及直接测定整体的表观分布容积或人血药浓度或动物的组织药物浓度是否能准确获知人体特定组织的药物分布情况都是值得深入思考的；否则，整体药代动力学研究将演变为基于系统论的药代动力学的验证评价研究，即只能评价而不能筛选。

整体药代动力学理论的主体是以机体整体，如实验动物作为研究对象，进一步假设机体体系间是尺寸大小的相似体系，且生命体基础代谢率和体积之间存在幂律关系，通过幂律数学模型将药物在小尺度动物体内的血药浓度经时变化直接放大为大尺度动物或人体的血药浓度，即药物暴露量经时变化（Mahmood，2007）。因此，整体药代动力学的典型特征是从整体到整体，如从小动物的整体经大动物的整体再到人的整体。整体药代动力学的最终任务是在药物研发的非临床阶段获得每种受试动物未出现不良反应的剂量水平（no observed adverse effect level，NOAEL），并进一步将动物数据直接放大为人体等效剂量（human equivalent dose，HED）或人体首次使用剂量（first-in-human dose，FIHD）（FDA，2005；Dorato and Engelhardt，2005）。本质上，各决定因素的“不等容”注定了这种种间推导和放大存在着理论上或原则上的“致命伤”。

概括而言，整体药代动力学主要存在以下缺陷：①以血浆总药物浓度作为暴露量的替代指标，在体外无法区分游离药物浓度和总药物浓度，由于实测技术受到伦理限制，体内无法区分不同区域（血浆内靶点、胞间或胞外靶点、胞内靶点和细胞器内靶点）的药物浓度；②药代动力学的着眼点主要是实测药物本身的变化，而忽略生物体系因素，如解剖、生理和生化等因素的变化，整体表观动力学参数实际上是忽略了个体时空特征的群体参数；③药代动力学行为不仅仅取决于药物本身，更重要的是生物体系因素及两者的相互作用，整体药代动力学最多能够对其表观行为进行描述，缺少因果关系的证明是其硬伤，因此，整体药代动力学应在科赫原则的指导下，与基于机理的药代动力学形成互补关系，方能彰显其威力。

在整体论的指导下，整体药代动力学研究采用的是不可拆分的整体研究模式，基本研究布局如图 1-2 所示。整体药代动力学研究为对暴露量进行评估，不惜设下许多假设条件，药物靶点部位的不确定性本身使得药物暴露概念被泛化，这给整体药代动力学带来巨大和严峻的挑战，许多药物药代动力学性质的天生不良便因此而生。药代动力学研究的本质是需要澄清其体内“轨迹”变化的原因，针对原因来优化药物研发、合理化和个性化精准用药。因此，虽然直接测定是最简单或可操作性最强的手段，但仅仅做好药物的分析检测技术，并不能从根本上解决上述药代动力学的所肩之任，整体药代动力学尚存在很多“黑箱”，表观参数背后的深层次机理及决定因素间的因果关系需要借助“还原论”的研究方法进行深入阐明，进而通过系统重建来检验。

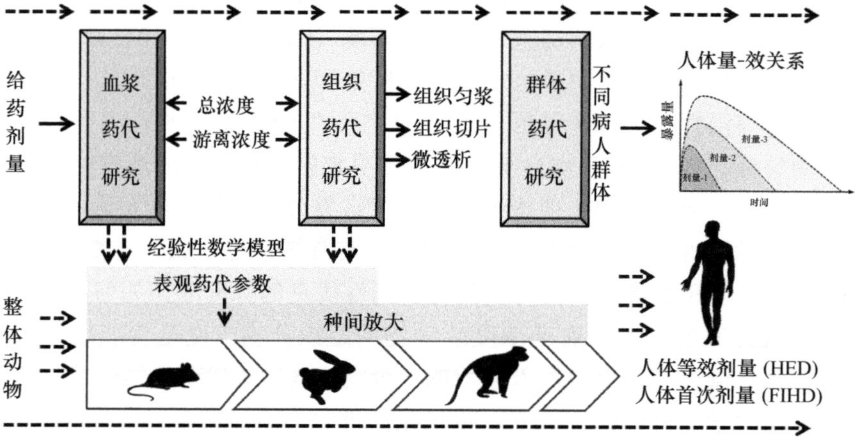

图 1-2 整体药代动力学的研究布局

第二章 血药动力学

血药动力学是整体药代动力学的主要研究内容，其利用数学算法归纳总结实测数据，获得血浆药时曲线、动力学参数特征和方程式，以此解释药物的体内暴露规律和处置过程。在前文概述中已针对整体药物代谢的核心问题详细介绍了药物体内暴露量及其与血药浓度的关系。简而言之，只有游离药物分子能够与靶点相互作用而产生药理作用，而药物分子不断以结合和游离的形式平衡于血液和组织中。处于动态分布状态下，可假设血液药物游离量与靶点周边游离量相等或者相当（即成比例上升或下降），这是一个严格的限制和假设条件。只有在这一假设条件下，血浆药物游离量才可作为暴露量的替代指标。但由于药物在多数情形下处于非稳态，即稳态是短暂的，因此“血浆游离药物量”或者转换概念的“血浆药物总量”作为暴露量的定义，以及以此建立的整体水平的血药动力学行为和表征注定需要谨慎对待，即血药浓度最多可作为较给药剂量更接近于靶点周边暴露量的药物暴露“替代指标”。反过来说，药物靶点部位的不确定性本身使得药物暴露概念被泛化，这是血药动力学研究给药代动力学研究带来的严峻挑战。

此外，药物在血液中的动力学行为不仅仅取决于药物本身，更重要的是生物体系因素及两者的相互作用。但血药动力学研究的着眼点主要是实测药物本身的变化，而忽略生物体系因素，如解剖、生理和生化等因素的变化，所获得的表观动力学参数实际上是忽略了个体时空特征的抽象参数。例如，房室模型理论从速度论的角度出发，依据药物在体内各组织或器官的转运速率把机体看成是由若干个房室组成的一个完整系统，而不考虑或忽视机体实际解剖、生理等结构功能等异同。在实际工作中往往存在模型嵌合的不确定性导致实际数据和房室模型经典理论吻合不理想等现象。

因此，血药动力学只能采用伦理上可行的血浆药物总量作为暴露量的替代指标，存在无法区分游离药物浓度和总药物浓度、无法区分不同区域（血浆内靶点、胞间或胞外靶点、胞内靶点和细胞器内靶点）药物浓度的缺陷。而该研究手段忽略了生物体系因素，如解剖、生理和生化等因素的变化，所获得的表观动力学参数实际上是忽略了个体时空特征的群体参数。

第一节 血浆药物总量及血浆药物游离量

药物分子以与血红细胞结合、与血浆蛋白结合或游离的形式存在于血液中，而只有游离的药物分子会向组织及细胞内分布。因此，机体中药物分子无时不处于结合与游离、血浆与组织的动态平衡中（Nilsson，2013），这种平衡受到pH、温度、药物浓度、蛋白质浓度和其他药物等多重因素的影响。实际上，在忽视转运体、代谢和血流等多重而复杂影响因素的情况下，血浆中药物游离浓度与组织中游离浓度相一致。在该假设条件下，血浆游离药物浓度能一定程度地反映药效靶点的游离药物浓度。而药物分子和体内的蛋白质结合与个体间、种属间、种族间、身体不同生理条件间的浓度差异息息相关。在血浆中，药物分子结合状态与游离状态的转变极为迅速（图 2-1），并受结合蛋白浓度、结合蛋白分子结合位点及药物分子与蛋白质的亲和力综合因素的影响。时至今日，如何准确测量血浆蛋白结合药物浓度及游离药物浓度仍是血药动力学研究所面临的一大挑战。

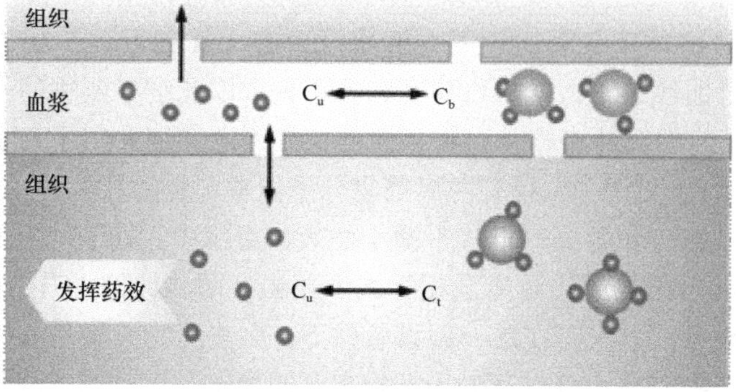

图 2-1 药物分子处于结合与游离、血浆与组织的动态平衡状态

一、血液中关键影响因素

在前文中已经针对蛋白结合的成分与结合类型研究进行了初步的介绍，而本章内容主要针对血浆蛋白结合进行更具体的说明。白蛋白和 α_1-酸性糖蛋白是血浆中的关键蛋白质，在药物血浆结合作用中起着非常重要的作用（Theodore，1995）。白蛋白大约占血浆总蛋白质量的 60%，浓度可达 650 μmol/L。白蛋白分子是含有 585 个氨基酸残基的多肽链，其单链以 α 螺旋平行排布，共含有 17 个二硫键（表 2-1）。其主要的两个结合位点通常被描述为华法林结合位点和苯二氮䓬类药物结合位点。目前研究证实，华法林结合位点具有明显的 pH 依赖性和种属差异（Kosa et al.，1997）。而 α_1-酸性糖蛋白则更为复杂，其由 59%的蛋白质和 41%的糖构成（Israili and Dayton，2001）。在成年人中，α_1-酸性糖蛋白在血浆中的含量大约是 15 μmol/L，这一含量却在个体每日间和种族间显著变异。因此，利用体外数据进行药物体内游离浓度预测的准确度极易受到 α_1-酸性糖蛋白变异的影响。

表 2-1 人白蛋白和 α_1-酸性糖蛋白的一般特征

特征	白蛋白	α1-酸性糖蛋白
分子质量/kDa	66	44
等电点（pH）	5.2	2.7
血浆浓度/（μmol/L）	650	15
结合位点	6（2 个主要位点）	7（1 个主要位点）
主要结合药物	酸性药物（也可与部分中性和碱性药物相互作用）	碱性药物

二、血浆蛋白药物结合研究手段

目前，血浆药物结合研究及药物游离浓度检测仍存在巨大挑战。血浆药物结合可以从三个角度来研究，包括①关注蛋白质的研究：研究药物与每种蛋白质的结合规律，利于结合机制的阐明。②关注化合物的研究：研究药物在血浆中的游离分数，是药物研发普遍采用的方式。③关注样品的研究：采取体内样本对实际血浆中的游离药物分子进行检测与研究。其中，第一种方式主要利用分离纯化的蛋白质进行研究，可对系列结构类似物的结合行为进行比较和揭示规律；第二种方式主要是于体外进行研究，可揭示不同种属间、不同个体间蛋白质结合的差异性，所获参数常用来将血浆总药物浓度转换为血浆游离浓度用于与药物效应进行关联；最后一种方式能反映各种生物样品（包括血浆）中真实的游离药物浓度，是最为理想的研究手段，但目前仍未被普遍采用。目前，测定药物游离血药浓度的具体技术包括平衡透析法、超滤法、高速离心法、半透膜提取法和基于色谱的前端分析、蛋白质沉淀、忽略提取、支撑液膜提取、顶端分析、荧光猝灭、表面等离子共振分析等。然而，这些分析手段都会不同程度地面临扰乱平衡或非特异性吸附等影响。在众多分析手段中，平衡透析和超滤法使用相对广泛。下面针对这两种方法进行详细的介绍。

1. 平衡透析法

平衡透析法是将大分子溶液和小分子溶液分别置于只允许小分子透过而不允许大分子透过的半透膜两侧，当透析达到平衡时，测定膜两侧溶液中小分子的浓度，分析得到大分子与小分子结合的数据。在血浆游离药物浓度测定中，将血浆置于半透膜一侧，另一侧则加入 pH7.4 的磷酸盐缓冲液。通常在透析 4~24 h 后，缓冲液中药物浓度会与血浆槽中游离药物浓度相等。可见，平衡透析法所需平衡时间可能会受到化合物自身属性差异的影响，且相对耗时费力。使用商业化的 96 孔板等产品可使操作更为简单便捷。平衡透析法的最大优势是可以排除非特异性吸附的干扰。而其主要缺点是达到平衡后部分药物分子会流向 buffer 槽，为此，在体样本游离血药浓度的测定必行同时检测 buffer 槽和血浆槽药物浓度，以二者浓度比值计算游离分数而推出血浆中药物的游离浓度。如果药物分子与血浆蛋白的结合不依赖于浓度，这种方法可以对血浆样本中的游离药物浓度进行很好的估算。

2. 超滤法

超滤法是在对水施加一定的压力后，利用高分子胶体物质形成的膜阻止高分子物质透过，而让水和低分子物质透过的过程。通过利用能够截留分子质量为 3~30 kDa 的大分子，测定超滤液中的药物浓度就可获得游离药物浓度。超滤法的最大优势是在不干扰平衡的条件下实现蛋白结合的测定。由于操作时间短，pH、温度及各种整理条件等都便于控制和校正。此外，检测超滤液中药物含量可直接获得游离药物浓度。考察超滤时间及蛋白质浓度等对超滤液容积和游离药物浓度（苯妥英）影响时发现，在超滤过程中一直维持着平衡状态（Israili and Dayton，2001）。虽然近来的另一项研究指明，极度地放大超滤液体积达起始容积的 80%时，游离药物浓度则随超滤液容积增加而增大。值得注意的是，在该研究中使用了极高的离心力（8000 *g*），导致了温度的增加和蛋白质泄露情况的发生，从而影响了实验结果（Dong et al.，2013）。但是由于药物分子需透过超滤膜由一侧转移至另一侧，致其主要缺点是易于受到非特异性吸附的影响。考虑到非特异吸附现象，目前广泛推荐可再生纤维素膜的使用。针对这一问题，也有很多相关研究和推荐的优化方法。最近报道的质量平衡方法通过同时测定超滤膜上方和下方药物浓度和溶液体积，对具有强非特异性吸附的药物也能准确测定。然而，这种方法不能有效解决药物分子与超滤杯非特异性吸附的问题。

第二节　房室模型理论

为了定量描述药物体内过程的动态变化规律，通常要借助数学的原理和方法系统地阐明体内药量随时间变化的规律性。药物的血浆浓度被视为是给药剂量随时间变化的响应。在任意时间的浓度受控于给药剂量的大小和同时进行的药物吸收（absorption）、分布（distribution）、代谢（metabolism）和排泄（elimination excretion）的过程，又称 ADME 系统。因此，药物血浆浓度时程变化的数学方程必须包含给药剂量及吸收、分布、消除速率的表达。房室模型理论从速率论的角度出发，将给药剂量和 ADME 的各自过程结合起来，使复杂的生理系统成为具有逻辑的简单模型。

房室是想象出来用来表示具有相似分布速率的组织的统称，只是数学模型中的一个抽象概念，并不代表解剖学上的任何一个组织或器官。组成一个房室的特定组织是未知的，房室以药物在体内转运速率是否一致进行划分，具有抽象性和相对性。在任何模型中都存在的是中央室，通常由快速分布的血浆和组织组成，药物在中央室的浓度与体内常规测定的血浆浓度相等。房室划分依据的本质是药物在血液组织中的分配关系，与药物分子和血浆蛋白/组织蛋白的结合特性有关。如若药物分子与血浆中蛋白质的结合特征和特定组织的蛋白结合特征相似，则药物易于快速分布于周身而达到机体各组织的药物浓度随血药浓度的改变而平行变化，表现出一室模型的特征。但如果药物分子与某些组织特异性蛋白结合的能力明显高于与血浆蛋白的结合，则易于导致多室的出现，这往往与深度组织结合有关。当药物最初以很慢的速率分布到该室组织后就难以再分布，却在血液药物浓度大幅降低后构成了药物在机体内的大部分药量，此时药物向血浆的再分布则控制着血浆浓度的下降。

一、药物体内过程的速率论

动力学即速率论，药代动力学就是药物体内过程的速率论。若反应速率与反应物的量（或浓度）成正比，称为一级反应。若反应速率不受反应物量的影响而始终恒定，则称为零级反应。同理，当体内某部位药物的转化（或转运）速率（$\mathrm{d}x/\mathrm{d}t$）与该部位药量（x）的关系符合式（2-1）时，则称这种速率过程为 N 级速率过程，比例常数 k 称为 N 级速率常数（DeVane，1982）。

$$\frac{\mathrm{d}x}{\mathrm{d}t}=-kx^N \quad (N\geqslant 0) \tag{2-1}$$

1. 一级动力学

一级速率过程（简称一级过程）指药物在体内某部位的消除速率与该部位的药物量（或血药浓度）的一次方成正比。用数学公式表示为

$$\frac{\mathrm{d}x}{\mathrm{d}t}=-kx^1=-kx \tag{2-2}$$

或

$$\frac{\mathrm{d}C}{\mathrm{d}t}=-kC^1=-kC \tag{2-3}$$

式中，x 为反应物的量；t 为时间；$\mathrm{d}x/\mathrm{d}t$ 为反应速率；k 为比例常数，称为速率常数；C 为药物浓度；负号表示反应朝着反应物减少的方向进行。

积分可得

$$C_t=C_0\mathrm{e}^{-kt} \tag{2-4}$$

取对数可得

$$\ln C_t=\ln C_0-\frac{k}{2.303}t \tag{2-5}$$

由上式可知，以静注给药的 C-t 数据作图，可得到指数曲线。而以 $\ln C_t$ 对 t 绘图则得到一条直线，故一级动力学又称线性动力学。

2. 零级动力学

零级速率过程指体内药物的消除速率与药物量的零次方成正比，即消除速率与体内药物量无关。用数学公式表示为

$$\frac{\mathrm{d}x}{\mathrm{d}t}=-kx^0=-k \tag{2-6}$$

积分得

$$x_t=x_0-kt \tag{2-7}$$

由上式可知，以零级过程的 C-t 数据作图，可得到一条直线。若以 $\ln C_t$ 对 t 绘图则会得到一条曲线。

二、房室模型的基本分类

1. 一室模型

药物进入体内以后，迅速向各组织器官分布，并很快在血液与各组织脏器之间达到动态平衡，即药物在全身各组织部位的转运速率是相同或相似的，此时机体被视为一个单一的房室，称为一室模型（one compartment model）（Wagner，1975）。一室模型并不意味着体内所有组织的药物浓度在任何时刻都一样，而是指机体各组织的药物浓度能随血浆药物浓度的改变平行地发生变化。当静注给药时，即使是注射后的最初阶段，也观察不到药物的分布，而药物血浆浓度也只受到药物消除的影响，其血药浓度-时间曲线呈现典型的单指数函数特征。因此，药物的分布可以看作是在瞬间完成的。

2. 二室模型

药物进入体内后，能很快进入机体的某些部位，但对另一些部位，则需要一段时间才能完成分布。用速率论的观点将机体划分为药物分布均匀程度不同的两个独立系统，即二室模型（two compartment model）。二室模型由中央室（central compartment）和外周室（peripheral compartment）组成。药物向外周室的分布符合一级动力学模型，与中

央室的药量相关，而药物从外周室向中央室的再分布同样符合一级动力学模型，与外周室的药量相关。在静注给药后，当药物向外周室分布时，可以观察到药物血浆浓度的急剧下降。许多药物在机体内的药代动力学特征符合二室模型。

3. 三室模型

三室模型是二室模型的延伸，若二室模型的外周室中又有一部分药量以特别慢的速率分布到不易于灌注的组织中，如脂肪和骨骼，则还可以从外周室中划分出第三室。分布较快的称为“浅外室”，分布最慢的称为“深外室”，由此组成三室模型。深外室只有在大部分药物消除以后才会显得明显，并且药物的血浆浓度很低。药物最初以很慢的速率分布到该室组织，使得其对血浆浓度的影响并不明显，药物从该室的再分布速率也很低。但是此后，该室中的药物构成了药物在机体内的大部分药量，药物向血浆的再分布控制着血浆浓度的下降。地高辛与氨基糖苷类抗生素在机体内的药代动力学特征符合三室模型。

三、房室模型的判别和选择

运用房室模型估算药代动力学参数时，所选择的模型将直接影响到计算结果，某些药代动力学参数（如半衰期等）的估算值与所选择模型直接有关，因此模型的选择显得尤为重要。在进行药代动力学分析时，应首先确定所研究的药物属于几室模型，只有确定模型以后，才能对药物的药代动力学特征作出正确评价。常用的房室模型判别标准有三个。

（1）残差平方和（R_e）

$$R_e = \sum_{i-1}^{n}(C_i - \hat{C}_i)^2 \tag{2-8}$$

式中，$\hat{C}_i$ 为拟合浓度；C_i 为实测浓度；i 为任意时间点。

（2）拟合度（r^2）

$$r^2 = \frac{\sum_{i-1}^{n} C_i^2 - \sum_{i-1}^{n}(C_i - \hat{C}_i)^2}{\sum_{i-1}^{n} C_i^2} \tag{2-9}$$

（3）AIC（Akaike’s information criterion）值

$$\text{AIC} = N \ln R_e = 2P \tag{2-10}$$

式中，N 为实验数据的个数；P 为所选模型参数的个数，按 P=2n 计算；n 为房室数；R_e 为加权残差平方和。

$$R_e = \sum_{i-1}^{n} W_i(C_i - \hat{C}_i)^2 \tag{2-11}$$

式中，n 为指数项的个数；W_i 为权重系数，通常取 1/C。当高浓度数据的精密度高于低浓度数据的精密度时，W_i 为 1；当高、低浓度数据的精密度接近时，W_i 为 1/C^2。

目前比较公认的判别法是 AIC 值法，根据不同模型计算出 AIC 值，按 AIC 最小的准则来确定模型。本质上，房室模型的归属主要由药物组织分布的速度和程度来决定，通常存在广泛组织分布的药物表现为多房室模型，然而由于房室模型本身并不具有任何生理意义，这些经验性数学方法很难表征特定靶组织的药物经时变化。

四、药代动力学参数

1. 速率常数

速率常数（rate constant，k）是描述速率过程的重要动力学参数。速率常数的大小可以定量地比较药物转运速度的快慢。一定量的药物，从一个部位转运到另一部位，转运速率与转运药物量的关系用式（2-12）表示：

$$\frac{\mathrm{d}x}{\mathrm{d}t}=kx^n \tag{2-12}$$

式中，$\mathrm{d}x/\mathrm{d}t$ 为药物转运的速率；x 为药物量；k 为转运速率常数，表示单位时间内药物的转运量与药物现存量之间的比值；n 为级数，当 n=1 时，则 k 为一级转运速率常数，当 n=0 时，则 k 为零级转运速率常数。在表述不同的药物体内过程时，k 表示该过程的不同速率常数。

2. 药峰时间和药峰浓度

药峰浓度（peak concentration，$C_{\max}$）和药峰时间（peak time，$t_{\max}$）分别指药物经血管外给药吸收后出现的血药浓度最大值和达到药峰浓度所需的时间。两者是反映药物体内吸收速率的两个重要指标，常被用于制剂吸收速率的质量评价。

3. 分布容积

分布容积（apparent volume of distribution，VD）是指药物在体内达到动态平衡时体内药量与血药浓度相互关系的一个比例常数，其单位为 L 或 L/kg。对于单室模型的药物而言，分布容积与体内药量 x 和血药浓度 C 之间存在下列关系。

$$\mathrm{VD}=\frac{x}{C} \tag{2-13}$$

药物的分布容积是针对血液、血浆、组织间液、细胞内液的游离药物的定义。药物在体内的组织分布类型见图 2-2。分布容积本身不代表真实的容积，因此无直接的生理学意义，主要反映药物在体内分布广与窄的程度。当用药物（如地高辛或氯喹）的分布容积与身体的生理容积比较时，由体内药量与血药浓度比值得到的表观分布容积会增大。分布容积能够极大地超过身体的生理容积，因为需要必要的生理容积来容纳药物的量，药物的浓度与血液、血浆或水中药物的浓度是一致的。

分布容积高的药物，其血管外组织中的药物浓度比血液中的药物浓度高，也就是说，这些药物没有达到均匀分布。另外，完全保留在血管中的药物，其分布容积可能最小，与分布的血液体积相当。例如，药物的分布容积为 0.04 L/kg 体重或者 2.8 L/70 kg，药物的分布仅限于外周室。

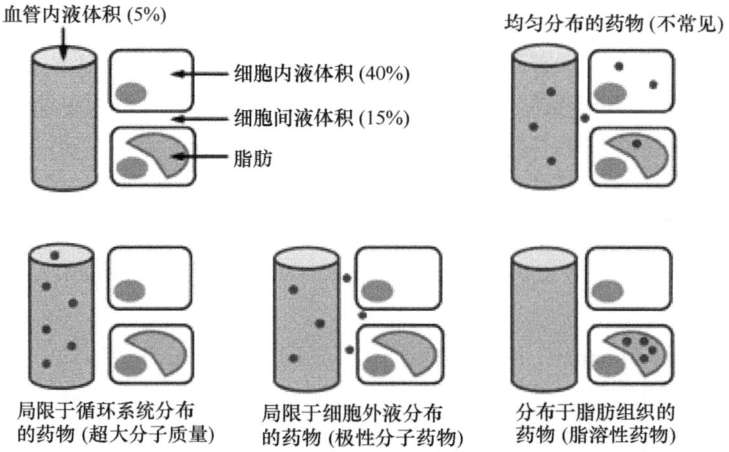

图 2-2 药物在体内的组织分布类型

药物分布容积的大小取决于其脂溶性、膜通透性、组织分配系数及药物与血浆蛋白等生物物质的结合率等因素。如药物的血浆蛋白结合率高，则其组织分布较少，血药浓度高。可以根据体液的分布情况，由药物的分布容积可以粗略地推测其在体内的大致分布情况。

由表 2-2 可以看出，已上市的 670 种药物在稳态时的 VD 范围为从低值 0.035 L/kg（吲哚菁绿）到 700 L/kg（羟氯喹）。绝大多数药物（90%）的 VD 在 100 倍的范围内（即 0.1~10 L/kg），平均值和中位值分别为 4.2 L/kg 和 0.96 L/kg。41%药物的 VD 值小于 0.7 L/kg。8%药物的 VD 值大于 10 L/kg。由表 2-3 可以看出，人体血液的总体积约为 5 L，细胞外液（extracellular fluid，ECF）水体积约为 16 L，细胞内液（intracellular fluid，ICF）水体积约为 20 L，人体总水分体积约为 40 L。如果将 0.7 L/kg 作为人体总水分体积的阈值，那么约有 60%药物的 VD 超过此值，几乎有超过 50%药物的 VD 大于 2 L/kg，暗示这些药物会有中到高度的组织分布行为，这将延长药物在体内的滞留时间或半衰期。

表 2-2 已上市药物在人体静注给药后的稳态分布容积特征（引自 Obach et al.，2008）

稳态分布体积/（L/kg）	药物数目（*N*）	占 670 种药物的百分比/%
<0.1	17	2.5
0.1~0.7	260	39.0
0.7~2.0	197	29.0
2.0~10.0	143	21.0
>10.0	53	7.9

4. 消除半衰期

消除半衰期（half life time，$t_{1/2}$）是药物浓度在体内减少一半所需要的时间。药物在体内的经时过程依赖于药物的分布容积与药物的清除率。k 是药物在体内消除的一个速率常数，按一级消除的药物的半衰期和消除速率常数之间的关系可用式（2-14）表示：

$$t_{1/2}=\frac{0.693}{k}=\frac{\mathrm{VD}}{\mathrm{CL}}\times 0.693 \tag{2-14}$$

表 2-3　人体血液和各组织细胞内外液的水体积分布特征（引自 Bhave and Neilson，2011）

组织	性别	重量/kg	含水分数	细胞外液水体积/L	细胞内液水体积/L	总水分体积/L
血液	男性	5.50	0.80	2.79	1.61	4.40
	女性	4.10	0.80	2.23	1.05	3.28
骨骼肌	男性	28.50	0.76	3.47	18.19	21.66
	女性	18.00	0.76	2.19	11.49	13.68
皮肤	男性	4.30	0.72	2.94	0.15	3.10
	女性	3.00	0.72	2.05	0.11	2.16
脑和内脏	男性	6.00	0.72	1.51	2.81	4.32
	女性	5.40	0.72	1.36	2.53	3.89
骨	男性	5.75	0.15	0.86	0.00	0.86
	女性	4.20	0.15	0.63	0.00	0.63
活性骨髓	男性	1.17	0.80	0.19	0.75	0.94
	女性	0.90	0.80	0.14	0.58	0.72
非活性骨髓	男性	2.48	0.15	0.30	0.07	0.37
	女性	1.80	0.15	0.22	0.05	0.27
结缔组织	男性	3.70	0.80	2.96	0.00	2.96
	女性	3.00	0.80	2.40	0.00	2.40
跨细胞组织	男性	1.10	0.95	1.05	0.00	1.05
	女性	1.10	0.95	1.05	0.00	1.05
脂肪组织	男性	14.50	0.14	1.62	0.41	2.03
	女性	18.50	0.13	1.97	0.35	2.31
总计	男性	73.00		17.69	24.00	41.68
	女性	60.00		14.23	16.15	30.38

一般来讲，代谢快、排泄快的药物，其消除半衰期短，反之则长。参数本身是衡量药物在体内动态过程进行快慢的参数。因此，半衰期的主要作用是指导临床给药次数，即基于清除率和生物利用率，推算有疗效药物的给药速率，预测达到最大效果和最小毒性的合适给药间隔。

从表 2-4 可以看出，已上市的 670 种药物的终末半衰期范围为 4 min（吲哚菁绿）至 50 天（苏拉明），约 2/3 药物的 $t_{1/2}$ 在 1～12 h。双膦酸盐类药物的 $t_{1/2}$ 可能被低估，因为它们主要在骨内，全身循环中不能检测到。平均的 $t_{1/2}$ 为 18 h，中位数值为 4.1 h。

表 2-4　已上市药物在人体静脉给药后的半衰期特征（引自 Obach et al.，2008）

半衰期/h	药物数目（*N*）	占 670 种药物的百分比/%
<1	64	10
1~4	266	40
4~12	185	28
12~24	73	11
>24	82	12

因为半衰期由 CL 和 VD 导出，它不直接与生理性质相关，如肝血流或全身含水量。半衰期是制药领域寻找长效药物即每天一次（qd）给药药物的常用途径。然而基于这点，超过 3/4 药物的 $t_{1/2}$ 小于 12 h，即一天内需给药不止一次。

5. 药物浓度-时间曲线下面积

全血、血浆或血清的药物浓度对时间作图，药物浓度-时间曲线下面积（简称药时曲线下面积）（area under the curve，AUC）是药物静注或血管外给药整个暴露的主要测量指标。药时曲线下面积通常用线性梯形法计算：

$$\mathrm{AUC}=\sum_{i=1}^{n}\frac{C_{i-1}+C_i}{2}\left(t_i-t_{i-1}\right)+\frac{C_n}{k} \tag{2-15}$$

AUC 是评价药物吸收程度的一个重要指标，常被用于评价药物的吸收程度。

6. 清除率

药物的清除率（clearance，CL）是预测与药物浓度相关的消除速率的一个因素，可用式（2-16）表示：

$$\mathrm{CL}=k\times V \tag{2-16}$$

清除率的概念是由 Rowland 教授和其他人于 20 世纪 70 年代早期提出的，该理论为这些看似矛盾的结果提供了科学的理论基础，并且认识到清除率是用来衡量机体消除药物能力的，并且最重要的是病理或生理上的改变可能与清除率的高低有关联（Rowland et al.，1973）。1973 年开始将清除率的概念引入到药代动力学中，这对整个药代动力学领域产生巨大影响。自 1973 年始，清除率而不是半衰期被认为是衡量机体消除药物能力的指标，并且病理或生理上的改变可能影响清除率的测量值。

从表 2-5 可以看出，已上市的 670 种药物的血浆清除率变化范围从 0.0037 mg/（min·kg）（7-羟基十字孢碱）到 1070 mg/（min·kg）（青蒿琥酯），平均值和中位数分别是 10 mg/（min·kg）和 4.0 mg/（min·kg）。大约 60%药物的 CL 为 1~10 mg/（min·kg），16%药物的 CL 低于 1 mg/（min·kg）。有 56 个药物的 CL 明显高于肝血流速度，表明这些药物可能还有肝外清除机制参与或血液/血浆值超过整体的。许多具有高 CL 的药物通常通过静注给药获得最佳治疗或使用疗效，如麻醉剂、止痛药或化疗药物。另外，还有一些高 CL 的药物通过代谢产物产生药理学活性发挥主要药效，如多拉司琼、艾司洛尔等。

表 2-5　已上市药物在人体静注给药后的清除率特征（引自 Obach et al.，2008）

清除率/［mL/（min·kg）］	药物数目（N）	占 670 种药物的百分比/%
<1	104	16.0
1~5	262	39.0
5~15	200	30.0
15~21	48	7.2
>21	56	8.4

7. 生物利用度

生物利用度（bioavailability，F）是指药物经吸收进入全身循环后能够到达靶组织而发挥药效的分量，可用来评价药物吸收程度（Mosby，2009）。生物利用度可以分为绝对生物利用度和相对生物利用度，前者主要评价不同给药途径药物的吸收程度；后者主要比较同一药物的相同或不同剂型，或不同生产厂家或不同批号的同种药物，在相同实验条件下，其活性成分吸收程度和速度的差异。可分别用式（2-17）和式（2-18）表示。

绝对生物利用度：

$$F = \frac{\mathrm{AUC_{ext}}}{\mathrm{AUC_{int}}} \times \frac{D_{\mathrm{int}}}{D_{\mathrm{ext}}} \times 100\% \tag{2-17}$$

式中，$\mathrm{AUC_{int}}$ 和 $\mathrm{AUC_{ext}}$ 分别为血管内给药（如静注）和血管外给药（如口服、肌注、舌下、吸入等）后的血药曲线下面积；D_{int} 和 D_{ext} 分别为血管内和血管外给药后的剂量。

相对生物利用度：

$$F = \frac{\mathrm{AUC_T}}{\mathrm{AUC_R}} \times \frac{D_{\mathrm{R}}}{D_{\mathrm{T}}} \times 100\% \tag{2-18}$$

式中，$\mathrm{AUC_T}$ 和 $\mathrm{AUC_R}$ 分别为服用供试药和对照药的血药曲线下面积；D_{T} 和 D_{R} 分别为供试药和对照药的剂量。

值得注意的是，传统的生物利用度通常以“血药 AUC”来评判，忽视了对靶点周边药物浓度的评价，导致药物浓度有时并不能反映药物的实际生物利用度。但如抗肿瘤药物紫杉醇在药物剂型由聚氧乙烯蓖麻油制剂改为白蛋白纳米制剂后，其血药浓度曲线虽然变化不大，但后者与前者相比表现出更有效的抗癌作用及更低的毒副作用。这是由于紫杉醇白蛋白制剂大幅改变了紫杉醇原有剂型制剂的分布特征，在降低其向骨等组织分布的同时又促进了其在肿瘤靶组织（乳腺、肺组织等）的分布（Ko et al.，2013）。临床前研究证实，给予同等剂量的紫杉醇聚氧乙烯蓖麻油制剂和白蛋白制剂后，可监测到后者紫杉醇在肿瘤组织内的浓度曲线高出前者的 33%（Desai et al.，2006）。因此，当药物作用靶点在血液之外时，仅仅从血药水平不足以评价药物的实际生物利用度。

第三章　组织药代动力学

药物在机体的分布是药代动力学研究的重要任务之一。药物的组织分布是一个复杂的现象，并且是理解药代-药效关系的重要基础。临床前研究阶段，在进入到安全评价前常使用动物模型评价新候选药物的有效性。最初的尝试集中在优化药物的药代动力学属性，如口服生物利用度和消除半衰期，但优化后的药代动力学曲线并不能阐明其与药效的关系。近年来，研究集中在建立药效反应与血药浓度之间的关系上，希望能够用血药浓度来关联预测药效，并将这种关联延伸应用到制定人体有效剂量上（Luo et al.，2012）。

传统的整体药代动力学研究集中于中央血液/血浆房室，因为它无需特殊技术就容易获得，假定药物能快速均匀分布到靶组织间，继而建立药物浓度在血液/血浆与组织间的预测关系。这种假设往往是用测得的血液/血浆药物浓度替代靶组织药物浓度来获得临床药代动力学监测（clinical pharmacokinetic monitoring，CPM）数据，并假设血液/血浆药物浓度与药效直接相关。如上所述，利用血液/血浆浓度替代靶组织浓度仅严格适用于简单扩散转运的药物，然而中央和外周任何已知的房室之间存在的各种生物屏障，如血脑屏障和药物外排泵等所导致的传质阻力对该假设提出了严峻挑战（Mariappan et al.，2013）。除了血液容易获取之外，大多数研究没有针对组织进行药代动力学研究的主要原因是伦理限定不能直接检测靶器官活性部位的药物浓度，而且缺乏直接测量组织中确切药物浓度的适宜技术手段。在临床实践中，许多诊断及治疗措施都有赖于对血液中内外源性药物浓度的测定。然而，除凝血因子、可溶性免疫调节受体等之外，大多数药物的生化和药理反应均发生在组织中，因此，理论上测定组织药物浓度能为临床实践提供更精确的资料。于是，如何能准确测定靶器官或靶组织的游离药物浓度成为药代动力学领域亟待解决的问题。

第一节　与靶组织药物浓度相关的参数

药物在体内的纵向暴露部位分 4 个区域：血液靶点、细胞间液靶点细胞内胞质靶点和亚细胞器靶点（图 3-1）（Mariappan et al.，2013）。药物在血液和组织之间及游离药物和结合型药物之间处于动态平衡，只有游离型药物能够从血液渗透到组织中。而肝却是一个例外，由于肝内毛细管膜孔相对较大，蛋白结合型药物也可能进入到细胞间隙，由此白蛋白也被认为是一种能够促进药物肝分布的一种蛋白质（Poulin et al.，2012）；而在组织间液中，同样只有游离型药物能够进入肝细胞。组织的总药物浓度取决于药物的透膜能力及其与组织不同区域的非特异性结合，因此，药物在不同组织区域的分布特性会导致药物浓度的区域化不均一性，不能简单地用总药物浓度代替各组织区域的药物浓度（Mariappan et al.，2013）。

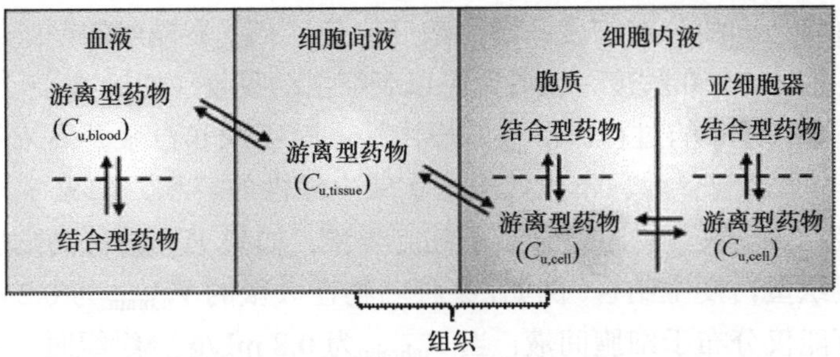

图 3-1 药物的结合、游离分子态在体内的纵向暴露部位

药物的组织分布或渗透速度可以用以下参数描述：表观渗透系数（P_{app}）、由单层极性细胞测定的外排率（ER）、由悬浮细胞或在体器官灌流实验获取的组织内流清除率（CL_{influx}）、组织分配系数（K_p）和分布容积（V_u）等（表 3-1）。分配系数（K_p）描述的

表 3-1 组织药物浓度的相关参数描述（引自 Mariappan et al.，2013）

参数	单位	描述
P_{app}	nm/s	-表观透膜系数=流量/单位面积的某药浓度 -提供药物在给定细胞的一般透膜行为，用来模拟特定组织的透膜能力 -用于化合物的分类和分级
ER	—	-流出比率=$P_{app\ (B\text{-}A)}/P_{app\ (A\text{-}B)}$；A=顶端膜，B=基底侧膜 -表明某化合物的跨膜能力，其限制了药物在组织的分布 -某一化合物的 ER≥2 时，考虑它易透过细胞膜
CL_{in}	mL/（min·g）	-流入清除率=每单位时间对流入浓度校正后化合物的流入量 -被动流入量（$CL_{passive}$）和主动流入量（CL_{influx}） -用于化合物的分类和分级
C_{plasma}	nmol/L	-总血浆药物浓度 -可能与活性不相关
C_{tissue}	nmol/L	-总组织药物浓度 -可能不能代表相关靶点的活性药物浓度
$C_{u,ISF}$	nmol/L	-游离的组织间液浓度（ISF） -表示可与组织内细胞外靶点结合的游离浓度
$f_{u,plasma}$	—	-血浆药物游离分数 -受血浆蛋白结合力的影响 -f_u= 1/1+$K_a f_{up} P_t$ - K_a代表结合常数；P_t代表总蛋白质浓度；f_{up}代表未结合位点的分数
$f_{u,tissue}$	—	-组织游离药物分数 -受蛋白质、细胞和其他组织成分结合的影响
$C_{u,plasma}$	nmol/L	-血浆游离药物浓度=C_{plasma}×$f_{u,plasma}$ -如果靶点在血管内，其表示在靶点发挥活性的药物浓度
$C_{u,tissue}$	nmol/L	-组织游离药物浓度=C_{tissue}×$f_{u,plasma}$ -在靶点组织发挥活性的组织游离药物浓度
$C_{u,cell}$	nmol/L	-细胞内游离药物浓度 -表示可与细胞内靶点作用的游离药物浓度
$V_{u,tissue}$	mL/g tissue	-组织中游离药物分布体积 -$V_{u,tissue}$=组织中药物量/$C_{u,tissue}$ -药物在组织的分布体积（不考虑结合蛋白时）
$V_{u,cell}$	mL/g tissue	-细胞内游离药物的分布体积 -取决于细胞内结合药物的程度
$K_{p,tissue}$	—	-分配系数=C_{tissue}/C_{plasma} -表示组织透膜能力
$K_{p,u}$	—	-用于校正血浆蛋白结合的组织游离药物分配系数（假设只有血浆游离药物能透过组织） -$K_{p,u}$= C_{tissue}/$C_{u,plasma}$
$K_{p,uu}$	—	-细胞内游离药物的分配系数 -$K_{p,uu,cell}$= $C_{u,cell}$/$C_{u,ISF}$ -表示细胞内药物向 ISF 的分布程度（不考虑蛋白结合） -判断化合物是否易在细胞内蓄积

是特定组织与血浆之间的分布程度；游离浓度比值（$K_{p,uu}$）描述的是组织与血浆或组织与其他参比组织之间的分布程度，该参数可以表征主动吸收（$K_{p,uu}$ 大于 1）或外排（$K_{p,uu}$ 小于 1）参与了组织分布的过程。$K_{p,uu}$ 一般由稳态时组织和血浆游离浓度获得。容积参数（$V_{u,tissue}$）是一个表观参数，不能代表真实或生理性的容积。如果 $V_{u,tissue}$ 值很低且与细胞间液容积接近，反映药物主要分布于细胞外液；如果 $V_{u,tissue}$ 值高则反映药物存在细胞内分布且与组织蛋白发生结合。例如，某种药物在大鼠的 $V_{u,brain}$ 为 0.2 mL/g 脑组织时，暗示该药物有可能仅分布于细胞间液；当 $V_{u,brain}$ 为 0.8 mL/g 脑组织时，该药物被认为分布于细胞间液和细胞内液中；当 $V_{u,brain}$ 超过 0.8 mL/g 脑组织时，则意味着该药物可能与脑组织发生了结合。

第二节　组织药物浓度的测定方法

目前，组织浓度的测定方法主要包括组织匀浆法、组织切片法和微透析方法（Mariappan et al.，2013）。

一、组织匀浆实测药物浓度

组织游离药物浓度（$C_{u,tissue}$）是由两个参数计算而得，一个是体内给药后稳态组织总药物浓度（C_{tissue}），一个是用组织匀浆测定的体外游离分数（$f_{u,tissue}$），这两个参数分别通过两个不同实验获得。C_{tissue} 的测定过程如下：采集给药后的特定组织，匀浆组织，测定组织提取物的药物浓度。当获得 $f_{u,tissue}$ 时，将化合物加入到组织匀浆中，另一边加入缓冲液，中间用半透膜隔开。在达到平衡后，组织游离分数是通过缓冲液中的化合物浓度除以组织匀浆中的化合物浓度进行计算的，然后用组织匀浆时稀释的倍数进行校正。在这里，稀释倍数的校正值得注意，因为稀释倍数与组织游离分数计算方法相关。当药物的组织游离分数很低时，测定的游离分数是与稀释倍数成比例的；而药物的游离分数趋于一个均一值时，组织匀浆的稀释倍数对游离分数的影响是无足轻重的。用组织匀浆的方法来估计组织游离分数曾经被用于脑、肝和胰腺。这种方法广泛使用是因为其简便并可以达到高通量。

由于组织在匀浆过程中破坏了细胞的完整性，因此组织匀浆法测定药物浓度的缺陷有以下两点：①组织匀浆混淆了组织间液、细胞内液、细胞器等亚房室结构，所以无法区分细胞内液和细胞间液的药物游离部分，组织匀浆中的药物浓度不能代表组织活性靶点部位的药物浓度。例如，当活性位点位于细胞外时，如果药物主要分布于细胞外，由于组织匀浆使细胞内液和细胞外液混合，导致药物的稀释，从而低估活性部位的药物浓度；相反，如果药物主要分布于细胞内，总组织药物浓度则会高估细胞外活性位点的药物浓度。②这种方法只能评价非特异性组织结合，不能区分细胞的主动吸收或 pH 依赖的跨细胞膜转运。对于有只分布到细胞间液或广泛累积在细胞内液趋势的化合物来说，匀浆方法得到的结果并不准确。例如，吗啡葡萄糖苷酸在体内只分布在细胞间液，组织匀浆方法测得 $V_{u,brain}$ 为 1 mL/g 脑组织，远超过大鼠脑的细胞间液容积（微透析测得 0.2 mL/g）。这种方法的另一个挑战就是匀浆所需的稀释因子，一些文献报道脑匀浆为

3～4 倍稀释，其他组织的信息很少。亲脂性药物与透析装置的非特异性结合也能导致组织游离药物测定的不准确性，这点已经用带有低非特异性结合的聚四氟乙烯膜快速平衡透析装置所克服。

二、组织切片

评价细胞内液中的药物浓度，需要使用保持细胞完整性的系统，该系统带有功能性转运体和生理性的细胞内/外液酸碱度。例如，由于体内血脑屏障的存在，药物的脑组织分布成为药物分布研究的热点，已有大量文献报道采用脑切片测定脑组织的游离药物浓度（Becker and Liu，2006；Friden et al.，2007，2009）。在 *P-gp* 基因敲除型和野生型小鼠的脑切片中，P-gp 底物奎尼丁的摄入没有显著的差异，但是在 *P-gp* 基因敲除型和野生型小鼠体内观测到的 K_p 值却相差近 50 倍（Becker and Liu，2006）。药物在脑组织内的分布区域如图 3-2 所示。

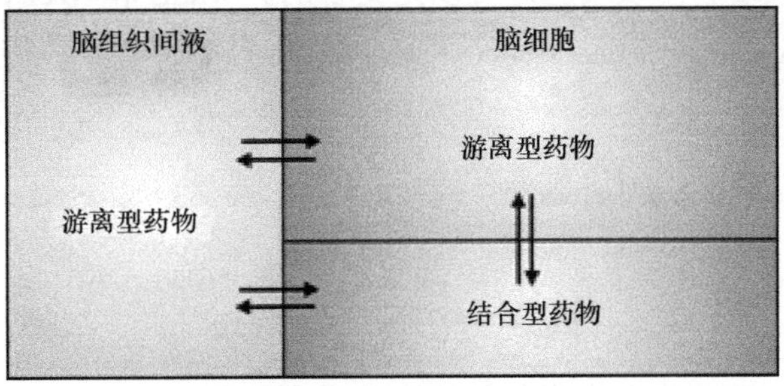

图 3-2　脑内药物的分布区域

脑切片可用来测定细胞间液和细胞内液的游离浓度，脑细胞间液的游离浓度（$C_{u,brainISF}$）由两个参数的比值计算得到，分别是稳态脑内药物总量（A_{brain}）和脑切片游离分布容积（$V_{u,brain}$）（Friden et al.，2009）。

$$C_{u,brainISF} = \frac{A_{brain}}{V_{u,brain}} \tag{3-1}$$

Markus 等评价了快速评估游离药物浓度的体外方法。与总药物水平和游离组织间液浓度相关的参数是脑游离分布容积（$V_{u,brain}$）。应用脑切片摄取和脑匀浆结合的方法测定了 15 个药物的体外脑游离分布容积。结果通过与微透析方法测得的 $V_{u,brain}$ 值比较在体内得到了验证。15 个化合物中，除一个化合物以外，其他化合物通过切片方法得到的结果均在体内结果的 3 倍以内，说明该方法在合理的限制内可以结合总药物水平用来评估游离组织间液浓度。虽然 15 个化合物中有 10 个化合物应用脑匀浆的方法评估成功，但是对那些主要停留在组织间液或累积在细胞内的化合物，应用脑匀浆的方法得不到理想的 $V_{u,brain}$ 值（Friden et al.，2009）。

A_{slice} 和 C_{buffer} 为药物在每克切片中的药物量和缓冲液中的药物浓度。V_i（每克切片毫升数）为静水容积。

$$V_{u,brain} = \frac{A_{slice} - V_i \times C_{buffer}}{C_{buffer}(1 - V_i)} \tag{3-2}$$

细胞内结合的测定，用细胞内游离药物的分布容积（$V_{u,cell}$）表示，用稀释脑匀浆游离分数计算［式（3-3）］，其中，A_{cell}为细胞内药物总量；$C_{u,cell}$为细胞内游离药物浓度；D为稀释因子；V_{cell}为细胞体积；$f_{u,hD}$为药物在稀释后的脑匀浆液中的游离分数。

$$V_{u,cell} = \frac{A_{cell}}{C_{u,cell}} = 1 + \frac{D}{V_{cell}}(\frac{1}{f_{u,hD}} - 1) \tag{3-3}$$

细胞内游离药物分配系数（$K_{p,uu,cell}$）的测定，细胞内游离药物浓度与细胞外游离药物浓度的比值用从切片实验得到的$V_{u,brain}$和用匀浆方法得到的$V_{u,cell}$计算。

$$K_{P,uu,cell} = \frac{C_{u,cell}}{C_{u,brainISF}} = \frac{V_{u,brain} - V_{brainISF}}{V_{cell} \times V_{u,cell}} \tag{3-4}$$

驻留在脑组织间液的药物分子按定义来讲是游离的。与细胞有关的药物分子在细胞内可以是游离的，在细胞内或细胞外可以是结合的。Wang 和 Welty 将脑组织游离分布容积（$V_{u,brain}$）与$C_{u,brainISF}$，A_{brain}相关，V_{blood}×C_{blood}表示脑血管药物的量（Friden et al.，2007）。

$$V_{u,brain} = \frac{A_{brain} - V_{blood} \times C_{blood}}{C_{u,brainISF}} \tag{3-5}$$

$$V_{u,brain} = \frac{A_{brain}}{C_{u,brainISF}} \tag{3-6}$$

A_{brain}由脑组织间液药物游离量与细胞内相关药物量组成。

$$A_{brain} = V_{brainISF} \times C_{u,brainISF} + V_{cell} \times A_{cell} \tag{3-7}$$

$V_{brainISF}$与V_{cell}分别是脑组织间液和脑细胞的生理容积，A_{cell}是细胞相关药物的量。

$$A_{cell} = V_{u,cell} \times C_{u,cell} \tag{3-8}$$

$$V_{u,brain} = V_{brainISF} + V_{cell} \times V_{u,cell} \times \frac{C_{u,cell}}{C_{u,brainISF}} \tag{3-9}$$

组织切片方法的最大优点是可以实现细胞内液药物浓度的测定，而最大缺陷是仅能用于动物整体的研究，由于伦理限制无法应用于人体测试。

三、微透析方法

在过去 10 年中，微透析技术逐渐发展起来被用于检测外周组织的游离药物浓度（Schaeftlein et al.，2014；Robinson and Justice，1991；Müller，2013）。该技术将成为一种很有前途的方法，可用来提高对靶点部位药物处置的认识，也将会对临床合理用药作出贡献。目前，微透析技术主要用于组织间液（interstitial fluid，ISF）中游离药物浓度的测定。ISF 房室是中央脉管系统和组织之间的空间，ISF 除了无血浆蛋白外，其余成分与血浆相似。随着组织微透析技术的不断发展（图 3-3），该方法已被证明是直接研究组织房室药物浓度变化的可靠方法，并广泛应用于 ISF 中药物浓度测量（Joukhadar and

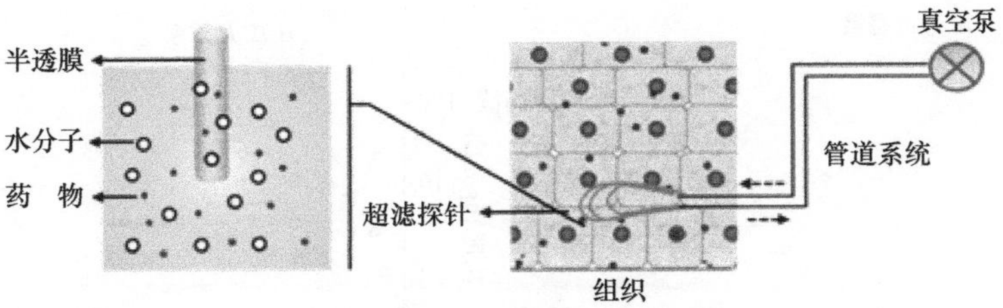

图 3-3 组织微透析技术示意图

Mulle，2005）。因为 ISF 可通过无痛、微创的方式收集获取（Hafeli et al.，2010），其被认为是临床药代动力学监测（clinical pharmacokinetic monitoring，CPM）领域中可以替代血液/血浆的相对可靠和理想的选择，这也提示 ISF 检测可成为更简化、更高通量的样品分析方法，且该方法适用于血液/血浆采集困难的个体，如儿科病人及老年病人。

Kiang 等全面比较了抗生素、免疫抑制剂、抗癫痫药和抗肿瘤药等多种药物在 ISF 和血液/血浆间的药代动力学行为差异，如表 3-2 所示。其中，万古霉素在组织间液与血液的药代动力学参数，如最大血药浓度（C_{max}）、药时曲线下面积（AUC）和半衰期（$t_{1/2}$）最为接近，其在血液/血浆的药物浓度（以下统一称为血浆药物浓度）可作为组织间液药物浓度的替代指标，万古霉素在家兔血液和组织间液的药时曲线见图 3-4 A；而他克莫司、环孢素和苯妥英三种药物在组织间液中检测不到，暗示其作用靶点可能在细胞内，因此这三种药物的血浆浓度不能作为它们在组织间液中药物浓度的替代指标；当组织间液能检测到药物浓度，且该药在这两种生物相（血浆和组织间液）的 AUC 和 $t_{1/2}$ 差异小于 25%时，可将该药的血浆药物浓度作为组织间液药物浓度的替代指标。相比之下，庆大霉素和卡铂在两种生物相的 $t_{1/2}$ 相差较大；而丙戊酸和顺铂除 $t_{1/2}$ 差异较大外，

表 3-2 药物在组织间液和血液中的药代动力学参数比较（引自 Kiang et al.，2014）

药物	C_{max} [a]		AUC [b]		$t_{1/2}$/h		分级
	组织间液	血液/血浆	组织间液	血液/血浆	组织间液	血液/血浆	
抗生素							
万古霉素	32.1±2.6	80.2±18.5	75.3±7.7	89.8±15.7	1.3±0.1	1.2±0.3	适合
庆大霉素	10.8±3.6	289.5±40.3	176.1±54.0	188.8±44.7	27.9±22.7	2.2±0.5	未必适合
免疫抑制剂							
他克莫司	ND	74.7±32.8	ND	157.3±48.7	ND	5.9±0.2	不适合
环孢素	ND	3 349.2±536.9	ND	5 144.4±1129.5	ND	2.2±0.2	不适合
抗癫痫药							
丙戊酸	178.2±56.6	1 992.5±217.6	177.5±32.5	1 424.9±213.3	9.8±5.8	3.3±2.5	未必适合
苯巴比妥	95.6±16.8	239.3±20.1	2 822.4±274.5	6 700.4±1199.2	27.9±5.5	24.7±3.8	可能适合
苯妥英	ND	87.4±8.7	ND	241.4±49.3	ND	2.6±0.6	不适合
抗肿瘤药							
卡铂	4 110.5±1058.9	3 259.3±730.1	5 667.3±1755.6	5 004.1±2 049.9	4.9±3.5	21.9±5.2	未必适合
顺铂	5 600.0±1017.1	5 639.0±799.9	4 002.3±826.7	20 128.1±1 328.1	5.6±0.9	40.3±21.3	未必适合
甲氨蝶呤	36.3±8.7	90.8±10.9	19.7±5.2	39.4±5.2	0.5±0.2	0.4±0.0	可能适合

注：ND. 表示未检测到；a 表示万古霉素和庆大霉素 C_{max} 的单位为 μg/mL，其他药物 C_{max} 的单位为 μg/L；b 表示万古霉素和庆大霉素 AUC 的单位为 μg·h/mL，其他药物 AUC 的单位为 μg·h/L

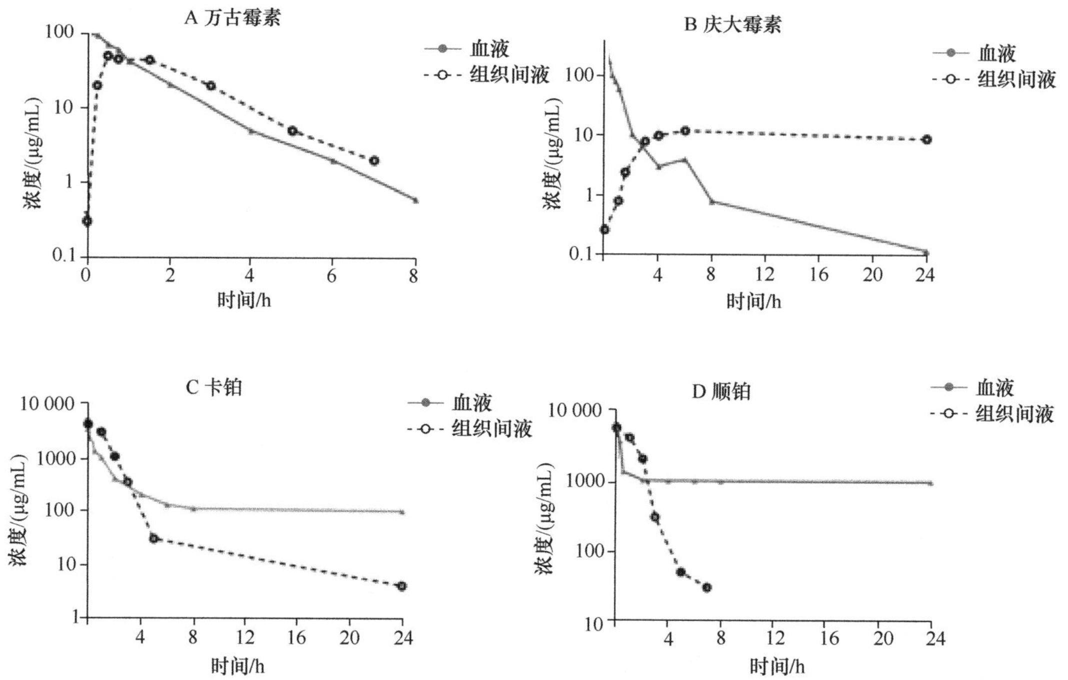

图 3-4　万古霉素、庆大霉素、卡铂和顺铂在新西兰家兔血浆和组织间液中的药时曲线比较
（引自 Hafeli et al.，2010）

AUC 差异也很大，因此这 4 种药物均不太可能以血浆药物浓度作为组织间液药物浓度的替代指标，庆大霉素、卡铂和顺铂在家兔血液和组织间液的药时曲线分别见图 3-4 B～图 3-4 D；而苯巴比妥和甲氨蝶呤在两种生物相的 $t_{1/2}$ 相近，但 AUC 差异较大，因此这两种药物的血浆药物浓度作为组织间液药物浓度的替代指标有一定的可能性。根据药物在 ISF 分布的特点可预测每种药物的作用靶点，评估药物在 ISF 进行 CMP 的适合度及血浆药物浓度替代靶组织间液药物浓度的可能性。

通过比较药物在血液/血浆和组织间液中的药代动力学特征，可以看出，大多数药物在血液/血浆与组织间液的药代动力学行为存在差异，因此这些药物的血浆药物浓度作为靶组织间液药物浓度的替代指标的可能性极小；而在血液/血浆与靶组织间液中药代动力学行为相似的药物，可将其血浆药物浓度作为靶组织间液药物浓度的替代指标，同时提示可采用微透析技术对靶组织间液药物浓度进行监测，如万古霉素。虽然研究药物在非传统生物相的药代动力学特征方案中存在多种限制条件（如样本量少、统计学比较缺乏、稳态条件缺少、个体差异大等），这些研究结果对指导临床给药方案及系统评价 CPM 的适用性有重要意义，但在实际临床应用前尚需大量实践考察与验证（Kiang et al.，2014）。

虽然微透析被认为是测定组织间液中游离浓度的“金标准”，但是对于测定细胞内液没有帮助。在药物发现阶段，组织匀浆和组织切片方法是首选技术，而在药物的临床研究阶段，微透析技术则是首选方法。

第三节　组织药物浓度与生物利用度的关系

传统上，主要通过测定血液药物浓度来评价药物的生物利用度。由于许多药物存在溶解度问题，血液中的最大药物浓度十分有限。因此，目前很多研究者想通过改变溶解度来提高血液中药物浓度或生物利用度。然而，通过提高血液药物浓度来提高生物利用度的实效性是十分有限的。增加难溶药物的溶解度后，可能整体上进入体内的药物总量的确增加了，但不一定是血药浓度增加，而是组织药物浓度增加，这在传统药代动力学中并未得到很好的“定义”，即生物利用度与组织浓度之间的关系。部分原因是伦理限制，在人体只能采血检测，无法获得组织药物浓度，也就无法证实在动物中药物组织浓度的改变是否也可转变为人体组织浓度的增加，即分布容积（VD）数据常常是个“黑箱”数据。

例如，紫杉醇是一种有效的抗癌药物，但其临床应用的主要缺点是水溶性差，聚氧乙烯蓖麻油（cremophore EL）能显著提高紫杉醇的溶解度，该剂型的紫杉醇注射液（Taxol）曾在临床上广泛使用；然而聚氧乙烯蓖麻油在体内易引起严重的过敏反应、脱髓鞘病变和神经元退行性病变（Ibrahim et al.，2002；Nyman et al.，2005）。可以看出，虽然聚氧乙烯蓖麻油制剂提高了紫杉醇在血液中的溶解度，但由于药物体内分布的“非均一性”，并未提高其在肿瘤组织中的药物浓度或抗肿瘤效应，却因此增加了其毒性，即从本质上缩小了药物的“治疗窗”，由此仍然限制了其临床应用。事实上，对于绝大多数药物而言，由于作用靶点不在血液，组织分布研究或组织药物浓度测定对评判此类药物的“实际生物利用度”十分重要。2004 年，美国 FDA 批准了注射用紫杉醇白蛋白纳米混悬液（Abraxane ABI-007）用于治疗转移性乳腺癌的新药申请，并于 2005 年 1 月获准上市。这种白蛋白纳米制剂去除了原有紫杉醇注射液使用的助溶剂聚氧乙烯蓖麻油，能安全提高紫杉醇的剂量，缩短滴注时间，并且在用药前不需要进行预防过敏反应的预处理治疗。更重要的是，该产品可以有效地利用白蛋白受体内在途径传输药物通过肿瘤新生血管内皮细胞壁，其利用半胱氨酸酸性分泌性蛋白能与白蛋白结合的特性，将药物经膜转运到肿瘤细胞内，使得肿瘤细胞内的药物局部浓度增高，从而增加紫杉醇的化疗疗效（Desai et al.，2006；Sparreboom et al.，2005）。此外，除了增加了组织药物浓度外，组织药物浓度的“非均一性”也会严重影响药物效应或治疗窗。在药物总剂量不变的情形下，某个组织的药物浓度过多会使效应或治疗窗完全不同，这个是比单纯增加血药浓度更难解决的药代动力学问题。但该问题凭借直接的药物测定法无法解决的主要原因可归于以下两点：①伦理学要求限制；②影响药物组织分布的决定因素尚不清楚。

综上而言，生物利用度实际上是同剂量下靶组织分布差异导向下的效应差值。在药物的早期研发过程中，很多药物的不均一组织分布特性没有被筛出来，最终将这一不良组织分布特性归属到药物效应欠佳。因此，尽管从 1991 年人们开始注意到在药物研发早期需要对药代动力学属性进行优化，截至 2000 年由药代动力学属性不良导致的药物研发失败率也由 39%下降至 8%（Sparreboom et al.，1997；Kola and Landis，2004），但在这尚存的 8%不良药代动力学属性中，不能排除药物组织分布属性的不良。因此，组织分布属性是药物药代动力学属性中不可忽视的重要组成部分。

第四章 种间放大

研发新候选药物是耗时和耗财的，部分原因为大部分候选药物在临床试验过程中被剔除，而仅有10%左右的药物通过临床试验并最终进入市场。分析这些进入临床试验却被剔除的候选药物的特点，发现40%的药物不具备在临床应用的药代动力学性质（Prentis et al.，1988）。这表明如果候选药物在进入临床试验前预测它们的人体药代动力学性质（如口服生物利用度和适合实施关键性疗效研究的暴露时间）是符合临床用药条件的，将有利于新药研发。因此，开发和应用预测人体药物分布的可靠方法，通过减少药代动力学性质不符合条件的候选药物数量，能降低它们在临床试验过程中被剔除的概率。此外，仅那些预期用于临床治疗且具备最优药代动力学特征的化合物才可能成为新药，并最终在临床应用（Obach et al.，2008）。

从体内临床前药代动力学数据预测人体药代动力学特征最常用的方法是种间异速放大方法（Obach et al.，2008）。简单来说，放大（scaling）是一个工程术语，系指一个功能系统在不同的生产规模下的适应性改变，主要通过增加功能单元的数量、功能单元的尺寸、流经功能元件的流量（包括或不包括流程的改动）及重新设计整个功能系统等方式来实现。异速放大（allometric scaling）即研究大小与其结果，生物功能系统的放大可由类比公式进行数学描述和研究。allometry这一词汇可译为非等容的或异速的，起源于希腊语alloios，意为差别，用于将异速放大与等容放大（isometric scaling）区别开。等容放大是指体系功能与体系大小成正比，而异速放大是指体系功能是其体积大小的函数。在药物研发过程中，由于伦理方面的原因，活性化合物的相关药理和毒理学研究需要进行动物实验，用从动物中获得的数据预测人体药代动力学参数十分重要。在药代动力学发展中期，候选药物的安全有效剂量，即人体首次使用剂量，必须用从其他物种所得到的信息进行种间放大和剂量外推，至今也被人们经常采用。剂量外推法的目的是得到合适的药物暴露量以保证药效及使用安全。

种间放大的基本假设是生命体基础代谢率与体积之间存在幂律关系，即忽略种属差异，可以将动物实验获得的药物药代动力学参数向人体药代动力学参数进行放大。非等容方法的简单易操作性，使其在新药研发中发挥重要作用。药物产生的效应大小与药物受体周边的游离药物浓度，即暴露量的高低直接相关，投药剂量直接影响暴露量，构成剂量-暴露量-反应关系。药物发挥作用取决于其自身的内在活性及与药效、毒效靶点的亲和力、靶点分布密度，因此效靶决定暴露量，暴露量决定投药量。剂量放大不仅要考虑暴露量的放大，还要兼顾效靶的放大。对于药效靶点和毒效靶点不同的药物，进行剂量放大存在极大的风险性，因此应避免对此类药物进行剂量外推，以免发生严重毒副作用。药物在体内的暴露量受多种因素的影响，如血流量、蛋白结合、代谢酶及转运蛋白等，这些因素共同构成了药物在体内的消除因素。暴露量与消除药物量之和即为投药量。因此，清除率成为预测暴露量的重要药代动力学参数。然而，药物的清除决定因素也并非都适合放大。如果药物清除受血流量影响大，属流速限定性消除，此类药物则适合种间放大，因为血流量与物种体积大小呈正相关（Espie et al.，2009）。相反，如果药物清除受血流量影响小，却受药物代谢酶、转运蛋白或蛋白结合等因素的影响大，此类药物则不适合种间放大。因此药代动力学参数进行种间放大时，首先需要明确影响药物暴露量的决定因素，包括化合物的特征及体系的特征。但种间放大早期主要依据经验，在对化合物特征并不了解的情形下，直接在不受伦理限制的各种动物的不同数据库间进行比较，根据经验在体重、体积与基础代谢率之间来展开放大，其结果对一些化合物预测准确，对另一些则出现极大偏差。本章将着重介绍种间放大的基础原理、放大技术及应用领域。

第一节 种间放大的基本原理

有关生理参数与机体面积和体重之间的关系很久之前就受到了人们的关注。早在1838年，Sarrus 和 Rameaux 就推测哺乳动物为了维持恒定的体内温度，其产热速率必定与机体表面积成正比（Espie et al.，2009）。他们也证明动物的体表面积与机体质量权重的 2/3 成正比。1936 年，Huxley 和 Tessier 提出了 allometry 这一词汇，异速变异研究是指对体型大小及其所产生后果的研究。动物之间解剖学、生理学和生物化学上的相似之处可被概括并用数学表述为异速生长方程式。很多生理参数（Y）与体重（W）符合下列数学关系：$Y = a W^b$，a 和 b 分别代表异速放大系数和指数。

1932 年，Kleiber 研究了动物代谢速率（大鼠到阉牛）与其体重（范围从 0.15 kg 到 679 kg）的关系。Kleiber 将代谢速率（P_{met}）表示为体重（W）的函数，数学方程为 $P_{met} = 73.3 \times W^{0.734}$。1961 年，Kleiber 建议将指数 0.734 改为 0.75 以便于计算。Brody 等进一步的研究得出的结论是体重指数为 0.73。然而，数据的反向外推说明单个物种之间有非常大的差异。在几十年的时间里，Kleiber 的指数 0.75 被认为最可靠，以至于很难对他的方程进行逻辑上和实践上的挑战。Chappell 和 Mordenti 将异速放大指数划分为以下 5 类：①当 $b<0$ 时，Y 随着 W 的增加而减小（如心率）；②当 $b=0$ 时，Y 与 W 无关（如体温、红细胞压积）；③当 $0<b<1$ 时，Y 增加的速率不及 W 增加的速率快；④当 $b=1$ 时，Y 与 W 成正比（如血容量）；⑤当 $b>1$ 时，Y 增加的速率比 W 增加的速率快（如哺乳动物的骨骼重量）。需要着重指出的是指数并不是常数，而且本身不具有生理意义，它们只是在经验基础上提供的一种数学语言描述方法，即形态大小（M）对所给参数（Y）的影响。如果 Y 和 M 成正比例增加，指数就应为 1。例如，血容量随着生物体重量的增加而依照指数 1 放大，其实质是等比放大。血红蛋白浓度在物种间是恒定的，因而指数为 0。骨架质量随体重的增加而不成比例地增加，以承载大型动物所增加的静载荷、运动压力和冲击力，因此其指数值应该大于 1。

如图 4-1 所示，药代动力学参数的经验式异速放大亦基于公式 $Y = a W^b$，暗示动物之间在解剖、生理及生化上都具有相似性。人们普遍认为药物代谢动力学参数，如清除率、分布容积和消除半衰期能够通过固定指数进行放大，且三者的固定指数分别为 0.75、1.0 和 0.25。然而从逻辑上讲，一个固定参数的放大指数很难徘徊在某个固定数字的周围（Mahmood，2010）。

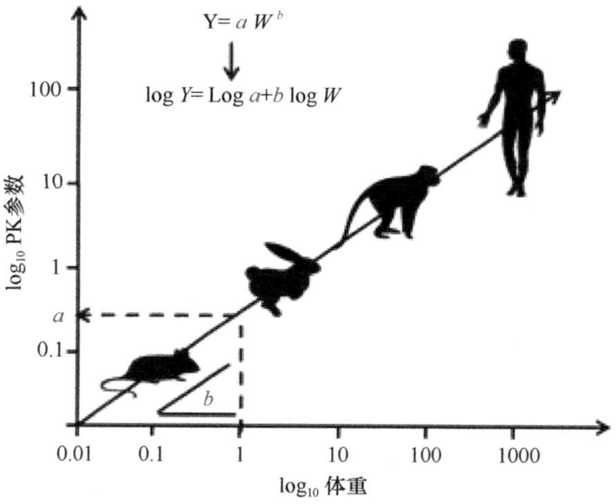

图 4-1 通过简单的种属间放大来预测人的药代动力学参数（引自 Espie et al.，2009）

第二节 种间放大方法

一、组织分布相关参数的放大方法

分布容积（distribution volume，VD）是反映药物在体内组织分布情况的重要药代动力学参数之一。VD 与各物种体重之间具有良好的相关性。已有报道表明，在多数情况下，VD 的放大指数在 1.0 附近。但也存在例外，出现药物 VD 和体重放大不成比例的情况，如普多芬、环丙沙星、氯氮、华法林、非尔氨酯的指数分别为 1.263、0.760、0.580、1.251、0.800。VD 指数依赖于分析中的物种数量（McGinnity et al.，2007）。下面就组织分布相关参数的常用放大方法进行比较阐述。

1. 平均组织游离分数的计算方法（方法 V1）

该方法的基本假设为平均 $f_{u,t\,(种属)} = f_{u,t\,(人)}\,R_e/i$ 在种属之间是统一的并且对所有结合蛋白是相同的。所需数据为两个以上的种属和人的血浆蛋白结合率及静脉注射所得的药代动力学数据。采用实验测得的稳态分布容积（VD_{ss}）、药物在每个种属中的血浆蛋白结合率、细胞外液体体积和血浆体积等计算组织中的药物游离分数，见式（4-1）。

$$f_{u,t} = \frac{V_r f_u}{[VD_{ss} - V_p - (f_u V_e)] - [(1 - f_u)\frac{R_e}{i} V_p]} \tag{4-1}$$

表 4-1 中含有用方法 V1 进行计算所需的临床前动物种属和人的参数的数值。当计算出所有临床前种属的 $f_{u,t}$ 值后，对于某一特定化合物该值均为平均值。动物的 $f_{u,t}$ 平均值假设与人体的 $f_{u,t}$ 相等，同时实验测得人体的血浆游离药物分数 f_u，结合人体相关 V_p、R_e/i 等参数预测人 VD_{ss}，见式（4-2）。

$$VD_{(human\ prediction)} = V_p + [f_{u_{(human)}} V_e] + \{[1 - f_{u_{(human)}}]\frac{R_e}{i} V_p\} + V_r \frac{f_{u(human)}}{f_{u,t(average)}} \tag{4-2}$$

表 4-1　部分动物种属和人的生理常数值

种属	V_p/（L/kg）	V_e/（L/kg）	V_r/（L/kg）	R_e/i [a]	体重/kg	$\log_{10}$体重	MLP/年
小鼠	NA	NA	NA	NA	0.02	–1.70	2.7
大鼠	0.0313	0.265	0.364	1.4	0.25	–0.60	4.7
豚鼠	0.0313	0.265	0.364	1.4	0.50	–0.30	6.7
兔	0.0314	0.179	0.322	1.4	3.00	0.48	8.0
猴	0.0448	0.208	0.485	1.4	3.50	0.54	20.0
犬	0.0515	0.216	0.450	1.4	12.50	1.10	20.0
人	0.0436	0.151	0.380	1.4	70.00	1.84	93.0

注：MLP. maximum lifespan potential；NA. 表示未获取到；a 表示 R_e/i 等于 1.4 是所有种属中所有蛋白结合的假设值（引自 Obach et al.，1997；Davies and Morris，1993）

2. 比率性方法（方法 V2）

该方法的基本假设为 $f_{u,t\,(dog)} = f_{u,t\,(human)}$，描述了血浆游离药物浓度在犬和人之间及表观分布容积在两个种属之间的比率关系，即游离 VD$_{(human)}$=游离 VD$_{(dog)}$。所需数据为人、犬的血浆蛋白结合率，以及犬的分布容积。毫无疑问，该方法的前提假设是药物的组织结合和其他生理参数（如细胞外液体体积）在犬和人两个种属是相似的，基于此计算人体分布容积（L/kg），见式（4-3）：

$$\mathrm{VD}_{(\text{human prediction})} = \frac{f_{u(\text{human})}\mathrm{VD}_{(\text{dog})}}{f_{u(\text{dog})}} \tag{4-3}$$

式中，f_u 为人和犬的血浆游离药物分数；VD$_{(dog)}$ 为犬的稳态分布容积。

3. 异速放大不考虑蛋白结合（方法 V3a）

该方法的基本假设为血浆蛋白或组织结合在动物种属和人之间均无内在差异。需要两个以上动物种属的静脉注射药代动力学数据。在表观分布容积的异速放大中，所使用的生理参数是体重。在这个方法中，利用临床前动物种属中的药物总体分布容积（L/kg）和动物体重的对数进行分析作图。异速放大的公式为

$$\log_{10}\mathrm{VD} = a\log_{10}\mathrm{W(kg)} + b \tag{4-4}$$

每个化合物的 a 和 b 值通过图上数据点的线性回归得到。

上述的各种参数和人体的标准体重值（70 kg）用于预测药物的人体表观分布容积。

4. 异速放大利用蛋白结合率进行校正的方法（方法 V3b）

该方法的基本假设为组织结合在动物种属和人之间无内在差异。需要两个以上动物种属的静脉注射药代动力学数据和血浆蛋白结合率。与方法 V3a 相同，只是动物的表观分布容积用式（4-5）进行计算，利用血浆蛋白结合进行校正来获得游离药物的表观分布。

$$\mathrm{VD}_{\text{free}} = \frac{\mathrm{VD}_{\text{total}}}{f_u} \tag{4-5}$$

这些值利用方法 V3a 中所提到的体重-分布容积关系作图。然后预测的人游离药物表观分布容积（$\mathrm{VD}_{\text{total}}$）可以通过 $\mathrm{VD}_{\text{free}\,(\text{human})}$ 乘以 $f_{u\,(\text{human})}$ 计算获得。

表观分布容积的预测结果评价是通过预测值和实测值之间比例的几何级数平均值来计算的，通常一种预测方法的预测误差≤2 被认为预测是成功的，具体公式如下：

$$\text{average} - \text{fold error} = 10^{\left|\frac{\sum \log \frac{\text{Predicted}}{\text{Actual}}}{N}\right|} \tag{4-6}$$

Obach 等通过以上 4 种方法对 16 个化合物的人体表观分布容积进行了预测。结果显示，采用方法 V1 预测的人体分布容积在两倍实测值以内的化合物比例为 88%；最简单的 V2 方法预测的分布容积在两倍实测值以内的化合物比例为 81%；利用评价倍数误差的评估方法发现方法 V1 和 V2 比其他方法的预测准确率高，几何级数平均预测准确值为 1.56。方法 V3a 是最差的预测分布容积方法，只有 53%的预测值与实际值相差在两倍以内，其几何级数平均预测准确值为 2.78；方法 V3b 的预测值与实际值相差在两倍以内的比例为 77%，其几何级数平均预测准确值为 1.83。对于预测较差的化合物，其理化性质和 f_u 等性质没有明显的相似性。

二、药物清除率相关参数的放大方法

系统清除率（clearance，CL）是药物开发过程中最重要的药代动力学参数，因其关系到进入体循环的原型药物总量及生物利用度。因此，异速放大被广泛用来预测人体系统清除率。清除率和生理血流速度通常被认为与体重之间具有 0.75 的指数关系，这表明随着物种的体积增大，清除率是不断增加的，但清除率的增加速率不及体重的增加速率快。研究者对肝代谢清除率（容量限定性清除，也称非流速限定性清除）进行了异速放大，在这种情况下，肝代谢清除率主要取决于代谢酶活性，由于酶活在各种属间存在本质差别，因此某个代谢占总清除因素 30%以上的药物，酶活是不能进行物种间异速放大的（Tang and Mayersohn，2005）。相反，药物代谢消除本质相似或代谢消除占总消除比例低于 30%，具有高摄取比，肝清除表现为肝血流速度限定性的药物，由于肝血流量与体重相关，因此这类药物的清除率预计可以进行异速放大。单纯使用简单异速放大不足以预测人体 CL，研究者发现使用不同的校正方法可以提高异速放大的预测效率，归纳见表 4-2。

表 4-2 用于清除率预测的简单异速放大公式及常用的校正方法（引自 Mahmood and Balian，1999）

校正方法	公式
简单放大	清除率=a×体重 ^{b}
最大寿命校正法	清除率×最大寿命=a×体重 ^{b} 最大寿命=185.4×脑重 $^{0.636}$×体重$^{-0.225}$
脑重校正法	清除率×脑重=a×体重 ^{b}
胆汁分泌的药物	清除率/CF=a×体重 ^{b} CF=胆汁流量/体重，或 CF=胆汁流量/肝重
肾排泄的药物	肾清除率 CF=a×体重 ^{b} CF=肾小球清除率×肾血流速度/体重×肾重
简单方法的指数法则	0.55<b<0.7：清除率=a×体重 ^{b} 0.71<b<1：清除率×脑重=a×体重 ^{b} 1<b<1.3：清除率×最大寿命=a×体重 ^{b}

（1）简单的种属间放大

$$Y = aW^b \tag{4-7}$$

$$\log Y = \log a + b\log W \tag{4-8}$$

（2）通过最大生命周期校正

在进行清除率的预测时，大量的研究发现经常存在30%的预测误差，所以研究人员尝试采用不同的校正方法，而采用不同种属的最大生命周期就是其中之一。主要方法如下：

$$\mathrm{CL} = \frac{a(\mathrm{MLP} \times \mathrm{CL})^b}{8.18 \times 10^5} \tag{4-9}$$

式中，8.18×10^5（h）为人的生命周期值；*a*，*b* 为异速放大方程中的系数；MLP为最大生命周期（maximum lifespan potential），是通过Sacher提出的式（4-10）来计算的：

$$\mathrm{MLP}\,(\text{年}) = 185.4\,\mathrm{BW}^{0.636} W^{-0.225} \tag{4-10}$$

式中，BW为大脑重量；W为体重。

（3）基于体重（*W*）和大脑重量（BW）的双指数方程

$$\mathrm{CL_{u,int}} = W^a\,\mathrm{BW}^b \tag{4-11}$$

（4）利用清除率和大脑重量的乘积

$$\mathrm{CL} \times \mathrm{BW} = aW^b \tag{4-12}$$

（5）通过体表面积（body surface area，BSA）来预测清除率

$$\mathrm{BSA}\,(\mathrm{m}^2) = 1.85(W/70)^{2/3} \tag{4-13}$$

然而，通过对表4-3中用两种方法预测的清除率的比较发现，体表面积法并没有明显的优势。

表4-3　部分药物的清除率观测值和体表面积法的预测值（*L/H*）（引自Mahmood and Balian，1999）

药物	清除率观测值	体重		体表面积	
		指数	清除率预测值	指数	清除率预测值/[L/（min·kg）]
阿西维辛	2.9	0.595	3.06	0.890	3.00
安沙可林	21.1	0.422	13.80	0.631	12.60
顺铂	6.0	1.002	23.20	1.521	23.50
环孢素	16.4	1.146	43.10	1.733	42.80
乙琥胺	0.7	0.509	0.60	0.771	0.60
甲氨蝶呤	8.8	0.645	9.40	0.977	9.30

（6）体外代谢参数的校正

$$\mathrm{CL}_{in\ vivo,\,\mathrm{human}} = \mathrm{CL}_{in\ vivo,\,\mathrm{animal}} \times \mathrm{CL}_{in\ vitro,\,\mathrm{human}} / \mathrm{CL}_{in\ vitro,\,\mathrm{animal}} \tag{4-14}$$

Lavé等证明此方法可以明显提高预测效率，而Mahmood证明此方法预测效率并不准确。此外，这种校正方法不适用于经过分泌（即主动转运）消除的化合物。

（7）猴肝血流校正方法

Ward和Smith基于人和猴肝血流量的比值及猴的清除率提出一种新的预测方法，见式（4-15）。

$$CL_{human} = CL_{monkey} \times \left(\frac{人肝血流量}{猴肝血流量} \right) \tag{4-15}$$

人和猴的肝血流分别采用 21 mL/min/kg 和 45 mL/min/kg，对于 70 kg 体重的人来说，肝血流为 1470 mL/min，基于 5 kg 体重的猴肝血流为 225 mL/min。

（8）游离分数（f_u）校正

$$CL_{human} = 33.35\ (mL/min) \times \left(\frac{a}{Rf_u} \right)^{0.77} \tag{4-16}$$

式中，a 为异速放大系数；Rf_u 为大鼠和人的血浆游离分数之比（Tang and Mayersohn，2005）。

第三节　种间放大在人体首次给药剂量估测中的应用

在新药研发后期，确定首次人体临床试验的最大推荐起始剂量（maximum recommended starting dose，MRSD）对确保志愿者的安全十分关键。因此，美国食品药品监督管理局（FDA）已于 2005 年制定了相应的指南，用于对新化合物在健康成年志愿者中 MRSD 估算。在不考虑临床应用目的前提下，描述了从动物数据得出 MRSD 的计算方法的过程。下面主要以基于体表面积和基于体重的两种人体剂量换算方法进行介绍。

一、基于体表面积的人体剂量换算

首先确定每种受试动物未出现不良反应的剂量水平（no observed adverse effect level，NOAEL），将该值转化为人体等效剂量（human equivalent dose，HED）。对于多数动物全身给药的药物终点剂量，如最大耐药量（maximum tolerated dose，MTD），可基于按体表面积（mg/m^2）标准化后的剂量进行换算。已有研究表明，对于抗肿瘤药物，当按标准化方案如体表面积（mg/m^2）给药时，啮齿动物致死剂量的 10%（doses lethal to 10 percent of rodents，LD_{10}）和啮齿动物的 MTDS 都与人 MTD 剂量相关。尽管后来的研究表明，当按标准化固有的体表面积 $W^{0.75}$ 而不是 $W^{0.67}$ 给药时，这组药物的 MTD 在物种间可实现良好外推。虽然在没有其他资料的情况下体表面积换算是得出近似暴露量的标准方法，但在某些情况下根据其他参数外推的剂量可能更为恰当。由于标准化体表面积为评估一个 HED 提供了合理方法，物种间给药剂量的换算系数应规范化。体表面积换算系数（BSA-CF）是一个没有单位的数值，将每种动物的 mg/kg 剂量换算成人体 mg/kg 剂量，后者相当于按 mg/m^2 计算的动物的 NOAEL。表 4-4 中提供了不同物种间的换算系数。

实例一

换算成按 mg/m^2 的 HED。

将动物按 mg/kg 给药剂量换算成人的按 mg/m^2 给药剂量，动物给药剂量乘以换算系数 k_m（质量常数）。k_m 因子的单位是 kg/m^2（等价于体重除以体表面积）。

表 4-4　基于体表面积将动物给药剂量换算为人的给药剂量的系数（引自 FDA，2005）

物种	动物按 mg/kg 给药剂量换算成按 mg/m^2 时给药的系数 k_m（剂量 $mg/m^2 \times k_m$）	动物按 mg/kg 给药剂量换算成人按 mg/m^2 的 HED[a] 的系数，两者任选一个	
		动物给药剂量除以的系数	动物给药剂量乘以的系数
成人	37	—	—
小鼠	3	12.3	0.08
仓鼠	5	7.4	0.13
大鼠	6	6.2	0.16
雪貂	7	5.3	0.19
豚鼠	8	4.6	0.22
兔	12	3.1	0.32
犬	20	1.8	0.54
灵长目动物			
猴[b]	12	3.1	0.32
狨猴	6	6.2	0.16
松鼠猴	7	5.3	0.19
狒狒	20	1.8	0.54
小型猪	27	1.4	0.73
香猪	35	1.1	0.95

注：a 表示假设人体重为 60 kg，超出标准体重范围的动物，HED 按以下公式计算：HED=按 mg/kg 的动物给药剂量×（动物体重 kg/人体重量 kg）$^{0.33}$；b 表示如猕猴、恒河猴或短尾猴

按以下公式换算：$mg/kg \times k_m = mg/m^2$。

将犬按 30 mg/kg 给药剂量换算成人的按 mg/m^2 给药剂量：$30 \times 20 = 600\ mg/m^2$。

将人按 2.5 mg/kg 给药剂量换算成人的按 mg/m^2 给药剂量：$2.5 \times 37 = 92.5\ mg/m^2$

二、基于体重的人体剂量换算

上述基于体表面积的动物 NOAEL 换算为 HED，是假设种属间的剂量按体表面积标准化后比值为 1∶1 得到的。然而，有时根据体重进行缩放，如设置 HED(mg/kg)= NOAEL (mg/kg) 可能更加恰当。值得注意的是，对于小鼠、大鼠和犬，利用 mg/kg 方法得到的 HED 值要比利用 mg/m^2 方法得到的 HED 值分别高 12 倍、6 倍和 2 倍。体重对人体等效剂量转换的影响如表 4-5 所示。

表 4-5　体重对人体等效剂量转换[a]的影响

种属	动物重量范围[b]/kg	换算系数[c]		
		小体重动物大体重人	大体重动物小体重人	标准体重
小鼠	0.018～0.033	0.060	0.089	0.081
大鼠	0.090～0.400	0.106	0.213	0.162
兔子	1.500～3.000	0.269	0.395	0.324
猴	1.500～4.000	0.319	0.435	0.324
犬	6.500～13.000	0.437	0.641	0.541

注：a 表示换算系数=（W_{animal}/W_{human}）$^{0.33}$；b 表示人类体重的适用范围是 50～80 kg；c 表示基于体重的 HED 等于动物剂量乘以该值

实例二

依据 mg/kg 的方法一步得到 HED。

直接得到 HED 有两种方法：一种是动物剂量乘以人类 k_m 与动物 k_m 的比值；另一种是动物剂量除以动物 k_m 与人类 k_m 的比值（表 4-6）。

表 4-6 基于乘法的人体等效剂量换算

NOAEL	计算 HED [mg/kg×（$k_{m,animal}/k_{m,human}$）]
15 mg/kg（犬）	15 mg/kg ×0.541 = 8 mg/kg
50 mg/kg（大鼠）	50 mg/kg ×60.162 = 8 mg/kg
50 mg/kg（猴）	50 mg/kg ×0.324 = 16 mg/kg

第四节 种间放大的局限性

种间放大实际为整体到整体的经验性平移，将动物的整体数据放大为人体的整体数据，其基本前提假设是机体体系间具有相似的解剖和生理结构，且机体尺寸大小和表观参数间为非等比关系，借助工程学中非等比尺度放大关系理论和方法，可评价并模拟药物在小尺度动物体内的血药浓度经时变化，通过数学模型放大为大尺度动物或人体的血药浓度经时变化。然而，药代动力学参数的经验式种间放大结果常常与实际的生命现象不符，缺乏预测能力。Mahmood 等学者也指出，当加入越多单因素，如脑重、寿命、肝血流量、游离分数等进行校正时，能在一定程度上提高对人体清除率的预测。实际上，这些挑战也相应地揭示了药代动力学的本质问题。面临诸多挑战，愈发促使人们对药代动力学的核心本质即暴露量的深层次机制进行更深入的思考和认识。如上所述，异速放大在药代动力学中的应用同样基于以下假设，即药代动力学参数（Y）与生物体体重（W）符合下列数学关系：$Y = a\,W^b$。该公式两边取对数得到以下数学关系：

$\log Y=\log a+b\log W$

$=\log a+b\log f$（组织体积、组织血流、转运蛋白、代谢酶、血浆/组织蛋白……）

实际上，由以上数学关系可以看出各动物种属的体积或体重的构成存在相当大的差异。从表 4-7 可以看出，各组织器官的血流速度、组织体积及代谢酶种类等均存在显著种属差异，致使药物在动物种属体内的分布速度、清除因素组成与各因素的权重大小均存在本质差异。因此，依据动物体积或体重通过种间放大直接过渡为人体的药代动力学参数势必预测不准或不具有可比性。

20 世纪 70 年代早期，Rowland 首次提出清除率的概念，并明确阐述了肝清除率的构成因素包含肝血流量、药物代谢酶及蛋白结合（Rowland et al.，1993）。而药物代谢因素是导致种间放大缺乏预测能力的主要原因之一。我们对 5 种药物在大鼠、犬和人三个种属中的肝清除率和肝血流速度的权重差异进行了比较分析，如表 4-8 所示。其中，丙咪嗪在三个种属中的肝清除率均高于肝血流速度，而两者的权重关系有较大种属差异，在大鼠两者相差近 10 倍，在犬两者较接近，仅相差 2 倍左右，在人则相差 75 倍；华蟾蜍精在人和犬的肝清除率与肝血流速度之比存在约 8 倍的差异；异丙酚在人和大鼠的肝

表 4-7 组织体积、血流速度及代谢酶的种属差异

构成	人			猴			犬			大鼠		
	体积/mL	血流/（mL/min）	代谢酶	体积/mL	血流/（mL/min）	代谢酶	体积/mL	血流/（mL/min）	代谢酶	体积/mL	血流/（mL/min）	代谢酶
脑	1450	700		95.0	72		72	4.5		1.2	1.3	
心脏	310	240		17.0	60		120	15.7		1.2	3.9	
肾	280	1240		30.0	138		60	21.6		3.7	9.2	
脾	192	77		8.5	21		36	2.4		1.3	0.6	
	1690	1450		135.0	218		480	33.0		19.6	13.8	
CYP2A			2A6，2A7，2A13			2A23，2A24			2A13，2A25			2A1，2A2，2A3
CYP2B			2B6，2B7			2B17			2B11			2B1，2B2，2B3
肝 CYP2C			2C8，2C9，2C18，2C19			2C20，2C43			2C21，2C41			2C6，2C7，2C11，2C12，2C13
CYP2D			2D6，2D7，2D8			2D17，2D19，2D29，2D30			2D15			2D1，2D2，2D3，2D4，2D5
CYP3A			3A4，3A5，3A7，3A43			3A8			3A12，3A26			3A1，3A2，3A9，3A18，3A62

注：组织体积和血流参数引自 Davies and Morris，1993；代谢酶种类引自 Martignoni et al.，2006

表 4-8 比较不同种属之间的肝血流速度和内在清除率的权重差异

种属	Q_h^a/[mL/（min·kg）]	丙咪嗪（imipramine）		华蟾蜍精（cinobufagin）		异丙酚（propofol）		YM796		噻吩诺啡（thienorphine）	
		CL_{int}^b/[mL/（min·kg）]	CL_{int}/Q_h	CL_{int}^c/[mL/（min·kg）]	CL_{int}/Q_h	CL_{int}^d/[mL/（min·kg）]	CL_{int}/Q_h	CL_{int}^e/[mL/（min·kg）]	CL_{int}/Q_h	CL_{int}^f/[mL/（min·kg）]	CL_{int}/Q_h
人	20.7	1553.0	75.0	109.4	5.29	7.8	0.38	0.79	0.04	117	5.65
犬	30.9	73.5	2.38	1290.0	41.7	—	—	3.37	0.11	213	6.89
大鼠	55.2	541.2	9.80	—	—	6.1	0.11	69.5	1.26	527	9.55

注：Q_h. 肝血流速度；CL_{int}. 肝内在清除率，由体外内在清除率乘以放大系数获得，放大系数引自 Naritomi et al.，2001；a. 表示引自 Davies and Morris，1993；b. 表示引自 Singh and Stenken，2012；c. 表示引自 Ma et al.，2011；d. 表示引自 Liang et al.，2011；e. 表示引自 Iwatsubo et al.，1997；f. 表示引自 Deng et al.，2010

清除率均低于肝血流速度，两者的权重关系在两个种属中比较接近；YM796，一种新型抗痴呆药，其肝清除率和肝血流速度的权重关系在三个种属中存在约 30 倍的差异；相比之下，噻吩诺啡在三个种属中的肝清除率均高于肝血流速度，且两者的权重关系在三个种属中很接近。可以看出，以肝清除率为例，仅以经验式平移的种间放大方法预测人体清除，却忽略其内在决定因素的权重关系，势必会导致缺乏预测能力。对于决定因素权重存在很大种属差异的化合物，需要慎重考虑采用种间放大方法进行人体药代动力学参数的预测。

第五章　群体药代动力学

第一节　基 本 概 念

20 世纪 70 年代 Sheiner 等首次将传统的药代动力学模型与群体统计模型结合，提出了群体药代动力学理论（Sheiner et al.，1997），因强有力的分析能力，其在新药的研发决策及临床应用中日益得到重视。

目前新药Ⅰ期临床试验所采用的经典药代动力学研究方法中受试对象均为健康志愿者，或病情较稳定的病人，这些研究对象基本上属均质群体。而有些特殊的群体代表，如老年人、新生儿、妇女等，一般不作为Ⅰ期临床药物代谢动力学研究的对象，但这些群体的药物代谢动力学特征对某些新药最适合给药方案的设计与修订至关重要。这些局限性导致Ⅰ期临床试验群体与Ⅲ、Ⅳ期试验群体及药物上市后的广大病人群体存在较大的差别。正是由于病人病理生理状态的不同和个体差异，所测药代动力学参数差异较大。因此 FDA 推荐在新药研究中进行群体药代动力学分析（FDA，1999），从而确定药物在不同群体中的有效性和安全性。尤其是当目标群体中某一因素导致个体间药代动力学参数的变异很大并需要进行剂量调整时，群体药代动力分析能将这些因素鉴别出来并将其对药代动力学参数的影响定量化。

群体药代动力学（population pharmacokinetics，PPK）是将经典的药代动力学基本原理和统计学模型相结合，分析药物代谢动力学特性中存在的变异性，即确定性变异和随机性变异，研究药物体内过程的群体规律、药代动力学参数的统计分布及其影响因素。通过 PPK 参数，包括群体典型值、固定效应参数、个体间变异、个体内变异定量，考察病人群体中药物浓度的决定因素。群体药代动力学研究是关于个体之间药物浓度变异来源和相关性的研究。这些个体是指按临床上相关剂量接受所关注药物的目标病人人群。病人的某些人口统计学特征、病理生理学特征及治疗方面的特征，如体重、排泄和代谢功能和接受其他疗法，一般会影响剂量与浓度之间的关系。例如，在给药剂量相同的情况下，主要由肾清除的药物在肾衰竭病人的稳态浓度通常高于肾功能正常病人的稳态浓度。群体药代动力学的目的就是找出那些使剂量-浓度关系变化、可测定的病理生理因素，确定剂量-浓度关系变化的程度，从而在这些变化与临床上有意义的治疗指数改变相关的情况下，能够恰当调整剂量。相对于传统方法，群体药代动力学方法具有以下部分或全部特征。

1）在病人中收集相关药代动力学资料，病人指要用该药治疗的目标人群的代表。

2）在药物开发和评估期间，找出并测定差异性。

3）确定影响药物代谢动力学行为的人口统计因素、病理生理因素、环境因素或合并用药相关的因素，解释变异。

4）定量估计病人人群中无法解释的变异大小。

药物研发中采用群体药代动力学方法，有可能获取药代动力学行为的综合信息，不仅是来自于个体研究的稀疏数据，还可以是相对密集的数据，或二者的结合。群体药代动力学方法为多种非平衡实验设计获取的数据提供了分析方法，甚至通常被排除的实验数据也能分析，如在儿童和老年群体中获得的数据，或者评价剂量/浓度与效应（药效/毒效）之间关系的数据。无法解释的（随机）变异往往是非常重要的，因为其可能使一种药物的效应（药效/毒效）随着一些无法解释的变异的增加而降低。除个体间变异以外，稳态药物浓度的长期平均值对个体间的典型变化程度的影响也至关重要。浓度可能因无法解释的每日或每周的动态变化和（或）因测量浓度时出现的误差而不同。对治疗药物监测而言，估计这种变异（受试者自身的残留变异、各次之间的变异）非常重要。对不一定需要治疗药物监测的合理疗法而言，了解浓度、效应及生理间的关系也是设计给药方案的基础。所以，要为某个人群、亚组或个体病人制定最佳给药方案，就需要解决以上所讨论的变异问题。对制定最佳给药方案重要性的认识已经使得群体药代动力学研究在新药开发和管理中的应用迅猛增加（FDA，1999）。

第二节　群体药代动力学参数的估算方法

一、基本概念

1. 群体典型值

指描述药物在典型病人身上的处置情况，具有代表性，是能表征群体或某一亚群特性的药物代谢动力学参数，常以参数的平均值表示。

2. 确定性变异

指年龄，体重，身高，体表面积，性别，种族，疾病情况，肝、肾等主要脏器功能及用药史，合并用药，抽烟，饮酒，饮食习惯，环境、遗传因素等对药物处置的影响，这些因素都是相对固定和明确的。

3. 随机性变异

随机性变异包括个体间和个体自身变异（又称残差误差）。个体间变异是指除确定性变异以外，不同病人之间的随机误差。个体自身变异是指不同实验研究人员、不同实验方法造成的变异和病人自身随时间发生的变异，以及模型设定误差等形成的变异，这些变异又称随机效应。

二、基本原理

群体药代动力学与传统药代动力学一样，都是通过药物-时间曲线建立动力学模型，常用的拟合方法有：常规最小二乘法、加权最小二乘法和扩展最小二乘法。以非线性拟合方法寻找出一组药代动力学参数，以使模型求出的拟合值与观察值接近，即两者之间偏差最小，这种偏差通常用目标函数（objective function，OF）定义（魏敏吉和赵明，

2008）。

目标函数就是各个观察值与拟合值之差的平方的总和。寻求最佳模型的过程就是使OF最小化的过程。在群体药代动力学研究中，最常采用的拟合原理是扩展最小二乘法，其公式为

$$\mathrm{OF}_{\mathrm{ELS}}\left(\theta,\sigma^2,\xi\right)=\sum_{i=1}^{n}\left\{\frac{\left[y_i-f\left(x_i,\theta\right)\right]^2}{\sigma^2 u\left(x_i,\theta,\xi\right)}+\ln\left[\sigma^2 u\left(x_i,\theta,\xi\right)\right]\right\} \quad (5\text{-}1)$$

式中，θ 为药代动力学参数；σ^2 为残差变异的方差；ξ 为指数矢量参数；n 为样本量；$\mathrm{OF}_{\mathrm{ELS}}$（$\theta$，$\sigma^2$，$\xi$）是关于 θ、σ^2 和 ξ 的目标函数；y_i 为血药浓度测定值；x_i 为某病人的自变量（如剂量、时间等）；f（x_i，θ）为浓度预测值，表明预测值与病人的药代动力学参数和自变量有关；u（x_i，θ，ξ）为关于 x_i、θ、ξ 的权重函数。在运算时使目标函数值 $\mathrm{OF}_{\mathrm{ELS}}$（$\theta$，$\sigma^2$，$\xi$）最小，即可估算出各药代动力学参数的值。群体药代动力学研究应获得的参数至少包括：吸收分数（F）、吸收速率常数（k_a）、分布容积（VD）和清除率（CL）。理想的群体药代动力学参数应能反映整个群体的平均水平，并与个体生物学特征（如年龄、性别、身高、体重以及肝、肾和心脏功能等）存在定量关系，以反映群体中个体之间的差异。

三、参数估算方法

群体模型定义至少有两个水平。在第一层水平，个体中的药代动力学观察值（如血液或体液中各种形式的药物浓度）被视为来自个体的概率模型，其平均值可通过药代动力学模型（如双指数模型）得出，可使用个体特异性参数进行量化，而这些个体特异性参数可能会因随时间变化的一些协变量值的变化而变化。对个体药代动力学观察的结果差异（受试者自身的变异），可通过使用其他个体特异性药代动力学参数建模分析。群体模型要使用一些推理方法，其核心是给出发生变异的部分参数或全部参数的估计值，以及给出平均参数的估计值。在第二层水平，个体参数被视为随机变量，这些变量的概率分布（通常是均数和方差，即个体间变异）被拟合为个体特异性协变量的函数模型。这些模型、模型的参数值与用来阐述群体药代动力学模型及其参数值的研究设计和数据分析方法的应用，即是群体药代动力学的含义。获得固定效应（均数）估计值和变异估计值的常用方法有两种：二步法（two-stage approach）和非线性混合效应模型法（nonlinear mixed-effects modeling approach）。两步法包括每个受试者的多个测定指标（数据丰富的情况）；非线性混合效应模型法可用于全部受试者或部分受试者的大量指标都不能测定的情况之下（数据匮乏的情况）。

1. 二步法

这种方法的第一个阶段使用个体密集的浓度-时间数据（数据丰富的情况），通过非线性回归估计药代动力学参数。第一个阶段得到的个体参数的估计值作为输入数据，用于第二阶段对样品描述性摘要的统计计算，通常计算的统计量是平均参数的估计值、方差及个体参数估计值的协方差。在第二个阶段包括采用经典的统计方法（线性逐步回归、

协方差分析、聚类分析）进行的参数与协变量之间的依赖性分析。在适用的情况下，两步法能够对人群特征进行足够的估计。参数的平均估计值通常没有偏倚，但是在所有的现实情况中都有可能对随机效应（方差和协方差）估计过高。其局限性在于该法必须对所有个体应用相同模型进行拟合。为了改进二步法，已提出了全面二步法（global two-stage approach），根据数据的性质和大小，校正随机效应协方差的偏倚，对个体数据进行微分加权分析（differential weighting）。

2. 非线性混合效应模型法

非线性混合效应模型（nonlinear mixed effects model，NONMEM）是一种有效的，且应用最广泛的群体药代动力学研究方法。在数据匮乏的情况下，不适合使用传统的二步法，因为对个体参数的估计是通过推理得出的，在这种情况下难以实现，所以应当使用一步法（single-stage approach），如非线性混合效应模型法。在进行药品评价的背景下，非线性混合效应模型法产生于下述认识：如果要在病人中研究药代动力学和药效动力学，那么实际要考虑的问题就会要求应当在设计不太严格、限制较少的情况下收集数据。这种方法以群体研究样本而不是个体为分析单位来估计参数的分布情况，以及它们与群体以内协变量的关系。除以严格、扩大抽样设计为特点的传统药代动力学研究的传统药代动力学数据（数据密集的情况）以外，这种方法还使用个体的药代动力学观察性（实验）数据，这些数据可能是稀疏的、不平衡的、不连续的；或者使用这些个体的药代动力学观察性（实验）数据来替代上述传统药代动力学数据。按照非线性混合效应模型所做分析能够对群体特征作出估计，这些特征是那些说明药代动力学［和（或）药效动力学］参数群体分布情况的特征。

在混合效应模型背景中，群体特征的收集内容包括群体平均值（来自固定效应参数）及其在群体内的变异（一般情况下方差-协方差值来自随机效应参数）。因此，用来进行药代动力学数据群体分析的非线性混合效应模型法，包括对来自整组个体浓度结果的群体参数的直接估计。这维持并说明了每个受试者的特性，即使是在数据稀疏的情况下。混合效应模型，即同时用到固定效应模型和随机效应模型（魏敏吉和赵明，2008）。固定效应模型指的是对群体典型值的估算，包括协变量模型；而随机效应模型指的是估算变异性，包括个体间变异（interindividual variability）、周期间变异（interoccasion variability）和个体内变异（residual error），NONMEM 模型公式如下：

$$y_{ijk} = f(x_{ijk}, P_{ik}) \tag{5-2}$$

式中，y_{ijk} 为第 i 个体在 k 周期的第 j 个观察点；y_{ijk} 为个体药代动力学参数 P_{ik} 和独立变量 x_{ijk}（通常为时间或剂量）的函数。

个体药代动力学参数是群体典型值和随机效应参数的函数，其服从对数正态分布，随机效应模型公式如下：

$$P_{ik} = \theta_p \cdot e^{\eta i + ki} \tag{5-3}$$

式中，P_{ik} 为个体 i 在 k 周期的个体药代动力学参数，是估算的群体典型值；θ_p 为群体药代动力学参数；ηi 和 ki 分别为个体间变异和周期间变异。变量 ηi 和 ki 假设服从均值为 0、方差分别为 ω^2 和 π^2 的正态分布。通常药代动力学和药效动力学参数被假设为对数正态分布，因此周期间变异和个体间变异在公式中表述为指数形式。

第三节　群体药代动力学的主要缺陷

不难看出，群体药代动力学的出现标志着人们不仅已经开始关注到药物体内代谢处置行为和效应的巨大个体差异，而且试图寻找解决途径。由于群体药代动力学可以定量地描述病理、生理、合并用药等多种因素对药物代谢的影响，可将药代动力学参数中的各种变异区分开，指导用药方案的调整，从而增强对新药有效性和安全性的评价，使得群体药代动力学在新药临床研究中越来越受到重视。然而，群体药代动力学的研究方法主要是基于特殊病人群体大数据的统计学分析，存在的主要缺陷归纳为：第一，虽然是特殊病人群体，但仍未脱离群体平均特征，不可否认一类病人群体中仍然存在个体差异，难以反映真实个体的时空特征。第二，采用的统计学分析方法往往受到模型参数分布的影响。例如，NONMEM 软件数据库一直在群体药代动力学模型分析中占主导位置，而由于 NONMEM 仍然是一种“参数方法”，必须先假设一个模型参数分布图，即仍受假设模型的参数分布图约束。如果该假设不正确，该群体药代动力学模型就会出错；而且由 NONMEM 方法得到的计算结果只是近似值，这些均会降低统计效率和模型评估参数的精确度。第三，群体药代动力学是基于整体药代动力学实测数据汇总的，这些数据在脱离了具体的个体变成“大数据”后就无法再返回到个体，因此，由这样的大数据形成的模型是“死模型”，这些数据多半成为垃圾数据，无法指导临床应用。

参 考 文 献

魏敏吉, 赵明. 2008. 创新药物药代动力学研究与评价. 北京: 北京大学医学出版社.

Becker S, Liu X R. 2006. Evaluation of the utility of brain slice methods to study brain penetration. Drug Metabolism and Disposition, 34: 855-861.

Bhave G, Neilson E G. 2011. Body fluid dynamics: back to the future. Journal of the American Society of Nephrology, 22: 2166-2181.

Chu X, Korzekwa K, Elsby R, et al. 2013. Intracellular drug concentrations and transporters: measurement, modeling, and implications for the liver. Clinical Pharmacology & Therapeutics, 94: 126-141.

Davies B, Morris T. 1993. Physiological-parameters in laboratory-animals and humans. Pharmaceutical Research, 10: 1093-1095.

Deng J T, Zhuang X M, Li H. 2010. *In vitro* comparison of thienorphine metabolism in liver microsomes of human, beagle dog and rat. Yao Xue Xue Bao, 45: 98-103.

Desai N, Trieu V, Yao Z W, et al. 2006. Increased antitumor activity, intratumor paclitaxel concentrations, and endothelial cell transport of cremophor-free, albumin-bound paclitaxel, ABI-007, compared with cremophor-based paclitaxel. Clinical Cancer Research, 12: 1317-1324.

DeVane C L. 1983. Pharmacokinetics(2nd edn, revised and expanded). Gibaldi M, Perrier D. Vol. 15 of Drugs and the Pharmaceutical Sciences. New York: Marcel Dekker.

Dong W C, Zhang Z Q, Jiang X H, et al. 2013. Effect of volume ratio of ultrafiltrate to sample solution on the analysis of free drug and measurement of free carbamazepine in clinical drug monitoring. European Journal of Pharmaceutical Sciences: Official Journal of the European Federation for Pharmaceutical Sciences, 48: 332-338.

Dorato M A, Engelhardt J A. 2005. The no-observed-adverse-effect-level in drug safety evaluations: use, issues, and definition(s). Regulatory Toxicology and Pharmacology, 42: 265-274.

Edward H K, Li D. 2008. Drug-like Properties: Concepts, Structure Design and Methods: from ADME to Toxicity Optimization.

Espie P, Tytgat D, Sargentini-Maier M, et al. 2009. Physiologically based pharmacokinetics(PBPK). Drug Metabolism Reviews, 41: 391-407.

FDA. 1999. Guidance for industry: population pharmacokinetics. http://www.fda.gov/cder/guidance/index.htm, 1999-2/2004-12.

FDA. 2005. Guidance for industry: estimating the maximum safe starting dose in initial clinical trials for therapeutics in adult healthy volunteers. Center for Drug Evaluation and Research(CDER), 1-27.

Friden M, Ducrozet F, Middleton B, et al. 2009. Development of a high-throughput brain slice method for studying drug distribution in the central nervous system. Drug Metabolism and Disposition, 37: 1226-1233.

Friden M, Gupta A, Antonsson M, et al. 2007. *In vitro* methods for estimating unbound drug concentrations in the brain interstitial and intracellular fluids. Drug Metabolism and Disposition, 35: 1711-1719.

Gabrielsson J, Green A R. 2009. Quantitative pharmacology or pharmacokinetic pharmacodynamic integration should be a vital component in integrative pharmacology. Journal of Pharmacology and Experimental Therapeutics, 331(3): 767-774.

Hafeli U O, Ensom M H, Kiang T L, et al. 2010. Comparison of vancomycin concentrations in blood and interstitial fluid: a possible model for less invasive therapeutic drug monitoring. Clinical Chemistry and Laboratory Medicine, 49: 2123-2125.

Hallifax D, Foster J A, Houston J B. 2010. Prediction of human metabolic clearance from *in vitro* systems: retrospective analysis and prospective view. Pharmaceutical Research, 27: 2150-2161.

Ibrahim N K, Desai N, Legha S, et al. 2002.Phase I and pharmacokinetic study of ABI-007, a cremophor-free, protein-stabilized, nanoparticle formulation of paclitaxel. Clinical Cancer Research, 8: 1038-1044.

Israili Z H, Dayton P G. 2001. Human alpha-1-glycoprotein and its interactions with drugs. Drug Metabolism Reviews, 33: 161-235.

Iwatsubo T, Suzuki H, Sugiyama Y. 1997. Prediction of species differences(rats, dogs, humans)in the *in vivo* metabolic clearance of YM796 by the liver from *in vitro* data. The Journal of Pharmacology and Experimental Therapeutics, 283: 462-469.

Joukhadar C, Muller M. 2005. Microdialysis: current applications in clinical pharmacokinetic studies and its potential role in the future. Clinical Pharmacokinetics, 44: 895-913.

Kennedy T. 1997. Managing the drug discovery/development interface. Drug Discovery Today, 2: 436-444.

Kiang T K, Häfeli U O, Ensom M H. 2014. A comprehensive review on the pharmacokinetics of antibiotics in interstitial fluid spaces in humans: implications on dosing and clinical pharmacokinetic monitoring. Clinical Pharmacokinetics, 53: 695-730.

Ko Y J, Canil C M, Mukherjee S D, et al. 2013. Nanoparticle albumin-bound paclitaxel for second-line treatment of metastatic urothelial carcinoma: a single group, multicentre, phase 2 study. Lancet Oncology, 14: 769-776.

Kola I, Landis J. 2004. Can the pharmaceutical industry reduce attrition rates? Nature Review Drug Discovery, 3: 711-715.

Kosa T, Maruyama T, Otagiri M. 1997. Species differences of serum albumins: I. Drug binding sites. Pharmaceutical Research, 14: 1607-1612.

Liang S C, Ge G G, Liu H X, et al. 2011. Determination of propofol UDP-glucuronosyltransferase(UGT) activities in hepatic microsomes from different species by UFLC-ESI-MS. Journal of Pharmaceutical and Biomedical Analysis, 54: 236-241.

Luo G, Wang Y, Liang Q, et al. 2012. Systems Biology for Traditional Chinese Medicine. Hoboken: John Wiley & Sons, InC.

Lv Y, Cheung N K V, Fu B M. 2009. A pharmacokinetic model for radioimmunotherapy delivered through cerebrospinal fluid for the treatment of leptomeningeal metastases. Journal of Nuclear Medcine, 50(8): 1324-1331.

Ma X C, Ning J, Ge G B, et al. 2011. Comparative metabolism of cinobufagin in liver microsomes from mouse, rat, dog, minipig, monkey, and human. Drug Metabolism and Disposition, 39: 675-682.

Mahmood I. 2007. Application of allometric principles for the prediction of pharmacokinetics in human and veterinary drug development. Advanced Drug Delivery Reviews, 59: 1177-1192.

Mahmood I. 2010. Theoretical versus empirical allometry: facts behind theories and application to pharmacokinetics. Journal of Pharmaceutical Sciences, 99: 2927-2933.

Mahmood I, Balian J D. 1999. The pharmacokinetic principles behind scaling from preclinical results to phase I protocols. Clinical Pharmacokinetics, 36: 1-11.

Mariappan T T, Mandlekar S, Marathe P. 2013. Insight into tissue unbound concentration: utility in drug discovery and development. Current Drug Metabolism, 14: 324-340.

Martignoni M, Groothuis GM, Kanter R. 2006. Species differences between mouse. rat, dog, monkey and human CYP-mediated drug metabolism, inhibition and induction. Expert Opin Drug Metab Toxicol, 2(6): 875-894.

Mateus A, Matsson P, Artursson P. 2013. Rapid measurement of intracellular unbound drug concentrations. Molecular Pharmaceutics, 10: 2467-2478.

McGinnity D F, Collington J, Austin R P, et al. 2007. Evaluation of human pharmacokinetics, therapeutic dose and exposure predictions using marketed oral drugs. Current Drug Metabolism, 8: 463-479.

McMillin G A, Juenke J, Dasgupta A. 2005. Effect of ultrafiltrate volume on determination of free phenytoin concentration. Therapeutic Drug Monitoring, 27: 630-633.

Mosby. 2009. Mosby's Medical Dictionary. 8th ed. St. Louis Missouri: Mosby.

Moss D M, Siccardi M. 2014. Optimizing nanomedicine pharmacokinetics using physiologically based pharmacokinetics modelling. British Journal of Pharmacology, 171(17): 3963-3979.

Müller M. 2013. Microdialysis in drug development. *In*: Crommelin D J A, Lipper R A. AAPS Advances in Pharmaceutical Sciences Series. New York: AAPS Springer.

Naritomi Y, Terashita S, Kimura S, et al. 2001. Prediction of human hepatic clearance from *in vivo* animal experiments and *in vitro* metabolic studies with liver microsomes from animals and humans. Drug Metabolism and Disposition, 29: 1316-1324.

Nilsson L B. 2013. The bioanalytical challenge of determining unbound concentration and protein binding for drugs. Bioanalysis, 5: 3033-3050.

Nyman D W, Campbell K J, Hersh E, et al. 2005. Phase I and pharmacokinetics trial of ABI-007, a novel nanoparticle formulation of paclitaxel in patients with advanced nonhematologic malignancies. Journal of Clinical Oncology, 23: 7785-7793.

Obach R S, Baxter J G, Liston T E, et al. 1997. The prediction of human pharmacokinetic parameters from preclinical and *in vitro* metabolism data. Journal of Pharmacology and Experimental Therapeutics, 283: 46-58.

Obach R S, Lombardo F, Waters N J. 2008. Trend analysis of a database of intravenous pharmacokinetic parameters in humans for 670 drug compounds. Drug Metabolism and Disposition, 36: 1385-1405.

Overington J P, Al-Lazikani B, Hopkins A L. 2006. How many drug targets are there? Nature Review Drug Discovery, 5: 993-996.

Poulin P, Kenny J R, Hop C, et al., 2012. *In vitro-in vivo* extrapolation of clearance: modeling hepatic metabolic clearance of highly bound drugs and comparative assessment with existing calculation methods. Journal of Pharmaceutical Sciences, 101: 838-851.

Prentis R A, Lis Y, Walker S R. 1988. Pharmaceutical innovation by the seven UK-owned pharmaceutical companies. British Journal of Clinical Pharmacology, 25(3): 387-396.

Robinson T E, Justice J B. 1991. Microdialysis in the Neurosciences. Amsterdam: Elsevier.

Rosenbaum S E. 2011. Basic Pharmacokinetics and Pharmacodynamics: An Integrated Textbook and Computer Simulations. Hoboken: John Wiley & Sons, Inc.

Rowland M, Benet L Z, Graham G G. 1973. Clearance concepts in pharmacokinetics. Journal of Pharmacokinetics and Biopharmaceutics, 1: 123-136.

Schaeftlein A, Minichmayr I K, Kloft C. 2014. Population pharmacokinetics meets microdialysis: benefits, pitfalls and necessities of new analysis approaches for human microdialysis data. European Journal of Pharmaceutical Science, 57: 68-73.

Sheiner L B, Rosenberg B, Marathe V V. 1977. Estimation of population characteristics of pharmacokinetic parameters from routine clinical data. Journal of Pharmacokinetics and Biopharmaceutics, 5: 445-479.

Sides C R, Stenken J A. 2014. Microdialysis sampling techniques applied to studies of the foreign body reaction. European Journal of Pharmaceutical Sciences, 57: 74-86.

Singh J K, Solanki A, Shirsath V S. 2012. Comparative *in vitro* intrinsic clearance of imipramine in multiple species liver microsomes: human, rat, mouse and dog. Journal of Drug Metabolism & Toxicology, 3: 126.

Smith D A, Di L, Kerns E H. 2010. The effect of plasma protein binding on *in vivo* efficacy: misconceptions in drug discovery. Nature Review Drug Discovery, 9: 929-939.

Sparreboom A, Scripture C D, Trieu V, et al. 2005. Comparative preclinical and clinical pharmacokinetics of a cremophor-free, nanoparticle albumin-bound paclitaxel(ABI-007)and paclitaxel formulated in cremophor(Taxol). Clinical Cancer Research, 11: 4136-4143.

Tang H D, Mayersohn M. 2005. A novel model for prediction of human drug clearance by allometric scaling. Drug Metabolism and Disposition, 33: 1297-1303.

Theodore P J. 1995. All About Albumin: Biochemistry, Genetics and Medical Applications. 1st ed. Cambridge: Academic Press. 1-432.

Wagner J G. 1975. Do you need a pharmacokinetic model, and, if so, which one. Journal of Pharmacokinetics and Biopharmaceutics, 3: 457-478.

Yabe Y, Galetin A, Houston J B. 2011. Kinetic characterization of rat hepatic uptake of 16 actively transported drugs. Drug Metabolism and Disposition, 39: 1808-1814.

第二篇

药物代谢属性决定因素

第六章　概　　述

上一篇的整体药代动力学研究以监控药物自身在机体内的经时变化（主要是血浆暴露量）为主要目标，其更关注药物自身在机体的经时变化规律，对产生该行为的深层次机制缺乏深入研究。整体论本身也缺乏探知其下深层次机制与关键决定因素的方法论，使得整体成为黑箱。自 20 世纪 80 年代以来，人们已经意识到整体 PK 参数只是表观现象，只有揭示了隐藏在其后的关键决定因素，才能避免因种属差异所致的新药研发失败，以及针对性地指导药物结构或剂型改造。最重要的是人们认识到，药代动力学属性不仅决定于药物本身，还决定于与其相互作用的机体。为此，以还原论为基础的决定因素归属方法论应运而生，即先借助体外实验“自上而下（top-down）”开展单因素的拆分和归属研究；在明确影响药物 ADME 行为的关键因素及其权重关系的基础上，依据给药途径与生物体系的生理逻辑关系，借助多种算法，才能实现多因素的逐级整合及系统重建。这就是当前药代动力学研究领域新兴的“自下而上（bottom-up）”研究模式，即“复杂因素拆分和关键因素找寻与逐级整合和系统重建研究”的结合。这种研究模式的核心是首先需从关注药物本身转为关注机体体系，将药物因素与机体因素细分化和清晰化，并关注其相互作用。其理论基础是药物在体内的暴露和处置行为决定于药物与机体体系的相互作用，相互作用两方面的主角缺一不可，前者即是药物自身属性（drug-specific property，DSP），如理化性质及由理化性质决定的生物结合、转运及代谢属性；后者即是生物体系属性（biological system-specific property，BSSP），如组织构造、血流、各组织脏器结合蛋白、转运蛋白、代谢酶的分布及功能。与整体药代研究模式的“灰箱”和整体不可拆分论相比，还原论的“归属决定因素”研究模式通过寻找与药物相互作用的机体因素，揭示深藏于表观药代行为下的深层次机制，使得人们可以探知基于分子层面的药物与分子层面的机体 ADME 关键因素间的相互作用规律。其最大的优势在于目标清晰，关键因素明确，可为未来实现在坚实的逻辑与权重关系基础上的前瞻性模拟做好准备。当然，最直接的作用是可帮助药物先导物实现最优设计、筛选和修正（图 6-1）。

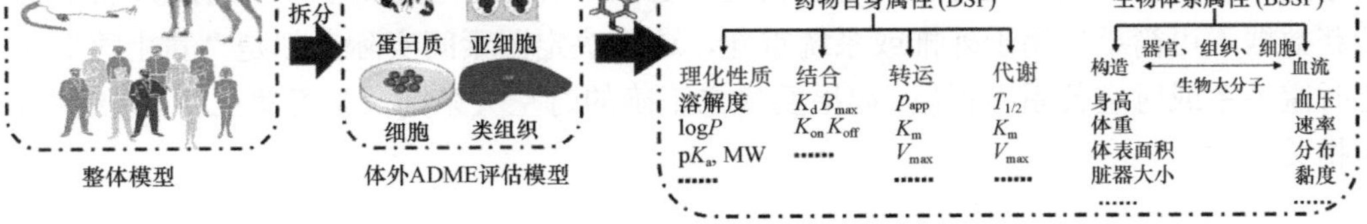

图 6-1　ADME 决定因素归属

药物在机体组织或靶点周边的暴露及其经时变化规律或药物在体内的运行轨迹，还可以从药物在体内传质的驱动力因素和阻力因素间的相互作用入手，把上述药物和机体因素及其相互作用因素按照传质驱动力因素和传质阻力因素再次分类，可以衍生出生物物理和生物化学作用过程，生物物理又包括生物结合、生物转运，此外还有生物膜的作用，包括膜结合和扩散。由于不同生物体系（如不同种属、不同个体、不同组织、不同细胞甚至亚细胞不同区域）中影响药物传质和处置的因素种类与功能不尽相同，药物在机体各组织（甚至亚细胞区域）的分布和处置过程也不尽相同，最终导致了药物在各组织/区域的表观动力学行为和经时变化规律的异质性。

生物化学过程主要是由酶所主导的，而生物物理过程相对复杂，有血流的驱动作用，有组织、细胞膜、细胞器的物理阻隔作用或非特异性吸附作用，还有膜上转运蛋白的通道或主动转运作用等。例如，药物的膜通透能力不仅与其分子大小、亲脂性等理化性质相关，还与细胞表面转运蛋白的种类、分布及功能密切相关。因此，表观行为和参数并不是导致药物安全性和有效性不良的决定性因素，药物自身属性（DSP）和生物体系属性（BSSP）才是药物 ADME 和 PK 属性的决定性因素，同时是导致药物安全性和有效性不良的根本原因。各组织脏器的决定因素不同，使药物浓度在各组织脏器呈现不同的暴露。此外，各决定因素显著的种属差异也使人源性因素与动物性因素之间存在不可逾越的鸿沟。由于结构生物学的复杂性，药物逐级依次与血液和其他组织发生相互作用，再与细胞相互作用、与亚细胞器相互作用如膜结构、与具体的靶分子如多数为膜蛋白相互作用，而药物与靶点分子相互作用是这一系列过程的综合体现。阐明这些决定因素及其权重逻辑关系，进而阐明它们与整体药代表观行为的关系（还原论与整体论的关系）及这些因素与系统重建的关系（还原论与系统论的关系：时空关系），不仅有利于药物研发早期理性药物的设计及 ADME 性质的研究，还有助于解释临床药物的表观药代动力学行为及药效行为，从而指导临床用药。只有将决定因素清晰化，才有助于搞清楚这些因素在机体内影响药物处置行为和轨迹的时空效应和机制。

本篇主要分为三部分，将分别介绍药物自身理化性质、生物物理及生物化学三大类基础决定因素对药物处置，尤其是对药物 ADME 各环节的影响。内容涉及药物自身各类理化性质的基本原理及其对 ADME 属性的影响，以及机体体系属性所包含的各决定因素的种类、功能、分布和属性。同时关注两者（药物与机体决定因素）间的相互作用，如机体决定因素对小分子的作用（结合、转运、转化等）及小分子对机体决定因素的作用（抑制、诱导等）。两者间的相互作用方式、作用强度等决定了药物分子的 ADME 属性及 PK 行为，同时决定了整体药代动力属性（表观参数）。因此，两者间决定因素逻辑及权重的清晰化是揭示复杂的体内药代行为的关键。但需要强调的是尽管在归属中会使用定量方法，但本质上决定因素的归属是“定性”研究。因此，本篇所用的方法学及其所获数据不可简单地用于外推或系统重建，这些决定因素间实际上都是“静止的”或没有时空关系或时空关系不正确。如果要建立正确的时空关系则需学习第三章（系统重建）的相关阐述。

第七章　药物理化性质

第一节　概　　述

药物分子的理化性质不仅制约药物与其效应靶点的相互作用进而影响其效应的发挥，还影响机体对药物分子的处置方式和药代行为，是药物分子体内“轨迹”的决定因素之一。药物发挥药效的前提是其到达药效靶点并与之发生作用，而药物最终能否到达其作用靶点及其在靶点周边的暴露量取决于以下两大因素：①靶点在生物系统中所处的位置；②药物分子传递至靶点周边所获得的驱动力和生物系统阻力的综合作用。当药物进入机体后，在其到达作用靶点的过程中会历经机体生物物理和生物化学等多重作用，但大体可归结为以下两方面作用。一类是驱动力，主要包括药物溶解在血液及淋巴液中形成浓度梯度并借助体循环到达周边组织（含其作用靶点）。在此过程中药物在血浆（水）及淋巴液中（脂溶性）的溶解度是其获得驱动力的最主要因素。另一类则是药物在到达其作用靶点过程中所受到的生物系统阻力，如药物在吸收转运等过程中会受到细胞膜的物理阻碍、机体中血浆及各种组织蛋白的结合（助溶效应除外）及被代谢酶转化等多方面的作用。药物在体内所受驱动力与阻力的综合作用最终表现为表观药代动力学行为。无论驱动力还是阻力因素，在不同的种属或不同的个体或采用不同给药路径均不可能保持一致或不变（即便在同一个体的不同时期也难以保持恒定），这将会引发药代动力学表观行为的易变性。从药物的角度来说，结构中有过多的不稳定基团将会产生过多的与体内上述因素相互作用的“薄弱点”，必然与药物良好的ADME属性趋势背道而驰，继而影响药物的效应。成药性概念就是用来描述一个候选药物有多少“薄弱点”、是否具有良好的上市潜力的。例如，某些药物中有较多的不稳定基团使其化学稳定性较差，进入体内后迅速转化，使其无法维持有效的药物浓度而导致无效，这是化学稳定性差的药物最主要的缺陷。此外，国内外大量新药研发实践证实：符合受体要求的药物，其理化性质往往与具有理想药代动力学行为的药物属性差距甚远。还有某些水溶性过好的药物在体外实验中显示了良好的药效活性，其注射后虽能获得良好的驱动力，但如果药效靶点不在血液循环体系，其无论口服还是注射都会因其脂溶性太差不能透过生物膜而无法透过小肠上皮/血管内皮细胞进入组织胞间，更无法进入细胞内，因此无法逾越膜屏障进而接触到深度组织的靶点，这类药物的整体活性可能会不尽如人意。再有，水溶性过大的药物往往会很快经肾排泄出体外，造成其体内半衰期过短。还有些脂溶性药物虽然能够克服透膜阻力，但其溶解度较差，很难到达到所需的药物浓度，整体效益的发挥也很受限。药物的ADME属性还与药物的毒性密切相关，如某些药物的暴露不均匀，使药物在某些脏器中暴露过高，直接导致相关脏器毒性的产生，并且相当一部分的药物脏器毒性是由组织暴露不均导致的，而这往往被错误地归因于毒性，而非ADME属性不佳。

为了揭示成药的分子有哪些结构共性或特征，国内外新药研发人员对药物分子的相像性和不相像性进行了系统研究，在该领域比较有影响力的工作是由 Lipinski 提出的类药五原则（rule of five），也称为 Lipinski 规则（Lipinski et al.，2001）。类药五原则是个属统计概念的数据，即对所有口服成药的化合物（进入临床研究）与不成药的化合物间的理化性质进行统计比较得出的共性规律，其为早期药物筛选提供了重大帮助。但 Lipinski 的类药五原则也存在巨大缺陷，过度关注药物本身的性质，对生物机体因素与药物间的相互作用分析过于粗略。另外，没有根据对药物处置起决定作用的生物因素对药物进行分类比较，如起决定作用的生物因素不同则所需药物分子的 ADME 属性亦不同，相同决定因素的成药与不成药分子间系统的统计比较才更加准确而有意义。可以说药物的理化性质是药物在体内药代动力学行为的基础。然而，药物的理化性质与 ADME 行为之间既相互联系又相互影响。例如，药物某一方面 ADME 行为往往同时受到多种理化性质影响，理化性质本身虽然可以在一定程度上反映出 ADME 属性中的生物体系因素，但生物体系因素本身是独立因素。而同一理化性质又影响着药物不同方面的 ADME 行为，需要综合考虑各种性质，才能对一个药物的 ADME 行为有比较清晰的认识。

本章着重介绍在制药界最受关注的药物自身属性，如分子大小、亲脂性、解离常数及溶解度等几类理化性质的基本原理、对成药性的影响及其研究方法。此外，药物的理化性质及表现的驱动力或阻力也与生物结合、生物转运及生物转化等生物物理和生物化学因素密切相关，这部分参见相关章节。

第二节　理化性质的基本原理

药物分子的理化性质不仅是药物发挥药效的一个重要因素，而且对机体对药物进行处置而表现出来的 ADME 属性及毒副作用等有非常大的影响。药物的物理和化学性质包括药物分子大小、亲脂性、解离常数、溶解度、极性表面积、化学反应性、亲电（核）性等，这些理化性质决定了药物在机体内的膜穿透能力、组织亲和力、蛋白结合率、代谢稳定性等药物自身属性，药物的自身属性则影响着药物分子获得驱动力和克服阻力的能力。然而药物的这些理化性质不是孤立的，都会受到分子自身结构的影响，某一结构特性会影响多种理化性质，而通常多种理化性质会紧紧关联在一起，共同决定药物的药代动力学行为。

一、分子大小

药物的分子大小可由多种参数表征，最简捷的是分子质量。分子质量很容易计算得到，并且与药物的 ADME 性质相关。研究表明随着分子质量增加，渗透性随之降低，这也与 Lipinski 规则的 500 Da 分子质量阈值吻合，但是也有很多分子质量高于 500 Da 的药物，如一些天然产物。这种情况下，转运体会在这些药物的吸收中发挥重要作用。此外，为了提高药物渗透性，一些药物被做成前药使其分子质量被刻意增大。例如，奥美沙坦结构中含有羧基，其口服吸收差（Laeis et al.，2001），但改造为前药奥美沙坦酯后，其克服生物系统阻力的能力大幅提高，从而使其口服生物利用度明显增高（图 7-1）。

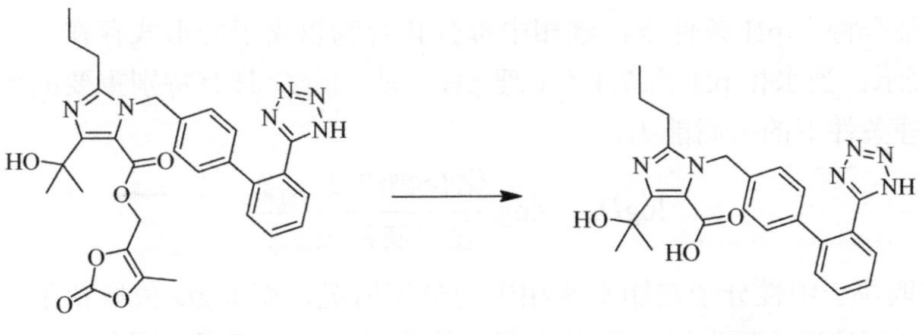

图 7-1　前药奥美沙坦酯转变为活性药物奥美沙坦

分子质量还与化学和生物稳定性相关，随着分子质量增大，代谢清除率随之增高，可能是由于随着分子质量增大，结构中的代谢软位点增多。

有研究称，与分子质量相比，分子体积（molecular volume，MV）与药物吸收和组织分布的关系更加密切。分子体积的计算方法如下。

$$MV = MW/1.336 \tag{7-1}$$

由于卤素原子体积小但原子质量大，因此应该使用矫正原子质量区别对待。氟、氯、溴和碘的相对原子质量分别为 19、35.5、79.9 和 126.9，矫正原子质量为 5.2、19.2、26.3 和 37.4。为了提高药物的代谢稳定性和与靶点的作用力，很多药物含有多个卤素原子，这些药物的相对分子质量通常超过 500，如果使用矫正原子质量，其矫正分子质量显著降低，也就遵守了 Lipinski 规则。例如，胺碘酮含有两个碘原子，真实分子质量为 645 Da，其矫正分子质量为 466 Da。该药物的 ADME 性质良好：生物利用度为 30%~80%，清除率为 2 mL/min/kg（图 7-2）。

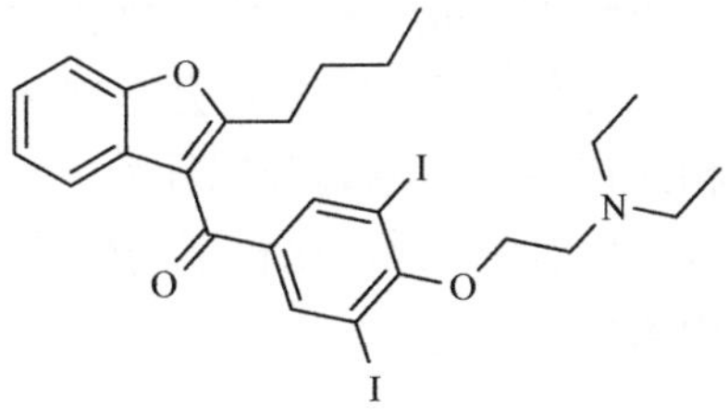

图 7-2　胺碘酮的化学结构式

二、亲脂性

（一）亲脂性的基本概念

亲脂性是化合物优先在非极性脂介质中分配，而不在水相中分配的一种趋势。药物的亲脂性表示药物分子溶于脂质溶剂的能力，是一个相对的概念，并无绝对大小。常用药物分子在有机相（正辛醇）和水相（缓冲盐溶液）中分配系数的对数值 log*P* 或者 log*D* 来表示亲脂性大小。

药物在有机相和水相都以分子形式存在的条件下，分配系数以 log*P* 表示：

$$\log P = \log\frac{\text{化合物浓度}_{\text{有机相}}}{\text{化合物浓度}_{\text{水相}}} \tag{7-2}$$

假如在某个特定 pH 条件下，水相中部分化合物以离子的形式存在，此时的分配系数以 log*D* 表示：当水相 pH 为 7.4（生理 pH）时，log*D* 具有特别重要的意义，可以反映药物在生理条件下的亲脂能力。

$$\log D_{\mathrm{pH}x}=\log\frac{\text{化合物浓度}_{\text{有机相}}}{\text{化合物浓度}_{\text{水相}}} \tag{7-3}$$

log*P* 值取决于中性分子在脂水两相中的分配情况，而 log*D* 值取决于以中性形式存在的分子的分配情况，加上以离子形式存在的分子的分配情况。因此，为了准确测定药物分子的 log*P* 值，需要选定合适的水相 pH，以保证所有的药物都以分子形式存在。如果是酸性药物，需要保证水相的 pH 在酸性范围；如果是碱性药物，需要保证水相的 pH 在碱性范围。

亲脂性的大小受到两方面因素影响，一方面是药物分子的自身分子结构，另一方面是药物分子所在的溶剂体系。

药物分子的体积、偶极矩及氢键酸（碱）度等自身分子结构与亲脂性有着密切关系。

➢ 分子体积影响着溶剂为溶解分子形成空腔的大小及难易程度，分子体积越大，亲脂性越好。

➢ 偶极矩影响药物在溶剂中的极性排列，偶极矩越大越容易与极性水分子形成极性排列，亲水性越好，亲脂性则越差。

➢ 氢键酸碱度影响化合物与溶剂之间氢键的形成。氢键酸度越强，氢键供体活性越强；氢键碱度越强，氢键受体活性越强。氢键酸碱度越强，越容易与极性水分子形成氢键，亲水性越好，亲脂性则越差。

药物分子所在的溶剂体系中水相和有机相的种类、pH、离子强度、水相缓冲体系、共存溶质和共存溶剂等条件也影响着 log*P* 的数值。化合物处于不同的相中具有不同的分子属性，导致溶剂与溶质的相互作用不同。pH 会影响化合物的离子化程度。缓冲体系及共存溶剂则可以与溶质相互作用，影响其分配行为。所以，对于同一个化合物，不同水相和有机相系统对应的 log*P* 也不一样，比较不同化合物的 log*P*，必须在统一的测定系统与相同的水相和有机相条件下进行。

（二）亲脂性的影响

药物的亲脂性大小直接影响药物分子与机体蛋白质及脂间相互作用的强弱程度，所以亲脂性对吸收、分布、代谢、排泄、血浆蛋白结合及毒性都有显著影响，已有很多 QSAR（定量构效关系）研究支持这个观点。亲脂性对药物透膜吸收有着重要的影响。细胞膜含有磷脂构成的基本结构，这种结构会让那些具有一定亲脂性的药物分子透过细胞膜，亲脂性太弱（$\log P<0$）的药物分子不能透过细胞膜（存在主动运输的除外）。但是，亲脂性太强（$\log P>5$）的药物分子，虽然可能具有较好的透膜能力，但通常在水相中（生理溶液）溶解度往往过低，总体也不能有效吸收，达到合适的药物浓度。只有那些亲脂性合适（$1<\log P<3$）的药物分子，具备良好透膜能力的同时具备一定的溶解度，才能有效地透过细胞膜，达到合适的药物浓度，被人及动物吸收利用。因此，亲脂性和生物利用度呈现抛物线关系，如图 7-3 所示，被动扩散渗透的化合物口服后，通常 log*P* 中等者，渗透性和溶解度存在良好的平衡，生物利用度最佳。而 log*P* 更高或更低时，

吸收都将降低。

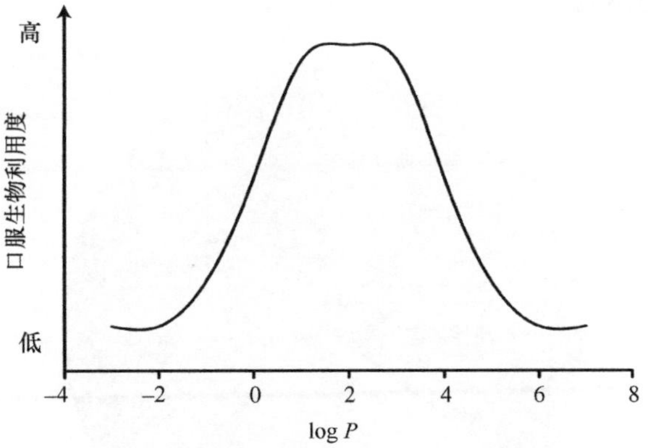

图 7-3　log$P$ 和口服生物利用度的关系

药物的亲脂性不仅影响膜的透过性，而且影响药物和蛋白质的亲和性，进而影响其代谢活性。高亲脂性意味着高透过率、高代谢清除率和强的首过效应，因此，必须通过平衡亲脂性、膜通透性和首过效应来提高生物利用度。

从生理的角度讲，log$D$ 被称为真实意义上的脂水分配系数，它考虑了化合物电离后等所有实际存在的结构，因此其与药物的体内过程相关性更好。例如，抗组胺药依巴斯汀的 log$P$ 值很高，为 6.9，但其 log$D_{7.4}$ 值较低，为 4.6，这是因为依巴斯汀含有碱性叔胺基团，在中性 pH 条件下部分带电。在药物研发中，pH 为 7.4（生理 pH）时，log$D$ 具有特别重要的意义，可以反映药物在生理条件下的亲脂能力，如表 7-1 所示（Comer，2004）。

表 7-1　不同 log$D_{7.4}$ 值对药物开发的指导意义

log$D_{7.4}$	意义
< 0	肠道和 CNS 透过性差；易于肾清除；如果相对分子质量小于 300 能够通过细胞旁路缓慢吸收
0~1	渗透性和溶解度达到良好平衡
1~3	CNS 药物和非 CNS 口服药物的最佳值；代谢稳定性好
3~5	溶解度较低；易于被代谢
> 5	低溶解度，生物利用度变异大；代谢程度高；高分布容积（尤其是胺类）

此外，亲脂性还与药物毒性相关，Price 等的研究表明，Clog$P$> 3 且极性表面积（PSA）< 75 Å^2 时化合物毒性明显增加，其原因归结于亲脂性化合物的脱靶效应（Price et al.，2009）。

三、解离常数

（一）解离常数（pK_a）的基本概念

很多药物都具有可离子化基团。Manallack 等的研究表明，78.6%的药物有可离子化基团，4.3%是离子形式，只有 11.9%的药物是中性的。图 7-4 显示可离子化的药物大部分都只带有一个碱性、酸性或两性基团，这一结果反映出药物设计的倾向性，离子化基团有助于提高药物与靶点的作用，并有助于改善药物的药代动力学性质（Manallack et al.，2013）。

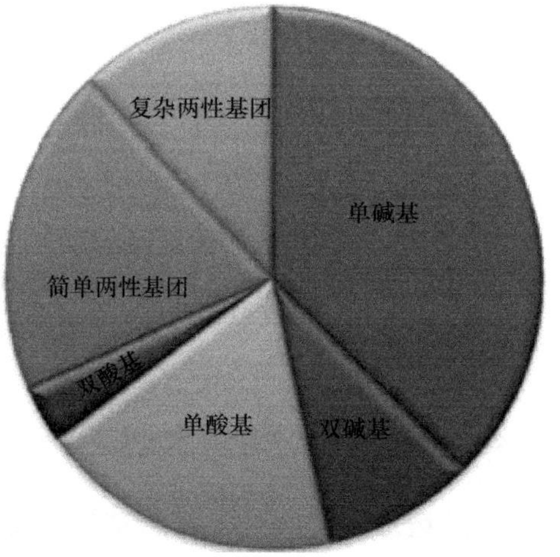

图 7-4　口服可离子化药物的分类

药物的解离常数（pK_a）是表征药物在水溶液中离子化能力的参数，定义为药物电离常数的负对数。

对酸性药物：

$$HA \rightleftharpoons H^+ + A^+$$

$$pK_a = -\log\frac{[H^+][A^-]}{[HA]} \tag{7-4}$$

对碱性药物：

$$HB^+ \rightleftharpoons H^+ + B$$

$$pK_a = -\log\frac{[H^+][B]}{[HB^+]} \tag{7-5}$$

根据上述关系式，pK_a 给予药物分子的酸性或碱性定量的量度。pK_a 越小，对于质子给予体来说，其酸性越强（形成 A^- 的趋势越强）；对于质子接受体来说，其碱性越弱（形成 HB^+ 的趋势越强）。

pK_a 是药物的固有属性，是由药物分子内的酸性或碱性基团决定的，可以通过改变分子中酸性或碱性亚结构来改变药物的 pK_a。药物分子在溶液中的离子化程度则由药物的 pK_a 及溶液的 pH 共同决定。例如，酸性化合物，当溶液 pH 降低时，溶液中中性分子（HA）的比例增加，而阴离子（A^-）比例减少，反之亦然。值得注意的是，当溶液的 pH 与 pK_a 相等时，溶液中药物离子浓度和非离子浓度完全相等，即各占 50%，这在药物的临床使用上具有重要的指导价值。

（二）pK_a 的影响

绝大多数药物都含有可以离子化的基团，没有任何离子化基团的药物很少。对于给定的 pH 环境（如生理环境），pK_a 决定了药物分子形态和离子状态的比例，药物在体内存在的分子或离子状态直接影响其与机体蛋白质及脂间的相互作用，进而影响药物在体内的吸收和转运等过程（表 7-2）。表 7-3 和表 7-4 分别显示了人体不同组织体液的 pH 和具不同 pK_a 的酸性和碱性化合物在 pH7.4 条件下的离子化程度。相比较于分子形式的药物，离子形式的药物通常都具有比较大的溶解度，但是离子状态的药物又常常难以透过细胞膜。例如，弱酸性药物阿司匹林在酸性胃液中几乎完全以游离的分子存在，很容易被吸收，而进入血液后几乎全部以离子状态存在，不再扩散回到胃中。所以，药物 pK_a 对 ADME 的影响主要表现在影响药物的溶解度和透膜吸收上，尤其对口服药物在肠道中的溶解度和透膜能力具有较大影响。图 7-5 显示了 pK_a 对溶解度和渗透性的影响。对于酸性药物，随着 pH 的增加，离子化的程度会增加，溶解度也会相应变大，但是透膜能力会减小；对于碱性药物，情况则正好相反。由于离子化程度对化合物的溶解度和

表 7-2　常见药物的 pK_a 列表

弱酸	pK_a	弱酸	pK_a	弱碱	pK_a	弱碱	pK_a
阿莫西林	2.4	甲氨蝶呤	4.8	阿普洛尔	9.6	麻黄碱	8.7
乙酰唑胺	7.2	甲基多巴	2.2，9.2	别嘌呤醇	9.4，12.3	利多卡因	7.9
苄星青霉素	2.5	戊巴比妥	8.1	安非他命	9.8	美沙酮	8.4
阿司匹林	3.5	苯巴比妥	7.4	阿托品	9.7	吗啡	7.9
环丙沙星	6.1，8.7	苯妥英	8.3	氯苯那敏	9.2	尼古丁	7.9，3.1
头孢氨苄	3.6	水杨酸	3.0	可卡因	8.5	咖啡因	0.6
呋塞米	3.9	华法林	5.0	可待因	8.2	奎尼丁	4.1，8.0
布洛芬	4.4，5.2	双氯芬酸	4.1	地西泮	3.0	普鲁卡品	6.9，1.4
左旋多巴	2.3	对乙酰氨基酚	9.9	苯海拉明	8.8	伪麻黄碱	9.8

表 7-3　人体不同组织体液的 pH

体液、组织	pH
血液	7.4
十二指肠	5.5
回肠	8.0
唾液	6.4
胃	1.5
尿液	5.8

表 7-4　具不同 pK_a 的酸性和碱性化合物在 pH7.4 条件下的离子化程度

酸性化合物		碱性化合物	
pK_a	离子化程度/%	pK_a	离子化程度/%
4.4	99.9	5.4	1
5.4	99	6.4	10
6.4	90	7.4	50
7.4	50	8.4	90
8.4	10	9.4	99
9.4	1	10.4	99.0

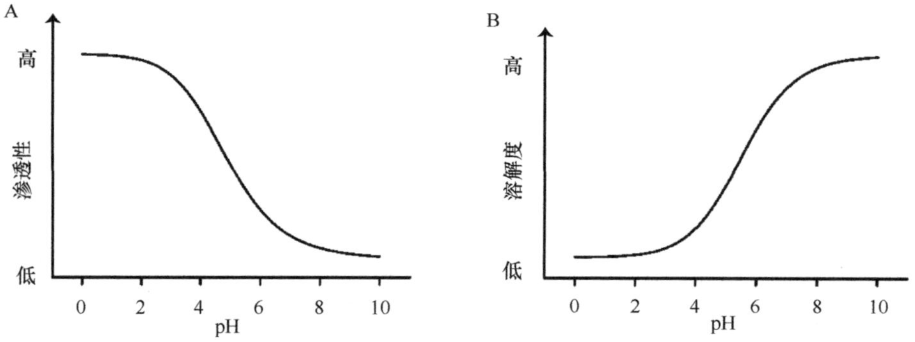

图 7-5 pH 对酸性药物（pK_a= 5）透膜（A）及溶解度（B）的影响

透膜能力有着相反的影响，因此药物要选择合适的 pK_a，在溶解度和透膜能力之间找到最佳平衡点。

pK_a 除了与渗透性和溶解度相关外，还与药物的组织分布相关。一般而言，酸性化合物在血浆中主要以阴离子形式存在，因此其分布容积较小（血浆蛋白结合率也会影响这一参数）；而碱性化合物的分布容积较大，这主要是由于碱性基团与酸性磷脂发生相互作用导致其被扣留在细胞膜内或被酸性细胞器如溶酶体捕获。GEN-203（图 7-6）是 Genentech 公司开发的小分子 Met 激酶抑制剂（Diaz et al.，2013），临床前研究结果显示 GEN-203 具有明显的肝和骨髓毒性。对其理化性质进行分析，结果表明 GEN-203 是亲脂性弱碱性化合物，log$D$ 为 4.3，由于结构中带有碱性氨基，其 pK_a 为 7.45，在小鼠体内的分布容积较大（VD>3 L/kg），根据这一特点，推测该化合物的碱性亲脂性造成其组织特异性分布并引发毒性反应。在结构改造中，针对降低 GEN-203 碱性的目标，在氨基哌啶环的 3 位引入第二个氟原子得到 GEN-890，通过这种改造，药物在小鼠体内的分布容积降低至 1.0 L/kg，组织浓度也相应降低，毒性反应减弱。由此可见，通过结构改造可改善化合物理化性质，降低药物的组织分布，避免由药物在组织蓄积导致的毒性反应。

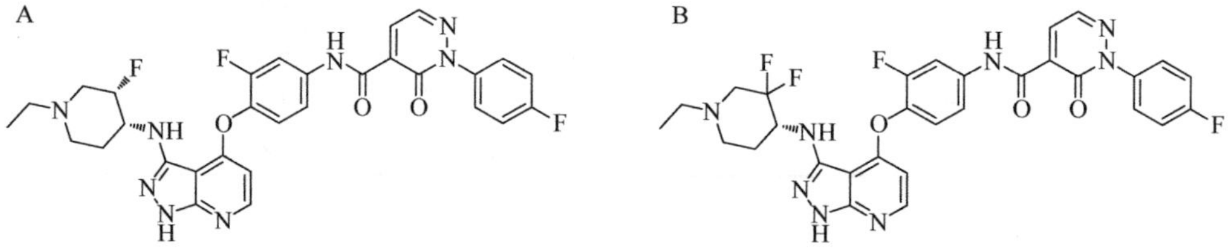

图 7-6 小分子 Met 抑制剂 GEN-203 和 GEN-890 的化学结构

四、溶解度

（一）溶解度的基本概念

药物的溶解度指的是在一定温度下，药物溶解在给定溶剂中达到饱和时的浓度，常用一定温度下 100 g 溶剂中（或 100 mL 溶液）溶解溶质的最大克数来表示，也可用质量摩尔浓度 mol/kg 或物质的量浓度 mol/L 来表示。一般情况下，药物的溶解度指的是药物在生理溶液中的溶解性，是反映药物溶解性的重要指标，也是药物发现中最重要的性质之一。目前约有 40%的新化合物实体由于溶解度问题在药物开发早期被淘汰。对于口服制剂而言，固体或悬浮液剂型在进入体内循环前必须崩解、溶解并扩散至小肠上皮细胞表面进而被吸收。

溶解度不是一个孤立的性质，受药物自身的分子结构、物理状态及溶剂的组成和状态等多方面因素的影响，甚至测量方法对其也有一定的影响。

1. 药物溶解度与药物自身分子结构密切相关

药物分子的大小、亲脂性、pK_a 及晶格能等都会影响药物的溶解度。其中药物的亲脂性和晶格能对药物溶解度的影响最大，通过 Yalkowsky 和 Banerjee 的一般溶解度方程，可估算药物在水中的溶解度：

$$\log S = 0.8 - \log P_{ow} - 0.01 \times (\mathrm{MP} - 25) \tag{7-6}$$

S 为溶解度；$\log P_{ow}$ 为药物的正辛醇/水分配系数，可以反映药物的亲脂性；MP 为药物分子的熔点，可以反映药物分子的晶格能。这种关系说明，若 $\log P_{ow}$ 提高一个单位或 MP 增加 100℃则溶解度降低 10 倍。

2. 药物溶解度和药物分子进入溶剂时的物理状态有关

药物分子在溶于目标溶剂之前是以固体形式存在，还是已经溶在另外一种具高溶解能力的溶剂中如 DMSO，这两种情况下的溶解度是不一样的。此外，具同一化学结构的药物，由于结晶条件不同，形成结晶时分子的排列与晶格结构不同，因此形成不同的晶型，其溶解度也会有差异。

3. 药物溶解度和溶剂的具体情况有关

溶剂的 pH，离子强度，蛋白质、脂等成分的含量，温度等条件都能改变药物的溶解度，特别是溶剂的 pH 对药物分子溶解度的影响特别明显。

因为化合物的离子化形式比中性形式更易溶解，所以 pK_a 和溶液 pH 会影响化合物的溶解度。化合物在特定 pH 下的溶解度是溶液中中性分子的固有溶解度与溶液中离子化分子的溶解度总和。根据 Henderson-Hasselbach 方程可得出以下关系：

$$\text{酸性药物：}\ S = S_0(1 + 10^{\mathrm{pH}-\mathrm{p}K_a}) \tag{7-7}$$

$$\text{碱性药物：}\ S = S_0(1 + 10^{\mathrm{p}K_a-\mathrm{pH}}) \tag{7-8}$$

S_0 为药物的固有溶解度，指的是分子型药物的溶解度。

因此，在药物发现阶段测定各种生理体液和不同 pH 溶液中的化合物溶解度有重要意义。例如，一个中等碱性化合物（pK_a = 8.9）在 pH = 1~2 的介质（模拟胃液环境）中有较好的溶解度，但在肠道 pH 环境下溶解度降低。

此外，溶解度大小还与基质相关。对于一些水溶性差的药物，其在管腔内环境中溶解度可能会显著增加，因此也有较好的生物利用度。官腔内物质，如胆酸盐和磷脂被证明有助于增加化合物溶解度。Wiedmann 等研究证明胆盐在生理状态下的混合物能够增加甾体类药物的溶解度，在基质中加入卵磷脂能够进一步提高溶解度（Wiedmann et al., 2002）。在空腹的肠道环境中，胆盐和卵磷脂的浓度较低，在进餐状态下，其浓度升高并和一些脂质的降解产物共同促进药物的溶解。对于一些亲脂性药物，如灰黄霉素、地西泮、达那唑及桂利嗪，当基质中存在中长链脂类时，药物的溶解度增高（Kaukonen et al.，2004）。因此，为了对化合物的溶解性作出准确判断，选择合适的基质很重要。

（二）溶解度的影响

任何一个口服药物，在以固体状态经口进入体内后，必须在胃肠道经历崩解、溶解、释放于消化液的过程，才能以被动扩散或主动转运等吸收方式被黏膜细胞吸收进入血液循环，产生药效。溶解度很低或几乎不溶于水性环境的药物，经口服后，被吸收进入血液和体循环的药物量极其有限。这种情况下，绝大部分药物都会随着粪便排出体外，造成极低的生物利用度。因此，药物本身固有的溶解度是其在消化液中溶出的决定因素，对药物的生物利用度有很大影响。如果药物的溶解度达不到一定的水平，会存在很多问题。

1）药物的肠道吸收和口服生物利用度很低。

2）不能制成静脉注射剂型。

3）生物活性只能维持在一个较低的水平。

4）临床使用时需要经常高剂量的给药。

5）药物制剂开发成本高且周期长。

溶解度是药物的一个重要性质，它直接影响药物的生物利用度。为保证药物能够被吸收进入体内，发挥药效，必然要求药物的溶解度达到一定的水平。但是，影响生物利用度的还有其他因素，还包括药物透膜等原因。所以，在具体要求药物的生物利用度必须达到多少时，需要综合考虑各方面的条件。

在药物研发早期，进行的常常是以活性为导向的筛选。向一个化合物分子中引入亲脂性的基团经常能提高药效，但是这种药效的提高伴随着很明显的溶解度的降低。若是单以追求高活性的化合物为目的，忽略溶解度的问题，其结果往往是造成时间和资源的巨大浪费。药物溶解度需要在药物发现的最早阶段被确定。Lipinski 建立了药物剂量与渗透性和所需溶解度之间的关系，如图 7-7 所示（Lipinski，2000）。例如，若化合物具有中等渗透性及中等效价（1 mg/kg），则需要的最低溶解度为 52 μg/mL，若化合物的渗透性较

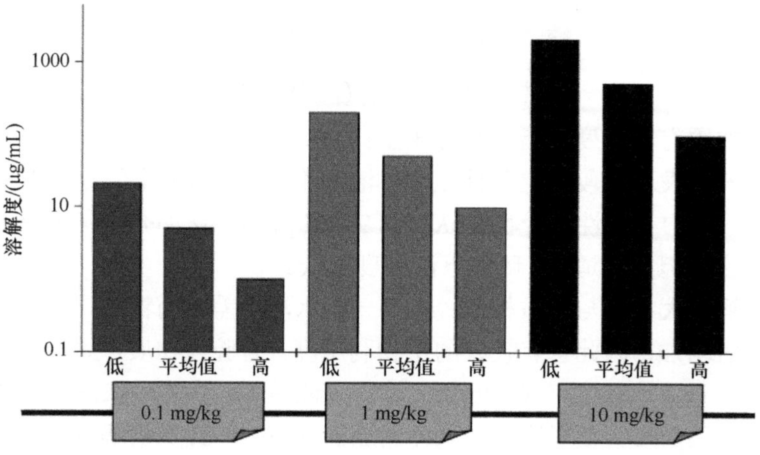

图 7-7 药物发现早期估算药物达到目标剂量所需的溶解度

弱，溶解度则需要 207 μg/mL。这种估算为药物发现阶段优化溶解度提供了有效的指导。

对于药物特定剂量下能够被吸收的最大剂量（MAD）有如下关系：

$$MAD = S \times K_a \times SIWV \times SITT \quad (7\text{-}9)$$

MAD 为药物在小肠中的最大吸收量；S 为药物的溶解度（mg/mL，pH6.5）；K_a 为小肠吸收速率常数（min^{-1}）；SIMW 为小肠水的体积（≈250 mL）；SITT 为药物穿过肠道所需要的时间（≈270 min）。从式（7-9）可以看出，吸收对溶解度的要求和透膜能力是联系在一起的，不能撇开透膜单独要求溶解度，表 7-5 列举了固定给药剂量和透膜能力时，MDA 和溶解度的关系。

表 7-5 固定给药量和透膜能力时，MAD 和溶解度的关系

MAD/mg	给药量/（mg/kg）	透膜能力 K_a/min^{-1}	最低可接受溶解度/（mg/mL）
7	0.1	0.003	0.035
7	0.1	0.03	0.0035
70	1	0.003	0.35
70	1	0.03	0.035
700	10	0.003	3.5
700	10	0.03	0.35

五、药物的结构特性

自 20 世纪 60 年代以来，药物设计作为一个独立而明确的研究领域已经发展了 50 多年。有很多科研人员对药物相像性和药物不相像性进行分析，希望从现有的药物中发现一些规律，探索出关于化合物类药性结构特征的指导原则，来帮助药物化学家设计出具有良好药理活性和药代动力学性质的先导化合物。在这一方面比较有影响力的工作就是 Pfizer 公司的 Lipinski 研究组提出的类药五原则（rule of five），也称为 Lipinski 规则（Lipinski et al.，1997）。

（一）Lipinski 规则

Lipinski 等率先对药物的结构特性进行了系统研究，从 WDI（World Drug Index）检索库中以进入临床试验第二阶段为标准选出了 2245 个化合物，并将这些化合物组成的集合称为 USAN（united states adopted name），通过计算这些化合物的分子质量、log$P$、氢键受体数目和氢键供体数目总结了“五原则”或称为“Lipinski 规则”。五原则是一套特征数值，从类药化合物的关键理化性质分类导出。

“五原则”的目的是预估化合物的吸收和渗透，化合物具有以下性质更可能导致化合物的吸收差或渗透差。

- 分子质量>500 Da。
- log$P$> 5。
- 氢键供体数量> 5（OH 和 NH 数目的总和）。
- 氢键受体数量> 10（O 和 N 数目的总和）。

这些简单的参数描述了药物分子重要的结构和理化特征，正是这些特征影响了分子成药的可能性，符合原则的化合物具有良好口服生物利用度的概率更高。例如，分子质量与分子大小有关。当分子增大时，一方面在水中的溶解度会降低而减少肠上皮细胞表面的吸收；另一方面增大的分子体积使被动扩散渗透更加困难。又例如，氢键的数目影响化合物在水中的溶解度，为了使化合物进入并穿过脂质双分子层，必须断裂氢键。因此，随着氢键数的增加，化合物从水相到脂质双分子层的分配将减少，从而被动扩散渗透也将减少，所以分子质量、形成氢键数目等超过“五原则”参数的化合物，口服后吸收差的风险较高。但这些指导原则不是绝对的，也不构成严格的临界值来判断哪些特征参数是否类药，然而它们可能相当有效果及效率。Blake 总结了 6474 个 MDDR（MDL Drug Data Report）中化合物发现，违反 Lipinski 规则的化合物越来越少。由此他指出，违反 Lipinski 规则的化合物在以后的开发中需要改进的地方太多，因而很难成为药物。所以他建议最好选择遵循这一规则的化合物。

（二）MDDR-like 规则

Oprea 等对多个数据库的化合物进行了理化性质分析（Oprea，2000），包括 MACCSII Drug Data Report （MDDR）、FALERT （Current Patents Fast-alert）、Physician Desk Reference（PDR）、New Chemical Entities（NCE）和 Available Chemical Directory （ACD）。选择这些数据库的原因包括：MDDR 中化合物已进行了体外筛选研究准备用于临床；FALERT 是 MDDR 的简洁版，其中每个专利只有个别代表性的关键结构；PDR 是目前市场上的口服药物；NCE 是通过了 I 期和 II 期临床试验的化合物；ACD 是市售的用于药物合成的起始原料。这些数据库被分为三类：MDDR 和 FALERT 中化合物为“具有药理活性的”，PDR 和 NCE 是“药物”，ACD 是“非药物”。分析的对象除了分子质量、Clog*P*、氢键供体和氢键受体这些类似于 Lipinski 规则的参数外，还引入了环数目、非末端可旋转键数目和刚性键数目，这额外的三个参数用于表征分子的柔性和刚性。研究结果发现，在 ACDF 和 MDDRF 数据库中 80%的化合物符合 Lipinski 规则，但所有数据库中的化合物在分子质量、Clog*P*、氢键受体数目和氢键供体数目上并没有显著差异，因此 Lipinski 规则无法区分“药物”和“非药物”。帕累托分析法检验发现，“类药”的化合物更有可能处于空间性质的高端（环数目≥3，刚性键数目≥18，非末端可旋转键数目≥6），而“非药物”化合物处于低端（环数目≤2，刚性键数目≤17，非末端可旋转键数目≤5）。这一规律可用于药物发现的先导物优化阶段，指导药物化学家在高通量筛选和组合化学研究中选择合适的先导物。

（三）Veber 规则

Glaxo Smith Kline 公司的 Veber 等通过测定超过 1100 种药物的大鼠口服生物利用度（Veber et al.，2002），评价了影响口服吸收的分子性质。他们研究发现，Lipinski 规则中相对分子质量小于 500 的限度值无法区分生物利用度优或劣的化合物，而分子柔性、极性表面积（PSA）和氢键数目降低与良好的口服生物利用度相关。他们建立了具有良好生物利用度药物需遵守的规则。

➢ ≤10 个可旋转化学键。

➢ PSA≤140 Å^2，或者≤12 个氢键总数（受体加供体）。

六、生物药剂学分类系统（BCS）

1995 年，Amidon 等提出的生物药剂学分类系统（biopharmaceutics classification system，BCS）（图 7-8）将药物按照溶解度和渗透性进行分类（Amidon et al.，1995），并以此来预测药物在体内的吸收，为口服制剂体内外相关性研究结果提供了新的解释。BCS 概念的提出最初是基于对药品上市后的变更及放大给予免除生物等效性研究的考虑，即在考证变更前后的产品及放大前后的产品是否保持生物等效时，不再采用耗时耗资源的体内研究来进行验证，而是采用对体外溶出度进行测定的方法。该系统在 2000 年被 FDA 采用，作为《基于生物药剂学分类系统对口服速释固体制剂免除生物利用度和生物等效性的工业指导原则》的理论基础。BCS 分类的基本理念是从药物与生物机体的相互作用出发，一方面以溶解度代替药物进入机体后所能够获得的驱动力；另一方面以渗透性简单代替药物进入机体后所受到的生物系统阻力。虽然所选择的评价指标单一，但分别是药物所能够获得的驱动力和生物系统阻力的最主要方式。驱动力和生物系统阻力是一对相关且相互矛盾的对比性因素。溶解度越好所能够获得的驱动力越大，优化溶解度可优化驱动力，但驱动力过大也有助于排泄，所以驱动力要适当。透膜能力越小，即传质阻力越大，则导致不易吸收或分布过快及不均匀分布，所以该特性也要适中。因此，这两者的互优化很重要。此外，BCS 理论提出体外溶出度实验仅仅反映了活性成分从制剂中溶解和释放的情况，只有当这些过程是吸收中的限速步骤时，才可能达到预期的体外-体内相关性，因此无论其测试方法或应用都有一定局限性。

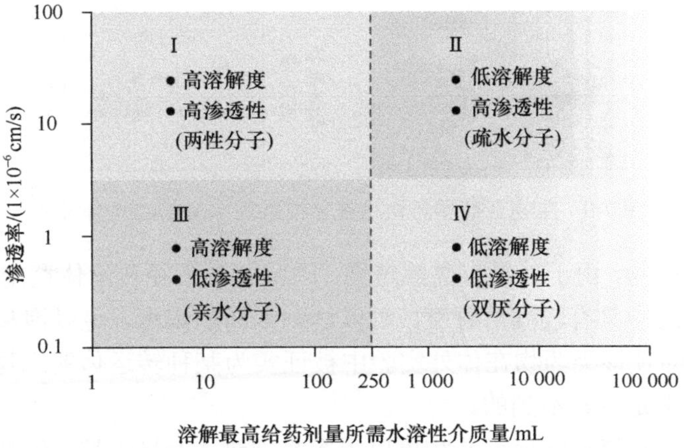

图 7-8　药物 BCS 分类

第一类：高溶解度-高渗透性药物，如维拉帕米、美托洛尔，此类药物溶出度限制体内吸收，溶解度和透膜能力都很好，是非常好的口服药物。

第二类：低溶解度-高渗透性药物，如环孢素、苯妥英，此类药物溶解度限制吸收量，透膜能力较好，但是溶解度存在缺陷，可以通过不同的制剂来改善吸收情况。

第三类：高溶解度-低渗透性药物，如阿昔洛韦、西咪替丁，此类药物渗透性决定吸收速率，溶解度很大，但是透膜能力不行，可以通过制成前药的途径来改善药物的渗透性。

第四类：低溶解度-低渗透性药物，如呋塞米、氯噻嗪，此类药物预期的体外-体内相关性、溶解度及透膜能力都不行，可寻找新的化学实体或其他化合物，若该类药物治疗窗窄，则开发这一类化合物的风险较大。

为了规范标准，世界卫生组织（World Health Organization，WHO）对溶解性和通透性及相关内容进行了如下定义和评价。其中高溶解度的划定界限为：在 37℃，pH1.0～7.5 内，药物的最高使用剂量为可以完全溶解于 250 mL 或更少的水溶性介质中，或在 30 min、pH1.0～7.5 内，有 85%的药物剂量溶出且剂量/溶解度（*D*/*S*）≤250 mL；高渗透性的标准是药物在胃肠道内保持稳定的情况下，有 90%的药物可以被吸收。

2005 年，Wu 和 Bene 在 BCS 的基础上做了改进，提出了生物药剂学药物处置分类系统（BDDCS）（Wu and Benet，2005），引入药物代谢和转运体的内容，使得该系统具有更加广泛的应用价值（图 7-9）。BDDCS 有助于预测药物在体内的分布、消除途径、转运体对药物吸收的影响、转运体-代谢酶相互作用等。根据 BDDCS 系统，由于不同类药物的渗透性及溶解度不同，其在吸收过程中对转运体协助的需求不同，因此可以对不同类 BDDCS 药物发生相互作用的可能性进行预测。

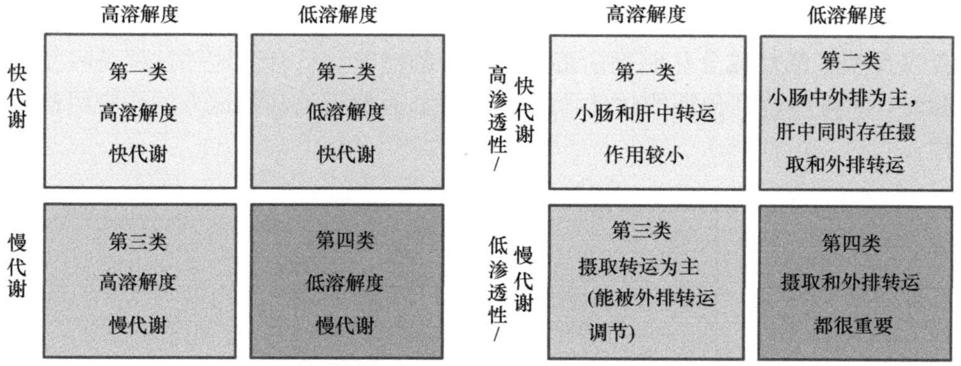

图 7-9　生物药剂学药物处置分类系统（BDDCS）示意图

对于第一类药物，由于其具有高渗透性，因此可以不经转运体直接进入细胞。此外，第一类药物在肠道中具有较高溶解度，可以达到很高的浓度，足以饱和任何摄取和外排转运体。因此，即使该类药物在体外实验中被证实为某种转运体的底物，但该转运体的效应在体内实验中是观察不到的。

第二类药物的高渗透性保证药物可以很容易地进入小肠细胞，但是低溶解度使药物在细胞内达不到足够的浓度将外排转运体饱和。因此，外排转运体会影响该类药物的口服生物利用度和吸收速率。此外，由于该类药物在体内代谢程度高，因此存在转运体-代谢酶相互作用。Benet 实验室在早期的研究中已经证实了 P-糖蛋白（P-gp）和 CYP3A 的双重底物 K11777（研究中的半胱氨酸蛋白酶抑制剂）与西罗莫司（sirolimus）具有这种相互作用。

第三类药物具有高溶解度和低渗透性，高溶解度使其可以在肠腔内达到很高的浓度，但是低渗透性使它们必须通过摄取转运体的协助才可以进入细胞，因此摄取转运体对药物处置起主导作用。一旦药物被转运进入细胞，外排转运体可以对细胞内药物进行调节。

对于第四类药物，由于其溶解度和渗透性均较低，因此摄取转运体和外排转运体都会影响该类药物的吸收和分布。

BDDCS 还可以用来预测可能的药物-药物相互作用。对于第一类药物，只需要考虑肠道和肝中的代谢相互作用。对于第二类药物，需要考虑肠代谢、肠外排转运体及肠道转运体-代谢酶交互作用，此外肝代谢，肝摄取转运体、外排转运体-代谢酶交互作用也可能发生。对于第三类和第四类药物，摄取和外排转运体作用及转运体交互作用非常重要。BDDCS 还可用来预测高脂饮食对药物生物利用度的影响。一般来说，高脂饮食后，第一类药物的生物利用度不受影响；第二类药物的生物利用度会升高；第三类药物的生物利用度降低。

七、多理化性质因素对药物 ADME 性质的综合影响

在药物开发中，应该综合考虑多种理化性质的影响，而非某一个参数。表 7-6 显示 Bayer 实验室建立的“ADME 交通信号灯”打分系统（Lobell et al.，2006），用于先导化合物的筛选，最终分数是由每个参数的分值加和所得。分数从 0 到 10 代表化合物 ADME 性质由好到差。对 812 个口服药物采用该系统打分，有 70%的药物分值不超过 2；对 13 775 个高通量筛选得到的苗头化合物进行评分，平均分值为 4.1。

表 7-6　“ADME 交通信号灯”打分方法

信号灯值	溶解度/（mg/L）	Clog*P*	MWcorr	PSA/$Å^2$	可旋转键数
0	⩾50	⩽3	⩽400	⩽120	⩽7
1	10~50	3~5	400~500	120~140	8~10
2	<10	>5	>500	>140	⩾11

类似的还有 Bickerton 等建立的定量类药性评估（quantitative estimate of drug-likeness，QED）方法（Bickerton et al.，2012），其采用 8 个理化性质参数，包括分子质量、log*P*、氢键供体、氢键受体、PSA、可旋转键数、芳香环数目及警戒结构数目。用这一方法首先对 771 个口服小分子药物的多个理化性质进行分析，各参数的数据分布符合非对称双 S 函数，通过公式计算理化性质参数的渴求函数 $d(x)$，然后通过式（7-10）计算 QED 值。QED 值由 0 到 1 代表药物类药性由差到好。

$$\mathrm{QED}=\exp\left(\frac{1}{n}\sum_{i=1}^{n}\ln di\right) \tag{7-10}$$

Ritchie 等对比了 QED 评估方法中得分最低和最高的两组中各 25 个药物，考察其理化性质和人体药代动力学性质之间的关系，结果发现得分高的药物吸收好，生物利用度高，服用剂量低，发生药物-药物相互作用较少，受 P-gp 和食物影响较少。这两组药物的相似之处在于：血浆中游离药物浓度类似，肠代谢和肝首过代谢程度类似，消除半衰期、清除率和分布容积类似。

第三节　理化性质研究方法

一、药物亲脂性测定方法

对药物理化性质进行测定可以在早期药物研究过程中发现先导化合物药代动力学的缺陷，有效降低临床研究阶段新药的淘汰率，减轻筛选工作量，提高新药的研发效率。药物的亲脂性是研究最多的理化性质之一，亲脂性数据也经常作为新药开发过程中的一部分而被测定和报道。现阶段获得亲脂性数据的方法有计算机预测亲脂性和实验测定亲脂性。其中实验测定亲脂性方法分为：经典的摇瓶法、反相高效液相色谱法（RP-HPLC）、磷脂膜色谱法（IAMC）、毛细管微乳液电动色谱法（MEEKC）等。

1. 计算机预测亲脂性方法

数据库检索获得已知化合物亲脂性数据是最快的一种方式。例如，BioByte 公司 MedChem 数据库（www.daylight.com/product/Medchem.html）中包括 61 000 个化合物的 log*P* 值。随着计算机辅助药物分子设计的发展，需要从分子结构出发运用计算的方法获得未知化合物的 log*P* 值，因而涌现出大量专业软件。常用的 log*P* 计算软件有 Clog*P* 软件、Pallas 软件的 PrologP 模块、ACD/logP 软件的 I-Lab 模块、SYBYL 软件的 ClogP/CMR 模块和 Molinspiration 网络版等。这些软件计算快速，预测结果相对可靠。在新药设计阶段，可以预先计算所设计分子的 log*P* 值，从而进行虚拟筛选，可大大提高工作效率。使用者应注意不同软件对相同药物的 log*P* 预测会有偏差，并不是完全相同的，其预测的值更不能代替实验所测定的值（表 7-7）。

表 7-7　用于 log*P* 计算的部分软件

名称	网站	公司
logP DB	www.acdlabs.com/products/	Advanced Chemistry Development
QikProp	www.schrodinger.com	Schrodinger
ADME Boxes	www.ap-algorithms.com	Pharma Algorithms
ADMET Predictor	www.simulations-pius.com	Simulations Plus
Kow Win	www.syrres.com/esc/kowwin.htm	Syracruse Reseac corporation
Bio-Loom	www.biobyte.com	BioByte
PrologP	www.compudrug.com	CompuDrug
ClogP	www.daylight.com	Daylight Chemical Information
ChemDraw	www.cambridgesoft.com	CambridgeSoft
KnowItAll	www.biorad.com	Biorad
SLIPPER-2001	www.//software.timtec.net	ChemDB
ScilogP	www.amazon.com	Scivision

2. 实验测定亲脂性方法

摇瓶法（shake flask）是测定亲脂性最经典的方法，其原理是将待测化合物加入一定体积的辛醇和水混合体系中进行分配，随后测定两相中化合物的浓度，从而计算其

$\log P$ 或 $\log D$ 值。为了提高化合物亲脂性测定效率，在经典摇瓶法基础上发展而来一种高通量摇瓶法（Alelyunas et al.，2010），其特点在于缩小了溶剂体系，并且可以一次性测定几十个甚至更多化合物的亲脂性数据。随着现代色谱技术的发展，反相高效液相色谱法（RP-HPLC）也应用到亲脂性的测定中。其原理是待测化合物在流动相（水或缓冲盐）和固定相之间不断连续分配。待测化合物的亲脂性与 HPLC 保留时间有相关性，亲脂性强其保留时间长，亲脂性小其保留时间短。毛细管微乳溶液电动色谱法（microemulsion electrokinetic chromatography，MEEKC）是在胶束电动毛细管色谱基础上发展起来的一种电动色谱新技术。其特点在于可以同时分离水溶性、脂溶性、带电或不带电的物质，所分离物质的极性范围很宽。其分离过程是电泳和色谱综合作用的结果。但由于微乳液的组成比较复杂，因此影响 MEEKC 的分析选择性因素很多，MEEKC 的稳定性和分析的重现性还有待于提高。有些学者认为正辛醇/水系统并不能完全模拟所有类型药物在生物膜模型（液晶态脂质体膜）上的分配行为，导致其不能解释由不同化学结构类型药物组成集合的药代动力学和药效动力学特征。为了建立更精确的亲脂性测定系统，提出磷脂膜色谱法（IAMC）。磷脂膜色谱的膜界面能较好地模拟生物膜的双分子有序磷脂膜层，其亲脂性参数能够反映药物与生物膜间的多种作用力，如亲脂性、亲水性、静电、氢键和空间作用等。然而，磷脂膜表面固态的有序磷脂单分子层不能真实模拟液态双分子层生物膜，只能在一定程度上模拟生物膜的特征，并且磷脂膜表面呈碱性，稳定性低，易老化，所以用磷脂膜色谱来评价药物与生物膜相互作用还存在一定的局限性，实际应用很少。

二、药物解离常数测定方法

掌握先导化合物亚结构的 pK_a 相关数据，可实现对其离子化能力的“调谐”，从而修饰该化合物的渗透性和溶解度。像亲脂性一样，pK_a 已被研究多年，具有坚实的研究基础和高质量的测量数据。在此基础上，研究者得以将预测化合物 pK_a 的可靠方法用于药物化学之中。现阶段获得 pK_a 数据的方法有计算机预测 pK_a 和实验测定 pK_a。其中实验测定亲脂性方法分为：光谱梯度分析法、毛细管电泳法、pH 计量法等。

1. 计算机预测 pK_a 方法

数据库可提供多种已报道化合物的 pK_a 数据，如 Daylight/BioByte；ACD pK_a 等数据库，如表 7-8 所示。

用化合物结构预测 pK_a 的软件基本都是通过与公认的测定方法获得的化合物 pK_a 进行对比，从而来确证预测结果的准确性。软件预测的 pK_a 值不能完全等同于公认的测定方法获得的 pK_a 值，但其具有较高的相关性，pK_a 软件的预测能力很强，具有很高的应用价值。

2. 实验测定 pK_a 方法

精确测定物质 pK_a 的经典方法是 pH 计量法，即电位滴定法，该方法将待测化合物溶解于水中，用已知摩尔浓度的酸性或碱性缓冲液进行滴定。随滴定液的加入待测化合物不断解离，溶液的 pH 随之发生变化。如果待测化合物在水中难溶，可以加入有机

表 7-8 测定 pK_a 的软件

名称	网址	公司
MedChem Database	www.daylight.com	Daylight Chemical Information
Masterfile Database	www.boibyte.com	BioByte
pK_a DB	www.acdlabe.com/products	Advanced Chemistry Development
pKalc（formerly PALLAS）	www.compudrug.com	CompuDrug
ADMET Predictor	www.simulations-plus.com	Simulations Plus
ADME Boxes	www.ap-akgorithms.com	Pharma Algorithms
knowltAll	www.biorad.com	Biorad
CSpK_a	www.chemsilico	ChemSilico
SPARC	http：//ibmlc2.chem.uga.edu/sparc	University of Georgia

溶剂助溶，通过测定化合物在不同比例混合溶剂中的pK_a，计算得到其在水溶液中的pK_a。此方法操作简单、结果准确，但测定效率低。为了提高pK_a的测定效率，研究者相继开发出光谱梯度分析法和毛细管电泳法，这两种方法可以进行化合物pK_a的高通量筛选。光谱梯度分析法的原理是以酸性和碱性缓冲水溶液为流动相，通过高效液相色谱泵梯度混合成具不同 pH 的缓冲液，在单位时间内从 pH 高比例逐渐降到低比例，使得待测化合物离子化比例也随之变化。离子化程度的变化导致电离中心附近的发色团对紫外光或可见光的吸收发生变化（Box et al.，2003）。毛细管电泳法的基本原理是以高压电场为驱动力，将毛细管作为分离通道，根据同一化合物的中性分子和离子之间电泳淌度的不同而建立起来的一种液相分离分析技术。根据电泳淌度与所带电荷成正比，离子形式在流动相中泳动较快，当用具不同 pH 的流动相缓冲液分离数次，化合物离子比例增加，有效浓度逐渐降低。此方法简单快速，运行成本低，分离效率高，并且有高的灵敏度，是一种非常有前景的测定物质解离常数的方法（表 7-9）。

表 7-9 溶解度测定

名称	网址	公司
水中溶解度		
Qikprop	www.schrodinger.com	Schrodinger
ADME Predictor	www.simulations-plus.com	Simulations Plus
ADME Boxes	www.ap-algorithms.com	Pharma Algorithms
WSKow	www.syrres.com	Syracuse Research Corporation
SLIPPER	www.SLIPPER	ChemDB
KnowItAll	www.biorad.com	Bio-Rad Laboratories
Volsurf	www.tripos.com	Tripos
CSLogWS	www.chemsilico.com	ChemSilico
Quantum	www.q-pharm.com	Quantum Pharmaceutcals
SMedChem Explorer	www.accelrys.com	Accelrys
DMSO 中的溶解度		
Volsurf	www.tripos.com	Tripos
DMSO Box	www.ap-algorithms.com	Pharma Algorithms.com

三、溶解度测定方法

溶解度测定方法主要分为动力学和热力学两类。动力学溶解度测定适合于药物发现和筛选阶段，其目的是通过结构修饰来提高溶解度，并选择用于动物给药的剂型。热力学溶解度方法适合于药物发现后期和开发阶段，其目的主要为于化合物进入到开发阶段选择最稳定的晶型，在不同溶剂中做更细致的溶解度研究。

1. 动力学溶解度测定方法

动力学溶解度的测定首先模拟了药物发现的实验条件，将固态化合物溶解于少量DMSO中，然后取出一部分逐渐加入缓冲水溶液，当化合物达到浓度上限后析出沉淀，通过测定溶液或析出颗粒来确定其溶解度。直接紫外法是通过测定溶液中溶质对光的吸收从而测定其溶解度的方法，该方法具有简单、快速、高效的特点，可进行药物溶解的高通量筛选。散射浊度法是以析出的沉淀造成激光散射，从而测定其溶解度的方法（Bevan and Lloyd，2000），该方法同样可以进行药物溶解的高通量筛选。

2. 热力学溶解度测定方法

热力学溶解度方法是将溶液加入到固态化合物中，使其混合均匀，使之达到或接近平衡，从而测定其溶解度的方法。动力学溶解度随着溶液条件改变而改变，如 pH、有机溶剂种类、离子强度、温度等。热力学溶解度主要通过平衡摇瓶法和 pH 计量法测定。平衡摇瓶法是测定溶解度的“金标准”。通常将固态晶体化合物放到小瓶中，加入溶剂。然后充分振摇小瓶 24~72 h，温度维持在 25~37℃。取上清液进行测定，从而获得溶解度数据。该方法测定结果准确，但操作繁琐、耗时，效率低。所以研究者在此法的基础上进行了改进，使热力学溶解度测定实现了部分自动化。pH 计量法是将已知体积的酸或碱加到装有化合物溶液的试管中，根据滴定过程中的 pH 变化与加入酸或碱的体积可得到一条滴定曲线，通过计算获得溶解度数据。pH 计量法测定溶解度仅适用于具有电离中心的化合物。

第四节　研 究 实 例

实例一

喜树碱（camptothecin，CPT）是美国化学家 Wall 等于 1966 年从中国珙桐科（Nyssaceae）植物喜树（*Camptotheca acuminate*）中提取出的一种生物碱，其具有很强的抗肿瘤活性，对白血病和多种实体瘤疗效明显（Wall et al.，1966）。美国国立肿瘤研究所（National Cancer Institute，NCI）在动物模型上证实了 CPT 的抗肿瘤作用，但是由于 CPT 水溶性差、毒副作用严重等问题， CPT 最终未能进入临床研究。1985 年，美国霍普金斯大学 Hisang 教授发现喜树碱能够特异性抑制扑异构酶 1（topoisomerase 1，Top 1），解释了 CPT 独特的抗肿瘤机制。Top 1 作为抗肿瘤药靶的发现，重新引起了对 CPT 类抗肿瘤药物的研究热潮。大量结构新颖的 CPT 类衍生物相继合成，其中一些化合物展现出优异的药理活性和药代动力学性质。喜树碱为五环结构，由共轭吡啶环、吡咯喹啉环和六元羟基内酯环组成，其中 20-（S）-2-羟基、E 环的 α-2-羟基内酯和 D 环的氢化吡啶酮是保持活性的必要结构（图 7-10）。喜树碱的分子改造是在保持这些必需活性基团存在的前提下进行结构修饰，且大多是在 C7 位、C9 位、C10 位进行基团修饰，以增加喜树碱的稳定性及改善药物的溶解性。研究人员对不同位点进行过结构修饰的喜树碱新衍生物内酯环的稳定性进行研究后发现：在 C9 位与 C10 位引入含氮基团修饰喜树碱均能显著提高其内酯环的稳定性，改善溶解性。这与药效动力学考察结果一致，药效动力学研究显示这两个用取代基所得到的化合物抗肿瘤效果良好，而用其他取代基修饰的喜树碱衍生物内酯环也较稳定，但在水解过程中可能会受到取代位置的影响，从而得到不同的水解产物。总之，无论在 C9 位还是 C10 位进行修饰，均能有效提高喜树碱衍生物内酯环的稳定性，改善溶解性。典型代表拓扑替康（topotecan）和伊立替康（irinotecan）已经被美国 FDA 批准上市。

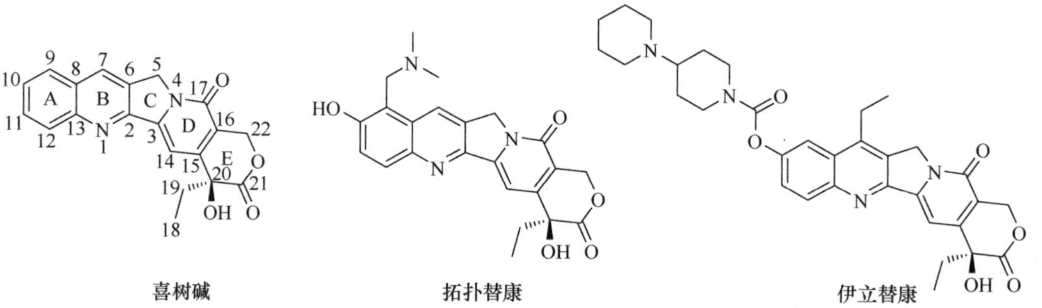

图 7-10　先导化合物经结构改造提高溶解度及生物利用度

实例二

药物研发阶段的目标之一是优化口服生物利用度，通过化合物结构改造能够达到改善溶解度进而提高生物利用度的目的。如图 7-11 所示的是蛋白酶抑制剂的结构修饰过

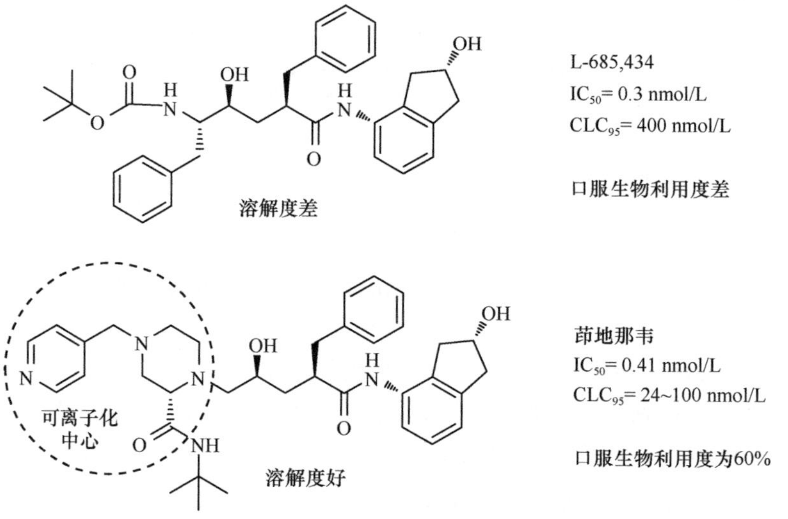

图 7-11　先导化合物经结构改造提高溶解度及生物利用度

程。先导化合物 L-685,434 在体外基于酶和细胞的生物测定中均有良好效价，但口服后因溶解度较差、生物利用度低而在体内完全无活性。通过引入可离子化中心修饰该化合物，提高了溶解度的同时保持了良好的效价，其人体口服生物利用度达 60%，修饰后的化合物即为茚地那韦（Popovic et al.，2013）。

实例三

青蒿素是从传统中药黄花蒿中分离出来的一种倍半萜类化合物，同时是中国被世界卫生组织认可的按西药研究标准研究开发的植物药，也是第一个真正得到全球公认的抗疟疾的一类新药。但由于青蒿素的亲水亲油性都较差，很难制成合适的剂型，溶解度差限制了青蒿素剂型的广泛应用，其剂型仅为栓剂，生物利用度低，影响其药效的发挥。在药代动力学方面，青蒿素吸收快而不完全，起效快，半衰期短，并且有较强的首过效应（经肝代谢为具抗疟活性的产物，去氧青蒿素 deoxyartemisinin 和二羟基去氧青蒿素 dihydroxydeoxyartemisinin），生物利用度低。以上药代阻力因素均影响其药效的充分发挥。为此科研工作者对青蒿素的结构进行了一系列修饰，试图通过结构修饰来克服在药代动力学方面影响其药效发挥的阻力因素。目前，已发现不少抗疟活性更高的衍生物，这些化合物主要是对青蒿素的 C12 位进行修饰。其中二氢青蒿素、青蒿素甲醚和青蒿琥酯的抗疟作用比青蒿素还要强，已经成功上市应用，以上物质结构式见图 7-12。

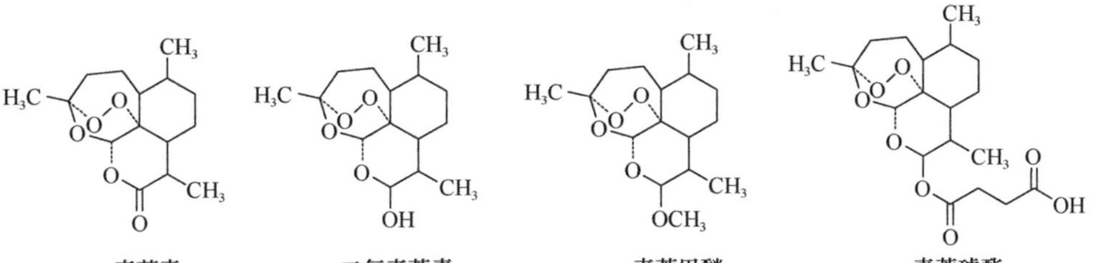

图 7-12　青蒿素经结构改造提高生物利用度

二氢青蒿素是青蒿素用硼氢化钠还原的一个衍生物，抗疟作用是青蒿素的 4~8 倍。二氢青蒿素具有迅速、安全、高效、低毒且与大多数抗疟药无交叉抗性等特点。但二氢青蒿素的溶解性能没有得到较大的改善，导致了其生物利用度低和抗疟复燃率高的缺点，在一定程度上限制了其临床应用。在药代动力学方面，二氢青蒿素作为青蒿素体内的有效代谢产物，其在体内的稳定性高于青蒿素，有效避免了体内代谢引起的药效降低。

青蒿琥酯是在青蒿素 C12 位引入丁二酸基团。此基团的引入增加了其水溶性，使其可制成多种剂型。现临床主要将其制备为注射剂，用于静脉注射来挽救急重症病人。在药代动力学方面，青蒿琥酯在进入人体内后快速转化为二氢青蒿素，是二氢青蒿素的前体药物。对其化学结构的修饰，是在药代动力学指导下改变其理化性质的典型案例。

青蒿甲醚是在青蒿素的 C12 位上用甲醚进行修饰，修饰后化学稳定性优于青蒿素，并且抗疟作用比青蒿素强。因引入甲醚基团，油溶性增大，使得它可以制备成油溶性注射剂，用于肌内注射，用于抢救危重症疾病病人。在药代动力学方面，青蒿甲醚在体内转化为有活性的代谢产物，可以有效减少肝首过效应引起的药效损失，延长半衰期，增加生物利用度。

小　　结

以上内容介绍了最重要的与药物 ADME 行为相关的理化性质，还有许多重要性质，如药物的立体结构、极性表面积、电子云密度、与生物大分子的键合特性等对药物的 ADME 行为有影响。本章的实质是力求定性地阐明这些药物自身理化性质与药物 ADME 属性的相关关系，理化性质与属性彼此交结在一起，共同决定药物的 ADME 行为。药物的理化性质与 ADME 行为之间的相互联系可能是“双向”的，既可能是“驱动力”，又可能是“阻力”，这取决于决定因素自身在系统中的性质。药物某一方面 ADME 行为同时受到多种理化性质的影响，而同一理化性质又影响着药物不同方面的 ADME 行为。例如，增加药物的亲脂性和分子大小后透膜能力可能会增加，但同时溶解度会降低，而药物吸收则由透膜能力和溶解度共同决定。因此，在药物的药代研究中，仅仅考虑一个理化性质不能获得客观全面的信息。只是在某些特定的场合，其中的一个理化性质起决定作用，掩盖了其他性质对药物 ADME 行为的影响。当通过一定的手段改变该性质后，其他理化性质对 ADME 行为的影响就会凸显出来。在进行药物开发的过程中，需要设法让药物处在各种力量（理化性质）的平衡点上，只有这样才能保证药物体现理想的 ADME 行为，任何只是追求一种性质优秀的工作，都不会达到预期的目的。

第八章　生物物理因素（结合和转运）

第一节　概　述

生物物理过程涉及生物结合和生物转运两个基本过程，作为药物 ADME 行为的重要组成部分，生物物理顾名思义属于物理变化（即药物分子本身结构未发生变化）过程。生物物理因素主导了药物的吸收、分布和排泄三大过程，是三大过程的决定因素。生物物理过程是由药物和机体因素相互作用共同决定的，可以分解为生物结合和生物转运。由于结合的具体对象和因素因生物体系不同而异，转运行为也发生变化，不同的对象或模型会产生不同的结合行为或转运行为，模型尤为关键，应以能否替代真实体内特别是人体体内的因素为标准，这是个非常严峻的挑战。当模型和研究对象确定，即决定因素确定，运算过程或适用数学式非常重要，如药物和决定因素的比例很重要，影响转运和结合的定量结果。

在穿越生物膜（生物转运）的过程中，一部分药物可能被生物膜阻止，留在膜一侧，其原因一方面是第七章提到的药物自身理化性质，如分子大小、溶解度、亲脂性等。另一方面是生物结合，即药物分子与生物膜两侧的蛋白质（包括组织蛋白和血浆蛋白）可能发生可逆性结合，生物结合对生物转运起着双向（促进或抑制）作用，即生物结合可能作为传质阻力，阻碍药物分子穿过生物膜，也可能作为传质驱动力，改变药物分子的理化特性，促进药物分子穿过生物膜。除了蛋白质之外，药物还会与很多物质发生生物结合，如 DNA 或脂肪。

生物转运涉及的药物有大分子药物（如多肽、蛋白质）和小分子药物，与生物结合行为完全相反。所以，药物要按以下转运方式来分类：①随血流和淋巴液的转运（主要取决于溶解度和与两种体液中大分子的相互作用即生物结合）；②非均匀地在生物体系的组织细胞间扩散或转运（从血液到组织间液，从组织间液到细胞）。在生物体系中，非血液的均匀扩散或转运分成：①被动的单纯扩散，该过程遵从菲克定律，即稳态和非稳态；②被动的通道扩散（菲克定律，稳态和非稳态）；③主动转运体作用；④细胞的吞噬作用。总的行为是上述各种行为的综合，不同时间点（起始或终点）各种转运方式所占比例不同。迄今为止，有关药物如何转运穿越小肠上皮细胞膜或跨越上皮细胞转运（主要指被动扩散的作用机制），学术界仍然存在两种激烈的争论：一种假说认为，磷脂双层起屏障作用，药物只能通过跨膜蛋白孔隙或转运蛋白跨膜转运；另一种假说认为，药物既通过磷脂双分子层扩散进行跨膜转运，又通过跨膜蛋白孔隙或转运蛋白跨膜转运（Balaz，2012）。核心争论焦点是，在转运过程中药物是否与膜上的磷脂成分发生相互作用，磷脂双层是不是药物透过的决定因素？菲克定律是生物转运的核心理论，当药物较蛋白质量呈饱和状态时符合稳态要求的为菲克第一定律，否则，适用公式就需选用菲克第二定律（Dobson and Kell，2008）。

与菲克定律相反的一面是机体大分子与药物分子的结合，即生物结合，尤为重要的是瞬间结合力，K_{on} 和 K_{off} 是反映这种瞬间结合力的最重要参数。生物结合可以看做是机体为维持自身稳态而形成的一个最前端、最迅速和某种情况下最及时的屏障。当外界刺激，如药物进入机体后，生物结合可能首当其冲，承担缓冲的作用，以保证机体受到的刺激尽可能小。例如，在血液中药物的存在形式有两种：非结合型和结合型。一部分药物以游离的可溶性状态（非结合型）进行转运，另一部分则可逆地与血液中的组分（如血浆蛋白、血细胞等）相结合。血液中有很多种类和数量的蛋白质能够与药物发生相互作用，其中最重要的便是白蛋白、α_1-酸性糖蛋白和脂蛋白。酸性药物常与白蛋白发生广泛结合，而碱性药物与 α_1-酸性糖蛋白和脂蛋白结合。这里有一个公认的前提，即只有非结合态的药物才能扩散到血管外或产生药理活性的靶点处，也只有非结合态的药物才会被代谢或排泄。因此，循环系统中非结合态药物的浓度决定了活性靶点处的药物浓度，即决定了该药物的效力。总体来讲，生物结合对药物的代谢动力学（PK）可能会产生以下几方面的影响：①强而广泛的血浆蛋白结合将会增大药物的非结合态浓度到达最小治疗浓度之前所吸收的药物量，即将会增大给药剂量，如酸性药物（如乙酰基水杨酸——阿司匹林）通常会与白蛋白发生结合。②高生物结合药物的清除将会被延迟，即体内的半衰期会被延长。由于游离药物的浓度很低，药物通过代谢和排泄清除可能会被延迟，这也是地高辛药效被延长的主要原因。③血浆蛋白浓度和质量的改变会影响高蛋白质结合药物的药效。对于老年人或营养不良的病人，可能会出现低的血浆蛋白结合，也有可能因为疾病，如肝病（因为大多数血浆蛋白是在肝中合成的）或慢性肾衰竭者（白蛋白排泄过多）。以上这些情况都会导致血浆中结合型药物的比例下降，游离药物的比例升高。而游离药物浓度的上升会产生更高的治疗效果，因此在上述情况下可能需要调低给药剂量。④药物之间可能会竞争地与蛋白结合，从而导致药物-药物相互作用。这一点对高蛋白质结合、治疗窗窄的药物十分显著。

本章主要从生物结合和生物转运的基本概念、理论入手，着重阐述二者在药物吸收、分布和排泄三大过程中发挥的作用和相关机制，从生物膜的基本结构、特性到结合蛋白和转运蛋白的生化特征、脏器分布、种属差异多个方面深入分析生物结合和生物转运的基础决定因素，最后利用多个代表性典型研究实例揭示目前结合和转运两大物理过程的前沿研究状况。

第二节　膜结合与扩散

药物与膜的相互作用对它们生物活性的发挥起着重要作用，因为药物在体内的整个过程必须与膜发生相互作用，而且作用靶点经常在生物膜内部。许多小分子药物通过被动扩散方式转运通过细胞膜，这种情况下，水溶液中的药物分子与脂质双分子层结合非常重要，是药物在细胞中发挥作用的最初阶段。

细胞膜是细胞与细胞外界环境进行物质和能量交换及信息传递的载体，药物的吸收、分布、代谢及排泄等都涉及跨生物膜的转运。药物的膜扩散是药物被吸收并进入靶点发挥药理活性的前提，因此研究各类新药成分的膜扩散，即药物分子的生物膜转运性能，有助于新药研发初期大容量样品的快速筛选。而药物与生物膜相互作用的大小，反映了药物对细胞膜的穿透能力。

一、生物膜的基本结构

生物膜系指细胞膜和各种细胞器的亚细胞膜的总称，其结构见图 8-1。生物膜是主要由类脂质、蛋白质和少量多糖等组成的复杂结构，具有半透膜特性。该脂质膜呈液态骨架，脂质形成一系列双分子层，蛋白质镶嵌在其中，蛋白质多为物质转运的载体（transporter）、受体或酶，担负着物质转运或信息传递的任务。此外，在膜中还存在一些孔道，一些小分子化合物如水、尿素等可通过。生物膜的脂质特性使得一些药物可以溶于脂膜中，借助于浓度差，从膜的一侧向另一侧转运。不同种属动物，甚至同一动物不同组织的生物膜组成往往是不同的，这是其所构成组织具有各自不同转运特性的物质基础。尽管生物膜上的脂类有磷脂、糖脂和胆固醇，而且磷脂又因脂肪酸链的长短和不饱和度的差异而有许多种，但所有膜酯在结构上都不同于一般的脂类，是一种两性分子。它的一端不溶于水称疏水端，另一端溶于水称亲水端，亲水端是指分子的磷酰碱基部分，疏水端是指碳氢链。分子的结构有一个略呈圆形的亲水“头”和两条长链形的“尾”。生物膜上的蛋白质是膜功能的主要负责者。不同生物膜由于所含蛋白质不同而有明显不同的功能。近年来，生物化学研究证明，各种生物膜所含蛋白质种类和数目是不同的。生物膜中蛋白质的含量在 20%~80%，如髓鞘膜和线粒体膜分别代表低蛋白质和高蛋白质含量的生物膜。一般功能复杂的膜，其蛋白质含量高，种类也多。

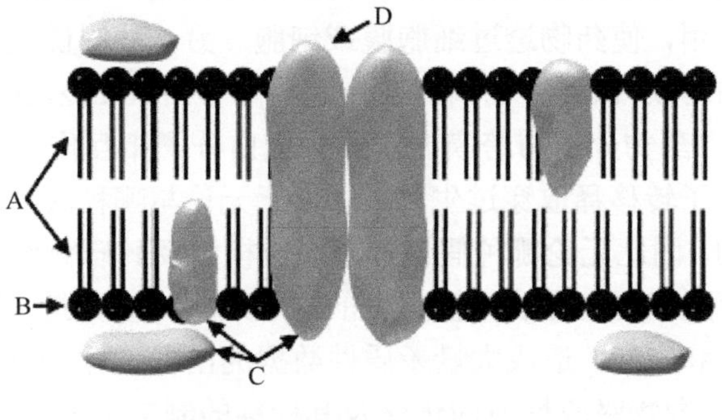

图 8-1　生物膜的基本结构

A. 脂双层；B. 极性头部；C. 膜蛋白；D. 膜孔

生物膜的特性主要包含以下两个方面。

1. 不对称性

在膜的内外两侧，蛋白质颗粒分布是不随机的，是有明显差异的。膜的一侧蛋白结合比另一侧紧密，形成稀疏面和稠密面。有的蛋白结合在膜的外表面，有的则结合在内表面。例如，各种激素、毒素的受体蛋白或非专一性的 ATP 酶等在细胞膜的外表面，而另一些酶，如腺苷酸环化酶则在细胞膜的内表面。一些糖蛋白的糖基部分伸向膜的外侧，一些外周蛋白基本上都附着在膜的内侧。就功能而言，某些具有转运功能的载体蛋白在膜外侧只能接受某种物质，但当它移位或分子变构转向内侧时可送出这种物质，使物质的输送具有方向性，这是生物膜发挥生理功能所必不可少的。因此，膜结构的不对称性具有重要的生物学意义。

2. 流动性

膜蛋白和膜脂在膜上都在不断运动着，这主要是由于膜脂在生理条件下通常处于液晶态。液晶态的特点是：既有液态的流动性，又有固态所特有的分子排列有序性，所以生物膜具流动性。生物膜的流动性由膜脂的脂肪酸组成和胆固醇含量所决定，同时受到温度的影响。一般含不饱和脂肪酸多或脂肪酸链较短的膜脂所构成的膜流动性大。

二、膜扩散假说

每种生物膜都包括单层或多层细胞，在 ADME 的每个过程，药物都需要穿过几层膜。例如，口服药物必须穿过肠上皮进入肠间液，再由毛细血管膜进入血液循环。然后再穿过多层生物膜到达靶点，最后从身体排出。药物对这些生物膜的渗透可能是利用被动扩散，也可能是利用转运载体。

药物的生物结合过程和生物转运过程都涉及与生物膜的相互作用，即药物与生物膜接触，可能与之发生结合，使药物很难解离出来，也可能直接通过膜扩散到另外一侧，如图 8-2 所示。迄今为止，有关药物如何转运穿越细胞膜或跨细胞转运，学术界仍然存在两种激烈的争论：一种假说认为，药物是通过磷脂双分子层扩散进行跨膜转运的，即被动扩散的作用机制，这是药物进行跨膜转运的核心机制。在此过程中，药物与膜上的磷脂成分发生相互作用，使药物透过细胞膜或细胞。另一种假说认为，药物是通过跨膜蛋白孔隙或转运蛋白跨膜转运的，而磷脂双层起屏障作用（Balaz，2012；Dobson and Kell，2008）。在此过程中，药物分子与跨膜的膜结合蛋白分子相互作用，如结合和释放，利用构象改变使药物分子转移释放穿过生物膜。由于无论与哪种成分结合或释放，其相互作用都是瞬间发生的，因此无论哪种假说都对现有模型及其研究设想和手段提出了极高的要求。即现有的模型和研究方法对模型中的组成成分，如磷脂、蛋白质种类及含量等均没有进行准确定性和定量，造成大量矛盾性数据的出现，所以无法有效辨识任何一种学说的“真伪”，这给药物吸收性质的优化及其标准的制定带来了巨大的挑战。

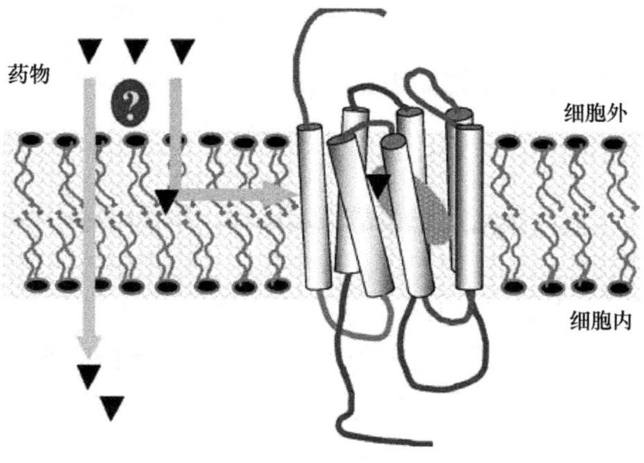

图 8-2　药物与生物膜的相互作用

（一）药物是由蛋白载体介导的膜扩散的证据

1. 药物在组织中的蓄积

药物在组织中的蓄积量远远大于药物在细胞内可能的结合位点处的蓄积量，虽然目前对药物蓄积和结合位点还没有定量的数据。药物与膜磷脂的相互作用既可能发生在细胞内，又可能发生在细胞外，这也是药物蓄积的一个机制。药物在体内的浓度一般不会使这些相互作用达到饱和，所以没有办法表征特异性的结合位点。

2. QSAR 方法不能区别磷脂膜扩散和载体介导的转运

研究者认为 QSAR 方法不能完全反映任何一种转运机制，这是因为磷脂膜扩散和载体介导的转运过程都存在生物驱动力、疏水和氢键相互作用。也就是说，他们不能区分出药物与蛋白质的结构特异性结合，和药物与磷脂膜的结构非特异性相互作用，然而这在 QSAR 研究领域几十年前就可以区分出。对于转运蛋白，需要药物分子精确的空间位置才能建立与结合位点结合的模式，而与磷脂双分子层的相互作用没有这种限制（Kell and Oliver，2014）。

3. 不同细胞模型渗透性有所差别

药物在 Caco-2 细胞模型与 MDCK 细胞模型的渗透性差别为 2~5 倍，如果是磷脂膜扩散，二者应该相近。但是这个观点忽视了磷脂膜扩散速率与脂质成分有关。不同种类生物膜成分差别较大，而且不同细胞模型的膜面积也不同，包括细胞器和内质网的膜面积。

4. 细胞模型中两个方向渗透性不同

如果是磷脂膜扩散机制，Caco-2 细胞模型或 MDCK 细胞模型两个方向的渗透系数应该相等。

5. 转运蛋白种类繁多、具有底物广泛性

目前已发现鉴定多种摄取性和外排性转运蛋白，并且每种转运蛋白都具有广泛的底物特异性（Sugano et al.，2010）。

（二）药物是由磷脂膜扩散的证据

1）药物经过脂质双分子层的扩散速率有所不同：药物转运速率依赖于双分子层的磷脂构成，随着双分子层的流动性增加而加快（Di et al.，2012）。

2）磷脂膜扩散的空隙形成理论主要针对水分子、Na^+、K^+，以及水溶性的低分子质量化合物。实验证明空隙形成的速率随磷脂双分子层厚度增加而降低。

3）药物在磷脂双分子层的蓄积，药物在脂质体的分配系数范围可达 5 个数量级。

4）分光镜技术为药物分子通过不同种类磷脂膜扩散提供了广泛的证据，它们用于监测整个动态过程。药物与磷脂膜不同基团结合后产生不同的信号，可以通过核磁共振、电子顺磁共振、紫外光谱、荧光光谱、圆二色谱检测。利用中子衍射、X 射线衍射、NMR、EPR 技术等可以观测到药物分子与磷脂双分子层一接触即被包埋在磷脂双分子层内部，

如亲水性、亲脂性和双亲分子分别定位在双分子层的头部，疏水核和头、核间隙。药物在由双分子层分隔的两水相间保持着扩散平衡，转运速率不同是因为药物分子在每个双分子层区域的溶剂化作用不同。强亲水或强亲脂性分子的转运速率较慢，主要是因为它们与双分子层的核相互作用较弱或较强。两性分子的转运主要受它们与双分子层的头或头、核间隙的相互作用影响（Kell，1992，2012）。

（三）膜扩散的影响因素

1. 膜面积和膜两侧的浓度差

膜面积越大，扩散越快；药物在脂质膜的一侧浓度越高，扩散速度越快，到膜两侧浓度相同时扩散停止。

2. 药物的脂溶性

即药物的油/水分配系数，一般分配系数越大，药物溶入脂质膜中越多，扩散就越快。但因药物必须首先溶于体液才能抵达细胞膜，故水溶性太低同样不利于药物通过细胞膜，所以药物在具备脂溶性的同时，仍需具有一定的水溶性才能迅速通过脂质膜。

3. 药物的解离度

因为除极少数药物为极性分子外，绝大多数药物都是弱酸性或弱碱性的非极性分子，所以药物在溶液中都以非解离型和解离型两种形式存在。只有非解离型药物因其脂溶性大，才能溶入脂质膜中，易于通过生物膜；而解离型药物因脂溶性小，则不易通过生物膜，并被限制在膜的一侧，形成所谓的离子障（ion trapping）。因而药物的解离度是影响药物脂溶扩散的另一重要因素。

4. 药物的 pK_a 及药物所在环境的 pH 最终将决定药物的解离度

当药物 pK_a 不变时，改变溶液的 pH，可明显影响药物的解离度，进而影响药物的跨膜转运。例如，弱酸性药物在 pH 偏低的一侧，解离度小，容易跨膜转运至另一侧；反之，在 pH 偏高的一侧，则不容易跨膜转运至另一侧。而弱碱性药物的情况正好与之相反，在 pH 偏高的一侧，解离度小，容易扩散至另一侧；在 pH 偏低的一侧，解离度大，则不容易扩散至另一侧。

三、膜结合和扩散与 ADME 的关系

生物体的最基本单元是细胞，药物在体内的吸收、分布、代谢和排泄等过程主要建立在各种器官组织的膜扩散转运基础之上，药物在体内的动态过程是药物在各种器官内从细胞外向细胞内摄取或者由细胞内向细胞外流逝的过程，如图 8-3 所示。通常，药物的体内跨膜转运过程分为三步，包括分配进入生物膜的脂双层、在脂双层中的扩散和从另一侧离开生物膜。药物与细胞膜相互作用的动力学参数的大小可以反映药物在体内进行膜扩散的能力（Kell，2006）。

膜扩散的速度随药物结构不同而不同，可以从几秒到几天。膜扩散和载体介导的转运对整体膜转运的贡献率因药物不同而不同。对于膜扩散慢的化合物，转运蛋白的贡献

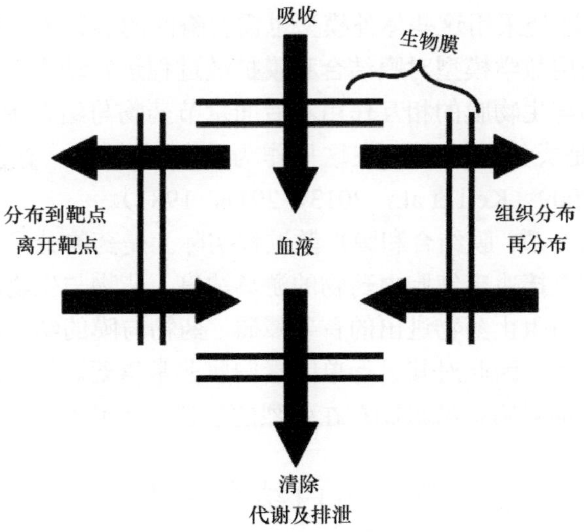

图 8-3　膜结合和扩散与 ADME 的关系

率一般较大。充分认识膜扩散和膜结合是理解药物跨膜转运的基础。完全了解药物分子在双分子层的膜结合和扩散还需要很多深入的研究。

四、药物与生物膜作用的研究方法

药物对机体的作用，首先作用于细胞膜，进而作用于细胞、组织、器官乃至整个生物体。当药物开始与细胞膜接触时，即使细胞膜组成成分很小的变化也能够影响整个细胞膜的属性。尽管生物膜不是由大量各种各样的化学物质组成，但它也是一个非常完整的体系。目前用于研究药物分子与生物膜相互作用的方法主要有红外光谱和拉曼光谱、原子力显微镜、差示扫描量热技术、荧光光谱和核磁共振波谱，此外还有磷脂膜色谱法。磷脂膜色谱系统是指将细胞膜磷脂或合成磷脂以较高的分子界面密度通过共价键键合到二氧化硅颗粒表面的丙胺上，形成一种固态基质上的有序单分子磷脂膜层，并将其作为固定相填料引入高效液相色谱系统。由于磷脂膜色谱能较好地模拟生物膜磷脂层的结构和环境，因此它是理想的评价药物与生物膜相互作用的模型。所以，归属膜结合和扩散单因素主要可以采用人工膜模型（PAMPA），该模型中只存在磷脂双分子层，不存在蛋白质，通过评价药物在人工膜模型的渗透性，即测定膜扩散性，可以间接反映药物分子的膜结合和扩散程度。另外，目前也有利用细胞模型，如 Caco-2 细胞模型、MDCK 模型研究药物分子经过生物膜与膜结合和扩散的过程（Kell，2013）。

人工膜模型的问题主要在于卵磷脂形成的人工膜与生物膜的磷脂双分子层结构差异很大，没有相应的亲水基团和疏水基团，而且不能反映细胞旁路途径的转运，因此不能真实地反映药物经双层生物膜扩散的过程。目前已有这些体外模型主要的缺陷为没有考虑扩散距离对膜扩散的影响，而且都是在假设扩散达到平衡的基础上计算稳态的扩散系数，这就缺乏药代动力学中基本的时空概念，实际上每个膜结合和扩散过程都是动态变化的，在某一组织脏器每隔一段距离每个瞬间膜扩散的速度和程度都是不同的，所以从这些体外模型中获得的稳态平衡常数并不能真实反映药物分子在生物膜中动态的吸附效应和分配效应，即便采用这些体外模型也需要瞬间的参数去表征动态的膜结合和膜扩散过程，也可以利用数学模型对膜结合和膜扩散过程进行动态模拟，获取动态的膜结合和扩散参数，药物与生物膜的相互作用和后面章节药物与结合蛋白、转运蛋白和代谢酶的动态相互作用是类似的，所以在这里作为药代行为的一个基础决定因素来归属（Kell and Dobson，2009；Kell et al.，2013，2011，1981）。

生物膜作为一种介质，膜结合和膜扩散过程实际上是药物分子与生物膜复杂的吸附效应和分配效应，它直接决定细胞内药物的游离浓度，药物与生物膜接触的真实膜面积难以计算。生物膜作为阻止药物进出的首要障碍，药物与膜的结合和扩散影响药代动力学及药效发挥的全过程，因此对其进行单因素归属非常重要。但是由于一方面目前没有理想的模型，另一方面对膜扩散机制存在强烈的争议，因此对膜归属是非常困难的。

第三节　蛋白结合基本理论

药物进入血浆或到达组织后，其中的一部分药物分子与血浆蛋白或组织蛋白结合而形成结合型药物，另一部分则以游离状态存在，称为游离型药物。蛋白结合是指药物与血浆或组织中的蛋白质分子间可逆性的相互作用。药物与蛋白质的结合作用对药物的药代属性和药理活性会产生直接或间接影响，结合型的药物无法通过生物膜，因而不能进行转运并暂时失去药理活性，只有能透过生物膜的游离型药物分子才能到达产生药效的作用靶点进而发挥药理作用，即药物的蛋白结合和跨膜转运是相反的两个生理过程（图8-4）。所以实际上蛋白结合在药代动力学过程中起着传质阻力的作用，药物与不同蛋白质的不均一结合是引起药物在各组织脏器非均匀分布的重要原因，它的强弱直接决定药物在各组织脏器的游离药物浓度，对药物体内药代动力学行为具有不容忽视的影响。因此，蛋白结合在药物发现和临床开发过程中逐渐备受关注。

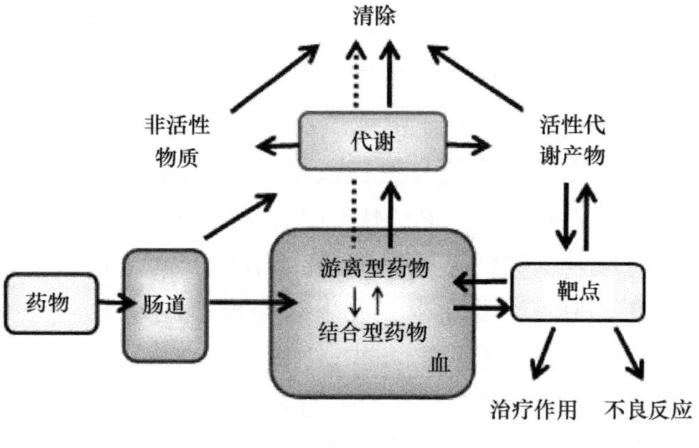

图 8-4　蛋白结合与 ADME 的关系

药物与结合蛋白的作用过程经历结合、平衡、解离三个过程（图 8-5），现行的研究一般是通过测定药物与蛋白质作用平衡阶段的稳态常数如 K_d、B_{max} 等，反映药物的蛋白结合特性，然而药物与结合蛋白的相互作用是动态的，每一阶段二者的结合参数，如 K_{on}、K_{off} 也是不断变化的，即时间是蛋白结合属性一个非常关键的影响因素。药物与蛋白质瞬间的结合能力决定着药物在靶点的真实药效。因此，测定动态结合参数 K_{on} 和 K_{off} 更能反映药物分子与蛋白结合的真实特性。

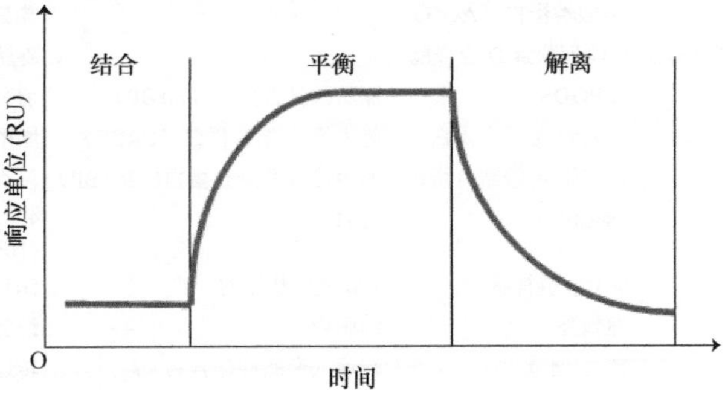

图 8-5　药物与结合蛋白的相互作用过程

一般情况下，药物与血浆蛋白或组织蛋白的结合都是可逆的和动态的。当药物结合到蛋白质的速率与药物从蛋白质上释放出的速率一致时，即称为达到了动态平衡。见式（8-1）：

$$[D]+[P]\underset{K_{off}}{\overset{K_{on}}{\rightleftharpoons}}[DP] \tag{8-1}$$

K_{on} 为结合反应速度常数；K_{off} 为离解反应速度常数。

反应达到平衡状态时的结合常数用 K_a 表示，见式（8-2）：

$$K_a=\frac{K_{on}}{K_{off}}=\frac{[DP]}{[D][P]} \tag{8-2}$$

平衡状态下的解离常数 K_d 与 K_a 互为倒数，即

$$K_d=\frac{K_{off}}{K_{on}} \tag{8-3}$$

此外，药物与蛋白质结合的程度也可以用游离型药物浓度（或结合型药物）与总药物浓度的比值来表示，即用蛋白质结合百分比 PPB%或游离蛋白质分数 f_u 表示。一般在 0~1，比值大于 0.9 时，表示高血浆蛋白结合，小于 0.2 表示低血浆蛋白结合。在一定的范围内，这种比值是常数，即线性结合。但当达到一定浓度时，则出现非线性结合，随着血药浓度的增加，游离药物浓度剧增。

$$\text{PPB\%}=\frac{C_{bound}}{C_{total}}\times 100=\frac{C_{total}-C_{free}}{C_{total}}\times 100 \tag{8-4}$$

$$f_u=\frac{C_{free}}{C_{total}} \tag{8-5}$$

一、结合蛋白的种类及其分布

根据结构和分布，目前已知的结合蛋白分为四大类（表 8-1），其中Ⅱ类和Ⅲ类属萼状蛋白（calycin），Ⅰ类和Ⅳ类属非萼状蛋白；Ⅰ类和Ⅱ类位于细胞外液，Ⅲ类和Ⅳ类位于细胞内（表 8-2），具体结合蛋白成员及其分布详见表 8-3。

表 8-1　结合蛋白分类

类别	I 非萼状蛋白	II 萼状蛋白	III 萼状蛋白	IV 非萼状蛋白
结合蛋白	血浆白蛋白（SA） α-甲胎蛋白 维 D 结合蛋白	α_1-酸性蛋白（AGG） L 前列腺素 D 合成酶 （LPGDS） 血浆维 A 结合蛋白 血浆维 A 酸结合蛋白	脂肪酸结合蛋白（FABP） 胞内维 A 结合蛋白（CRBP） 胞内维 A 酸结合蛋白(CRABP)	热激蛋白（72 kDa）） 谷胱甘肽 S 转移酶（GST） 前列腺素 D 合成酶 （H-PDS） 脂酰 CoA 结合蛋白（ACoBP） 甾类载体蛋白（SCP2）
分子质量/kDa	50~70	18~20	12~15	47（GST）/13（SCP2）/23（HPDS）
结构	双环结构	8~10β 链桶状	10β 链桶状结构	5α5β 链桶状（SCP2）
分布	细胞外	细胞外	细胞内	细胞内
功能	转运	转运/调节 清除/特殊	转运（亲脂性化合物）/ 调节（代谢、细胞增殖分化）	转运（亲脂性化合物）/ 调节（细胞增殖分化）

表 8-2　细胞外液中萼状蛋白家族主要成员

结合蛋白	分子质量/kDa	pI	亚基	结合蛋白	分子质量/kDa	pI	亚基
血浆维 A 结合蛋白	21.0	5.5	1	脉络丛蛋白	20.0		1
purpurin	20.0			味觉蛋白	18.0	4.8/5.2	2
血浆维 A 酸结合蛋白	18.5	5.2	1	嗅觉蛋白	40.0	4.7	2
载脂蛋白 D	30.0	4.7/5.2	2	前列腺碱性蛋白	20.0	11.5	
α_1-酸性蛋白	40.0	3.2	1	β-乳球蛋白	18.0	5.2	2/1
α_1-微球蛋白	31.0	4.3/4.8	1	α_{2u}-球蛋白（大鼠）	18.7	5.7/6.7	2
NGAL（中性粒细胞）	25.0		1/2	尿主要蛋白（小鼠）	17.8	5.5/5.7	2
C8γ	22.0			aphrodisin（仓鼠）	17.0		151
孕蛋白 14	56.0		2	胆色素结合蛋白	19.6		4
L-前列腺素 D 合成酶	27.0	4.6	1	a-虾青蛋白	350	4.3/4.7	8

表 8-3　主要结合蛋白的组织分布

结合蛋白	组织分布
A-FABP	脂肪/巨噬细胞/树突细胞/骨骼肌
B-FABP	CNS/视网膜/乳腺
E-FABP	皮肤/舌/脂肪/巨噬细胞/树突细胞/乳腺/脑/胃/小肠/肾/肝/肺/心脏/骨骼肌/睾丸/视网膜/晶体/脾/胎盘
H-FABP	心脏/骨骼肌/脑/肾/肺/胃/睾丸/肾上腺/乳腺/胎盘/卵巢/棕色脂肪
I-FABP	小肠/肝
IL-FABP	回肠/卵巢/肾上腺/胃
L-FABP	肝/小肠/胰腺/肾/肺/胃
M-FABP	周围神经系统/施万细胞
T-FABP	睾丸/唾液腺/乳腺
CoABP	红细胞/肝/心脏/肾/小肠/肌肉
CRBP	肾/肝/小肠/卵巢/肺/脾/脑
CRABP	脑/皮肤/睾丸
GST	组织分布广泛（胞液/线粒体/内质网/细胞核核膜）
H-PGDS	脾/胸腺/皮肤/肠/肝/胃（肥大细胞/树突细胞/库普弗细胞/Th2 细胞/巨核细胞）
L-PGDS	血液-组织屏障两侧（血液/脑脊液/眼房水/精液/羊水）
SCP-2	肺/肝/小肠/卵巢
Apo D	HDL 组成成分

二、结合蛋白的结构

非萼状蛋白与萼状蛋白一至三级结构完全不同。尽管萼状蛋白之间一级结构差异明显，但是其高级结构高度相似。

（一）非萼状蛋白类

SA、α-甲胎蛋白和维 D 结合蛋白均属 Afamin 家族，结构相似。人血浆白蛋白 HSA 由 584 个氨基酸残基组成，其中 35 个半胱氨酸残基形成 17 个二硫键和一个半胱氨酸，另有 2 个赖氨酸残基。48% α 螺旋、15% β 折叠和其余为卷曲回折的二级结构构成三个结构域；每个结构域由三个亚结构域构成；亚结构域间的间隙是小分子的结合部位。HSA 的小分子结合部位具有“构象诱导适应性”，对体内脂肪酸、代谢产物（如胆红素）、激素等生物活性物质和外源性药物（如青霉素、磺胺类、吲哚类、地西泮等）具有广泛的结合能力。

谷胱甘肽 S 转移酶为一超家族，旗下的 σ 亚家族为血源型前列腺素 D 合成酶 HPGD（hematopoietic prostaglandin D-synthase），其共同的结构特征是 N 端含一个超二级模体 βαβαββα 和 C 端含 α 螺旋结构区，谷胱甘肽结合部位附近一个开放的裂缝为底物结合位点。脂酰 CoA 结合蛋白（10 kDa）的结构为一独特的开放式螺旋束（上-下-下-上折叠），其上一暴露的浅腔为结合位点，结合后底物被腺苷-3-磷酸覆盖。甾类载体蛋白的结合位点是由 5α5β 链围成的腔，空间结构与 lipocalin 类似，有两个结合位点。热激蛋白 70 由 ATP 酶区（44 kDa）、多肽结合区（18 kDa）和 C 端（10 kDa）组成：ATP 结合位点在 2 个突起间的裂缝内（4 个结构区形成）；多肽结合区由 2 个 4β 反平等链和一个 α 螺旋构成，C 端由 α 螺旋、富甘/脯多肽和谷-谷-缬-天构成。三个区域均可能是药物的结合位点。

（二）萼状蛋白类

avidin、lipocalin 和 FABP 三个亚家族构成了萼状蛋白超家族，其共同的三维结构特征为：8~10 条 β 链反射折叠成一桶状结构，N 端 3_{10} 构成桶底，连接 AB 链的 L_1 环构成桶盖。桶腔为结合位点，其形状、大小、结合加强点[氢键和（或）盐键]和 L_1 决定底物的特异性，N 端 3_{10}、L_1 和 C 端均参与分子识别。

（三）$α_1$-酸性蛋白

人 $α_1$-酸性蛋白 AAG（alpha-1-acid glycoprotein）的分子质量为 41~43 kDa，pI 为 2.8~3.8，由 183 个氨基酸残基组成，有两个二硫键；糖链富含唾液酸（11%），占分子质量的 45%，由 5~6 个 *N* 糖苷键连接。AAG 属于边缘萼状蛋白（outlier lipocalin），高级结构与核心萼状蛋白（kernel lipocalin）差异极大。血浆 AAG 有两个表型，AAG1 和 AAG2。AAG1∶AAG2 约为 3∶1，且两者对药物的亲和力不同，如 AAG1 对哌唑嗪、奎尼丁、双嘧达莫等的亲和力高，而 AAG2 对美沙酮、丙吡胺、阿米替林等药物的亲和力高。糖链数量、结构及其唾液酸和岩藻糖含量与亲和力大小和调节功能密切相关，生理和疾病状态不仅影响 AGG 的含量，还影响糖链结构。

三、结合蛋白的含量

人血浆白蛋白HSA含量为3.25~5.2 g/dL（500~800 μmol/L），约占血浆总蛋白质的65%。HSA仅占人体总白蛋白的40%，其余白蛋白分布于组织间隙，血浆与组织间隙两者间的白蛋白达到平衡需要7~8天，48 h仅平衡3/4。白蛋白分子呈椭圆球形（15.4 nm×7.2 nm），不能进入肌肉、皮、皮下和黏膜组织间隙（脉管内皮孔径≤6 nm）。肝硬化、肝炎、甲亢、肾病综合征、尿毒症、营养不良、恶病质等疾病可致HSA显著下降，常见下降20%~30%，最低可达1.3 g/dL。

AGG的血浆水平为55~140 mg/dL （12~31 μmol/L），占血浆总蛋白质的1%~3%。AGG血浆水平不仅存在显著的个体差异，还受生理、疾病和药物的影响大幅度波动（最大达100%）。胎儿的AAG含量很低（20周仅3.1~5.9 mg/dL），胎儿AGG随年龄增长而增加，一周岁时达成人水平。导致AGG升高的疾病为：感染、休克、炎性疾病（动脉粥样硬化、炎性肠病、克隆氏病、风湿性关节炎、肾炎、系统性红斑狼疮、系统性硬化症、混合性结缔组织病）、外伤、烧伤、手术、骨髓器官移植、疾病急性期、急病、精神病、重症、癌症、肥胖、心绞痛、心律失常、急性心肌梗死、肾衰竭、肾透析等。糖皮质激素和CYP诱导剂会致AGG升高。引起AGG下降的疾病为：胰腺癌、肝硬化、肝炎、甲亢、肾病综合征、尿毒症、营养不良、恶病质等。对引起AGG升高的疾病进行治疗会导致AGG下降。

脂肪酸结合蛋白FABP（fatty acid binding protein）和谷胱甘肽S转移酶GST（glutathione S-transferase）是目前已知细胞内含量最高的两种结合蛋白。FABP主要分布于小肠上皮细胞和肝实质细胞，占小肠上皮细胞胞质总蛋白质的4%~6%。GST主要分布于肝、小肠和肾小管上皮细胞，占肝总蛋白质的4%。L-前列腺素D合成酶LPGDS（lipocalin type prostaglandin D-synthase） 是间隙液的主要结合蛋白，在脑脊液、眼房水、精液、羊水、尿和血浆的含量（μg/mL）分别为8、20~30、0.3~42、0.1~2.3、0.6~1.6、0.02~0.04。

与α_1-酸性蛋白一样，α_1-微球蛋白、NGAL、C8γ和孕蛋白14为急性期正反应蛋白，炎症状态时它们会有不同程度的增高。

四、结合蛋白的生理功能

（一）谷胱甘肽S转移酶

谷胱甘肽S转移酶催化谷胱甘肽巯基对内外源烷基化试剂的亲核加成反应，是生物体对环氧化物、不饱和醛酮、烷烃、卤代烃等脱毒的最原始机制，前列腺素D的合成是其中的一种反应类型。GST选择性低，底物广泛，主要为有机阴离子，如胆红素、血红素、非甾体抗炎药、花生四烯酸、青霉素、磺溴酞钠、吲哚青绿等。GST水平与多种疾病，特别是癌症的发生、耐药、预后密切相关。

（二）萼状蛋白类

这类蛋白质的共同特征是双分子识别。①识别小分子：与结构多样的小分子结合。②识别大分子：与其受体（水溶或膜蛋白）结合，因而其具有转运和调节两大功能。其转运特征在于：细胞间隙或细胞内靶向转运，不仅介导跨膜传质，还直接介导小分子与其受体的相互作用，如 L-PGDS 介导跨血液-组织屏障传质，ApoD 介导脂质的跨膜传质，FABP 介导脂肪酸的跨膜传质与氧化，SCP2 介导甾体激素的跨膜传质及其与靶点的相互作用，SRBP 和 CRBP 介导视黄醇的定向转运，LPGDS 介导胆红素的代谢清除，细胞内外结合蛋白联合清除组织细胞垃圾等。这种有别于 HSA 的转运特征，弥补了 HSA 不能自由出入所有组织细胞间隙、不能定向转运的缺陷（不存在白蛋白受体）。这类蛋白质对细胞增殖、分化、代谢具有重要的调节作用（表 8-4），如 AAG、α_1-微球蛋白、NGAL、C8γ 和孕蛋白 14 的免疫调节，FABP 和 Apo D 对糖代谢和脂代谢的调节。

表 8-4 结合蛋白的生理功能

结合蛋白	功 能	生理终点
脂肪组织		
A-FABP K-FABP	TG 储存，调节脂肪酸种类丰度，与 PPARα 核受体作用，产生炎症因子	胰岛素抗药性 代谢综合征，炎性疾病
巨噬细胞 A-FABP K-FABP	产生炎症因子，介导 ER 应急响应，与 PPARα 等核受体作用，与 JAK2 通路作用	动脉粥样硬化 炎性疾病
肝 L-FABP	转运长链脂肪酸供 β 氧化，与 PPARα 核受体作用	代谢综合征，加剧肥胖，降低肝胆固醇和胆酸池
小肠		
I-FABP	转运长链脂肪酸供 TG 合成	抗肥胖，高三酰甘油血症，TG 肝蓄积和代谢综合征
ILBP	胆酸转运	
L-FABP	转运长链脂肪酸供 β 氧化，MG 合成 PL，组成芽殖复合物	乳糜微粒生成
大脑		
B-FABP	利用 DHA（膜合成和信号）	神经细胞的发育、增殖、分化；与精神分裂症、双相情感障碍、唐氏综合征和情绪性行为相关
H-FABP	大脑 PL 合成，维持 ω6/ ω3-多不饱和脂肪酸平衡	维持成分大脑分化；与唐氏综合征、阿尔茨海默症和神经系统功能相关
K-FABP	长链脂肪酸转运与细胞膜发生，维甲酸利用与核受体（PPARα）作用	上调神经轴突发生、生长，神经细胞分化（如神经损伤）
周围神经		
M-FABP	长链脂肪酸转运与细胞膜发生	髓鞘发育
肌肉		
心肌 H-FABP	转运长链脂肪酸供 β 氧化和 PL 合成，与核受体（PPARα）作用	促进分化，抑制增生，脂肪利用
骨骼肌 H-FABP	转运长链脂肪酸供 β 氧化和酯化，与核受体（PPARα）作用	骨骼肌细胞分化
SCP2	亲和力：脂酰 CoA＞磷脂≈胆固醇＞植甾醇≈脂肪酸＞植烷酸	
CoABP	对脂酰 CoA 高亲和力，不结合脂肪酸	
GST	细胞生长、氧化胁迫、疾病进展，结合胆红素、血红素和胆酸	心脏、肝、脑疾病，胰岛素抗药性/代谢综合征
H-PDS	前列腺素 D 合成，免疫调节	胰岛素抗药性/代谢综合征/炎性疾病
Apo D	脂蛋白与组织间脂质转运	血浆 TG 水平/阿尔茨海默症/神经退行性病变/癌症发生
lipocalin		
	转运：L-PDS（跨血-组织屏障转运）/Apo D（脂质转运）	
	清除组织垃圾：如泪水 lipocalin	
	调节：FABP / Apo D / α_1-酸性蛋白/α_1-微球蛋白	
	免疫抑制：α_1-酸性蛋白/α_1-微球蛋白/孕蛋白 14/NGAL/C8γ（急性期蛋白）	
	其他：味觉蛋白/嗅觉蛋白/胆色素结合蛋白/a-虾青蛋白	

第四节 血浆蛋白结合

药物被吸收进入血液后，通过循环系统到达药物作用的靶点部位或到达其他组织。相当一部分的药物分子可能与血液中各种大分子成分结合，包括白蛋白（HAS）、α_1-酸性糖蛋白（AAG）、脂蛋白、免疫球蛋白（IgG）和红细胞（RBC）。血浆蛋白与药物结合是影响药代动力学和药效动力学的重要因素，它与药物的理化性质、生物转运、生物转化属性一样，同属于药物的 ADME 决定因素，需要在药物开发早期进行评估。人们逐渐认识到低血浆蛋白结合是一种较好的类药属性，但是在 2003 年前美国 FDA 批准上市的 260 种药物中，30%药物的蛋白结合率大于 95%，即属于高结合药物，甚至 5%药物的蛋白结合率大于 99%。如图 8-6 所示，近 10 年的上市药物蛋白结合率显著增高，45%药物的蛋白结合率大于 95%，而 24%药物的蛋白结合率大于 99%。

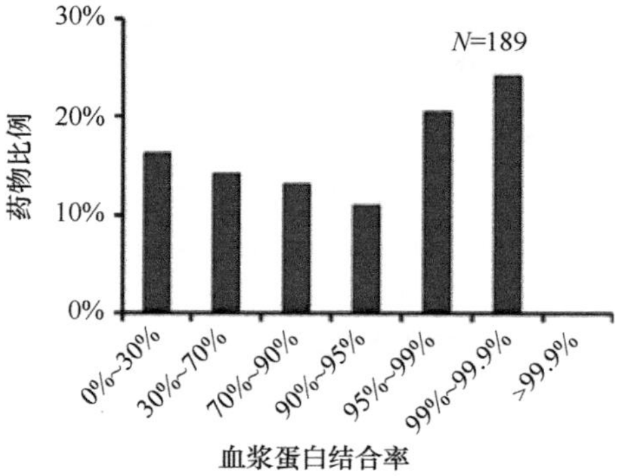

图 8-6 2003~2013 年美国 FDA 批准的 189 种药物的蛋白质结合率

白蛋白（HSA）和 α_1-酸性糖蛋白（AGP）是血浆中两种最重要的药物结合蛋白组分，基本特征见表 8-5。人血浆中含有 60 多种蛋白质，白蛋白是血浆蛋白的主要成分，白蛋白相对分子质量约 67 500，由 20 种不同的氮基酸组成，大约占 60%，其次是 α_1-酸性糖蛋白。精氨酸、组氨酸、赖氨酸的碱性基团与酸性药物相结合，而天冬氨酸、谷氨酸的酸性基团与碱性药物相结合，酸性药物与血浆蛋白的结合较碱性药物结合要强得多。所以通常酸性药物与白蛋白结合，而碱性药物与 α_1-酸性糖蛋白结合。这种结合大多是可逆的，只有极少数是共价结合，如抗肿瘤药物烷化剂。有些药物也能与 β_1 球蛋白、γ 球蛋白、α 及 β 脂蛋白、α_1-酸性糖蛋白结合。

表 8-5 血浆中与药物结合的蛋白质的基本特征

特征	白蛋白	α_1-酸性糖蛋白	脂蛋白
分子质量/kDa	66 含 585 个氨基酸残基	44	200 000~2 400 000
正常浓度/（g/L）	35~53	0.4~1.0	变化的
半衰期/天	19	5	6

人血浆白蛋白（HAS）与多种内源和外源配体结合，结合常数为 10^4~10^6 L/mol。HSA 是一个分子质量为 66.5 kDa 高度可溶的蛋白质，是由 585 个氨基酸组成的单链，

含有一个色氨酸（Trp-214），含糖量低（2%），在 pH7 时静电荷为–15。牛、大鼠、小鼠和其他动物血清白蛋白的主要序列是已知的，人血浆 HSA 与其他哺乳动物的血清白蛋白有很高的序列同源性，如与 BSA 和 RSA 有 80%的同源性。作为血浆中含量最多的蛋白质（35~50 mg/mL），白蛋白起着十分重要的作用，如维持血液 pH 和胶体渗透压，并且是导致血浆中巯基含量最多的原因（Cys-34）。

HSA 由一系列三个重复的域（Ⅰ，Ⅱ，Ⅲ）组成，每一个域包含两个亚域（A 和 B），包含 1 个游离的半胱氨酸和 17 个胱氨酸。二硫键迫使白蛋白形成 9 个环，每个结构域有 3 个，使得白蛋白在加热和其他变性条件下稳定，但 pH 的变化会导致白蛋白结构发生改变。HSA 的 X 射线晶体结构研究结果揭示了相当量的螺旋和由主要序列预测的三级结构域的同源性。HSA 有 67%的螺旋，三个主要结构域每一个大概包含 10 个螺旋。两个延伸的螺旋连接着三个结构域，使得总的螺旋数达 28 个。两个亚域（A 和 B）包含一个主要的环，具有相似的螺旋二级结构，这又增加了额外的同源性。

α_1-酸性糖蛋白（AAG）是一种急性期蛋白，经常与碱性或者中性药物的结合相关，但其也可结合某些酸性化合物，主要是用来作为类固醇的一种载体。药物配体的结合常数与人血浆白蛋白复合物的结合常数相似。在正常情况下，血浆中酸性糖蛋白的浓度范围为 0.5~1.0 mg/mL。但在一些生理学和病理学条件下会发生相应的改变，在某些确定疾病的情况下血浆中酸性糖蛋白的浓度会超过 3.0 mg/mL。糖蛋白有 181 个相对分子质量将近为 40 000 的氨基酸单一多肽链。在个体中存在着的糖蛋白具有多种亚型。糖蛋白的碳水化合物成分占到大约 42%的分子质量，这些碳水化合物成分也很多样化，由 5 个天冬酰胺链分支内含将近 11%唾液酸的多糖构成。蛋白质的结构中包括 21%的 α 螺旋和 21%的 β 折叠。酸性糖蛋白成分的构象并不会被其碳水化合物的组分所影响。

α_1-酸性糖蛋白的配体结合：酸性白蛋白含有一个广泛而灵活的结合位点，或者两个重叠的位点，各种酸性和碱性配体荧光探针的取代证明了这个观点。光亲和标记实验证明在配体结合位点包括 162 位赖氨酸和几个谷氨酸残基，但是结合位点主要是疏水的。各种吩噻嗪配体包括氯丙嗪，被证实与双香豆素络合 AAG 形成三元复合物，或者置换酸性配体，支持单个酸性/碱性配体结合位点的假设。吩噻嗪类的亲和力与 AAG 的疏水性是相符的。

总的来说，一般酸性和中性药物喜好与 HSA 结合，碱性药物喜好与 AAG 和 RBC 结合，高亲脂性药物喜好与脂蛋白和 RBC 结合，高亲脂性酸性和中性药物多与 HSA、脂蛋白和 RBC 结合，高亲脂性碱性药物多与 AAG、脂蛋白和 RBC 结合。根据参与结合的成分不同，可以对药物分子的血浆蛋白结合进一步分类。药物与蛋白结合主要通过离子键、氢键、疏水性及范德华力结合，一般是可逆的，结合型药物分子变大不易透膜而“储存”于血液中，经血液运输通过游离药物分布到机体各组织部位。多数药物在血液中与血浆蛋白结合，还可以与血细胞结合或进入其中，药物在血液中的分布通过游离药物达成动态平衡。

血浆蛋白是体内有效的药物传送载体。许多难溶于水的药物，与血浆蛋白结合后，在血液中被传送，结合型与游离型药物处于动态平衡状态，游离药物不断透过生物膜。体内血浆蛋白结合的主要特点是动态平衡。药物与血浆蛋白的结合是疏松和可逆的，因此药物与血浆蛋白的结合对药物的转运和药理活性的影响是暂时的，可以把它看成是药物的一种储存形式。另外，药物与血浆蛋白的结合率可受到许多因素的影响而发生变化，如药物浓度、竞争结合、一些个体的特殊状态（病理状态）等。

血浆蛋白结合程度对许多药代动力学参数的影响至关重要，它与体外内在清除率 CL_{int}、体内清除率 CL 的关系可以用均匀搅拌模型进行描述。

$$CL = \frac{Q_H \times f_{u,b} \times CL_{int}}{Q_H + f_{u,b} \times CL_{int}} \tag{8-6}$$

式中，Q_H 为肝血流量［mL/（min·kg）］；$f_{u,b}$ 为药物在血液中的游离药物分数。当药物肝清除与肝血流量相比很低时，即当 $f_{u,b}\times CL_{int} << Q_H$ 时，$CL \approx f_{u,b}\times CL_{int}$，可见此条件下清除率与 $f_{u,b}$ 直接成正比。例如，华法林（warfarin）在 SD 大鼠体内的清除与药物游离分数呈正相关。相反，当药物具有很高的肝清除率时，清除率主要取决于肝血流量，而与血浆蛋白结合程度无关。即当 $f_{u,b}\times CL_{int} << Q_H$ 时，$CL \approx Q_H$。例如，异丙酚在人体内的清除与血药游离分数无关，为这一清除类型的典型例子。

血浆蛋白结合不仅影响代谢清除率，还影响肾清除率。肾清除包括 4 个过程：肾小球过滤（CL_f）、主动分泌（CL_{rs}）、被动重吸收（F_t）和肾代谢（CL_{rm}）。其中肾小球清除（CL_f）与 $f_{u,p}$ 有关。$CL_f=f_{u,p}\times GFR$，其中 GFR 为血浆中水分滤过到肾小球中比例，一般 70 kg 成人的量大约为 125 mL/min。符合此类型的典型例子为头孢曲松，它在肾中的清除与其血浆游离分数呈良好正相关。

药物与血浆蛋白结合的特异性差，理化性质相近的药物间可产生相互作用。例如，磺胺类等有机阴离子药物可置换胆红素，血浆中游离胆红素浓度增加，从而增加中枢神经系统毒性。实际上大多数药物的治疗剂量都远低于白蛋白和 α_1-酸性糖蛋白的浓度，蛋白质很少被药物饱和，因此，药物间对血浆蛋白结合位点的竞争导致毒性大大降低。但是对于治疗窗窄的药物，应考虑药物相互作用造成的短暂浓度变化，引起药物作用、毒性改变。

一、血浆蛋白结合对 PK 的影响

1. 助溶保护

避免药物在体内的化学降解或（和）酶解、非特异性吸附和沉淀析出；保护机体免受药物理化性质的干扰（如 pH、离子强度、渗透压等）。

2. 助溶运输

因其不溶于水，脉管等各生物空间的水成为传质屏障，PB 对药物的助溶，使亲脂性药物在各空间内进行运输成为可能。

3. 助溶跨膜传质

使亲脂性药物在生物空间之间的跨膜传质、质量平衡或能量平衡成为可能。

药物和代谢产物的共价结合：血浆蛋白的共价修饰可以生成经母体分子亲电子部分直接连接到亲核蛋白的残基，或者通过母体的代谢激活得到更好的活性反应组分。由于这些活性反应可能潜在地形成免疫性加合物（半抗原），因此显得很重要，并且可能产生特殊的过敏反应。第二个范畴是难以预测的，但是非甾体解热镇痛药（NSAID），如托美丁的酰基葡萄糖醛酸代谢产物共价结合到白蛋白就是例证。这些羧酸的衍生物首先与葡萄糖醛酸共轭，可逆地与白蛋白结合，并且在这个运输反应过程中与蛋白质上亲核的残基产生共价加合物。

二、药物与血浆蛋白结合的体外研究方法

药物与蛋白结合的研究主要运用现代实验手段与方法，从不同角度对药物与蛋白质之间的相互作用进行研究。药物与蛋白质相互作用的指标包括结合常数、结合位点数、结合位置、结合作用力类型及蛋白质分子在结合中结构的变化等内容。药物能与蛋白结合主要由于蛋白质具有特定的生理活性，而蛋白质的构象与其生理活性直接相关，因此蛋白质的构象研究对药物与蛋白结合的研究是至关重要的。蛋白结合的测定方法按照其测定对象的不同，可分为间接测定法与直接测定法。间接测定法：是指运用各种手段及方法，通过测定药物游离浓度，从而推测药物与蛋白结合程度的方法，主要包括平衡透析法、超滤法、超速离心法等。其中平衡透析法及超滤法是应用最为广泛的方法。直接测定法：是指运用各种手段及方法，直接测定药物与蛋白质的复合物，从而确定药物与蛋白结合程度的方法。药物分析技术的迅猛发展，为药物与蛋白结合的研究提供了更多新的方法，如高效前沿分析方法及微透析法等。各种方法的比较及选择见表 8-6 和图 8-7。

表 8-6　研究药物-蛋白结合的不同方法的比较

	平衡透析	超滤	超速离心	示差扫描量热法	表面等离子共振	亲和色谱	毛细管电泳	平行人工膜
获取数据	K_d	K_d	K_d	K_d，ΔH，ΔS	K_d，K_{on}，K_{off}	K_d	K_d	K_d
优点	简单，成本低，可以利用96孔板	简单，可以利用96孔板	简单	可以给出热力学信息，可评价高亲和力的结合作用	可以给出结合动力学信息，需要样品量少，提供实时结合数据	固定化样品可重复利用，不需要纯样品	样品量少，快速，简单，不需要纯样品	可以利用96孔板
缺点	平衡时间长，体积有迁移，非特异性结合，Donnan效应	滤膜障碍，可以打破平衡Sieve效应，非特异性结合	脂蛋白漂浮，沉降风险，后扩散，复合物解离	缺少验证，高纯度试剂	需要固定化，不能直接给出化学计算的信息，成本高	需要固定化	敏感，可能吸附到毛细管壁	需要高纯试剂

（一）平衡透析法

采用半透膜将药物和蛋白质分在两个小室内，只有小分子可以透膜，达到平衡后测量两室内药物的浓度；达到平衡时两室中游离药物浓度相等。测定两室药物浓度，就可以计算相应的血浆蛋白结合率。优点：两池达到充分平衡，测定准确。缺点：耗时长，通量低，血浆消耗大。

（二）超滤法

采用超滤膜将离心管隔开，药物与蛋白质混合液加在上室内开始离心，蛋白质分子不能透过超滤膜，所以与蛋白结合的药物分子不会被离心到下室，只有游离的药物分

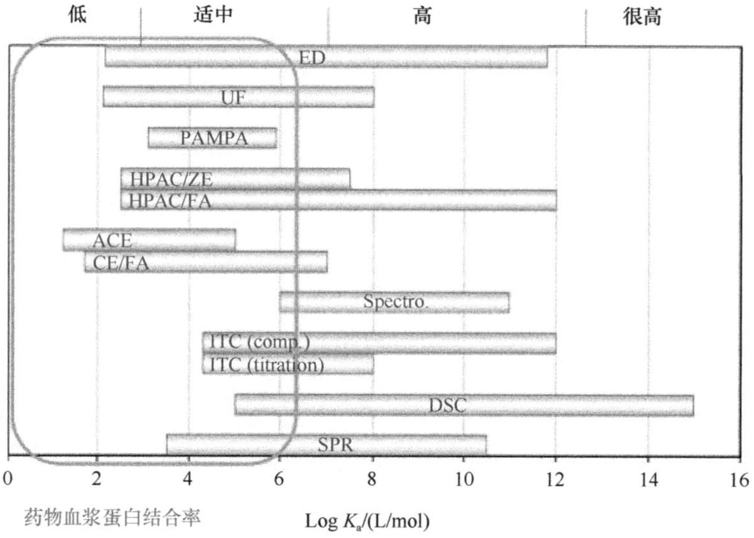

图 8-7 选择研究药物与血浆蛋白结合的合适方法

子能进入下室，测定滤液中药物浓度即为游离药物浓度。该法所用生物样品量大大减少，故可用于在体的血浆蛋白结合率测定。优点：操作简便，快速。缺点：膜的非特异性吸附问题严重，超滤时间、压力等影响结果。

（三）微透析法

微透析（microdialysis，MD）技术为一新型的采样技术，近 10 年来在神经学、药物组织分布学及药物透皮吸收研究中有重要应用。此技术的核心为微透析探针，操作时，将探针植入动物的某一器官或组织中，探针的半透膜产生两个液体池，采样处一侧为组织的细胞外液池，另一侧为生理灌注液池，通过一高精密度的灌注泵以低流速向探针灌注生理缓冲液。由于灌注液的存在，采样过程无体液损失，使持续、长时间的样品收集成为可能。微透析探针可植入动物的任何组织和器官中，包括脑、血管、胆管及皮下，因此它比传统的药代动力学研究方法有更多重要的优势。其最大优点是可以在基本不干扰生物体正常生命活动的情况下进行实时采样和在线分析，可连续研究生理条件下体内药物与蛋白质的结合作用。传统方法为使游离型与结合型药物良好分离，需要做大量工作；为获得血浆蛋白结合率的数据，还得进行透析等其他实验，操作繁琐、费时。采用 MD 采样技术，可直接测定游离药物含量，同时采集的血浆样品用于游离型与结合型药物总浓度的确定，从而方便地计算出血浆蛋白结合率。

（四）高通量筛选方法

随着高通量筛选组合化学等新技术的发展，许多新技术应用到药物 ADME/T 性质研究中，增加了被筛选化合物量，扩大了筛选的靶标，提高了筛选速度，使新药的筛选向微型化、自动化、智能化迈进。为了缩短检测时间，提高样品分析的通量，目前采用 96 孔平衡透析装置和 96 孔超滤离心装置。该装置的独特设计使表面积/体积达到最大化，测定方法自动化，能够减少非特异性透析设备表面的药物吸附，并且能够加速待测样品的溶解，缩短平衡时间。Fung 等将 96 孔板与液质联用检测技术相结合，对血浆蛋白结合进行半自动高通量的测定，与传统的测定方法相比，该法能够同时测定 32 种化合物的蛋白结合率。针对高蛋白结合率药物往往游离浓度很低、通常难以测定的特点，Eriksson 等开发了比较平衡透析法，通过对不同动物血浆进行比较测定血浆蛋白的结合性质，特别适合如丙戊酸等血浆蛋白结合率高的化合物的测定。

（五）高效亲和色谱法（HPAC）

HPAC 被用于分析药物与血浆蛋白的结合，可由药物电泳迁移率的连续变化计算出药物与蛋白质的结合常数。该方法允许多种药物同时进样，并可同时测定多种药物与蛋白质的结合常数，这对立体选择性蛋白结合的研究非常有用。药物在蛋白质上的结合位点可采用已知结合位点的置换剂来鉴别。HPAC 的优点是：①固定化的生物高聚物具有良好的稳定性和恒定的结合行为。②色谱系统良好的精密度和重现性可提供大量结合作用的对比研究，特别适宜对映体的选择性研究。HPAC 的缺点是：①流动缓冲液中蛋白质的强紫外吸收可干扰药物的检测。②光学异构体之间的结合位点数可能不同。③有时检测到的峰形展宽，可能导致结合常数的估计错误。④药物与蛋白质的结合会发生在毛细管内表面，致使数据分析复杂化。⑤迁移率变化的重现性差。

（六）毛细管电泳-迎头分析法（CE-FA）

毛细管电泳-迎头分析法（CE-FA）是由 Shibukawa 等开发的一种在平衡条件下测定游离药物浓度的新方法。该方法的出现归功于一种新型固定相——内表面反相固定相（ISRP）的出现。这种固定相具有亲水的外表面和疏水的内表面。蛋白质由于分子尺寸太大而不能进入固定相颗粒微孔的内部，而且不被固定相的外表面吸附，因此在色谱分离中不被保留或变性。小分子药物及其代谢产物等可以进入到固定相颗粒微孔内部，并在疏水的内表面上进行分配，因而在色谱分离中被保留和分离。基于此原理可将血浆样品中的游离药物和血浆结合药物分离开。该法具有如下优点：①能避免平衡透析法和超滤法的不足，即药物易被膜吸收和膜可能使结合药物泄漏；②尤其适合于药物蛋白结合率高、游离药物浓度低的样品的测定；③血浆样品不需预处理可直接进样，易于实现样品分析自动化。

除此以外，还有荧光光谱法、紫外光谱法、原二色谱、核磁共振波谱和表面等离子体共振（surface plasmon resonance，SPR）技术等，光谱法是通过蛋白质与药物结合后的光吸收改变原理来测定与蛋白质结合的药物的量，这种方法只在特殊的情况下使用。光学生物传感器法使用表面等离子体共振技术，主要用于探测生物分子间的相互作用，因而可用于药物开发的许多过程中。该技术可筛选针对某一靶位点的先导化合物，也可检测药物与蛋白质包括酶的结合能力。

第五节　组织蛋白结合

除血浆蛋白外，其他组织细胞内存在的蛋白质、脂肪、DNA、酶等高分子物质都能与药物发生非特异性结合。药物进入到相应组织后也会与组织中蛋白结合。虽然对组织蛋白结合的研究不够广泛，但它对药代动力学的影响与血浆蛋白结合同样重要。药物在体内的选择性分布，除取决于生物膜转运特性外，不同组织对药物亲和力的不同也是重要原因之一。这种结合与药物和血浆蛋白结合的原理相同。一般组织蛋白结合是可逆的，在组织与血液间保持动态平衡。

药物的药代动力学参数（如清除率、半衰期、稳态分布容积）除了受血浆蛋白结合影响外，还取决于药物在血浆和组织的相对亲和力。因此要确定组织结合，要先确定药物在组织和血浆或组织和血液中的分配比，用式（8-7）定义：

$$\frac{C_{\mathrm{TSS}}}{C_{\mathrm{PSS}}}=K_{\mathrm{p}}=\frac{f_{\mathrm{u,p}}}{f_{\mathrm{u,t}}} \tag{8-7}$$

式中，C_{TSS} 是稳态下药物在组织中的浓度；C_{PSS} 是稳态下药物在血浆中的浓度；其比值 K_{p} 是稳态下药物在组织和血浆中的分配系数。这一方程的基本假设是药物在血浆和组织中的游离浓度是相同的。要获得准确的 K_{p}，必须要清楚药物在组织器官中的清除，对于肝或肾等药物清除器官，只有于药物在器官中的提取率已知的条件下才能计算出 K_{p}。

1. 参与组织结合的成分

参与 TP（组织结合）的成分不仅仅限于细胞质水溶性蛋白，还包括细胞膜、膜蛋白、核酸等。例如，林旦和偶氮苯衍生物直接嵌入细胞膜脂质双层，局部麻醉药（普鲁卡因/利多卡因）溶于脂质双层，碱性药物易聚集于溶酶体，弱碱性药物（奎尼丁/普萘洛尔/丙咪嗪）的 $P_{\mathrm{t:p}}$ 与组织的磷脂酰丝氨酸含量呈正相关，阿霉素的 $P_{\mathrm{t:p}}$ 与 DNA 含量呈正相关，阿屈磷酸盐与羟磷灰石形成复合物等。

2. 组织结合的结合模式

组织蛋白结合的模式与血浆蛋白结合有相似性，如选择性低，一种蛋白质能与多种药物结合，一种药物也能与多种蛋白质结合；NSAID 体外置换与肝匀浆结合的碱性药物可乐定、华法林、抗生素等；普萘洛尔置换利多卡因；组织结合改变同样引起 CLH 改变。组织结合蛋白 GST、FABP 和 Apo D 等存在种属差异和个体差异。鉴于同一药物 VD 和 $P_{\mathrm{t:p}}$ 的种属差异和个体差异，可以推测组织结合也存在种属差异和个体差异。目前对组织中药物结合蛋白的种类、含量、结合位点、亲和力等信息及生理状态、疾病、营养等影响因素知之甚少，对于已知的少数几个结合蛋白，如 GST、FABP、SCP2 等，从药学角度亦还有待于系统研究。

许多药物的靶点存在于特殊的组织或器官中，如大脑、肿瘤、肝和眼睛等。目前的问题是能否通过减少组织或器官中药物的结合作用来增加组织或器官中游离的药物浓度。大量与脑组织内靶点结合的实验数据已经有所报道，但对其他组织来说数据相对较少。因此，针对是否增加脑组织药物的游离分数（$f_{\mathrm{u,\,brain}}$）就会导致脑组织游离药物浓度增加、降低有效剂量展开讨论。同样的原理和实验方法应该适用于靶点在其他组织的药物。

与血浆蛋白结合类似，较高的脑组织药物游离分数可以导致较高的脑组织游离药物浓度，这一观点在体外实验中已得到证实，总的脑组织药物浓度是由药物的总量和药物扩散的容积决定的。然而在体内，脑组织游离药物浓度不依赖于脑组织游离分数和总的药物浓度，而是与血浆游离药物浓度和血脑屏障扩散/转运的特性相关。血脑屏障将脑组织与血液分离开来。对于大多数化合物来说，只有扩散清除和外排清除是比较重要的。式（8-7）清楚地表明在血脑屏障中，脑组织游离浓度是由血液中药物的游离浓度和药物的转运特性所决定的，药物的脑组织结合并不影响药物在脑组织中的游离浓度。

3. 药物与组织蛋白结合的体外研究方法

（一）组织匀浆法

对于组织匀浆的蛋白结合，可采用许多血浆蛋白结合的方法研究。通常，平衡透析是最好的方法，超滤和超滤离心法应用最广泛。但组织匀浆法的最大缺陷是匀浆组织缺少胞间致密连接。因为组织匀浆缺少组织构成，致使药物暴露于组织的暴露量测定不准确，导致 K_p 计算出现误差。同时，由于组织匀浆制备后为黏稠样悬液，实际实验中需经过稀释，因此涉及这样一个问题时考虑蛋白结合与组织浓度间是否为线性关系。

（二）组织切片法

利用组织切片来确定组织结合是常用的方法，其最优点在于组织切片具有完整的胞间连接，保持了组织的原有特性，这也是组织切片法相对于组织匀浆法的关键优势。组织切片法可以确定药物在组织内的蓄积率，虽然蓄积率与实际体内数据有明显不同。对于一些难制备组织切片的器官，如肌肉和肺，可采用组织块替代。

（三）脂肪组织的结合

对脂肪组织蛋白结合的研究相对甚少，然而脂肪组织由于含有高比例的以三酰甘油形式存在的脂类，被认定为是重要的储存器官。由于大多数药物在脂肪组织的蓄积具有较长的半衰期，因此在脂肪组织进行稳态分布测定是不现实的。需要引入一个概念，脂肪储存指数（adipose storage index，ASI）见式（8-8）：

$$\mathrm{ASI}=\frac{C_{\mathrm{ad\,max}}}{D_{\mathrm{ad\,max}}} \tag{8-8}$$

式中，$C_{\mathrm{ad\,max}}$ 为单次给药后脂肪组织内的最大浓度；$D_{\mathrm{ad\,max}}$ 为在 $t=t_{\max}$ 时，药物均匀分布的理论浓度（平均浓度），可由动力学分布实验中质量守恒理论计算得到，或者如果清除率很低时，此数值近似于 $t=0$ 的值。脂肪储存指数要优于通常使用的脂肪和血浆浓度的比。

一些研究发现，药物在脂肪组织中的分布与其脂溶性缺少呈明显的相关性，说明药物在脂肪组织中的分布是药物与脂肪组织及血液结合的竞争过程。药物在脂肪组织的结合主要取决于化合物的 $\log P$，而在血液和无脂肪组织的结合取决于 $\log P$ 和药物分子结构。

药物与蛋白结合的程度取决于蛋白质的量和药物对蛋白质的亲和力，它们直接间接地受病理、生理状况及其他药物与化合物等种种因素影响。例如，种属差异，个体差异，病人的年龄、性别、遗传因素、营养状况、疾病情况，药物与内源性物质及药物之间的竞争性结合等都能改变结合程度，而使血浆或组织中药物的游离浓度发生变化。

第六节　生物转运的基本原理、概念

药物在体内吸收、分布、转化及排泄的过程中，首先必须跨越多层生物膜，进行多次跨膜转运过程，该过程属于物理过程，药物分子不发生结构上的变化。认识药物如何跨过生物膜是了解药物的体内吸收、分布、代谢和排泄过程的基本条件。体循环液体是药物转运的主要介质。药物吸收过程使得药物从给药部位（如胃肠道、肌肉等）进入体循环。药物分布是药物从循环系统转运到达机体其他部位的过程。药物清除（代谢和排泄）是体循环中药物离开机体的过程，它们可能通过化学修饰形式排泄，主要发生在肝，也可能以母体药物形式排泄，主要发生在肾。所有这些过程都需要药物跨过生物膜（图 8-8）。口服的药物必须透过胃肠生物膜。药物分布的第一步涉及药物在不同组织微血管膜的转运过程。最后药物穿过肾小球和肾小管生物膜的能力控制药物的肾排泄。更重要的是，药物必须跨过分离作用作为和体循环的所有生物膜。具中枢神经作用的药物必须穿过血脑屏障，具细胞内作用的药物必须穿过细胞膜，治疗实体瘤的药物必须穿过肿瘤块，并在肿瘤细胞内保持足够长的时间以发挥作用。

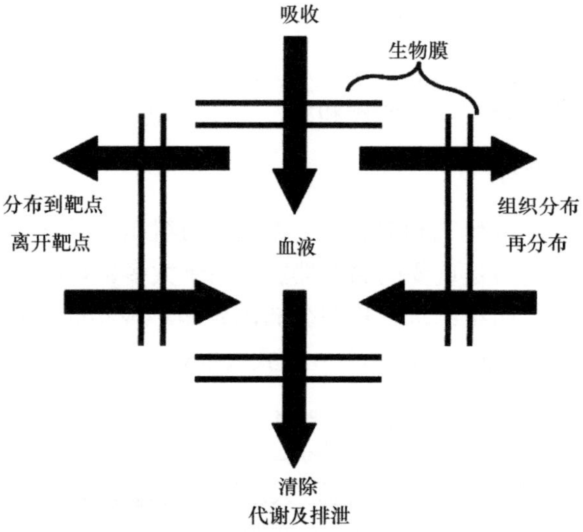

图 8-8　药代动力学中的跨膜转运过程

药物在吸收、分布、代谢、排泄和到达靶点的过程中必须穿过一种或多种生物膜。生物膜主要由脂质、蛋白质和多糖组成。该脂膜呈液态骨架，脂质形成一系列双分子层，蛋白质镶嵌在其中，蛋白质多为物质转运的载体（transporter）、受体或酶，担负着物质转运或信息传递的任务（图 8-9）。此外，在膜中还存在一些孔道，一些小分子化合物如水、尿素等可通过。生物膜的脂质特性使得一些药物可以溶于脂膜中，借助于浓度差，从膜的一侧向另一侧转运。不同种属动物，甚至同一动物不同组织的生物膜组成往往是不同的，这是其所构成组织具有各自转运特性的物质基础。

药物分子通过生物膜（或细胞膜）的现象称为生物转运，它在药物的体内吸收、分布及排泄过程中起着非常重要的作用（Sugano et al.，2010）。药物透过小肠上皮细胞后

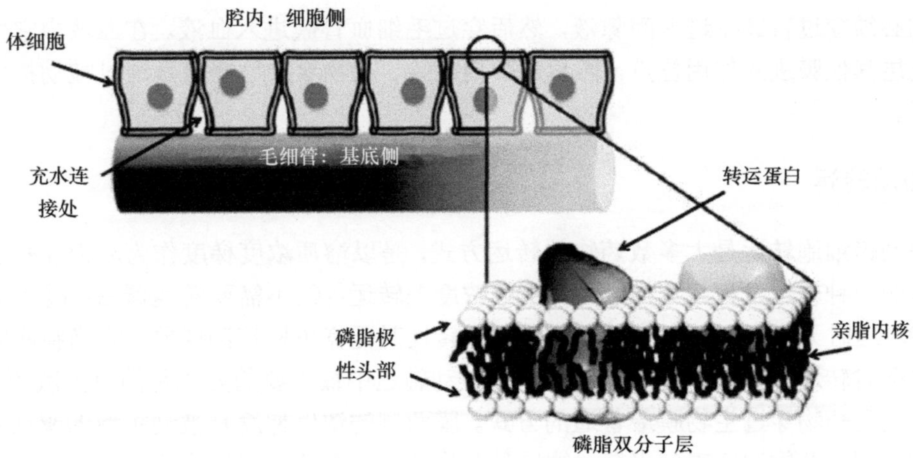

图 8-9　细胞膜结构

即可进入体循环，所以跨膜转运是药物吸收的必经过程。药物跨过肠上皮主要有 4 条途径（Kell et al.，2011）：①被动转运（the passive transcellular transport）；②胞旁转运（the passive paracellular transport）；③转运蛋白介导转运（the active carrier-mediated transcellular transport）；④胞饮作用（the trans-cytosis route），如图 8-10 所示。吸收好的药物通常脂溶性较大，易分布于肠上皮细胞膜，由于刷状缘细胞面积巨大，此类药物通常是利用被动跨膜转运途径；吸收缓慢且较差的药物，如亲水性药物及多肽等，不易分布至刷状缘，主要由胞旁转运透过上皮。

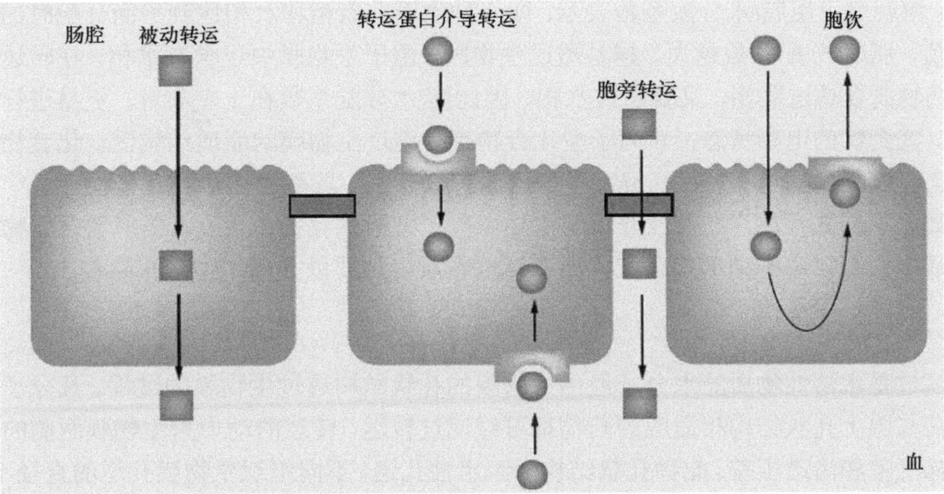

图 8-10　药物在肠上皮的转运途径

药物为了到达体内并被组织摄取，必须透过主要器官和体腔的上皮膜。上皮膜包括一系列水填充的结点连接的细胞。这些细胞的膜包含由脂蛋白组成的双分子层。脂质双层是有方向性的。不同蛋白质分子嵌入膜的不同位点中。上皮膜面对器官或身体的部分（也就是面对胃肠腔的一侧）称为顶侧。另外一侧，包括面对循环系统那侧，是底侧。个别膜包括一层或多层细胞。在 ADME 的每个过程，药物需要穿过几层膜。例如，口服药物必须穿过胃肠壁进入间隙液，然后穿过毛细血管膜进入血液。在血液中它们需要穿过几层其他膜进入作用位点，然后从体内消除。药物穿过这些膜是通过被动扩散或主动转运。

一、被动转运

被动跨细胞转运是大多数药物的转运方式，是以溶质浓度梯度作为动力使药物通过细胞膜的一种转运过程。其特点为：①顺浓度差转运；②不需要转运蛋白；③不消耗能量；④转运时无饱和现象；⑤不同药物同时转运时无竞争性抑制现象；⑥当膜两侧浓度达到平衡时转运即保持在动态稳定水平。被动转运中最主要的方式是简单扩散和滤过。被动扩散是药物穿过生物膜最普通的方式。膜两侧的浓度梯度是被动扩散的驱动力，从而使膜两侧的药物浓度得到平衡。结果是药物从高浓度侧到低浓度侧产生净运动。任何结合到组织大分子或血浆蛋白的药物本质上需要从体循环中扣除，它们不参与形成这种浓度梯度。被动扩散的难易程度取决于药物穿过膜亲脂性基质的渗透性，因此它取决于药物分子的亲油性、极性及药物分子的大小。药物跨细胞转运的难易取决于药物穿过生物膜的渗透性，即依赖于药物分子的亲脂性、极性及药物分子的大小。总的来说，对于非极性亲脂性的小分子，跨细胞渗透性是最高的。

（一）简单扩散

简单扩散指脂溶性药物首先溶解于膜的脂质成分而后扩散到另一侧，主要受以下因素影响。①药物在生物膜两侧的浓度差：浓度差越大，扩散越快。②药物在脂质中的溶解度：溶解度可用脂/水分配系数表示，即一种物质在脂相和水相达到平衡分配时的分配率比值，脂/水分配系数越大，越易透过生物膜。由于生物膜中还含有水相，在转运过程中，药物既要透过脂相，又要透过水相，因此脂/水分配系数在 1 左右者，更易进行简单扩散。③药物的电离状态：非离子型化合物更易透过生物膜的脂质结构区。化合物的电离状态受其本身的电离常数（pK_a）和溶液的 pH 影响。弱酸性化学物在酸性介质中主要以非离子型形式存在，在碱性介质中主要以离子型形式存在；相反，弱碱性化学物在酸性介质中主要以离子型形式存在，而在碱性介质中主要以非离子型形式存在。

（二）滤过

滤过是水溶性物质随水分子经由生物膜的孔状结构透过生物膜的过程。凡分子大小和电荷与膜上孔状结构相适应的药物都可经滤过转运，转运的动力为生物膜两侧的流体静压梯度差和渗透压差。此种孔状结构为亲水性孔道，不同组织生物膜孔道的直径不同。肠道上皮细胞和肥大细胞细胞膜上孔道直径较小，约为 0.4 nm，相对分子质量小于 200 的化合物才可以通过；一般细胞孔道直径在 4 nm 以下，所以除水分子可以通过外，有些离子型药物也可滤过。

二、胞旁转运

被动胞旁转运是指一些小分子物质经过细胞间连接处的微孔跨膜转运进入体循环的过程（图 8-11）。小分子水溶性药物可通过此途径转运吸收。胞旁转运依赖于连接的尺寸及药物分子的大小。不同组织的上皮膜相邻细胞的连接是不同的。胃肠膜和皮肤的相邻细胞连接是非常紧密的，它们起到固定跨细胞转运蛋白的作用，并且保护机体免受外来物质的侵入。药物在肠上皮膜的胞旁扩散在吸收总量中占很小一部分。大部分组织的毛细血管膜的紧密连接较疏松，可以使大分子物质（如肽类和多肽类）进出循环系统。大分子药物，如氨基糖苷类能够通过胞旁转运穿过这些生物膜。而氨基糖苷类药物的亲水性将阻止它们在组织内被动扩散，从而限制了它们向细胞外液被动扩散。

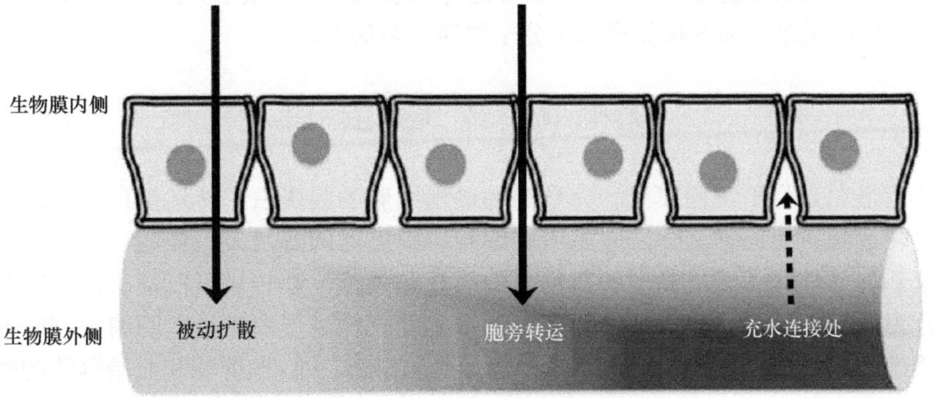

图 8-11　被动扩散和胞旁转运

三、转运蛋白介导转运

主动转运是部分药物的转运方式，指药物不依赖于膜两侧浓度差、逆浓度差进行的跨膜转运，其特点为：①需要转运蛋白，转运蛋白对药物有特异选择性；②需要消耗能量，能量来自细胞代谢活动所产生的代谢能（ATP）的释放；③受转运蛋白转运能力的限制，当转运蛋白转运能力达到最大时有饱和现象；④不同药物同时被同一转运蛋白转运时，可产生竞争性抑制现象；⑤当药物转运完毕后转运即停止。许多药物的代谢产物经由肾和肝排出，主要是借助主动转运，如图 8-12 所示。

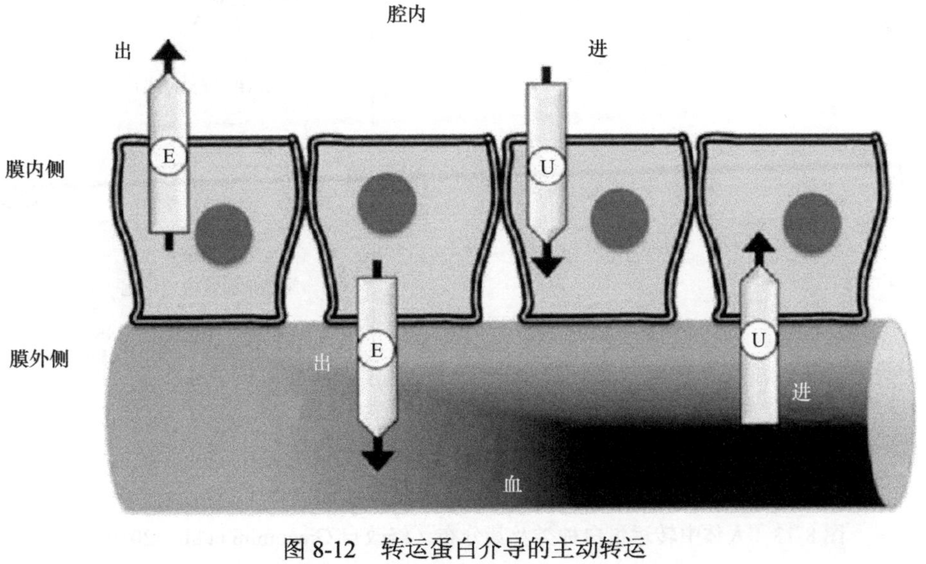

图 8-12　转运蛋白介导的主动转运

四、胞饮作用

胞饮作用也称内吞作用，指药物吸附在细胞膜时，细胞膜内陷，药物分子便进入，然后细胞膜内折，逐渐包围药物分子，形成小囊泡，并向细胞内部移动。这种机制也需消耗能量，并主要出现在蛋白质类药物的转运过程中。胞饮作用也是植物细胞吸收水分、矿质元素和其他物质的方式之一，它是非选择性吸收，在吸收水分的同时，把水分中的物质一起吸收进来，如各种盐类和大分子物质甚至病毒。

第七节　转 运 蛋 白

转运蛋白是位于细胞膜上、介导药物进出细胞的膜蛋白。转运蛋白是影响药物分子跨膜转运的重要因素之一，它是所有细胞和细胞器的看门人，控制了关键分子（如糖、氨基酸、核酸、无机离子和药物）的吸收和外排。膜转运蛋白是决定药物药代动力学行为、安全性和有效性的重要因素。特定的膜转运蛋白表达在肠细胞、肝细胞、肾小管上皮细胞及其他重要屏障组织，包括血脑屏障、血-睾屏障和血胎屏障的管腔膜和基底膜上（图 8-13）。在药物的发现阶段，表达于小肠上皮细胞、肝、肾和血脑屏障的转运蛋白受到了特殊的关注。转运蛋白对体内药物的处置、治疗效果和药物相互作用引发的不良反应均有影响。肠和肝是影响药物口服后能够到达体循环数量的两个主要位

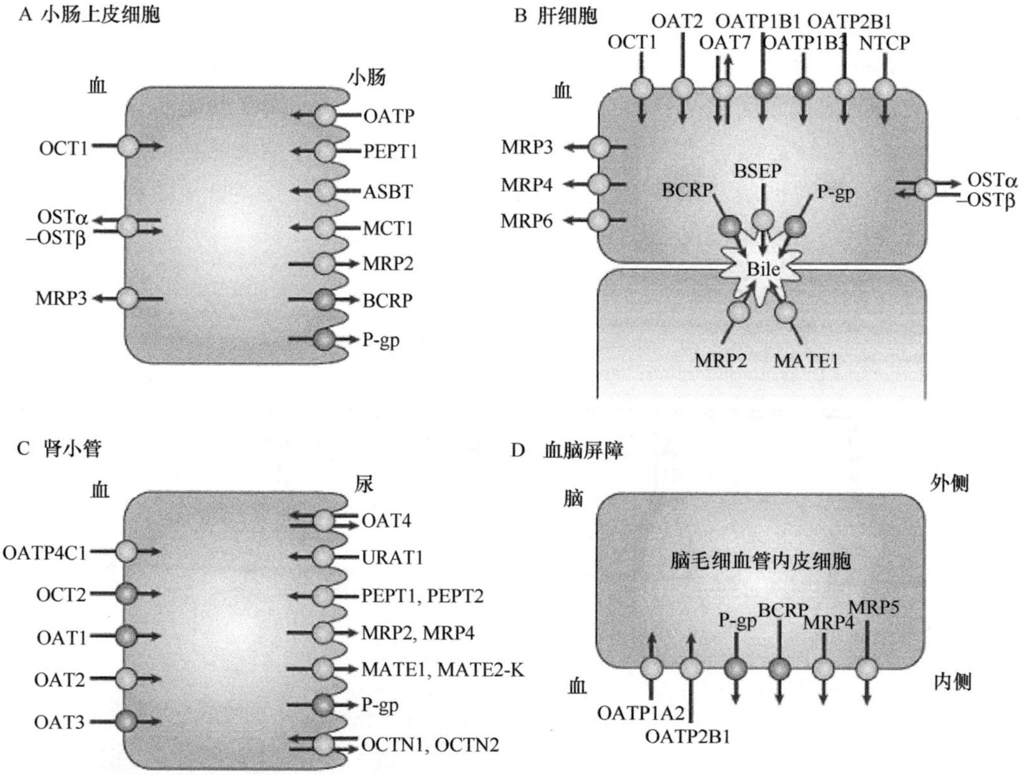

图 8-13　人体中转运蛋白种类及其分布（修改自 Giacomini et al.，2010）

点，转运蛋白在二者的表达暗示影响转运蛋白功能的因素是口服药物药代动力学的重要决定因素。

转运蛋白按照底物跨膜转运方向的不同分为外排性转运蛋白和摄取性转运蛋白。前者介导药物转运进入细胞内，后者介导药物从细胞内排出。摄取性转运蛋白主要包括：有机阴离子转运蛋白（OATP）、有机阳离子转运蛋白（OCT）、寡肽转运蛋白（PEPT）、核苷酸转运蛋白（CNT）、单羧化物转运蛋白（MCT）。外排性转运蛋白包括：乳腺癌耐药蛋白（BCRP）、肺耐药蛋白（LRP）、多药抗性相关蛋白（MRP）、P 糖蛋白（P-gp）。在所有的转运蛋白中，有临床证据表明可能会影响到药物的处置和（或）具不良反应的转运蛋白仅包括部分与药物吸收有关的溶质转运蛋白（SLC）超家族和部分来自 ABC 转运体超家族的外排性转运蛋白。所有的这些转运蛋白都有广泛的底物特异性，大量的药物及其代谢产物、一般的有机阴离子、阳离子、兼性离子，甚至寡肽类都可能是同一个或同几个转运蛋白的底物。

一、摄取性转运蛋白

介导药物转运的摄取性转运体主要包括溶质转运蛋白（SLC）和有机阴离子转运多肽（SLCO）两个超家族。SLC 超家族成员一般转运Ⅰ型有机阴离子、阳离子和两性离子，而 SLCO 超家族成员主要转运Ⅱ型有机阴离子。SLC 和 SLCO 两个超家族的转运蛋白应用多种转运机制，包括单输送体、反向转运体和共输送体，目前对某些转运蛋白的特定转运机制还没有完全阐明。这些转运蛋白一般不利用能量，而是依靠离子迁移跨过细胞膜产生的化学渗透梯度。SLC 超家族包括多种转运蛋白，如有机阴离子转运蛋白、有机阳离子蛋白、单羧化物转运蛋白，寡肽转运蛋白等，而 SLCO 家族由 OATP 成员组成（表 8-7）（Shugarts and Benet，2009）。

（一）有机阴离子转运多肽

在不同的摄取转运体中，有机阴离子转运多肽家族的底物分布广泛，如小肠、肝、肾、大脑等，因此有机阴离子转运多肽（OATP）家族对药物生物利用度和组织分布起到了重要的调控作用，其中 OATP1Bl 的作用最为重要，可从门脉系统吸收和转运多种内源性物质和药物进入肝细胞，进而代谢和清除，其底物包括大部分他汀类药物（普伐他汀、阿托伐他汀、辛伐他汀酸、匹伐他汀等）、内皮素受体拮抗剂（阿曲生坦和波生坦）、利福平、缬沙坦和替莫普利等（Kalliokoski and Niemi，2009）。

OATP 可在多器官表达，一些 OATP（大鼠 Oatp4；人类 OATP-C、OATP-2 和 OATP-8）仅在肝细胞基底外侧表达，其他 OATP（大鼠 Oatp1 和 Oatp3；人类 OATP-A、OATP-B、OATP-D 和 OATP-E）可能在小肠顶侧膜、肾近端小管和血脑屏障的毛细管内皮细胞等组织中表达。OATP 能介导多种两性有机化合物的 Na^{+}-非依赖性跨膜转运，包括有机阴离子（磺溴酞钠、胆盐、胆红素、胆红素葡萄糖苷酸、雌激素结合物）、中性类固醇（地高辛）、类固醇结合物、亲脂有机阳离子（罗库溴铵）、有机染料、甲状腺激素、阴离子寡肽等。

（二）寡肽转运蛋白

寡肽转运蛋白（PEPT）主要分布于小肠、肺、肾等上皮细胞。目前所知道的 PEPT

表 8-7　参与药物转运的主要 SLC 家族成员及分布

转运蛋白/别名	选择性底物	选择性抑制剂	分布器官
OATP1A2/OATP-A	雌酮-3-硫酸盐，硫酸脱氢表雄酮，非索非那定，胆盐，甲氨蝶呤，四溴酚酞磺酸钠，乌本苷，地高辛，左氧氟沙星，他汀类药物	柚皮苷，利托那韦，洛匹那韦，沙奎那韦，利福平	脑微血管内皮，胆管上皮细胞，肾单位
OATP1B1/OATP-C，OATP2，LST-1	四溴酚酞磺酸钠，雌酮-3-硫酸盐，雌二醇-17β-葡萄糖苷酸他汀类药物，瑞格列奈，缬沙坦，奥美沙坦，葡萄糖醛酸胆红素，胆红素胆汁酸	沙奎那韦，利托那韦，洛匹那韦，利福平，环孢素	干细胞（正弦式的）
OATP1B3/OATP-8	四溴酚酞磺酸钠，胆囊激肽 8，他汀类药物，地高辛，非索非那定，替米沙坦，葡萄糖苷酸，替米沙坦，缬沙坦，奥美沙坦，雌二醇-17β-葡萄糖苷酸，胆汁酸	利福平，环孢素，利托那韦，洛匹那韦	干细胞（正弦式的）
OATP2B1/OATP-B	雌酮-3-硫酸盐，四溴酚酞磺酸钠，牛磺胆酸盐，他汀类药物，非索非那定，格列本脲，牛磺胆酸盐	利福平，环孢素	肝细胞（正弦式的），内皮
OAT1	对氨基马尿酸，阿德福韦，西多福韦，齐多夫定，去羟肌苷加，扎西他滨，阿昔洛韦，去羟肌苷加 环丙沙星，甲氨蝶呤	丙磺舒，新生霉素	肾小管，胎盘
OAT3	雌酮-3-硫酸盐，非类固醇类，消炎药，头孢克洛，头孢唑肟，呋塞米，布美他尼	丙磺舒，新生霉素	肾近端小管，脉络丛，血脑屏障
OCT1	四乙基铵，*N*-甲基吡啶，二甲双胍，奥沙利铂	奎宁，奎尼丁，丙吡胺	肝细胞，肠细胞
OCT2	*N*-甲基吡啶，四乙基铵，二甲双胍，吲哚洛尔，普鲁卡因胺，阿米洛利，奥沙利铂，伐尼克兰	西咪替丁，吡西卡尼，西替利嗪，睾酮，奎尼丁	肾近端小管，神经元
PEPT1	甘氨酸-肌氨酸，头孢氨苄，头孢羟氨苄，苯丁抑制素，伐昔洛韦，依那普利，氨基酮戊酸，卡托普利，二肽类，三肽类	甘氨酰（基）- 脯氨酸	肠细胞，肾近端小管
PEPT2	甘氨酸-肌氨酸，头孢氨苄，头孢羟氨苄，苯丁抑制素，伐昔洛韦，氨基乙酰丙酸，氨基酮戊酸，卡托普利，二肽类，三肽类	佐芬普利，福辛普利	肾近端小管，脉络丛，肺
MCT1	苯甲酸，水杨酸，4-氨基苯甲酰基甘氨酸，非奈西林	AR-C117977	肠细胞
MATE1	二甲双胍，*N*-甲基吡啶，四乙基铵	奎尼丁，西咪替丁，普鲁卡因胺	肾近端小管，肝（微管膜），骨骼肌
MATE2-K	二甲双胍，*N*-甲基吡啶-m，四乙基铵-m	西咪替丁，奎尼丁，普拉克索	肾近端小管

的主要生理功能是摄取消化道或体液内的小肽，在细胞内寡肽酶的作用下降解成氨基酸为机体提供营养。PepT1 在小肠和肾近曲小管细胞中表达，PepT2 在肾近曲小管细胞和脑细胞中表达。能被 PepT1 识别的药物分子包括 β-内酰胺类抗生素、ACE-抑制剂、肾素抑制剂、凝血酶抑制剂等，阿昔洛韦、更昔洛韦和左旋多巴的前体药物也能被 PepT1 识别和转运。

（三）有机阴离子转运蛋白

有机阴离子转运蛋白（OAT）属于 SLC 超家族，它们由 22 个基因编码，这些基因编码的转运蛋白由 542~556 个氨基酸及 12 个推测的跨膜结构域组成。OAT 家族中 OAT1、OAT3 和 OAT4 介导胞内 2-酮戊二酸和胞外底物的相互交换。OAT1 和 OAT3 介导肾内许多有机阴离子从基底侧内流，并且对不同结构的 I 型有机阴离子具有不同的选择性。它们的底物一般是小于 500 Da 的一价或选择性二价阴离子，但是 OAT3 也介导一些带正电荷的药物的转运，如西咪替丁。比较不同肾单元的 OAT 时，种属差异很明显。OAT1 在人、猴、大鼠和小鼠中的表达限制在肾近端小管的基底膜外侧，这一结果与 OAT3 相反，它表达于人肾近端小管的基底膜外侧，但是在所有啮齿类的肾单元中都有表达（Burckhardt，2012）。

（四）有机阳离子转运蛋白

OCT 和 OAT 一样属于 SLC 超家族。OCT 底物和抑制剂的选择性如下：OCT 转运相对亲水的、低分子质量的有机阳离子化合物。总结 OCT1 和 OCT2 的抑制剂，都带有一个正电荷和具高亲油性。OCT1/2 的同工异构形式在物种和组织分布上存在差异。OCT1 在小鼠、大鼠、人和猴肝中表达很高，在啮齿类的肾中表达很高，却在人和猴的肾中没有表达。OCT1 主要分布于肝细胞基底外侧膜，负责将底物转运入肝，其在肾、肠道、肾上腺等也有分布。OCT2 主要分布在肾近曲小管基底外侧膜上，负责将底物转运入肾。OCT3 的组织分布范围广泛，主要在肾上腺、前列腺、肝、肾、平滑肌、骨骼肌及心脏等。在肝 OCT3 位于肝细胞基底外侧窦状隙膜，其表达受遗传因素和胆汁淤积的影响，介导底物的摄取。由于 OCT 在物种和组织的分布上存在较大差异，因此在不同物种间转换这些体内数据时需谨慎。

（五）单羧酸转运蛋白

单羧酸转运蛋白（MCT）家族是哺乳动物细胞膜上一类重要的跨膜转运蛋白，负责乳酸、短链脂肪酸等单羧酸类化合物的跨膜转运，涉及多种生物学功能，包括促进营养物质吸收、影响代谢动态平衡、调节胞内 pH 及参与药物输送等。迄今为止，单羧酸转运蛋白家族已发现有 14 个成员，各亚型间具有底物差异性和组织分布特异性。所有 MCT 家族成员的拓扑结构由 N 端、C 端和 12 个跨膜域组成，其中 TM（跨膜域）片段 6~7 之间有一个大的细胞内环，且 N 端和 C 端均位于细胞质内。MCT1 几乎存在于所有组织，特别是心脏和红肌纤维细胞，与糖酵解产物乳酸氧化有关。MCT2 对单羧酸的底物亲和力是 MCT1 和 MCT4 的 10 倍，主要存在于底物浓度较低的细胞中，如肾小管、神经细胞和精子尾部。MCT3 最初在鸡和大鼠的视网膜色素上皮细胞（RPE）中表达，其亚细胞定位于 RPE 的基底膜。MCT4 常出现于高度依赖糖酵解供能的细胞，如白肌纤维、白细胞和肿瘤细胞等，负责乳酸的外流。MCT5 主要在胎盘组织表达。MCT6 在肾和胎盘表达。MCT7 在胰腺和大脑表达。MCT8 在肝、肾和心肌中表达。

（六）多药及毒性化合物外排转运蛋白

多药及毒性化合物外排转运蛋白（multidrug and toxic compound extrusion transporter，MATE）定位在细胞膜上，主要作用是帮助细胞除去毒素，但同时会将靶向细胞的抗生素或癌症药物剔除在细胞之外而降低药物效力。MATE 转运蛋白家族包括 MATE1 和 MATE2，分别由 *SLC47A1* 和 *SLC47A2* 基因编码，都是有机阳离子 H^+ 反向转运体。MATE1 的 mRNA 在肝和肾近端小管刷状缘膜都有表达，可能介导二甲双胍转运至胆管和排泄到尿液。MATE2K 是 MATE2 的 1 种剪接变体位于肾小管刷状缘膜，可能是将二甲双胍排泄到尿液中的主要转运体。

二、外排性转运蛋白

外排性转运蛋白广泛分布于人体各个组织的细胞膜上，如肝细胞、肠上皮细胞、肾小管上皮细胞、内质网、微粒体、线粒体和过氧化物酶体（peroxisome，又称微体 microbody）等。其转运的底物包括：糖、氨基酸、金属离子、多肽、胆固醇、胆汁酸盐、蛋白质、大量的外源性疏水化合物及细胞代谢产物和药物、食物等。此外，它们还是人体血脑屏障、血-睾屏障及血胎屏障的重要组成部分，可以保护组织细胞免受毒性物质侵害。

（一）P 糖蛋白

Ju 于 1976 年首先在多药耐药（MDR）癌细胞系中发现高表达的 P-gp，并发现 P-gp 水平与细胞膜的通透性、细胞内药物浓度及耐药程度密切相关。1979 年得到纯化 P-gp，它是位于细胞膜上的一种能量依赖性转运蛋白，其一级结构上有 2 个 ATP 结合位点，属于 ABC 膜转运蛋白超家族成员，人体主要 ABC 家族转运蛋白见表 8-8。1997 年，对人 P-gp 的电子显微镜观察和图像分析，是第一例关于 ABC 转运蛋白三维结构分析的实验。P-gp 的编码基因为 *ABCB1*，其介导了药物从细胞中依赖 ATP 的外排。它主要表达于小肠上皮的肠腔侧、血脑屏障、排泄细胞的顶侧，如肝细胞和肾近曲小管上皮细胞。P-gp 在限制多种药物进入中枢神经系统中起到了重要的作用。此外，P-gp 在药物的小肠吸收和胆汁排泄及尿液排泄中也发挥重要的作用。正常人体组织中，P-gp 的表达存在着明显的个体差异性，即使是在同一组织中，P-gp 的表达也有明显的异质性。不同组织来源的肿瘤中，P-gp 的表达水平有明显差别。P-gp 的表达和功能可能被抑制剂和诱导剂所影响，并进一步影响到药代动力学、有效性、安全性或者药物的组织浓度。

表 8-8　人体主要 ABC 家族转运蛋白

转运蛋白/别名	选择性底物	选择性抑制剂	分布器官
MDR1/P-gp，ABCB1	地高辛，洛哌丁胺，小檗碱，伊立替康，多柔比星，长春碱 紫杉酚，非索非那定	环孢素，奎尼丁，维拉帕米	肠细胞，肾近端小管，肝细胞，脑内皮
MDR3/ABCB4	磷脂酰胆碱，紫杉醇，地高辛，长春碱	维拉帕米，环孢素	肝细胞
BCRP/MXR	米托蒽醌，甲氨蝶呤，托泊替坎，伊马替尼，伊立替康，他汀类药物，硫酸盐轭合物，卟啉类	雌酮，17β-雌二醇，烟曲霉原变种 C	肠细胞，肝细胞，肾近曲小管，脑内皮，胎盘干细胞，乳腺
MRP2/ABCC2，cMOAT	谷胱甘肽和葡萄糖苷酸轭合物，甲氨蝶呤，依托泊苷，米托蒽醌，缬沙坦，奥美沙坦，葡萄糖醛酸化 SN-38	环孢素，依法韦仑，恩曲他滨	肝细胞，肾近曲小管，肠细胞
MRP3/ABCC3	雌二醇-17β-葡萄糖苷酸，甲氨蝶呤，非索非那定，葡萄糖醛酸酯，轭合物	依法韦仑，恩曲他滨	肝细胞，肠细胞
MRP4/ABCC4	阿德福韦，去羟肌苷加，环 AMP，脱氢表雄酮 硫酸盐，甲氨蝶呤，托泊替坎，呋塞米，环 GMP，胆汁酸加谷胱甘肽	塞来昔布，双氯芬酸	肾近曲小管，脉络丛，肝细胞，血小板
BSEP/SPGP，cBAT，ABCB11	牛磺胆酸，普伐他汀，胆汁酸	环孢素 A，利福平，格列本脲	肝细胞

（二）乳腺癌耐药蛋白

BCRP 为“半 ABC 转运蛋白”，包括 655 个氨基酸和 6 个跨膜结构域。BCRP 最早作为多药耐药蛋白在体外培养的肿瘤细胞系中被鉴定出来。乳腺癌耐药蛋白 BCRP 不但广泛表达于各种正常组织，如小肠、结肠、肝、肾、干细胞、胎盘、乳腺、脑和心脏，在癌细胞上也有分布。BCRP 的生理功能包括从造血细胞中外排卟啉类、分泌维生素 B_2 及使其他维生素进入乳汁。它在限制口服生物利用度和限制药物通过血脑屏障、血-生精小管屏障、血胎屏障中起到了重要的作用。BCRP 可介导多种外源性和内源性化合物的细胞外排转运，如化疗药物、抗生素、食物添加剂和雌激素等。作为外排转运体，BCRP 的主要功能是限制其底物的肠道吸收、透过血脑屏障或胎盘屏障，实现机体生理屏障的作用。因此，BCRP 不但可保护正常细胞免受细胞毒制剂的侵害，而且能诱导肿瘤细胞对各种抗肿瘤药物产生耐药性。此外，BCRP 可增加底物药物的胆汁排泄和肾排泄，导致药物体内暴露量降低。

（三）多药抗性相关蛋白

MRP2 是 MRP 的一个亚型，主要分布于肝细胞的管腔（顶）膜和肾近端小管细胞的管腔膜侧，少部分位于肠道、胆囊上皮细胞，胚胎及血脑屏障的内皮细胞等极性细胞的顶膜。MRP2 的组织分布特点决定了它有两种功能。一是将肝细胞、肾小管细胞及肠上皮细胞中药物排至邻近腔隙，从而加快药物从这些组织部位的消除；另一功能是限制药物从血液循环进入脑、胎盘细胞内和限制肠腔内药物进入肠细胞。MRP2 在肝及肾近曲小管上皮细胞的管腔膜、十二指肠和空肠的管腔膜上均有表达。在产后的乳汁分泌期特别是后期，肠道内 MRP2 的数量会大幅度的增加，MRP2 在鼠小肠中的表达主要集中在绒毛的顶端，在越接近空肠的位置其浓度越高，在回肠处其浓度较低。MRP2 可以转运谷胱甘肽结合物、葡萄糖醛酸结合物和非结合型有机阴离子化合物等，因此它在肠道分泌许多药物及其代谢产物的过程中起着重要作用。

（四）胆盐分泌蛋白

胆盐分泌蛋白（BSEP）作为一种细胞膜蛋白特异性表达于肝，是胆汁成分转运体中重要一员，在将肝细胞内胆汁转入毛细胆管过程中发挥着关键的作用。BSEP 主要表达于肝细胞胆管膜侧，为胆汁生成过程中重要的转运蛋白。大量研究结果显示，胆汁淤积条件下 BSEP 表达下降，肝细胞内胆盐排泌减少，细胞内胆汁淤积程度加重，据此认为 BSEP 表达变化和（或）功能缺失与胆汁淤积之间存在密切联系。

第八节　转 运 实 例

一、以单一的被动扩散为转运方式的研究实例

米替福新是第一个治疗黑热病的有效口服药物，Menez 等（2007）利用 Caco-2 体外细胞模型研究米替福新的跨膜转运机制。研究结果表明，米替福新的转运是 pH 非依赖性的（图 8-14A），部分依赖于温度（图 8-14C），随时间变化是呈线性的（图 8-14B），随浓度变化未呈现饱和特征。而且，米替福新转运的程度与胞旁标志物甘露醇非常相似（图 8-14D），加入 EDTA 后可以导致米替福新转运量增加。此外，米替福新在两个方向（肠腔侧到基底侧及其反方向）的转运量是相近的（图 8-14B），这暗示米替福新呈现非

极性转运，而没有 MDR 介导的外排转运参与。上述结果表明，米替福新是通过非特异性被动途径跨过肠上皮的，虽然不能完全排除被动跨细胞转运，但是上述结果证明米替福新利用浓度依赖性的胞旁转运机制。

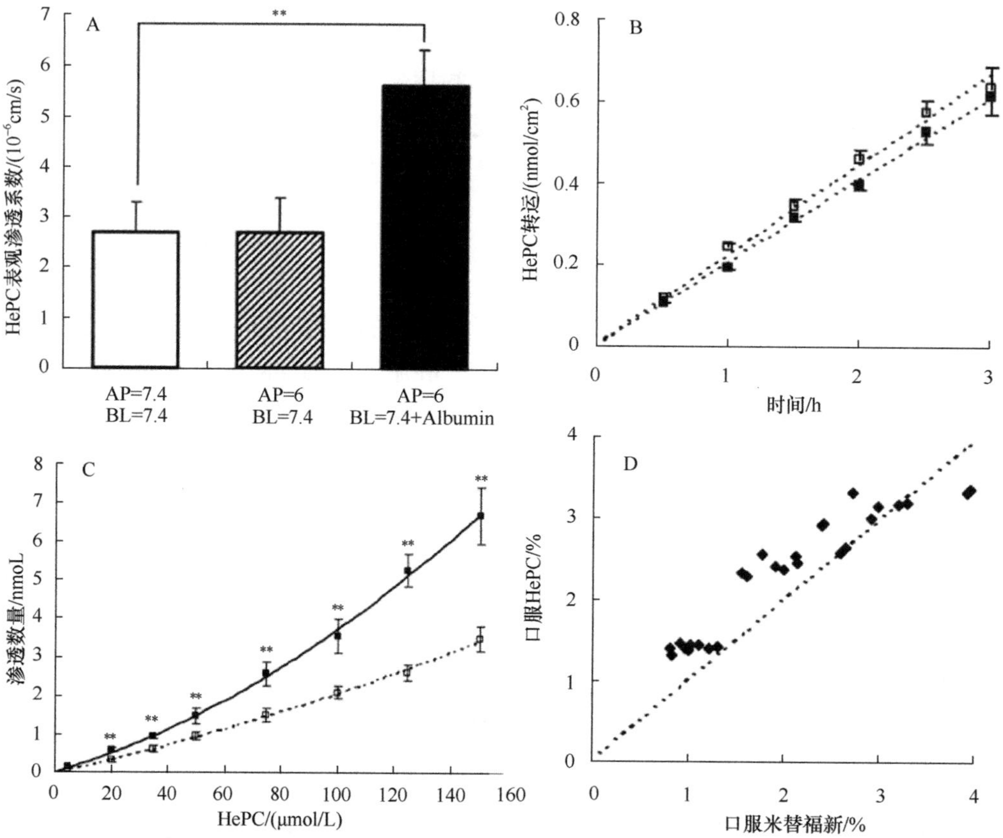

图 8-14 米替福新的跨膜转运机制（图片修改自 Menez et al.，2007）

A. pH 和白蛋白对米替福新转运的影响；B. 米替福新在两个方向上随时间转运的过程；C. 米替福新转运的浓度和温度依赖性；D. 比较米替福新和胞旁转运标志物甘露醇的跨膜转运情况；□代表从肠腔侧到肠壁侧；■代表从肠壁侧到肠腔侧；□代表 4℃；■代表 37℃；**表示 $p<0.01$

二、以一种转运蛋白介导的主动转运的研究实例

人参皂苷 Rh2 具有很好的抗肿瘤活性，但是它的应用由于低口服生物利用度而受到限制。Yang 等（2011）研究了 Rh2 弱的口服吸收机制，并通过克服吸收障碍而改善它的生物利用度。该研究主要利用以下几种模型：①Caco-2 单层细胞模型和转染 MDR-1 的 MDCKⅡ模型；②野生型、MDR-1 敲除型及 A/J 小鼠；③野生型、MDR-1 敲除型及 A/J 小鼠的在体肠灌流模型。研究结果显示，两种 P-gp 的抑制剂维拉帕米和环孢素 A 都能显著地降低 Rh2 在 Caco-2 模型中的溢出比，同时能显著增加 Rh2 的胞内细胞浓度。在 MDR1-MDCKⅡ细胞模型中得到的结果类似。另外，与野生型小鼠相比，Rh2 在 MDR-1 敲除小鼠的 C_{max} 和 AUC 值分别增加 17 倍和 23 倍（图 8-15A），而且 P-gp 的抑制剂能够显著增加 Rh2 的口服生物利用度（图 8-15B）。与预想的一样，消除或抑制 P-gp 能够显著增加 Rh2 在小鼠肠灌流模型的吸收和稳态血浆浓度（图 8-15C，图 8-15D）。从

以上结果可以总结，Rh2 是很好的 P-gp 底物，抑制 P-gp 可以显著增加 Rh2 的口服生物利用度。

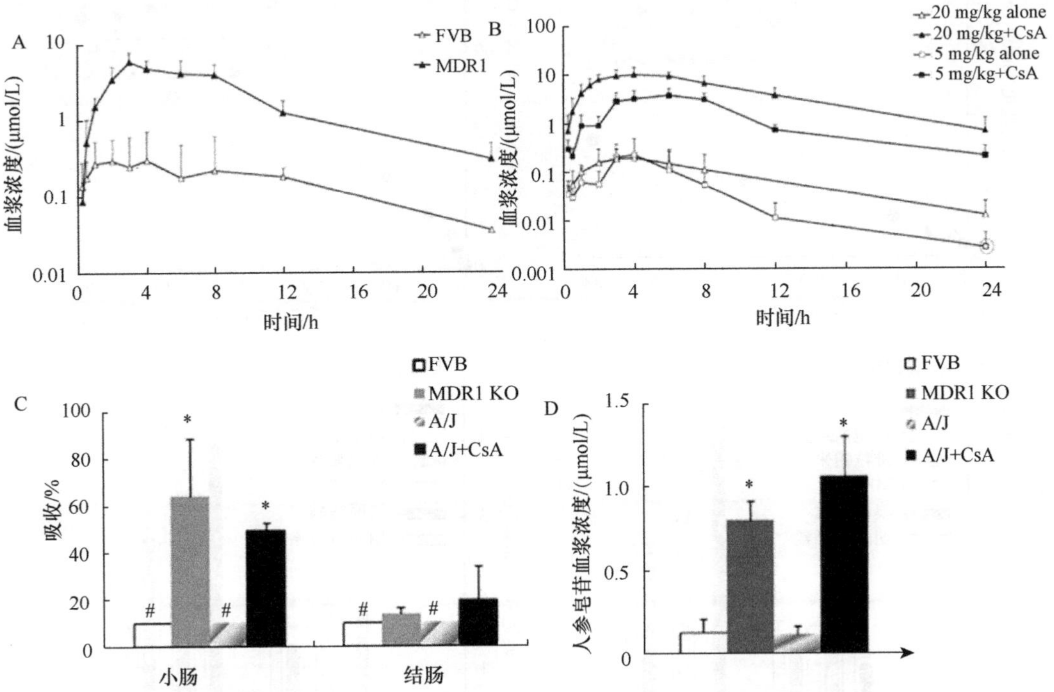

图 8-15　人参皂苷口服吸收机制研究（修改自 Yang et al.，2011）

A. 野生型和敲除 MDR1 小鼠口服 Rh2 后的血浆浓度；B.环孢素 A 对 Rh2 在 A/J 小鼠中血浆浓度的影响；C. D. Rh2 在野生型、MDR-1 敲除型及 A/J 小鼠在体肠灌流模型中的吸收百分比和血浆浓度；*表示 $P\leqslant 0.05$；#表示 Rh2 的吸收分数小于 10%

三、以多种转运蛋白介导的主动转运的研究实例

贝洛替康和托泊替康都是由喜树碱衍生的水溶性抗肿瘤药物，为了阐明二者低生物利用度的潜在机制，Li 等（2008）分别利用 Caco-2、MDCKⅡ细胞模型及大鼠整体模型研究它们的转运机制。结果表明，环孢素 A 可以将贝洛替康和托泊替康在大鼠体内的生物利用度分别由 11.4%和 32.0%增加到 61.5%和 40.8%。不同于吸收方向的转运，二者在 Caco-2 细胞模型中分泌方向的转运是浓度依赖性的，并可以达到饱和（图 8-16A，图 8-16B），而且受抑制于维拉帕米（P-gp 底物）、MK-571（MRP 抑制剂）、溴磺酚酞（MRP2 抑制剂）、烟曲霉毒素 C（BCRP 抑制剂）和环孢素 A（P-gp 和 BCRP 的抑制剂及 P-gp 的底物），这表明贝洛替康和托泊替康的外排转运过程有这三种转运蛋白的参与（图 8-16C，图 8-16D）。总的来说，P-gp、MRP2、BCRP 介导的外排转运及较低的被动转运是贝洛替康和托泊替康生物利用度差的主要原因。

小　结

药物在体内吸收、分布、转化及排泄的过程中，首先必须跨越多层生物膜，在跨越的过程中由于分布不均等会被区域化；在多次跨膜转运物理过程中，药物分子不发生结

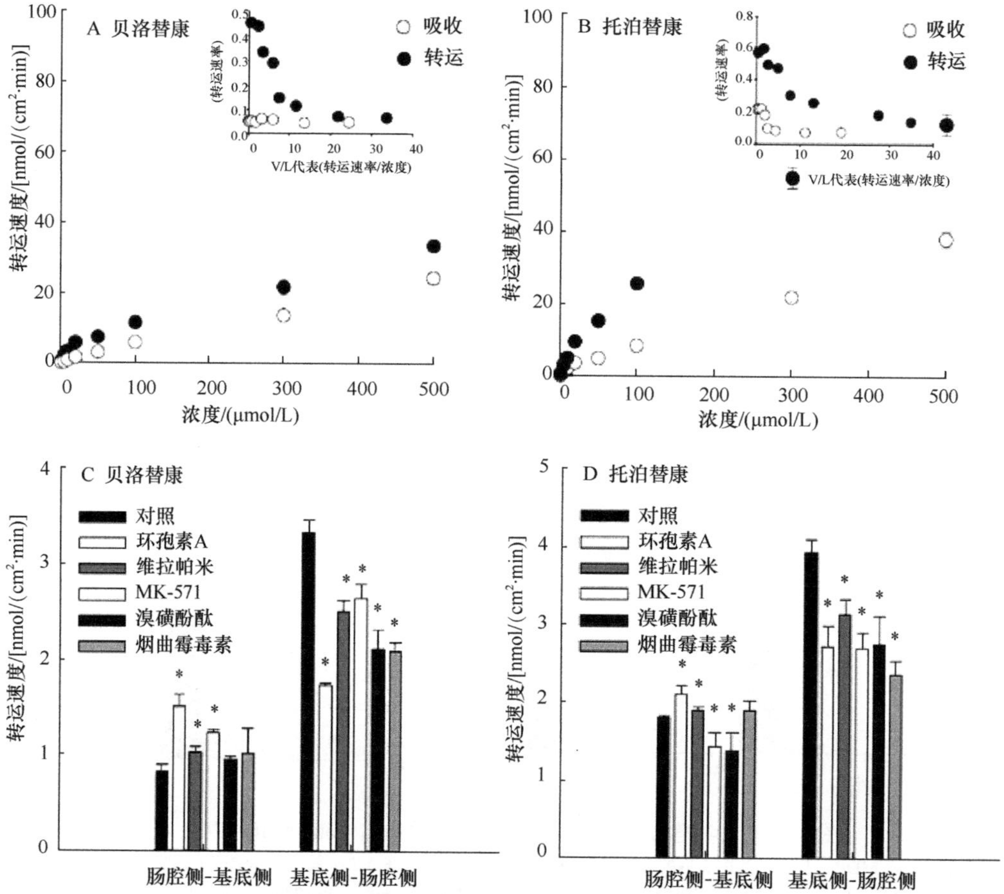

图 8-16 贝洛替康和托泊替康的转运机制（修改自 Li et al.，2008）

A，B. 贝洛替康和托泊替康的转运浓度依赖性；C，D. 维拉帕米、MK-571、溴磺酚酞、烟曲霉毒素 C 和环孢素 A 对贝洛替康和托泊替康转运的影响；*表示 $P \leqslant 0.05$

构上的变化。其中，药物的区域化过程就是药物在暴露局部与机体大分子之间结合或转运的过程，这些制约了药物在体内的吸收、分布和排泄过程，具有实质性重要作用。

药物进入循环后，首先与血浆蛋白结合成为结合型药物，未被结合的药物则称为游离型药物，结合型药物暂时失去药理活性。由于结合型药物分子体积增大而不易通过血管壁，因此暂时“储存”于血液中或者随血液运转至全身各组织，在某个局部，局部的组织亲和力有可能超过血浆蛋白结合力，因此药物就被蓄积在或分布于组织中，结合型药物起着类似药库的作用。药物进入相应组织，与组织大分子成分如组织蛋白发生结合，也起到药库的作用。该库对药物作用及其维持时间长短有重要意义。显然，药物与血浆蛋白的结合速度、结合力强弱及结合类型也具有重要影响。一般来说，蛋白结合率高的药物体内消除慢，作用维持时间长，但产生的效应相对较弱，因为通常只有游离型药物才能透过生物膜，进入到相应的组织或靶器官，产生效应或进行代谢与排泄。许多难溶于水的药物，与血浆蛋白结合后，在血液中被转运，结合型与游离型药物快速达到动态平衡，游离型药物不断透过生物膜，血中游离型药物浓度降低，结合型药物随时释出游离型药物。

肠黏膜中存在许多种转运蛋白，它们在营养物质或内源性化合物及药物吸收过程中起着十分重要的作用。例如，小肠中起吸收作用的转运蛋白寡肽转运蛋白 1（PEPT1）和阴离子转运肽 B（OATP2B）等就可以增加药物的吸收，抑制小肠的外排转运蛋白是联合用药中增加口服生物利用度的一种有效途径。利用不同组织对药物转运蛋白表达的选择性是一种很有发展前途的增加药物靶向性的方法。在药物开发过程中可通过膜转运蛋白的作用来选择药物消除途径。多药耐药蛋白（MDR 和 MPR）能够加速药物从肝、肠等组织的外排；有机阴离子转运蛋白（OAT）主要参与肝细胞摄取和肾小管分泌等；有机阴离子转运多肽（OATP）、有机阳离子转运蛋白（OCT）、寡肽转运蛋白（PEPT）等，主要是促进药物向细胞内的转运，在药物吸收或重吸收、药物向组织转运等方面起重要作用。对药物结合与转运在吸收、分布、代谢、排泄过程中的一般规律和趋势的了解，有助于理解整体药代动力学表观参数（半衰期、生物利用度、清除率、稳态分布容积等）所蕴含的生物物理因素及其作用机制。转运蛋白在组织中的选择性分布特征能够最终影响药物的分布特征；诱导或抑制某种或者多种转运蛋白的能力将决定该药物是否参与药物-药物相互作用。具有强力结合或者高度转运蛋白亲和力的药物更可能因机体中这些因素的变化而改变药物的 ADME 属性，因此这些特性往往被视为“薄弱点”或者“易变异点”，要给予高度重视。

第九章　药物生物化学因素

第一节　概　　述

药物进入机体后本身化学结构发生改变的过程即为生物化学过程，也称为药物代谢（drug metabolism）：指药物在体内功能蛋白的作用下发生化学结构变化，包括氧化、还原、分解、结合等方式，属于药物吸收、分布、代谢、排泄行为的重要组成部分。药物化学结构发生改变后，一方面，与母体药物相比功能活性可能保留或增强或具有不同的药理活性（Jiunn and Anthony，1997），另一方面，涉及代谢产物同蛋白质或核酸等大分子化合物的共价相互作用，这种相互作用可能导致大分子加合物的产生，干扰细胞体系的正常功能（Peter et al.，2000），或者选择性地诱导针对药物蛋白质复合物的免疫应答反应（Chandrani，2000）。由于活性代谢产物的形成可以增强药物的总体疗效，大分子加合物的产生可以带来药物的毒性反应（Wanger et al.，1992）。

药物在体内产生生物化学变化即药物代谢，其重要意义如下：①药物在体内灭活、活性降低、活化、形成毒性代谢产物等，与原来的预期作用方式发生质的变化，成为药物的“薄弱点”；②药物代谢酶多分布于肠、肝，会影响药物的吸收或分布，成为药物的“薄弱点”；③把握药物代谢作用规律可以对其加以利用，如设计更合理的给药途径、给药方法、给药剂量、剂型、制剂处方，指导临床合理用药。例如，前药是一类通过结构修饰将原来药物分子中活性基团封闭起来而导致本身没有活性，但在体内可代谢成为具有生物活性的物质，从而发挥预期的药理作用的药物，目前在世界范围内批准上市的药品中有5%~7%可以归类为前药（Somogyi and Muirhead，1987）。

一般药物进入血液后，由门静脉进入肝，经肝内药物代谢酶作用，血药浓度降低，药理作用减弱，这种现象称为首过效应。药物-药物相互作用会使疗效增强甚至产生毒副作用，或疗效减弱甚至治疗失败，代谢介导的药物-药物相互作用发生率最高，约占药代动力学相互作用的 40%（Tucker，1992）。有些药物可诱导肝药物代谢酶的活性增强，从而使由该酶作用的药物代谢加速，导致药效减弱，如苯巴比妥、苯妥英钠，通过诱导许多药物代谢酶，可使双香豆素、糖皮质激素、雌激素等代谢加快，使这些药物的药理作用减弱。反之，有些药物可抑制肝药物代谢酶的活性，从而使某些代谢减慢、药效增强甚至引起中毒。例如，CYP3A4 抑制剂酮康唑或伊曲康可显著抑制特非那丁代谢，从而使特非那血药浓度增高，心律失常风险加剧；吉非贝齐口服后可使西立伐他汀代谢减慢，患横纹肌溶解症的风险加剧等。

药物代谢主要是由肝、肠道、肾等药物代谢器官中分布的Ⅰ相和Ⅱ相药物代谢酶来完成。Ⅰ相代谢（phase Ⅰ metabolism）主要指对化合物进行官能团化的反应，即接上新的官能团或对原有的官能团进行改造，包括氧化反应、还原反应和水解反应，催化Ⅰ相反应的关键酶主要包括细胞色素 P450 酶（cytochrome P450，P450 酶），黄素单加氧酶

（flavin monooxygenase，FMO）。Ⅱ相代谢（phaseⅡmetabolism）是指结合反应，主要指化合物或其代谢产物的官能团结合体内水溶性较大的内源性物质，包括甲基、磺酸基、磷酸基、葡萄糖醛酸、酰基、谷胱甘肽等基团，形成极性增加的代谢产物，通过尿液或者胆汁排出体外。催化Ⅱ相反应的酶较多，重要的有 UDP-葡萄糖醛酸转移酶、谷胱甘肽-*S*-转移酶、*N*-乙酰转移酶等。值得注意的是，药物在机体内代谢的过程实际上并非总是需要先经过Ⅰ相代谢才能进行Ⅱ相反应，很多Ⅱ相酶可以直接代谢原型药物，而很多Ⅰ相酶也可以对发生轭合反应后的代谢产物进行催化。药物代谢是药物在人体内的主要清除机制，大约 75%的药物都是通过代谢清除，图 9-1 给出了 Top 200 药物的主要清除路径。

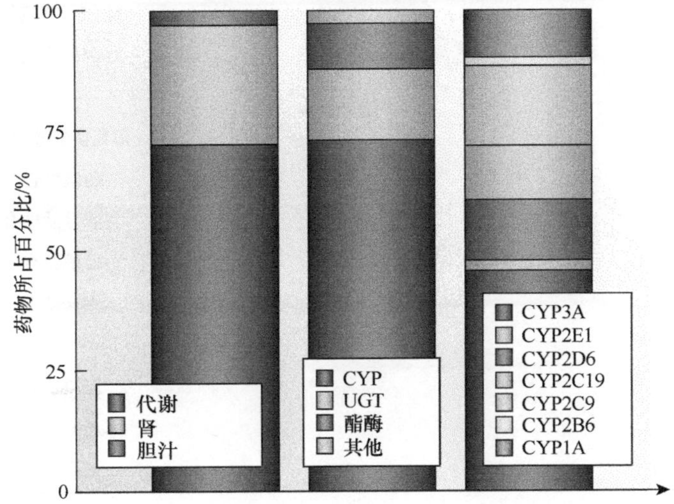

图 9-1 Top 200 药物的清除路径（彩图见书后二维码）

在新药研发的临床前研究阶段，常常采用动物模型来预测药物在人体内的代谢行为。但人和动物在代谢酶的亚型组成、表达分布、活性表达等方面都存在差异，导致药物代谢质的种属差异和量的种属差异，对药物代谢酶种属间异同的了解，有助于选择合适的动物模型进行代谢、疗效和毒性研究，对临床合理用药及新药的筛选和研发具有重要的意义。因此，对机体药物代谢酶的描述和功能的评估就显得格外重要。采用特异性探针分子是目前医药行业评估具有催化活性功能蛋白的常用手段。特异性探针分子是指仅被某种特定蛋白质专一代谢的底物，通过定量检测单位时间内底物的减少量或产物的生成量即可专一且实时地反映目标酶对底物的代谢能力（即酶活），从而实现对目标酶功能的定量测定。而小分子荧光探针或生物传感器，通过与靶分子作用后自身荧光属性发生改变，提高了检测灵敏度、方便性和通量，是研究复杂生物体系（如活细胞或组织）的强大工具分子，对在复杂体系中检测目标酶分子或归属目标酶分子起到十分重要的作用（Wagner et al.，1987）。较之非荧光探针分子，荧光探针分子有无法比拟的突出优势，包括操作简便，生物样本需要量少，甚至可用于细胞或组织的原位荧光成像等（Christopher et al.，2007），已引起国内外学者广泛关注。近年来，使用高特异性、高灵敏度的药物代谢酶荧光探针分子作为检测试剂并用于临床疾病诊断及个性化用药的研究理念在国际上已得到了广泛认可。理想的特异性荧光探针分子应当具有良好的选择性，足够的灵敏性和易操作性，而体内探针分子还需要有足够的安全性（Wu et al.，2014）。特异性探针分子可以用于体外药物代谢酶功能评估、体外-体内外推、疾病诊断、药物-药物相互作用预测、药物不良反应预测、临床用药剂量调整等，表 9-1 列出参与药物代谢的主要代谢酶，表 9-2 列出 CYP 酶的荧光探针底物。

表 9-1 参与药物代谢的主要代谢酶

主要代谢酶	反应类型
Ⅰ相氧化酶	
细胞色素 P450 酶	C、O 氧化，去甲基化
黄素单加氧酶	N、S、P 氧化
环氧化物酶	水解环氧化物
Ⅱ相转移酶	
葡萄糖醛酸转移酶	葡萄糖醛酸结合
硫酸转移酶	硫酸结合
谷胱甘肽转移酶	谷胱甘肽结合
乙酰转移酶	乙酰结合
甲基转移酶	甲基结合
其他酶	
乙醇脱氢酶	还原乙醇
乙醛脱氢酶	还原乙醛
NADPH 氧化还原酶	还原醌类

表 9-2 人类 CYP 的荧光探针底物

CYP 亚型	荧光探针
1A	3-氰基-7-乙氧基香豆素
	乙氧基试卤灵
	荧光素-ME
	N-（3-羧烷基）-4-羟基-1，8-萘酰亚胺
	7-甲氧基-4-三氟甲基香豆素
2C9	荧光素-H
2C19	荧光素-H EGE
2D6	7-甲氧基-4-甲基香豆素
	荧光素-ME EGE
3A4/5	7-苄氧基-三氟甲基香豆素
	荧光素-BE

综上所述，描述催化这些代谢化合物形成的同工酶显得尤为重要，需要研究药物生物化学因素，本章节主要介绍一些药物开发及科学研究中非常重要的代谢酶，包括Ⅰ相和Ⅱ相药物代谢酶，集中于这些药物代谢酶的基本特征、组织分布、功能、抑制剂和诱导剂、底物配体特异性及物种差异多个方面的最新研究（图 9-2）。

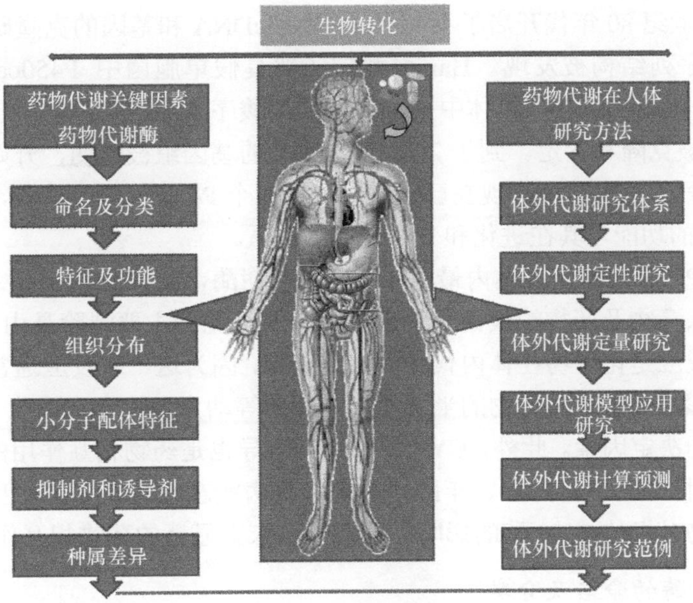

图 9-2　本章概述图

第二节　Ⅰ相代谢酶

Ⅰ相反应是指功能化，即添加新的官能团或对原有的官能团进行改造，包括水解反应、氧化反应和还原反应。水解反应是一个自发的酶生物转化，反应后可以将酯、酰胺和环氧化物转换成羧酸、胺和醇。酶氧化反应一般包括芳香环、脂肪族碳或杂原子的羟基化、去乙酰化或碳杂原子氧化。参与这些反应的酶主要是醛氧化酶、黄嘌呤氧化酶、单胺氧化酶，含黄素单氧化酶及细胞色素 P450 酶等。

一、细胞色素 P450 酶

细胞色素 P450 酶（cytochrome P450，P450 酶，CYP）为一类亚铁血红素-硫醇盐蛋白超家族，它参与内源性物质和包括药物、环境化合物在内的外源性物质的代谢。

关于“细胞色素 P450 酶”的第一篇文章在 1962 年发表。它报道了血红素蛋白的本质是“微粒体中碳碳一氧化物结合的天然色素”，而这是 Klingenberg 在 1954 年发现的。

1963 年，宾夕法尼亚州立大学的 Estabrook、Cooper 和 Rosental 发现了肾上腺皮质微粒体中 P450 酶的单加氧酶活动。P450 酶的基本性质和溶解活性形式也分别在 1963 年和 1964 年被发现。基于这些研究，在 20 世纪 60 年代后期关于 P450 酶的研究快速增多，而这种扩增的趋势一直延伸到 1970 年。关于 P450 酶物理功能的研究主要是在发现 P450 酶的前 10 年的研究中完成。

关于 P450 酶在不同器官中广泛分布的研究历程，1964 年 Harding 在动物肝的微粒体中发现了 P450 酶，同年 Lindenmayer 和 Smith 也在酵母中检测到了 P450 酶。第一个细菌中的 P450 酶是在 1967 年被 Appleby 发现的，而第一个植物中的 P450 酶是在 1969 年被报道的。到了 20 世纪 60 年代末期，动物、植物、真菌和细菌中 P450 的分布情况都被发现了。

而到了 20 世纪 80 年代开启了不同 P450 酶的 cDNA 和基因的克隆研究。1982 年两个 P450 酶的序列结构被发现。Haniu 测定了恶臭假单胞菌中 P450cam 的序列。而 Fujii-Kuriyama 测定了鼠肝微粒体中 P450 酶的核酸序列。1980~1990 年许多哺乳动物 P450 酶的基因被克隆和鉴定。到了 2001 年，人类的基因组被阐明，开始进入到了人类 P450 酶核酸序列的研究阶段。现在已经进入到第三个 P450 酶研究阶段，主要探索不同器官中 P450 酶的功能与其在进化和分化之间的关系。

细胞色素 P450 酶也是人体内最重要的药物代谢酶，主要分布在肝中，并参与多种内源物质、外来毒物及药物的代谢。其中大约 60%药物的主要清除是由 CYP 介导的，其催化的 I 相反应是化合物在体内代谢的关键步骤，因为这一步反应通常是药物从体内清除的限速步骤，可影响化合物的半衰期、清除率等动力学特征，因此 CYP 是决定药物代谢稳定性的决定因素。此外，CYP 的抑制和诱导也是药物相互作用的主要原因。另外，P450 酶活性常随遗传因素、年龄、种属、疾病状态或其他药物相互作用的影响而发生改变。药物对机体 P450 酶的影响，能造成临床上显著的药物相互作用。

（一）CYP 酶的命名及分类

细胞色素 P450 酶系是一个蛋白超家族，是一类分子质量大约为 50 kDa、含铁血红素的蛋白超家族，CYP 的特点是在强还原剂存在下与 CO 结合物在 450 nm 处有一特征吸收峰。P450 酶在细胞内主要存在于细胞内质网上，线粒体或核膜内也有 P450 酶的存在，是由膜结合的核糖体合成并直接插入脂质双分子层。P450 酶催化的反应需要还原型烟酰胺腺嘌呤二核苷酸磷酸（NADPH）的帮助，其总反应为

$$RH+O_2+NADPH+H^+——ROH+H_2O+NADP^+$$

其中 RH 为底物；ROH 为单加氧代谢产物。

P450 酶广泛分布于动物、植物和微生物等生物体内。目前其成员已发现 2000 多种，按其成员核苷酸序列同源性又分为家族和亚家族，其中同源性大于 40%被归类为同一家族，同源性大于 55%被归类为同一亚家族。其命名是以 CYP 来表示人类细胞色素 P450（而小鼠和果蝇用 Cyp 表示），其后面的阿拉伯数字表示家族，再后的大写英文字母表示亚家族，最后的阿拉伯数字表示在同一亚家族内酶被鉴定的先后顺序，用于区分不同的酶个体。目前，自然界已经发现 7700 多种 CYP 基因，其中包括 860 多种 CYP 家族。人体内有 18 个 CYP 家族，43 个 CYP 亚家族，57 个功能性 CYP，此外还有 58 种 *CYP* 假基因。

（二）CYP 的生化特征及催化功能

CYP 参与了人体胆固醇、激素、脂肪酸、维生素等内源性物质的合成和代谢，对维持人体正常生理功能起到重要作用。它也参与了多数外来物的解毒和药物的代谢。在人的 57 个 CYP 中，参与外来物包括药物代谢解毒的主要为 CYP1、CYP2 和 CYP3 家族。参与外来物代谢的 CYP 中，最重要的为 CYP1A2、CYP2A6、CYP2C8、CYP2C9、CYP2C19、CYP2D6、CYP2E1 和 CYP3A4。在肝中参与药物代谢的 P450 酶大约占总 P450 酶含量的 72%，它们在肝中的相对含量分别为：CYP1A2 8%，CYP2A6 12%，CYP2C8 12%，CYP2C9 18%，CYP2C19 4%，CYP2D6 2%，CYP2E1 9%和 CYP3A4 20%。它们

参与药物代谢的比例分别为：CYP1A2 7%，CYP2A6 3%，CYP2C8 5%，CYP2C9 9%，CYP2C19 6%，CYP2D6 21%，CYP2E1 1%和 CYP3A4 48%。

（三）各 CYP 亚型的底物结构特征

CYP 酶活性口袋的形状和大小是决定其底物结构特异性的主要因素。一个好的底物的形状和大小应该能够与这个活性口袋互补。下面来介绍下不同 CYP 的底物特异性（表 9-3）。

表 9-3 人类 CYP 晶体结构的列表

人类 CYP	晶体名称	复合物	活性空腔大小/Å
CYP1A1	4I8V	α–naphthoflavone	524
CYP1A2	2HI4	α–naphthoflavone	375，406
CYP1B1	3PM0	α–naphthoflavone	398
CYP2A6	1Z10	coumarin	260
	1Z11	methoxsalen	230
	2FDY	aldrithiol	325
	2FDU	*N*, *N*-dimethyl (5- (pyridin-3-yl) furan-2-yl) methanamine	
	2FDW	5- (pyridin-3-yl) furan-2-yl) methanamine	
	2FDV	*N*-methyl (5- (pyridin-3-yl) furan-2-yl) methanamine	
CYP2B6	3QOA	4-benzylpyridine	279
	3QU8	4-(4-nitrobenzyl)pyridine	344
	3IBD	4-(4-chlorophenyl)imidazole	
CYP2C8	1PQ2	palmitic acid	1438
	2NNI	montelukast	1536
	2VN0	troglitazone	
	2NNJ	felodipine	
	2NNH	9-*cis*-retinoic acid	
CYP2C9	1OG2		670
	1OG5	*S*-warfarin	1457
	1R9O	flurbiprofen	
CYP2D6	2F9Q		540，797
CYP2E1	3E4E	4-methylpyrazole	190
	3E6I	indazole	
	3GPH	omega-imidazolyl-decanoic acid	440
	3KOH	omega-imidazolyl octanoic acid	420
	3LC4	omega-imidazolyl-dodecanoic acid	473
CYP3A4	1TQN		950，1385，1508
	1WOE		
	1WOF	progesterone	520
	1WOG	metyrapone	
	2JOD	erythromycin	1650
	2VOM	ketoconazole	2000
	3NXU	ritonavir	765

CYP1A2（以 PDB：2HI4 为例）的活性口袋相对来说是扁平且小的，体积大约是375 Å，它的底物通常也是扁平的小分子，如 α-naphthoflavone，典型的 CYP1A2 底物，如 tacrine、theophylline、caffeine、melatonin。Thr124 与底物产生的氢键是选择底物的重要因素。事实证明，CYP1A2 variant（T124S）代谢 7-methoxy 和 7-ethoxyresorufin 的去甲基能力比原型下降了 71%~80%。

尽管与 CYP1A2 的序列相似性不高（约 36%），CYP1B1（以 PDB：3PM0 为例）的活性空腔是很窄的，但细长的口袋与 CYP1A2 类似，其体积为 398 Å 也与 CYP1A2 类似，这是这两个酶有很多共同底物的原因。另外，由于其结构差别，它们代谢的底物也有区别，如两者都代谢 17β-estradiol，但是 CYP1B1 主要代谢其 4 位羟基化，而 CYP1A2 主要代谢其 2 位羟基化。

CYP2A6 的活性空腔（以 PDB：1Z10 为例）更为紧实，体积只有 260 Å，因此它的底物为更小的分子，如 coumarin 和 nicotin，它们与 CYP2A6 紧窄的空腔作用得很好。这里 Asn-297 极性氨基酸的作用对底物的识别有重要作用。

CYP2B6 的活性空腔略大，为 279~344 Å（以 PDB：3IBD，3QOA，和 3QU8 为例），这使它成为 mephenytoin、bupropion 等典型底物的代谢酶。它的口袋中没有极性氨基酸，因此底物结合主要是由大小和形状决定的。

CYP2C8 的活性空腔是很大的，达到了 1438 Å（PDB：1PQ2），这决定了它的底物是一些较大的分子，如 taxol（13，Mr 854 Da）、 9-cis-retinoic acid（14）和 amiodarone。

CYP2C9 的活性空腔略小于 CYP2C8，它的底物通常也是较小的亲脂性阴离子，如 flurbiprofen 和 diclofenac，其中 Arg-108 是决定其与阴离子集团作用的主要因素。对接结果发现它的空腔能够足够同时装下两个 *S*-warfarin，一个 flurbiprofen 和一个 dapsone。研究发现，Arg-108 对选择亲脂性阴离子底物有着重要的作用。

CYP2D6 只代谢含有质子化氮原子和平面芳香结构的分子，如 propranolol，Glu-216 是识别并引导配体进入的关键氨基酸，并且配体进入之前形成一个暂时的活性位点。

CYP2E1 的活性位点是最小的，约为 190 Å，因此它的底物也是很小的，如 acetaminophen 和 halothane。但是这个酶有时候也能够跟较大的脂肪酸化合物反应，如它能够代谢 arachidonic acid，这个时候酶的空腔要放大一倍，为 420~473 Å。有趣的是，这一变化是由一个氨基酸残基 Phe-298 的改变造成的。

CYP3A4 的空腔是最大的，2004 年 Yano 等发现的晶体结构空腔为 1385 Å，它能代谢的化合物都是较大型的分子，如 cyclosporine（Mr 1203 Da）和 erythromycin（Mr 734 Da）。

（四）各 CYP 亚型的组织分布

CYP 的表达水平、活性和含量表现出器官、个体、种族和种属差异。尽管肝是 P450 酶催化药物代谢的主要器官，但肝外组织中也有 P450 酶的存在，如胃肠道、肾、脑、肺、皮肤、肾上腺等器官和组织，其中肠道中 P450 酶的水平相对较高，肠道总 P450 酶的量和活性大约为肝中总 P450 酶量和活性的 1/300~1/20。人类肠道上皮细胞上的 P450 酶主要是 CYP3A4，肠道上皮细胞内 CYP3A4 的含量占总 P450 酶的 70%，还有少量 CYP2C9、CYP2C19 和 CYP1A1 的表达。而且与肝不同的是，肠道内 P450 酶的分布不均匀，从十二指肠至空肠，CYP3A4 的含量和活性均有一略微的上升，之后沿空肠、回肠、盲肠、结肠显著下降。而且 P450 酶主要存在于小肠绒毛顶部的上皮细胞内，而在绒毛基底部几乎没有 P450 酶的存在。

CYP 的表达水平或活性受到种属、性别、年龄、疾病状态和环境因素（如咖啡因和吸烟）的影响。依据基因多态性，可将人群划分为三类：强代谢型（EM），即正常个体；弱代谢型（PM），即酶活性降低或缺失；超强代谢型（UEM），即表现出超强的酶活性。基因多态性可解释不同种族病人对药物反应的差异。基因多态性也表现出种族差异，如亚洲人中 CYP2C19 出现弱代谢型的比例高达 23%，而在白种人中的比例仅为 3%~5%。而且细胞色素 P450 酶存在着很大的个体差异，在主要的几种 P450 酶中，CYP1A2 的个体间差异为 2.96~73 倍，CYP2A6 为 7~113 倍，CYP2C9 为 2.1~11 倍，CYP2C19 能达到 13~187 倍，CYP2D6 能达到 4.5~308 倍，CYP2E1 为 3.0~11 倍，CYP3A4 能达到 3.6~82 倍。而个体间差异最大的 CYP2D6 和 CYP2C19 是目前已报道表现出最强基因多态性的两种酶。表 9-4 列出了人体中主要 CYP 的组织分布及功能。

表 9-4　体中主要 CYP 的组织分布及功能

家族	亚型	主要组织分布	主要功能
CYP1	CYP1A1	肺，肝	内源性和外源性化学物质代谢
	CYP1A2	肺，肝	
	CYP1B1	脾，脉络膜	
CYP2	CYP2B6	肺，肝	内源性和外源性化学物质代谢
	CYP2C9	肝	
	CYP2C19	肝	
CYP3	CYP3A4	肝，小肠	内源性和外源性化学物质代谢
	CYP3A5		胆汁酸生物合成，维生素 D_3 代谢
	CYP3A7	胎儿肝	内源性和外源性化学物质代谢
CYP7	CYP7A1	肝	胆汁酸生物合成
	CYP7B1	肝，前列腺，子宫	
CYP8	CYP8B1	肝	胆汁酸生物合成
CYP11	CYP11A1	肾上腺	类固醇生成
	CYP11B1	肾上腺	
	CYP11B2	肾上腺	
CYP17	CYP17A1	肾上腺，卵巢，睾丸	类固醇生成
CYP19	CYP19A1	卵巢，胎盘，脑	类固醇生成
CYP21	CYP21A2	肾上腺	类固醇生成
CYP24	CYP24A1	肾	维生素 D_3 代谢
CYP27	CYP27A1	肝，肾	胆汁酸生物合成，维生素 D_3 代谢
	CYP27B1	肾	维生素 D_3 代谢
CYP39	CYP39A1	肝	胆汁酸生物合成
CYP46	CYP46A1	肝	胆固醇代谢
CYP51	CYP51A1	肝，前列腺，睾丸	胆固醇生物合成

（五）各 CYP 亚型的抑制剂及诱导剂

药酶活性易受到某些药物的诱导或抑制，按诱导是否由核受体介导及核受体类型的不同，目前已确定的 P450 酶诱导方式共分为 5 类：芳香烃受体（arylhydrocarbon receptor，AhR）介导型、乙醇型、过氧化物酶体增殖剂激活受体（peroxisome proliferator activated receptor，PPAR）介导型、组成型雄甾烷受体介导型和孕烷 X 受体（pregnane X receptor，PXR）介导型。

P450 酶介导的抑制可分为选择性抑制和非选择性抑制。咪唑或一些肼类化合物与 P450 酶血红素部分结合形成的抑制就是非选择性抑制，可以抑制几乎所有 P450 酶。例如，西咪替丁引起的对 P450 酶的非选择性抑制就是由于咪唑环上的氮与 P450 酶血红素部分结合。在选择性抑制中，根据酶与抑制剂结合情况的不同，P450 酶的抑制又分为可逆性抑制（reversible inhibition）和不可逆性抑制（irreversible inhibition）。近年来，也发现了一系列 CYP 荧光探针底物，现将细胞色素 P450 酶代谢探针反应、荧光探针、诱导剂和抑制剂列表 9-5。

表 9-5　人体主要 CYP 探针反应、荧光探针、特异性抑制剂以及诱导剂

CYP 亚型	探针反应	特异性抑制剂	诱导剂
1A2	非那西丁-O-脱乙基	呋拉茶碱	奥美拉唑
2A6	香豆素-7-羟基 尼古丁 C-氧化	反苯环丙铵 甲氧沙林	巴比妥类
2B6	依法韦伦羟化酶 安非他酮-羟基化	噻氯匹定 三亚乙基硫代磷酰胺	苯巴比妥
2C8	紫杉醇 6α-羟化	孟鲁司特 槲皮素	利福平
2C9	甲苯磺丁脲羟化 *S*-华法林 7-羟化 二氯酚酸 4′-羟化	磺胺苯吡唑	利福平
2C19	*S*-美芬妥英 4′-羟化	噻氯匹定	利福平
2D6	(±) - 丁呋洛尔 1′- 羟化 右美沙芬 O-去甲基化	奎尼丁	奎尼丁
2E1	氯唑沙宗 6-羟化	氯美噻唑	乙醇
3A4/5	咪达唑仑 1-羟化 睾酮 6β-羟化	酮康唑	利福平

（六）CYP 种属差异

CYP450 超家族的酶被分为许多家族，如 CYP1、CYP2、CYP3 等，这些家族的初级结构有大于 40%的同源性，这些家族又分成许多亚家族，用字母 A、B、C 等来标记，这些亚家族的酶之间初级结构的同源性大于 55%。CYP450 介导的生物转化的种属差异可以表现在诱导方面、抑制方面及基因多态性方面（表 9-6）。DDI（药物相互作用）的发生可以是代谢酶被诱导表达的结果，也可以是代谢酶的活性或表达受到抑制的结果。其中人的 CYP1A1、1A2、2B6、2C8、2C9、2C19 和 3A4 是可以被诱导的，而 CYP2D6 是不能被诱导的。相反，CYP2E1 是被蛋白质的稳定性所诱导。

CYP1A 亚家族含有两个成员 CYP1A1 和 CYP1A2，在小鼠、大鼠、犬、猴和人类，CYP1A 显示出很强的种属间保守性，如大鼠和人之间及小鼠和人之间都具有 80%以上的同源性（1A1 83%，1A2 80%）；犬和人之间 CYP1A2 的同源性达到了 84%，而猴与人之间的同源性为 95%（1A1 和 1A2）。1A1 在各个种属之间的肝表达都很低，但在肝

表 9-6　主要 CYP 家族在人、小鼠、大鼠、犬、猴及小型猪的种属差异性

家族	亚家族	人	小鼠	大鼠	犬	猴	小型猪
CYP1	A	1A1，1A2	1A1，1A2	1A1，1A2	1A1，1A2	1A1，1A2	1A1，1A2
	B	1B1	1B1	1B1	1B1	1B1	1B1
CYP2	A	2A6，2A7，2A13	2A4，2A5，2A12，2A22	2A1，2A2，2A3	2A13，2A25	2A23，2A24	2A19
	B	2B6，2B7	2B9，2B10	2B1，2B2，2B3	2B11	2B17	2B?
	C	2C8，2C9，2C18，2C19	2C29，2C37，2C38，2C39，2C40，2C44，2C50，2C54，2C55	2C6，2C7，2C11，2C12，2C13，2C22，2C23	2C21，2C41	2C20，2C43	2C42
	D	2D6，2D7，2D8	2D9，2D10，2D11，2D12，2D13，2D22，2D26，2D34，2D40	2D1，2D2，2D3，2D4，2D5，2D18	2D15	2D17，2D19，2D29，2D30	2D25
	E	2E1	2E1	2E1	2E1	2E1	2E1
CYP3	A	3A4，3A5，3A7，3A43	3A11，3A13，3A16，3A25，3A41，3A44	3A1/3A23，3A2，3A9，3A18，3A62	3A12，3A26	3A8	3A22，3A29，3A39，3A46

外组织如小肠中却有很大的差异性。一般来讲 1A1 在啮齿类和非啮齿类都可以被诱导，但是因诱导剂的不同而有差异，如奥美拉唑可以诱导人的 CYP1A2，却不能诱导大鼠和小鼠的 CYP1A2。此外，呋拉茶碱可以抑制人、大鼠、小鼠和犬 CYP1A2 的活性，对猴 CYP1A2 的活性却没有抑制。

CYP3A 亚家族是最重要的药物代谢酶家族，在不同种属之间有着很大的差异。例如，在人 3A 亚家族包括 3A4、3A5、3A7、3A43。3A4 和 3A5 的含量最为丰富；3A7 只表达于胎肝；3A43 的表达仅限于肝，表达量仅为 3A4 的 0.2%~5%。在小鼠 3A 亚家族共表达 6 个亚型：3A11、3A13、3A16、3A25、3A41、3A44。其中 3A11 和人的 3A4 有 76%的同源性，3A16 只表达于胎肝，小鼠出生后即不再表达；3A41 和 3A44 只在雌性小鼠中表达；在大鼠目前报道的 3A 亚家族成员有：3A1、3A2、3A9、3A18 和 3A62，这些亚型具有明显的性别特异性，如 3A2 和 3A18 只在雄性中表达，3A9 是一个以雌性表达为主的亚型。大鼠不是一个研究 3A4 诱导的良好动物模型，因为 3A1 是鼠肝中的主要亚型，是不能被典型的 3A4 诱导药物利福平所诱导的；而一些典型的 3A4 底物，如二氢吡啶和硝苯地平是不能被大鼠的 3A1 所代谢的。犬的 3A 亚家族包含两个亚型：3A12 和 3A26，都在肝中表达，但二者在催化选择上具有很大的不同，主要表现在 3A26 羟化甾体的能力要比 3A12 低得多，这两个亚型与人类的 3A4 和 3A5 具有相似性。猴只有一个 3A 亚型，即 3A8。猴 3A8 的含量约占猴肝 CYP 的 20% 并与人的 3A4 具有 93%的同源性。此外，猴 3A8 对咪达唑仑 1 位的羟化和对红霉素的 N 脱甲基化能力是人 3A4 的 4 倍和 19 倍。

事实上，没有任何一个种属动物在所有 CYP 活性的表达上是与人完全接近的。但是某些种属的某些 CYP 亚型与人还是有相似性的。例如，目前为止 CYP2E1 在所有种属中都只有一个亚型，并且在酶表达和催化活性上也是很接近的，在种属间的放大外推上相符性较好。CYP1A 亚家族在所有种属中都有 1A1 和 1A2 两个亚型，并且一定种属间的差异性是存在的，因而在种属放大外推时要注意。CYP2C、2D 和 3A 无论在酶的亚型数量上、表达上、组织分布特异性上还是催化活性上，种属之间都有本质的差异。犬的 CYP2D、猴的 CYP2C、小鼠和大鼠的 CYP1A、小鼠和雄性大鼠的 CYP3A 与人类相对接近。

二、酯酶

（一）酯酶简介

酯酶是一种水解酶，其可以在反应中引入一分子水并把酯类物质分解为羧酸及醇两个分子，这一过程亦称为水解。酯酶不但可以水解酯类化合物，还可水解多肽、酰胺及糖苷类化合物。酯酶在日常饮食中发挥着不可忽视的作用，同时也是重要的药物代谢酶，在许多药物及农药化学品的代谢清除中扮演着重要角色，如酯酶可以水解神经毒气（如塔崩和沙林）及多种农药（如对硫磷、对氧磷、马拉硫磷等）。近年来，前药设计与开发已成为提高药物靶向性、透膜能力及口服生物利用度等特性的首选方法，多数前药都是通过形成酯键或酰胺键的形式来开发。伴随着多肽类药物开发的盛行，酯酶在药物代谢研究中的地位日益提升。

（二）酯酶的分类及序列相似性

酯酶属于α，β水解酶，大约包括450个成员，酯酶分为很多亚家族。国际酶学委员会按照底物特异性将自然界中的酯酶分为羧酸酯水解酶（carboxylic ester hydrolase，EC 3.1.1）、硫酯酶（thiolester hydrolase，EC 3.1.2）、磷酸单酯酶（phosphoric monoester hydrolase，EC 3.1.3）、磷酸二酯酶（phosphoric diester hydrolase，EC 3.1.4）、三磷单酯酶（triphosphoric monoester hydrolase，EC 3.1.5）、硫酸酯酶（sulfuric ester hydrolase，EC 3.1.6）、二磷单酯酶（diphosphoric monoester hydrolase，EC 3.1.7）、磷酸三酯酶（phosphoric triester hydrolase，EC 3.1.8）。羧酸酯水解酶（EC 3.1.1）是哺乳动物中分布最广的酯酶，其包括羧酸酯酶（carboxylesterase，EC 3.1.1.1）、芳基酯酶（arylesterase，EC 3.1.1.2）、三酰甘油酯酶（triacylglycerol lipase，EC 3.1.1.3）、磷脂酶A2（phospholipase A2，EC 3.1.1.4）、溶血磷脂酶（lysophospholipase，EC 3.1.1.5）、乙酰酯酶（acetylesterase，EC 3.1.1.6）、乙酰胆碱酯酶（acetylcholinesterase，EC 3.1.1.7）、胆碱酯酶（cholinesterase，EC 3.1.1.8）等。也有学者根据酯酶与有机磷酸酯类化合物的不同作用方式，将酯酶分为以下几类（图9-3）。

A型酯酶：能够催化水解有机磷酸酯类化合物，从而达到去毒的作用。

B型酯酶：可以与磷酸酯类化合物结合，但没有水解这类化合物的能力（所以磷酸酯类化合物会封闭酶的水解位点，却不会被代谢）。

C型酯酶：与磷酸酯类化合物无相互作用（与哺乳动物不同的是，昆虫表达的B型酯酶要高于A型酯酶，因此对这些神经毒剂更为敏感）。

近年来随着生命科学尤其是分子生物学的迅猛发展，人体及部分哺乳动物体内的酯酶得以被分离鉴定，因此基于基因序列及氨基酸序列相似性的酯酶分类在近年来也被系统研究。表9-7显示了目前已发现的人体内CES亚家族6种酶的氨基酸序列相似性，从中可以看出它们的序列相似性很差。

（三）酯酶的分布

人体内分布的酯酶主要包括对氧磷酶（paraoxonase）、羧酸酯酶（carboxylesterase）、乙酰胆碱酯酶（acetylcholinesterase，AChE）和丁酰胆碱酯酶（butyrylcholinesterase，

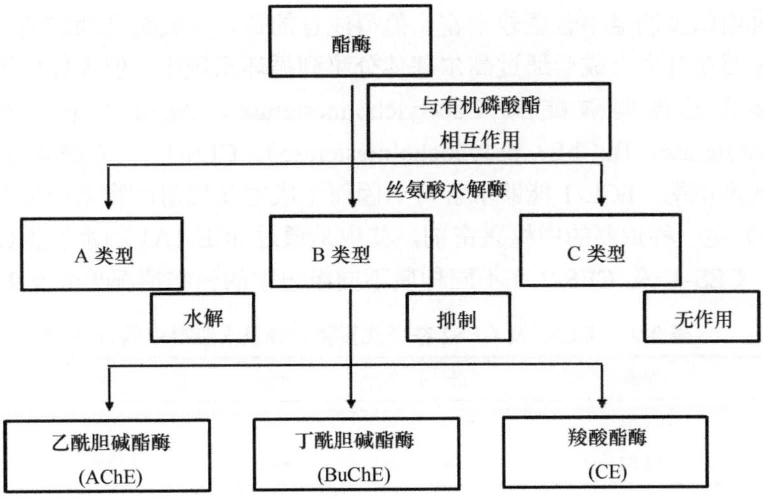

图 9-3　基于酯酶与有机磷酸酯类化合物作用方式的酯酶分类研究

表 9-7　人体内 CES 亚家族各酶的序列相似性

	人 CES1/%	人 CES2/%	人 CES3/%	人 CES5/%	人 CES6/%
人 CES1	100	45	42	42	43
人 CES2	45	100	46	43	39
人 CES3	42	46	100	41	40
人 CES5	42	43	41	100	42
人 CES6	43	39	40	42	100

BuChE；pseudocholinesterase）。其中对氧磷酶为 A 型酯酶，其余三种均为 B 型酯酶。这三种 B 型酯酶能有效地催化酯类和酞胺类化合物水解，均属丝氨酸水解酶家族。以上 4 种酯酶在人体内的分布见表 9-8。

表 9-8　人体内主要酯酶在不同器官内的分布

亚型		分类号	分布
A 型酯酶	对氧磷酶	3.1.8.1	血浆，肝，脑，肾，肺
	羧酸酯酶	3.1.1.1	血浆，肝，脑，肾，肺，肌肉，胃肠，皮肤，心脏，乳房，卵巢，睾丸，膀胱，胰腺，甲状腺，鼻、呼吸、脂肪组织，胎盘，胸腺，肿瘤
B 型酯酶	乙酰胆碱酯酶	3.1.1.7	血浆，肝，脑，肌肉，神经，肾，肠，视网膜，胎盘，乳腺
	丁酰胆碱酯酶	3.1.1.8	血浆，肝，脑，肌肉，肾，肠，视网膜，胎盘，乳腺

对氧磷酶（paraoxonase；arylesterase；lactonase）与羧酸酯酶和胆碱酯酶的序列相似性差异较大。它的底物多为内酯类和芳基脂类，如洛伐他丁、辛伐他丁及螺甾内酯等。PON1 负责代谢对氧磷（对硫磷的活性代谢产物）并使其灭活。PON1 在血液的高密度脂蛋白囊泡中表达，并负责还原氧化了的低密度脂蛋白和胆固醇，从而在动脉粥样硬化和冠状动脉心脏疾病中发挥一定的作用。编码 PON1 蛋白的基因缺失的小鼠更易于患动脉粥样硬化，并且人体高的 PON1 活性可以保护人类免受杀虫剂的毒害，降低动脉粥样硬化及冠状动脉心脏疾病的发生。

羧酸酯酶（carboxylesterase，hCE；CES）的表达较为广泛，主要分布于哺乳动物肝的内质网上，同时在哺乳动物中枢神经系统、小肠、肾、肺、胃、结肠、巨噬细胞和单核细胞、睾丸组织及胎盘中含量较丰富。值得注意的是，多数哺乳动物的血浆中含有羧酸酯酶，其主要在肝中合成后通过高尔基体分泌到循环系统中，但人体血液中不含羧酸酯酶，主要含乙酰胆碱酯酶（acetylcholinesterase，AChE）和丁酰胆碱酯酶（butyrylcholinesterase，BuChE；pseudocholinesterase）。CES-1 及 CES-2 是人体内主要表达的两种羧酸酯酶。hCE-1 能够水解可卡因而生成主要代谢产物苯甲酰芽子碱。哌甲酯（Ritalin®）是一种重要的中枢兴奋剂，其也是通过 hCE-1A1 的水解生成无生物活性的代谢产物。CES-1 及 CES-2 在不同种属不同组织中的分布情况见表 9-9。

表 9-9　CES1 及 CES2 在模式实验动物及人脏器中的分布

种属	单酶	肝	小肠	肾	肺
小鼠	CES1	+++	–	+++	+++
	CES2	+++	+++	+++	–
大鼠	CES1	+++	–	+++	+++
	CES2	–	+++	–	–
仓鼠	CES1	+++	–	+++	NT
	CES2	+++	+++	–	NT
豚鼠	CES1	+++	+++	++	NT
	CES2	–	+	–	NT
犬	CES1	+++	–	NT	+++
	CES2	++	–	NT	+
猴	CES1	+++	++	–	NT
	CES2	+	+++	+	NT
人	CES1	+++	–	+	+++
	CES2	+	+++	+++	–

注：–表示未检测到羧酸酯酶的表达；+表示低表达；++表示中等程度表达；+++表示大量表达；NT 表示未检测

从中可以看出，不同种属中羧酸酯酶的分布具有很大的差异性。这也提示在选取不同的动物模型时，可根据 CES1 及 CES2 的分布特点来选。

乙酰胆碱酯酶和丁酰胆碱酯酶是胆碱酯酶亚家族中的两大成员，但不同种属体内的乙酰胆碱酯酶或丁酰胆碱酯酶在氨基酸序列相似性及催化功能上具有较大差异。通常认为乙酰胆碱酯酶对乙酰胆碱具有极为专属、快速的水解作用（1 500 000/min），但很少能水解其他底物。有机磷酸酯类化合物会结合于该酶但不被水解，主要表现为抑制作用。丁酰胆碱酯酶则具有更为广泛的底物特异性。编码丁酰胆碱酯酶的基因呈现出基因多态性，正因如此，能够对肌肉松弛药琥珀胆碱起到一定的抵抗作用。在缺乏这种酶表达的个体中，这类药物的作用会由正常的几分钟延长为 1 h，这也是发现的第一例基因多态性病例。

（四）酯酶代谢研究进展

随着对酯酶结构及其特性研究的深入，越来越多酯酶的空间结构信息被揭示。目前人类羧酸酯酶-1（hCE-1）与可卡因及海洛因类似物相结合的晶体结构已经获得。hCE-1 的活性位点同时包含专一性及多样性的结合区域，这样就能使酶具有催化结构多样的化学反应的能力。结合阿托品（一种海洛因的类似物）和结合纳洛酮（一种海洛因的类似物）的酶的位点提示了 hCE-1 是大且具有弹性的口袋空腔。

前面已经提到，酯酶在前药水解而发挥药效的过程中起着不可忽视的作用。在这一水解过程中，羧酸酯酶绝大多数时候都是负责催化的酶。在人体中，CES1 和 CES2 是人体内主要表达的两种羧酸酯酶，但是它们水解的底物却具有明显的结构差异，见表 9-10。

表 9-10　酯酶底物的特异性

底物	醇取代基	酰基取代基	底物特异性
cocaine(methyl ester)	CH_3OH	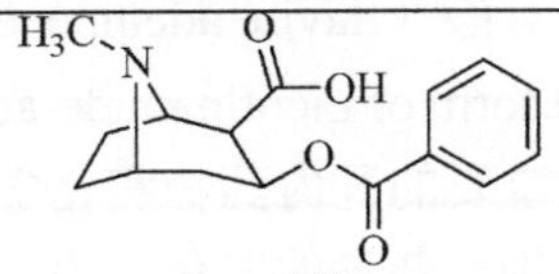	CES1
meperidine	CH_3CH_2OH	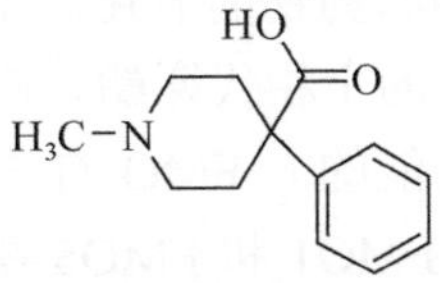	CES1
methylphenidate	CH_3OH	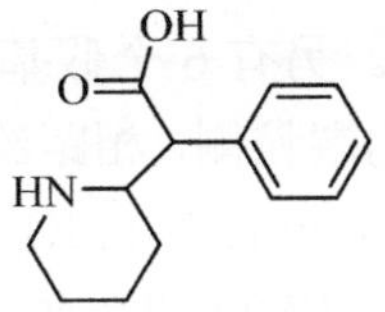	CES1
cocaine(benzoyl ester)	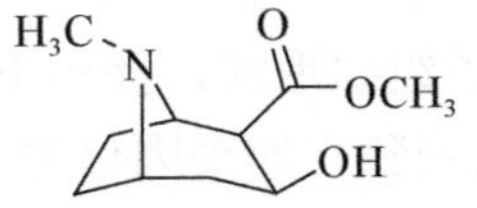	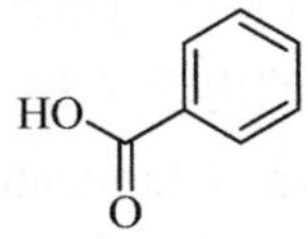	CES2 ≫ CES1
CPT-11	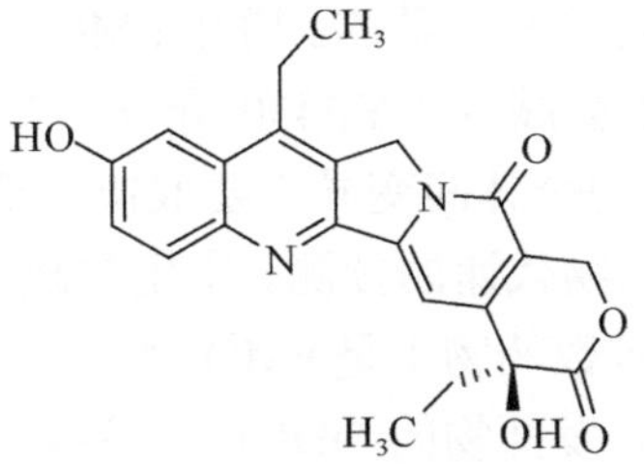	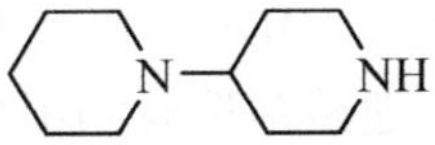	CES2 ≫ CES1
heroin	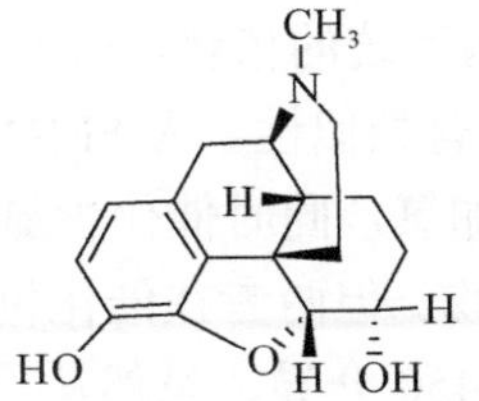	CH_3COOH	CES2 ≫ CES1
methylprednisolone 21-hemisuccinate	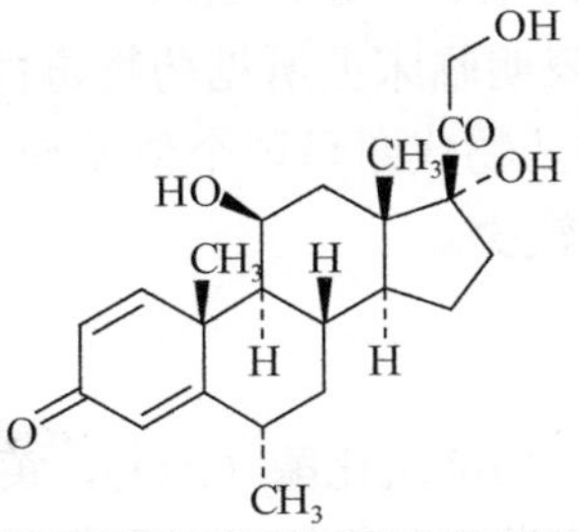	HOOC-CH_2-CH_2-COONa	CES2 ≫ CES1

表 9-10 显示出了羧酸酯酶很独特的底物特异性。CES1 更易于水解醇取代基小的化合物，如甲基酯可卡因，而 CES2 更易于水解酰基取代基小的化合物，如苯基酯可卡因。

三、其他 I 相代谢酶

（一）黄素单加氧酶

黄素单加氧酶（flavin containing monooxygenase，FMO，EC 1.14.13.8）是一组依赖黄素腺嘌呤二核苷酸（flavin adenine dinucleotide，FAD）、还原型烟酰胺腺嘌呤二核苷酸磷酸（reduced form of nicotinamide-adenine dinucleotide phosphate，NADPH）和分子氧的微粒体酶，是重要的肝内药物和化学异物代谢酶，可催化含氮、硫、磷、硒和其他亲核杂原子的化合物和药物的氧化。由于 FMO 与细胞色素 P450 酶（cytochrome P450，CYP）同为单加氧的 I 相代谢酶，FMO 的功能和重要性常常被混淆或忽略。

目前，具有功能的人 FMO 有 5 种（FMO1~FMO5），其中 FMO3 和 FMO5 在成人肝中表达量最高，FMO1 和 FMO5 在胎肝中表达量高，在成人肾和肺中的主要形式分别是 FMO1 和 FMO2。另有 6 个假基因（即 FMO7P、8P、9P、10P 和 11P），它们位于有功能 FMO 基因簇的端粒侧，相距约 4 Mb。与 CYP450 类似，相同序列超过 40%的 FMO 被归入同一家族，人 FMO1~FMO5 的序列同源性为 52%~60%。CYP450 的命名还要考虑其光谱学性质，而 FMO 的命名只考虑其序列相似性。与 CYP450 类似，在一个 FMO 基因家族里存在相似的内含子和（或）外显子组织形式，提示 FMO 基因家族可能产生于同一祖先基因的倍增（duplication）或一系列独立的基因倍增。

FMO 在特定药物代谢中起主要作用可能是有益的。增加 FMO 在特定药物代谢中的作用从而降低 CYP450 的重要性，这可能会减少 CYP450 介导的有害的药-药相互作用（drug-drug interaction，DDI）。因为 FMO 的个体间变异主要取决于遗传变异而非酶的抑制或诱导，FMO 的遗传筛选有利于异常药物代谢的预测。常用药缺乏 FMO 底物特异性也有利于减少有害的 DDI。目前应用的大多数药物不是 FMO 的底物，这些药不会与 FMO 代谢的候选新药竞争结合 FMO，这样新开发药物的 DDI 自然较少。开发被多个酶系统（包括 FMO）代谢的候选药物，减少对 1 种酶系统的依赖，这可能是减少潜在 DDI 的好办法。总之，FMO 与 CYP450 既有差异性又有相似性。人 FMO 的单加氧是“软”亲核性的，而 CYP450 主要催化 C—H 键断裂和加氧，同时催化含氮和硫化合物的代谢。两者都能将亲脂化合物转变为较亲水的代谢产物。但两者在催化机制上完全不同。迄今为止，临床上见到的药物毒性反应主要由 CYP450 介导，虽然从原理上说 FMO 也能介导活性代谢产物的生成，但还没有直接证据表明临床上所见药物毒性反应由 FMO 引起。FMO 和 CYP450 均具有遗传变异性，而使药物代谢呈现个体差异。相对而言，FMO 不易被诱导或被抑制，潜在的 DDI 不良反应较少。

（二）醛氧化酶和黄嘌呤氧化酶

除了微粒体酶外，肝中也存在胞内酶，如醛氧化酶（AO）、黄嘌呤氧化酶，其分子质量约为 300 kDa，由两个亚单元组成。该类酶在药物代谢和氧化过程中起到了一个补充作用。由于 AO 和 XO 在分子特性和催化功能方面具有相关性，许多化合物是这两个酶的共同底物。AO 和 XO 的催化代谢机制为电子通过水转移使 RH（如黄嘌呤）转换成 ROH（如尿酸）。肝细胞内液具有高的 AO 活性，而十二指肠的匀浆物具有最高的 XO 活性。已经发现 AO 和 XO 的同工酶现象及体内分布存在种属差异。

（三）单胺氧化酶

在所有的胺氧化酶中，单胺氧化酶（MAO）是最常见的与药物代谢有关的氧化酶。与大量的细胞色素同工酶相比，MAO 只有两种形式，分别为 MAO-A 和 MAO-B，其分子质量为 63 kDa。这些酶存在于哺乳动物的组织中，以相同的化学机制氧化伯、仲、叔胺。

该酶在底物的选择性和抑制剂的灵敏度方面有区别。在哺乳动物中，这两种单胺氧化酶在大部分组织中均存在，如中枢神经系统和外周器官（特别是肝）。对 MAO 已观察到种属差异性和基因多态性。

第三节　Ⅱ相代谢酶

Ⅱ相代谢（phase Ⅱ metabolism）又称为结合反应，主要指化合物或其代谢产物的官能团结合体内水溶性较大的内源性物质，包括甲基、磺酸基、磷酸基、葡萄糖醛酸、酰基、谷胱甘肽等基团，形成极性增加的代谢产物，通过尿液或者胆汁排出体外。Ⅱ相代谢在体内主要发挥着清除和解毒毒性物质的作用，然而一些结合反应也会生成有活性的亲电试剂，从而导致毒性。最重要的几种结合反应类型包括葡萄糖醛酸化、甲基化、磺酸化、乙酰化、氨基酸结合及谷胱甘肽结合等。

一、尿苷二磷酸葡萄糖醛酸转移酶

尿苷二磷酸葡萄糖醛酸转移酶（UGT）是生物体内重要的Ⅱ相代谢酶，它催化多种内源性和外源性化学物进行葡萄糖醛酸结合反应，将亲脂性化合物与葡萄糖醛酸结合转变为极性更大的亲水性化合物，随尿液和胆汁排出。1953 年，Geofrey 发现葡萄糖醛酸化反应，UDPGA 作为辅因子参与 *O*-氨基酚和薄荷脑的葡萄糖醛酸苷产物的形成，最近几年 UGT 的底物选择性和它们的组织表达及分布研究发展迅速，迄今至少 22 个 UGT 亚型已被鉴定。

（一）UGT 的命名及分类

尿苷二磷酸葡萄糖醛酸转移酶（UDP-glucuronosyltransferase，UGT）是一个超基因家族，被分为不同的家族（数字）、亚家族（字母）及基因（数字），基于氨基酸序列同源性和基因结构相似性人体的 UGT 通常分为 4 个家族：UGT1、UGT2、UGT3、UGT8，其中 UGT1、UGT2 两个家族是最重要的参与结合反应的药物代谢酶。目前，已经发现 22 个人体的 UGT 同工酶，被分为 5 个亚家族，其中 UGT1A 家族包括 9 个成员（1A1、1A3、1A4、1A5、1A6、1A7、1A8、1A9、1A10），UGT2B 家族包括 7 个成员（2B4、2B7、2B10、2B11、2B15、2B17 及 2B28）。

UGT 每个家族中的酶，它们的 DNA 序列至少有 50%的相似性，而每个亚族中的酶至少有 60%以上的 DNA 序列相似性（图 9-4）。人 UGT1 家族基因处在 2 号染色体的 2q37

位置。*UGT1* 基因至少包含 13 个独特的 1 号外显子，以及通用的 2~5 号外显子。每个 1 号外显子前都会有各自的专属启动子进行编码。各个独特的 1 号外显子与其他 4 个外显子（2~5 号外显子）融合后形成编码各个 UGT 亚型的信使 RNA（图 9-5）。通常，在 2~5 号外显子上产生的基因突变会导致 UGT 活性的改变，甚至形成新的 UGT 亚型。而在 1 号外显子上出现的基因突变只会影响到特定酶。与 UGT1 家族相比，UGT2 家族的基因处在 4 号染色体的 4q28 上，在接近 200 kb 内紧密相连，成束排列。通过对 UGT2B4、UGT2B7 及 UGT2B17 的研究，表明 *UGT2* 基因由 6 个编码序列构成。到目前为止，这些基因的 DNA 序列还没有完全测出来，但是 UGT2B 在 1 号外显子序列上的高度同源性表明 *UGT2* 基因家族仍有大量新的基因型等待被发现。尽管目前在人体中发现的 UGT 亚型数量有限，但是通过对人类基因序列的研究，将帮助确定出可能解码新 UGT 亚型的基因序列。

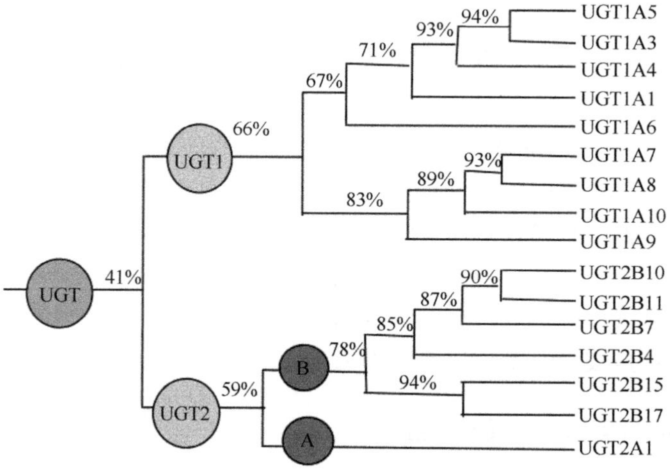

图 9-4　部分 UGT 亚型氨基酸序列比对

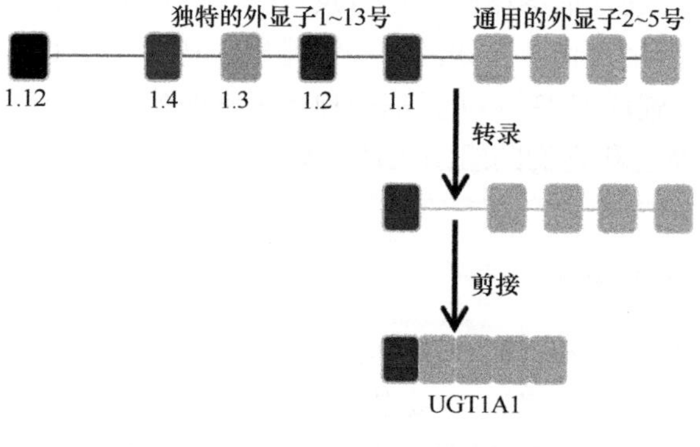

图 9-5　UGT1A 家族各亚型基因结构

（二）UGT 的特征及功能

1. UGT 结构的基本特征

尿苷二磷酸葡萄糖醛酸转移酶（UGT）是一种与细胞膜内表面紧密相连且存在于细胞内质网腔内的膜蛋白，此外也有研究认为 UGT 在高尔基体和核膜也有一定的分布，介导各类葡萄糖醛酸结合反应。UGT 多肽被合成为含约 530 个氨基酸的前体，含 N 端信号肽序列指导蛋白质融合到内质网上。膜融合后，尽管反应的先后顺序并不十分清楚，但推测会发生信号序列的裂解和蛋白质的 *N*-糖基化。成熟的 UGT 蛋白大约有 505 个残基长。

UGT 的每个单体由 N 端底物结合域和 C 端尿苷二磷酸葡萄糖醛酸（UDPGA）结合域构成（图 9-6）。在这两个结构域中，不同的 UGT 亚型之间 C 端结构域通常更保守，包含 UDPGA 结构域及蛋白质定位的跨膜螺旋。除了主要的定位功能外，跨膜结构域和 C 端尾巴也起到作为膜定位序列的功能。此外，C 端结构域也包含“UGT 识别序列”，即一个 44 个残基长度的序列存在于所有糖基转移酶 UDPGA 结合位点内。另外，UGT 家族里面 N 端结构域为可变结构域，包含负责苷元底物结合的假定结合域，不仅与底物的识别和结合过程密切相关，还是帮助底物进入催化活性位点的关键区域，但由于缺少其晶体结构，目前对 UGT 酶 N 端区域与底物相互作用的认识可谓相当有限。

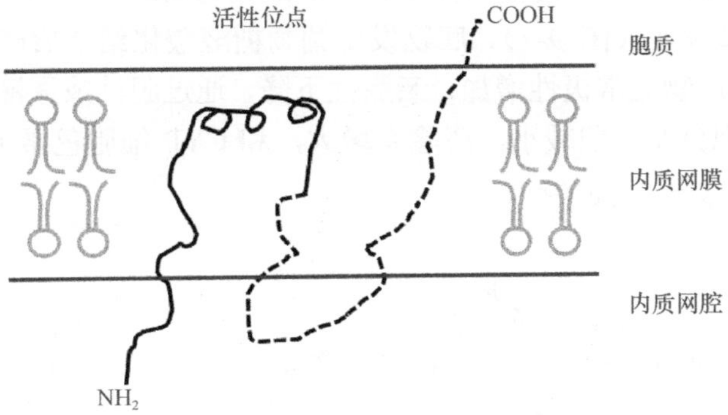

图 9-6　UGT 蛋白结构简图

与 UGT 酶一级结构相反，UGT 酶二、三级结构及相应膜结构仍是未知的。尽管现在已经做了很多努力，但是哺乳动物 UGT 的完整 X 射线晶体结构仍然无法获得，可能是因为分离和纯化完整有活性的 UGT 及结晶膜蛋白有非常大的困难。到目前为止，只阐明了 UGT2B7 C 端的局部晶体结构，该晶体结构不包括“信封螺旋”、跨膜螺旋、胞质中的尾巴。该研究显示，UGT2B7 的 C 端是一个纽曼折叠的球形结构域。蛋白质的核心是一单个平行的 β 折叠，由 6 个单链组成，被 7 个 α 螺旋环绕。由于缺乏 N 端结构域充足的晶体学数据，目前许多研究利用 GT1 家族植物和细菌糖基转移酶为模板同源建模获得完整 UGT 结构。

晶体学和同源模型研究结果都显示，UGT 是 GT-B 折叠构象的糖基转移酶，具有 I 型膜结构。在 GT-B 折叠结构中，N 端结构域和 C 端结构域都是通过柔性接头连接的 β/α/β 纽曼型结构域。UGT 结构域彼此灵活地结合在一起，活性位点位于内部裂口中。UGT1A1 的最近一次建模研究发现，除了这两大结构域外，两个 C 端的“信封螺旋”跨越了这两个结构域。N 端结构域与苷元底物的结合有关，而 C 端结构域结合 UDPGA。该蛋白质的主要部分包括活性位点都位于内质网腔内侧。C 端结构域也包含一个跨膜螺旋和 20~25 个残基长度的胞质“尾巴”。除了 C 端的跨膜螺旋外，N 端结构域也可能含有额外的膜结合区域。

人类 UGT 的腔内定位使得催化功能的实现需要一些活性转运体来帮忙，尤其是 UDPGA 的摄取及葡萄糖糖醛酸化产物的外排。例如，核苷酸糖类转运体将 UDPGA 从细胞质转移到内质网内腔中，而其他的转运蛋白参与了葡萄糖醛酸苷从内质网内腔到细胞质的外排。然而在体外进行活性实验，如在人肝微粒体（HLM）中，转运蛋白不发挥作用，而且 UGT 的活性也减弱，通常被称作“UGT 延迟”。体外“UGT 延迟”通常是通过加入表面活性剂或者抗生素丙甲菌素消除的。此外，许多研究报道 UGT 可形成低聚物，最可能为同源和异源二聚体。人类 UGT 的寡聚化对底物的选择性和酶动力学性质有重要的影响。

2. UGT 代谢的基本特征

UGT 介导的代谢具有一些共有的特性，通常葡萄糖醛酸化反应的发生需要底物具有以下功能基团，如 R—OH、R—SH、R—NH_2、R_3—N、R—COOH、R_3—CH，作为药物或外来物的亲核位点，与糖基供体尿苷二磷酸葡萄糖醛酸（UDPGA）在 UGT 的作用下发生 SN2 亲核反应（图 9-7）。底物发生葡萄糖醛酸化结合后产物相比于底物分子质量增加 176 Da，产物通常极性增加，亲脂性下降，通过胆汁或尿液排出体外，代谢半衰期 $t_{1/2}$ 减少，表观分布容积减小，清除率增大，和 CYP 细胞色素 P450 酶相比，药物代谢动力学参数 V_{max} 和 K_m 值较大。

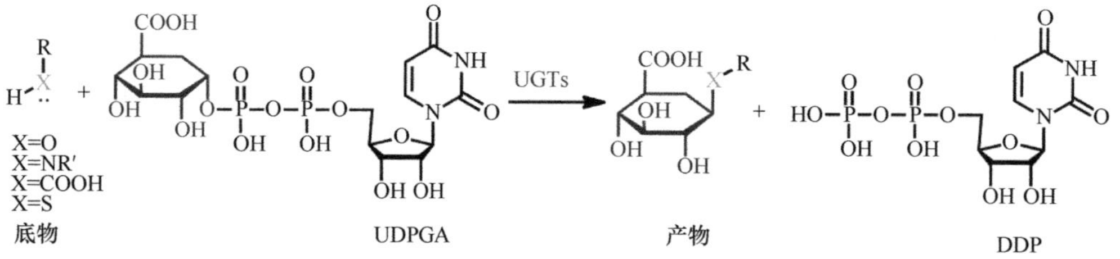

图 9-7　UGT 代谢模式图

3. UGT 生物学功能

尿苷二磷酸葡萄糖醛酸转移酶是人体内最重要的一类Ⅱ相药物代谢酶，不仅介导了大量临床用药物（对乙酰氨基酚、丁丙诺啡、SN-38 及恩他卡朋等）、非药外源物（如食品化学成分、致癌物质、环境毒物等）的代谢清除，还在维系机体内源性物质（如胆红素、雌二醇、炎症介质及胆汁酸等）代谢平衡中扮演着至关重要的角色（表 9-11，表 9-12）。通常认为 UGT 介导的葡萄糖醛酸化结合反应在体内发挥着清除和解毒毒性物质的作用，葡萄糖醛酸化后的产物是没有活性或者活性降低的，但是一些葡萄糖醛酸化反应也可形成活性代谢产物，如吗啡的 6-葡萄糖醛酸化产物具有比吗啡更好的镇痛作用，已经进行临床Ⅲ期试验，用于治疗病人的术后疼痛；槲皮素的 7-葡萄糖醛酸化产物比槲皮素本身具有更强的抗氧化活性；可待因的葡萄糖醛酸化产物亦具有镇痛作用等。

UGT 的表达和功能不仅受到遗传因素及内源性分子诱导等后天因素的影响，还受个体疾病及脏器状态（如脂肪肝、肝癌等肝功能异常，糖尿病等代谢性疾病）、临床用药、饮食及环境中外源物的影响（部分外源物是 UGT1 的诱导剂或抑制剂）。UGT 活性

表 9-11　人体主要的 UGT 亚型及其典型药物底物

UGT 亚型	药物底物
1A1	R-卡维地洛，泛必治，β-雌二醇，依泽替米贝，7-乙基-10-羟喜树碱（伊立替康的活性代谢产物）
1A3	依泽替米贝，替米沙坦
1A4	阿米替林，拉莫三嗪，1-羟基咪达唑仑，奥氮平，三氟拉嗪
1A6	去铁酮，对乙酰氨基酚
1A9	恩他卡朋，吲哚美辛，霉酚酸，R-奥沙西泮，对乙酰氨基酚，异丙酚，索拉菲尼
2B7	S-卡维地洛，可待因，双氯酚酸，表柔比星，氟比洛芬，吗啡，纳洛酮，萘普生，齐多夫定
2B15	劳拉西泮，R-奥沙西泮

表 9-12　人体主要的 UGT 亚型及其典型内源性底物

UGT 亚型	内源性底物
1A1	雌三醇，β-雌二醇，2-羟基雌三醇，2-羟基雌酮，2-羟基雌二醇，胆红素，雌酮，2-羟基雌酮
1A3	雄甾酮，异雄酮，5α-雄甾烷-3α，17β-二醇，5-羟色胺
1A4	二氢睾酮，2-羟基雌二醇，甲状腺素，反向碘甲状腺原氨酸
1A6	2-羟基雌酮，二氢睾酮
1A8	雄甾酮，猪去氧胆酸
1A9	5α-雄甾烷-3α，17β-二醇
1A10	5β-孕酮-11α，17β-二醇-20-酮
2B4	4-羟基雌酮，4-羟基雌二醇，雄甾酮，表睾酮，5α-雄甾烷-3α，17β-二醇
2B7	5β-孕酮-11α-l-3，20-二酮
2B15	雄甾酮

升高、降低及消失，无疑会直接导致 UGT 参与代谢清除的物质在人体内的血浆药物浓度降低或升高，进而导致药效的缺失/减少或毒副作用的产生。UGT 介导的葡萄糖醛酸化反应过程不但会影响这些化合物在机体内的浓度，还能导致多种生理学、药理学行为的改变。一方面，新生成的代谢产物有可能具有与原型化合物不同的生物学活性，这就使得仅依靠体外药理活性数据很难解释该化合物在人体内的全部功能。另一方面，UGT 广泛的组织分布和多样化的功能，极有可能导致化合物的代谢模式更加复杂。

4. UGT 生物激活作用

（1）毒理学意义

葡萄糖醛酸化是一个促进体内化合物失活、解毒、消除的过程，一些情况下这种途径产生的代谢产物可能通过破坏细胞内蛋白质引起药物不良反应。另外，葡萄糖醛酸结合物与母体药物相比可能保留或增强活性或具有不同的药理活性，如 CYP 形成的代谢产物。

从毒理学角度来看，葡萄糖醛酸结合物通过两种方式产生毒性。第一种方式涉及葡萄糖醛酸结合物同蛋白质或核酸等大分子化合物的共价相互作用，由于一些葡萄糖醛酸苷的固有化学反应活性，这种相互作用可能导致大分子加合物的产生，干扰细胞体系的正常功能，或者选择性地诱导针对药物蛋白复合物的免疫应答反应。葡萄糖醛酸化产生毒性的另一种间接方式是通过结合物与转运体的相互作用。由于阴离子葡萄糖醛酸基团的存在，大多数葡萄糖醛酸结合物都是 MRP2 外排转运体的底物。近似的或者最终的致癌物质或（和）毒素通过葡萄糖醛酸化的方式进入胆道、肠道、肾、膀胱，以及促进器官特异性的毒性。

大多数葡萄糖醛酸结合物是稳定的，葡萄糖醛酸基团与异羟肟酸或羧基的结合具有重要的毒理学意义，是因为这些结合物固有的化学反应活性。这是因为一些包含羧酸的化合物主要被 UGT 代谢。具有一个羧酸基团的一些底物包括内源性化合物，如胆红素、白三烯胆汁酸、脂肪酸和视黄酸，以及一些药物，如非甾体抗炎药、降血脂药（贝特类）、降血糖制剂（glitazar）、免疫抑制剂（MPA）、利尿药（呋塞米）、抗惊厥药（丙戊酸）。在某些情况下，即使化合物不是羧酸类，它也有可能通过 I 相代谢酶被代谢成羧酸，然后经历葡萄糖醛酸化，正如所观察到的赛来昔布（图 9-8）。

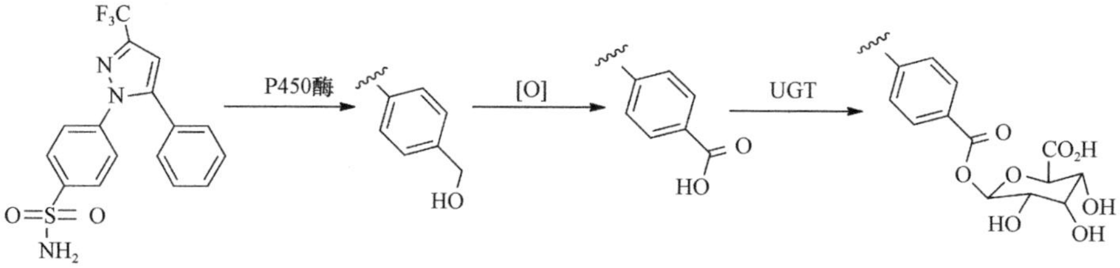

图 9-8　塞来昔布通过 P450 酶氧化代谢为乙酰葡萄糖醛酸苷

化学反应活性及这些结合物和蛋白质之间形成的共价键主要归因于酰基葡萄糖醛酸产物的酯键的功能。这些分子通过两种方式和大分子反应。第一种为大分子的亲核基团与葡萄糖醛酸基团间的一个简单置换，导致蛋白质与苷元的乙酰化，也被称为转酰基反应。氨基酸上具有亲核基团的蛋白质，如含 ε-氨基的赖氨酸、含酚羟基的酪氨酸、含硫醇基的半胱氨酸更容易发生这类反应，导致蛋白质乙酰化。另一种机制为分子内的重排。这个所谓的糖基加氧酶化反应不同于转酰基反应，因为苷元和糖基都存在于最后的加合物中。该机制涉及酰基的迁移，其中最初在葡萄糖醛酸 C1 位置的酰基重新排列到 C2 位置，直到 C3、C4（图 9-9）。推测该机制包含临位碳上羟基的亲和进攻，导致耐受 β 葡萄糖醛酸酶的葡萄糖醛酸化产物形成。这种分子内重排使糖基部分的半缩醛结构暴

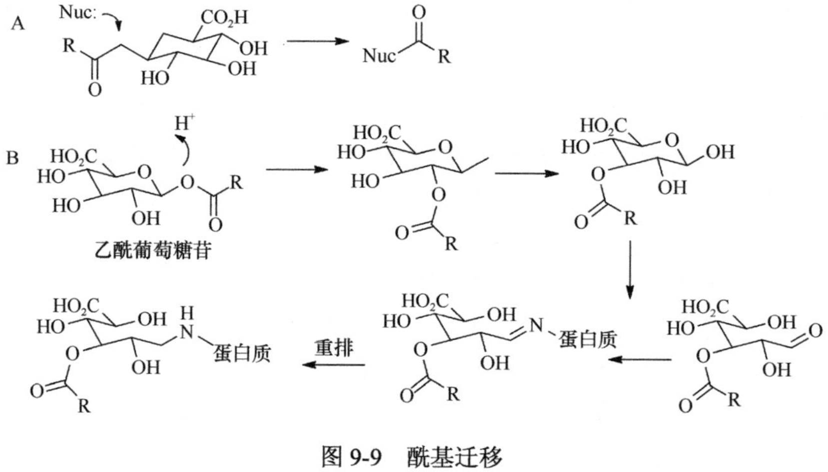

图 9-9　酰基迁移

A. 由乙酰葡萄糖苷介导的蛋白质的转酰基作用；B. 乙酰葡萄糖苷的迁移及与蛋白质共价结合（加糖作用）

露出来，导致短暂的开环形成开链乙醛中间体。然后相应的醛基可以结合到赖氨酸或核酸的氨基基团上形成亚胺，通过重排（阿马道里重排）形成最终的加合物，含一个更加稳定的 1-氨基-1-去氧酮糖结构，保留着配基和糖基结构。近年来，已有一些综述探讨了这些机制。

虽然最终的关系没有确定下来，但现在普遍认为大分子氨基酸残基的共价结合及核酸基团的酸碱性通常会导致过敏反应、器官毒性（肝、肾毒性）、变异或者致癌。已有羧酸类药物具药物不良反应高发性的报道。含有共价结合及核酸基团的或是由于与肝毒性相关的几个药物上市后又被撤回（表 9-13）。其中最早记载具有严重毒性反应的一个羧酸化合物是非甾体抗炎药异丁芬酸。异丁芬酸是布洛芬结构类似物，于 20 世纪 60 年代末上市，几年之后异丁芬酸就被撤出市场。至少在体外该化合物主要被代谢为乙酰葡萄糖醛酸化产物并与蛋白质共价结合。同样，Smith 等指出佐美酸乙酰葡萄糖醛酸化产物可以在体外与人血清白蛋白（HAS）反应。志愿者的体内研究表明，血浆中佐美酸乙酰葡萄糖苷（不是佐美酸本身）的血浆浓度-时间曲线下面积（AUC）和共价结合到血浆蛋白的佐美酸数量呈线性相关，这表明佐美酸的乙酰葡萄糖醛苷负责形成共价蛋白质加合物。佐美酸与人血清白蛋白的结合通过转酰基和与蛋白质的赖氨酸残基形成希夫碱两种机制介导，经历阿马道里重排反应形成上述稳定加合物。也报道过其他结构的 NSAID，如托美丁、双氯芬酸、苯恶洛芬、替尼酸具有相似的体内结果。形成乙酰葡萄糖醛酸产物为所有上述化合物的主要代谢途径。此外，已有研究显示所有的这些乙酰葡萄糖醛酸产物在一定程度上都经历了酰基迁移和阿马道里重排。HAS 乙酰葡萄糖醛酸产物也能同其他蛋白质反应。例如，双氯芬酸，至今世界上大部分国家仍在使用，一直伴随着肝和免疫系统的毒性。Kretz-Rommel 和 Boelsterli 及其他人的研究显示，双氯芬酸同肝细胞蛋白质包括二肽基肽酶 IV（DPP IV）的体外共价结合，依赖于双氯芬酸乙酰葡萄糖醛酸化的发生。佐美酸与微管蛋白的共价结合与其和 DPP IV 共价结合相似。在另一个例子中，DNA 为吉非贝特乙酰葡萄糖醛酸化产物的靶点，吉非贝特乙酰葡萄糖醛酸化产物与 DNA 进行孵化导致共价加合物的形成和突变的发生。

如前面所述，转运体介导的葡萄糖醛酸结合物的排泄是这些代谢产物介导器官或小肠毒性的另一种途径。在此过程中，高效微小管转运体介导毒物或具有反应活性的葡萄糖醛酸结合物从肝到胆道和胃肠道的外排，这将导致毒性结合物远端高浓度聚集，随后可能引起毒性反应。例如，一些 NSAID 在小肠能够引起乙酰葡萄糖醛酸化产物介导的损伤。同样 MRP-2 介导致癌物质的葡萄糖醛酸化产物从肝中（它们形成的地方）外排转运，经过 β 葡萄糖苷酸酶催化的水解反应后原位再生，导致毒物和致癌物质的高浓度暴露。因此，UGT 和 MRP-2 的联合作用可能产生毒理学反应，通过化合物在细胞内的解毒与 MRP-2 依赖的结合物转移到末端位点的外排及苷元的再生。依立替康的肠毒性就和葡萄糖醛酸化及转运体介导的结合物外排有关。依立替康主要剂量依赖性的毒性为严重的腹泻和骨髓抑制。静脉注射伊力替康后苷元及葡萄糖醛酸化产物（SN-38 葡萄糖醛苷）主要通过胆汁和粪便进行排泄。尽管胆汁中 SN38 葡萄糖醛酸化产物的浓度大于或等于苷元，与葡萄糖醛酸结合物相比粪便中有较多的 SN38。这与肠道中 β 葡萄糖醛酸酶介导的代谢产物的水解一致。一些研究显示，SN38 葡萄糖醛酸结合物是 MRP-2 的底物，其排泄到胆汁的过程是由这个转运蛋白介导的。总之，尽

表 9-13　由于毒性反应撤离市场的含有羧酸的药物

药物	结构	毒性
双氯芬酸	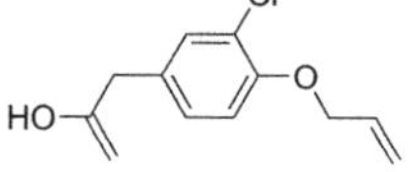	皮疹
苯噁洛芬	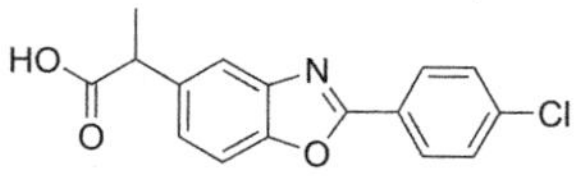	肝毒性
酚氯酸	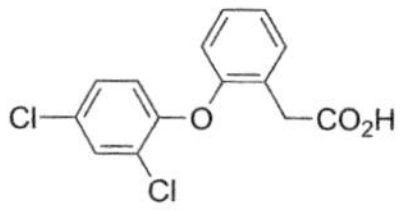	皮疹
异丁芬酸	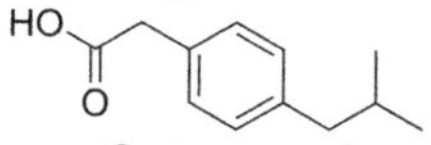	脑膜炎
吲哚布洛芬	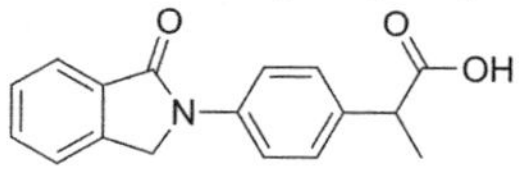	肝毒性
吡咯布洛芬	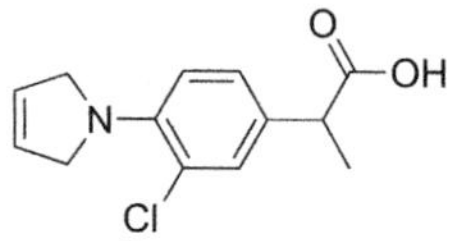	肝毒性
舒洛芬	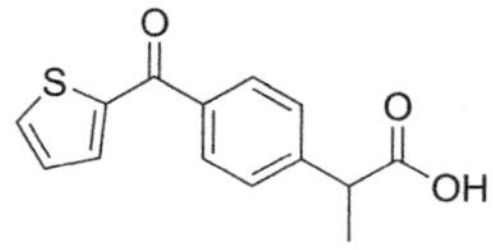	肾毒性
曲氟沙星	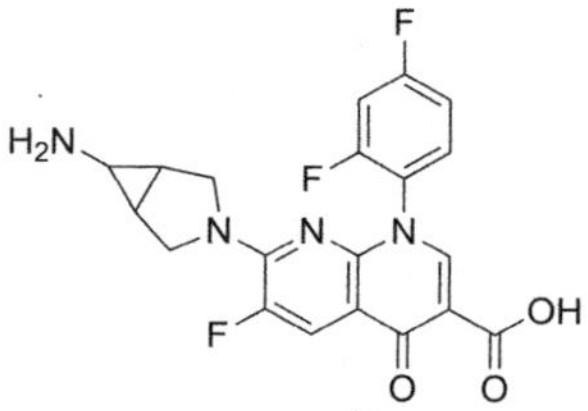	肝毒性
替马沙星	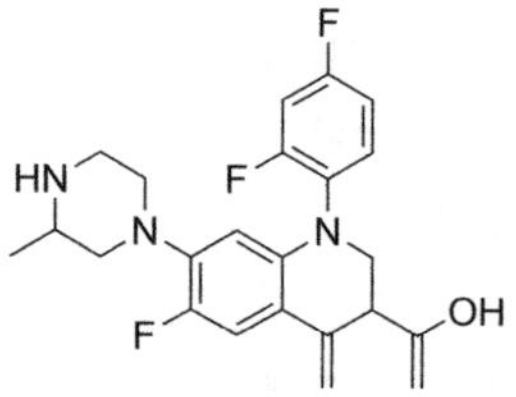	严重的过敏反应
替宁酸	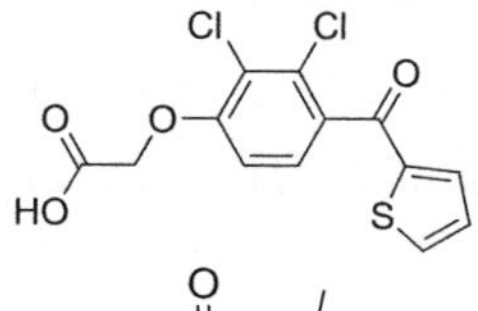	肝毒性
佐美酸	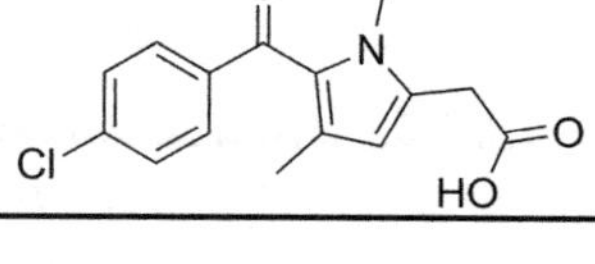	肺毒性

管葡萄糖醛酸化作为 SN38 体内解毒的途径，其毒性（持续性腹泻）的产生是 MRP-2 把葡萄糖醛酸苷产物转运（通过胆汁）到胃肠道，再通过该位点的葡萄糖醛酸酶对底物进行再生。

葡萄糖醛酸化产物引起毒性的另一条途径是间接地提高体循环中母药的浓度。这种现象在NSAID中经常观察到，因为乙酰葡萄糖醛酸化产物是NSAID主要的代谢产物（如前所述）。因为这些葡萄糖醛酸结合物的酯键在温和碱性条件下易发生非酶水解裂解成相应的苷元，在这种情况下，乙酰葡萄糖醛酸的消除途径受损而导致前药的"无效循环"。这种乙酰葡萄糖醛酸苷可逆的代谢尤其是对肾清除率低的病人有一定的临床意义。当乙酰葡萄糖醛酸苷产物是一个药物的主要代谢产物时，肾损伤会影响葡萄糖醛酸结合物通过尿液的排泄。葡萄糖醛酸结合物肾消除的减少导致其水解为母体药物，从而降低苷元的表观代谢清除率，提高其系统循环。例如，苯恶洛芬从市场撤出就是由于其对肾功能有损害及胆汁淤积性肝毒性和较高的致死率。该药物在人体内具有一个相对较长的半衰期（33 h），大部分以乙酰葡萄糖醛酸苷的形式通过肾消除。尽管观察到毒性的精确原因尚不明确，推测肾排泄受损会增加全身和组织的药物负荷，引起胆汁淤积和肾损伤，这将进一步降低药物的排泄，最终导致毒性反应。在氯贝酸、二氟尼柳、吲哚洛芬和酮洛芬等药物上均观察到这一现象。

虽然不常见，近年来也有文献报道乙酰葡萄糖醛酸苷抑制 CYP。由葡萄糖醛酸苷对 CYP 产生抑制导致药物-药物相互作用发生的一个经典案例为罗非贝特。尽管吉非贝齐已经被证明是 CYP2C8 的弱抑制剂，但是发现吉非贝齐-1-O-β-葡萄糖醛酸苷对 CYP2C8 活性有很强的抑制。此外，Ogilvie 及他的同事发现，体外实验中抑制剂的预孵会使 CYP2C8 介导的紫杉醇代谢的 IC_{50} 从 24 μmol/L 降到 1.8 μmol/L。葡萄糖醛酸苷对 CYP 灭活机制的其他研究结果表明，在催化过程中结合物共价结合到 CYP 假体血红素基团上。机制包括将 GEM-1-O-葡萄糖氧化成苄基自由基的中间体，区分氧并加入血红素的 γ-内消旋碳。GEM-1-O-葡萄糖血红素稳定加合物的形成会阻止其他底物与 CYP2C8 催化亚铁血红素中心结合，导致所观察到的基于机制的抑制。

（2）药理学意义

虽然许多氧化或还原过程（一相反应）形成许多具有药理活性的代谢产物，葡萄糖醛酸结合物也可以与受体相互作用，并通过与受体非共价相互作用发挥生物学活性。葡萄糖醛酸结合物的活性与母药相比是等价的，在一些情况下具有更好的药理学活性，因此有利于母体药物发挥整体药理作用。由于活性代谢产物的形成可以增强药物的总体疗效，因此描述催化这些活性代谢化合物形成的同工酶非常重要。

吗啡就是一个典型的例子，其葡萄糖醛酸结合物会使母体药物药理活性增强。吗啡主要通过葡萄糖醛酸化清除，最终形成 3 位酚羟基和 6 位醇羟基葡萄糖醛酸结合物（图 9-10）。仅 6-OH 葡萄糖醛酸苷表现出活性，为 u-阿片受体的激动剂。人体 UGT2B7 催化人体中 10%~20%的吗啡转化成 6-OH 葡萄糖酸苷。由于血浆中结合物的药效比母体药物强很多，慢性病治疗过程中血浆中葡萄糖醛酸苷的浓度远远大于吗啡的浓度，因此认为吗啡在治疗慢性病的过程中有重要的临床意义。

除了吗啡之外，其他一些药物的葡萄糖醛酸结合物也有药理学意义。例如，依泽替米贝酚羟基的葡萄糖醛酸结合物已经被证明对预期的药理学靶点具有同样的药效。类似的，一种回肠顶端钠依赖性胆汁酸转运蛋白（ASBT/SLC10A2）新型抑制剂 S-8921 的降低胆固醇作用，就是由于在肠道形成葡萄糖醛酸结合物（图 9-10）。S-8921 转化为葡萄糖醛酸结合物是由几个 UGT 介导的，特别是 UGT1A1、1A3、1A8、1A9 和 1A10，这一葡萄糖醛酸结合物是回肠顶端钠依赖性胆汁酸转运蛋白的强效抑制剂，抑制力是母体

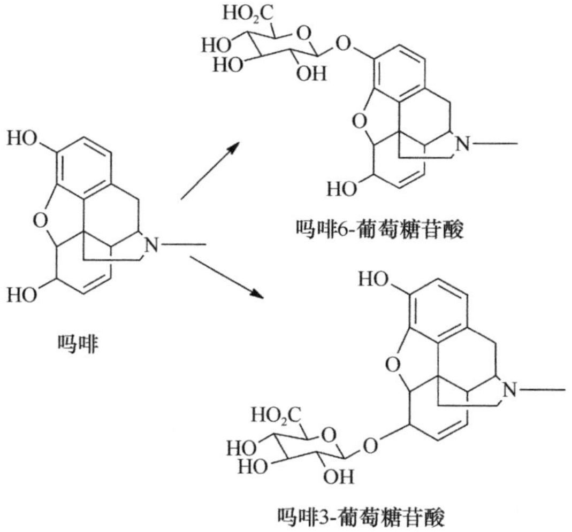

图 9-10 吗啡和可待因的代谢模式图

化合物的 6000 倍。同样，视黄酸和视黄醇的葡萄糖醛酸结合物与母药相比具有增强的类视黄醇活性。

（3）通过葡萄糖醛酸化预防毒性

尽管一些葡萄糖醛酸结合物被证明能够引发药物毒性，研究表明葡萄糖醛酸化在致癌物质和肝毒物的解毒过程中有重要的作用。UGT 在特定组织中的表达差异可以改变生物激活和解毒之间的代谢比值。倾向于生物激活能够增加毒副作用的敏感性，反之亦然。因此，UGT 催化葡萄糖醛酸化的能力和参与催化反应的 UGT 类型的相关知识能够帮助理解这些有毒物质生物激活和解毒之间的平衡。例如，许多酚类化合物很容易被 CYP 或前列腺素 H 合酶氧化活化成剧毒的亲电中间体或游离自由基活性中间体来破坏细胞大分子（如 DNA、蛋白质和脂肪）和（或）增加氧化应激。这也适用于许多以芳烃羟化为主要代谢途径的化合物。然而，大多数时候葡萄糖醛酸化高效率地清除一些化合物会阻止其氧化代谢。因此，外源物质或者稳定代谢产物的葡萄糖醛酸化和消除作为毒理学守门人，指引代谢远离生物激活。一般来说，个体遗传因素导致主要参与这些化合物代谢的 UGT 的低表达，驱使这些化合物的代谢朝着生物激活和反应活性代谢产物生成的方向进行。对乙酰氨基酚在高剂量条件下造成肝毒性和肾毒性可作为一个经典案例来解释这一现象。

这种广泛使用的镇痛药主要通过UGT1A1 介导的酚羟基的葡萄糖醛酸化和CYP 介导的醌亚胺（NAPQI）氧化反应代谢（图 9-11）。后者已经被证明能够共价结合到蛋白质上，这与病人体内观察到的肝毒性和肾毒性相关。有遗传性 UGT1A1 缺陷的人静脉注射药物的研究结果显示，对乙酰氨基酚的葡萄糖醛酸化降低。相反对乙酰氨基酚与谷胱甘肽结合物的测定结果显示，生物激活作用增强，该对乙酰氨基酚与谷胱甘肽结合物作为 NAPQI 中间体形成的标志物（图 9-12）。类似的结果在缺少所有 UGT1A 的突变 Gunn 和 RHA 大鼠中也能观察到。这些动物的对乙酰葡萄糖醛酸化减少，CYP 催化的对乙酰氨基酚的生物激活和其与肝细胞蛋白质的共价结合增加，肝小叶和肾细胞的坏死增加。

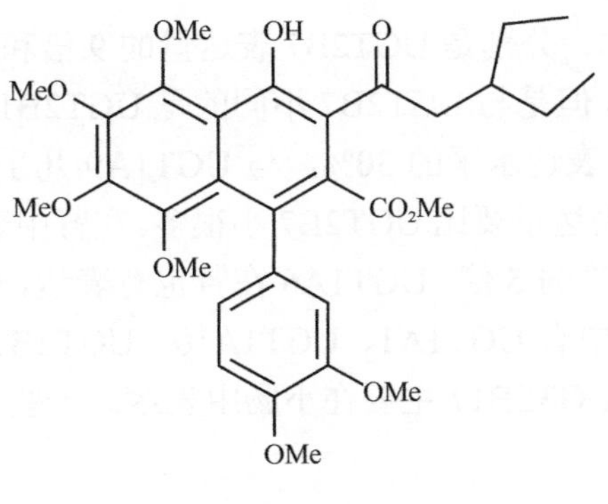

S-8921

图 9-11　S-8921 的结构

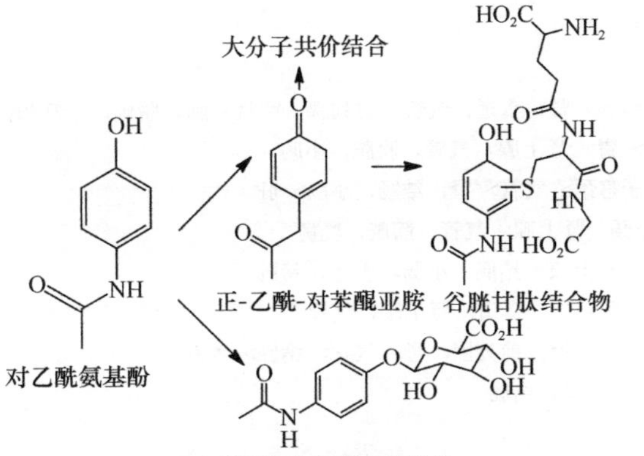

图 9-12　对乙酰氨基酚的代谢激活与葡萄糖醛酸化作用

雷洛昔芬的案例中也可以得到类似的结论，很容易生物激活为亲电中间体，为 CYP3A4 的强效灭活剂。这些都是体外研究结果，人体中雷洛昔芬相关的毒性与这种药的生物激活没有直接联系。据推测，这种雷洛昔芬的安全性与体外生物激活的脱节主要是由于葡萄糖醛酸化的首过代谢。葡萄糖醛酸化对雷洛昔芬与肝微粒体蛋白共价结合的作用已经被证实，这些 ^{14}C 标记的雷洛昔芬的体外研究表明，在葡萄糖醛酸化进程存在的情况下，雷洛昔芬与肝微粒体蛋白的共价结合显著降低。这些结果支持雷洛昔芬的肠道葡萄糖醛酸化限制了人体肝的生物激活作用的观点。

（三）UGT 的组织分布

UGT 主要行使解毒外源性毒物和内源性毒物、保护机体的作用，其组织分布特点直接关系到各组织的解毒能力，与毒物的毒性分布直接相关，因此早在 20 世纪 UGT 各亚型的组织分布特征就有人开始研究。早期的研究主要利用一些生化手段、反转录-聚合酶链反应（RT-PCR）或者印迹杂交（Northern blotting），定性地判断哪些组织有葡萄糖醛酸代谢能力（表 9-14）。随着分子生物学的发展，免疫印迹（Western blotting）或实时动态聚合酶链反应（real-time PCR）方法被广泛用于定量研究各亚型 UGT 的 mRNA 表达水平（图 9-13），如今已经能初步描绘出各组织的亚型分布，给出多种不同生物样本中蛋白质含量的准确、直接比较。不同组织中检测的这些 UGT 亚型中，UGT2B4 和

UGT2B15 是表达量最多的，分别是 UGT2B7 表达量的 9 倍和 4.5 倍之多。UGT2B10 与 UGT2B7 在表达量上相当，但是与 UGT2B7 不同的是 UGT2B10 只在肝中表达。UGT1A1 的表达水平只是 UGT2B7 表达水平的 30%，与 UGT1A9 几乎相同。UGT2B7 在肾有表达，而 UGT2B4 在肾中的表达量要比 UGT2B7 小很多。在肾中表达量最多的是 UGT1A9，这一数量是其在肝中表达量的 5 倍。UGT1A6 在肾也有表达，但是还不到 UGT1A9 表达量的 15%。在小肠和结肠中有 UGT1A1、UGT1A10、UGT2B7、UGT2B15 和 UGT2B17 的表达。而 UGT1A10 和 UGT2B17 主要在小肠中表达。一些 UGT 也在乳腺、前列腺、心脏等组织中有少量表达。

表 9-14　人体中 UGT 各亚型在不同组织中的表达

UGT 各亚型	组织
1A1	肝>小肠> 结肠> 胃
1A3	肝> 小肠
1A4	肝
1A5	小肠> 结肠> 肾，食道，气管，前列腺，胎盘> 肺，膀胱，子宫颈，肝> 大脑，睾丸
1A6	肾> 肝> 胃> 肾上腺> 气管，膀胱，小肠
1A7	食道> 子宫颈> 气管> 肾，结肠，小肠> 肝
1A8	结肠>小肠，肾上腺> 气管，膀胱，乳房
1A9	肾> 肝> 肾上腺> 结肠，小肠> 食道，膀胱
1A10	小肠，结肠> 胃，食道> 肾上腺，气管
2B4	肝> 心脏> 食道，前列腺，肾> 气管> 胸腺> 睾丸
2B7	肝>，肾> 小肠，结肠
2B10	肝
2B11	没发现
2B15	肝> 胃，胸腺>小肠，结肠，前列腺> 气管> 睾丸
2B17	结肠> 小肠> 肝> 胃，乳房，子宫颈> 胸腺，肺，脾，卵巢> 脂肪，肾，气管> 睾丸，大脑

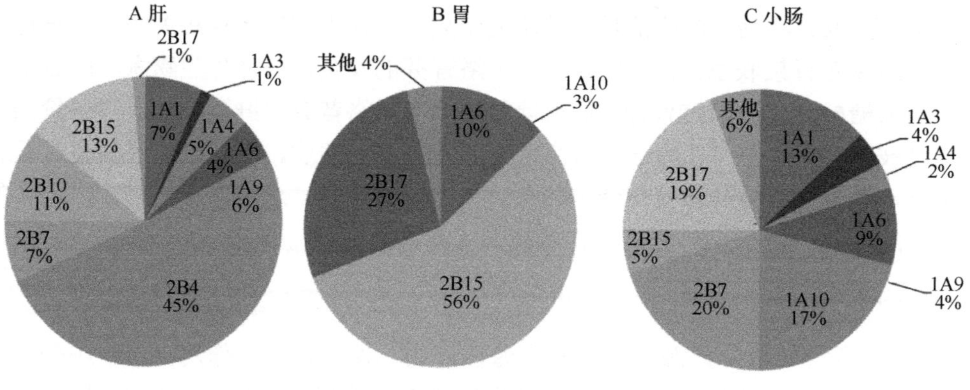

图 9-13　UGT 各亚型在肝、胃及小肠中所占的百分比

肝是 UGT 的主要分布组织，这首先表现在亚型种类比较齐全，除了 UGT1A7（恒量检测）、UGT1A8、UGT1A10、UGT2A1、UGT2A2 外，其他 UGT 亚型均能在肝组织检测出。其次是 UGT 在肝组织的表达水平比较高，很多亚型的水平都远远高于其他组织。需要指出的是，上述工作检测的都是 mRNA 水平各亚型的含量，而不是蛋白质本身。有些时候，mRNA 水平和蛋白质水平的含量并不总是一致。例如，在研究 UGT1A1、

UGT1A4、UGT1A6 和 UGT2B7 的肝分布时发现，只有 UGT1A1 的蛋白质水平和 mRNA 一致，其他三种 UGT 亚型的蛋白质水平的含量和 mRNA 水平并不相关。需要相当谨慎地理解基于 mRNA 水平的亚型分布。mRNA 水平高，并不意味着蛋白质表达量高，反之亦然。随着蛋白质组学技术的发展，UGT 亚型的绝对含量目前已经可测，这将有力增加体外实验向体内推导的准确性。许多学者系统研究了 UGT1A 在肝和肠道组织的含量（表 9-15，表 9-16），结果表明肠道中的 UGT 总量比肝中低得多。比较有意思的是 Harbourt 等在肠道组织中检测到了 UGT1A4，这同之前的基于 mRNA 的组织分布结果明显不一致。在这之前的研究中，大家普遍认为 UGT1A4 是不在肠道中表达的，而且活性实验也支持这种结果。Sato 等在个体肠微粒体中检测到 UGT1A4，但是在混合人肠微粒体中没有检测到 UGT1A4。UGT1A4 到底在不在肠道组织表达，还需要进一步的论证。

表 9-15　LC-MS 或 LC-MS/MS 定量个体人肝微粒体中 UGT 蛋白决定含量

	Harbourt et al.，2012	Ohtsuki et al.，2012	Fallon et al.，2013	Sato et al.，2014	Achour et al.，2014	均值
UGT1A1	18.3 ± 7.8（7.0~32.6）	33.2 ± 11.5（20.8~59.7）	36.2 ± 21.4（4.5~106.1）	124.0 ± 63.1	33.6 ± 34.0（8.9~137.9）	45.2
UGT1A3	9.9 ± 7.4	17.3 ± 7.8（8.2~37.1）	8.0 ± 5.3（2.0~26.9）	20.6 ± 20.6	123.1 ± 122.3（27.0~487.7）	31.9
UGT1A4	4.6 ± 2.0	—	54.3 ± 18.6（23.0~93.8）	84.0 ± 30.4	58.0 ± 24.8（14.4~105.6）	54.8
UGT1A5	—	—	0.1 ± 0.3（0~0.5）	—	—	0.1
UGT1A6	5.2 ± 2.3	114.0 ± 54.0（45.0~277.0）	9.7 ± 4.2（3.3~22.5）	22.6 ± 12.7	107.1 ± 80.3（31.5~285.4）	42.8
UGT1A7	BLQ	—	0.1 ± 0.7	BLQ	—	0.07
UGT1A8	BLQ	—	0.2 ± 0.7	BLQ	—	0.14
UGT1A9	26.7 ± 25.6（9.0~96.4）	25.9 ± 6.3（15.5~38.0）	23.1 ± 6.2（11.0~40.0）	61.1 ± 22.2	40.0 ± 23.7（13.4~122.6）	31.8
UGT1A10	BLQ	—	BLQ	BLQ	—	0
UGT2B4	—	—	39.2 ± 11.8（17.6~88.8）	102.0 ± 47.6	70.8 ± 32.3（22.8~135.8）	56.8
UGT2B7	—	84.3 ± 29.5（53.1~146.0）	80.7 ± 26.3（28.8~178.3）	200.0 ± 67.8	82.9 ± 36.1（33.0~162.9）	98.0
UGT2B10	—	—	6.5 ± 2.8（0.6~14.6）	69.3 ± 31.7	—	19.7
UGT2B11	—	—	—	—	—	—
UGT2B15	—	61.8 ± 21.5（24.2~103.0）	32.7 ± 10.9（15.1~73.3）	99.7 ± 42.6	62.1 ± 31.5（18.4~130.2）	52.1
UGT2B17	—	—	8.0 ± 10.4（0~50.0）	54.3 ± 60.8	—	17.7
UGT2B28	—	—	—	—	—	—
个体人肝数	9	17	60	16	23 或 24	125 或 126

注：BLQ. 低于定量限；表中数据均为平均值 ± SD（范围），pmol/mg 蛋白质

（四）UGT 各亚型底物特征

人体 UGT 的底物包括许多外源性有害物质（如药物、毒物、致癌剂等）及许多人体内源性物质（如胆红素、胆汁酸、激素等）。一般主要参与内源性激素生成和转化的 UGT 底物特异性较强，并且只在有限的几种组织内表达。这有可能和这些内源性化合物具有非常重要的生理学功能有关。然而，很多药物或内源性物质进入体循环后，不可

表 9-16　LC-MS 或 LC-MS/MS 定量个体人肠肾微粒体及 UGT 重组单酶中 UGT 蛋白决定含量

	HIM		HKM		BD supersomes
	Harbourt et al.，2012	Sato et al.，2014	Sato et al.，2014	Fallon et al.，2013	Sato et al.，2014
UGT1A1	7.2 ± 3.7	39.6 ± 21.4	BLQ	1209.8 ± 249.1	3740
UGT1A3	ND	1.9 ± 1.1	BLQ	473.2 ± 75.9	1280
UGT1A4	5.3 ± 0.7	1.6 ± 0.9	BLQ	417.3 ± 127.5	826
UGT1A5	—	—	—	—	—
UGT1A6	2.3 ± 1.2	BLQ	13.9	839.5 ± 172.8	1980
UGT1A7	8.4 ± 2.4	BLQ	BLQ	706.9 ± 176.2	1250
UGT1A8	6.1 ± 3.8（1.9~9.4）	BLQ	BLQ	598.8 ± 96.6	4500
UGT1A9	6.6 ± 1.4	BLQ	171.0	490.5 ± 77.7	1900
UGT1A10	4.7 ± 2.8	17.9 ± 7.0	BLQ	738.5 ± 45.8	1960
UGT2B4	—	BLQ	BLQ	355.3 ± 25.6	883
UGT2B7	—	15.7 ± 9.8	95.3	914.7 ± 125.8	2720
UGT2B10	—	BLQ	BLQ	—	292
UGT2B11	—	—	—	—	—
UGT2B15	—	BLQ	BLQ	243.8 ± 43.1	878
UGT2B17	—	112.0 ± 36.6	BLQ	708.5 ± 28.0	2860
UGT2B28	—	—	—	—	—
个体数	3	6	18-donors pooled	—	—

注：BLQ. 低于定量限；ND. 未检测到；表中数据均为平均值 ± SD（范围），pmol/mg 蛋白质

避免地要受到肝及其他外周组织中 UGT 家族的调控作用。UGT 家族这些的底物特异性不强，很容易参与多种结构类型化合物的代谢反应（表 9-17）。因此，研究药物与 UGT 家族之间的相互关系，对解释其人体药代动力学行为，阐明生理、药理学现象具有非常重要的意义。

表 9-17　人体主要 UGT 亚型的底物偏好性

UGT 亚型	底物偏好性
1A1	底物谱广泛，内源性物质胆红素的唯一代谢酶，偏好黄酮类化合物 4′位
1A3	含有羧酸基团的乙酰化
1A4	叔胺和伯胺的 *N*-葡萄糖醛酸化，亲和力差
1A6	平面酚类化合物，亲和力差
1A7	苯并芘，连苯酚等多环芳烃
1A8	儿茶酚雌激素，香豆素，黄酮，蒽醌，苯酚类化合物
1A9	大体积酚类化合物，甾体及脂肪酸等
1A10	简单酚类，黄酮，芳香烃类化合物
2B4	与 2B7 底物谱高度重叠
2B7	阿片类生物碱化合物
2B10	叔胺的 *N*-葡萄糖醛酸化，亲和力高，不催化伯胺和仲胺
2B15	雄性激素代谢酶
2B17	雄性激素代谢酶

尿苷二磷酸葡萄糖醛酸结合代谢的化合物涵盖了众多的结构骨架，从链式到环状，从单环到稠环，从柔性到刚性。UGT 与其他药物代谢酶一样，表现出广泛且交叉的底物特异性。最具代表的化合物 4-甲基伞形酮（4-Mu），至少 11 种 UGT 亚型（UGT1A1、1A3、1A6、1A7、1A8、1A9、1A10、2B4、2B7、2B15、2B17）能够催化 4-Mu 的葡萄糖醛酸结合代谢，目前该化合物已经作为广谱探针应用于 UGT 的研究领域。鉴于 UGT 的底物谱表现出高度重叠的特点，到目前为止完全特异的 UGT 底物非常少，而且结构类型比较单一。但是结合 UGT 的组织分布特点，有些化合物已被证实是某一特定组织 UGT 的特异性底物，当前发现最多的是肝组织 UGT 的特异性底物。

UGT1A1：UGT1A1 是一个在生理和遗传多态性方面都很重要的亚型，其底物特征最为引人注目。胆红素（bilirubin）是 UGT1A1 专属性最强的底物，同时是一个内源性底物，在和 UGT1A1 相互作用时符合米氏动力学。但是，由于胆红素具有极高的蛋白结合率，并且光不稳定，在实际应用中并不常见。抗癌药物依托泊苷也是 UGT1A1 的一个特异性底物，但是因为其具有强的细胞毒活性和多个代谢位点，也不常用于实际应用。雌二醇的 3 位葡萄糖醛酸结合代谢是最为广泛使用的 UGT1A1 探针反应，尽管 UGT1A3 也能参与该反应，但是贡献非常低，可以忽略。需要指出的是，雌二醇作为该酶的探针底物只能限于肝，在肠道中因为存在 UGT1A10 的显著贡献，其代谢速率并不能反映肠道中 UGT1A1 的活性。3,3′,4′-三羟基黄酮的 4′位葡萄糖醛酸结合代谢也是 UGT1A1 的探针反应，但是其他两个位点也能发生葡萄糖醛酸结合代谢，而且反应速率要远远高于 4′位的葡萄糖醛酸结合反应。而荧光分子探针作为传感器具有以下突出特征：高灵敏度，高选择性，高通量，原位检测，高分辨率等，可以对检测目标实现实时、在线的监测，通过活性图谱或指纹来直观表现目标对象的功能信息，克服了传统检测手段样品预处理过程冗长复杂、成本高、不能在线分析的缺点。目前一个高选择性的 UGT1A1 特异性比率型荧光探针分子 *N*-（3-羧丙基）-4-羟基-1,8-萘酰亚胺（NCHN）被成功开发及应用，该探针不仅克服了以往 UGT1A1 探针分子存在多个代谢位点选择性及灵敏性较低的问题，而且能够实现高通量经济省时的 UGT1A1 活性检测。

UGT1A3：UGT1A3 能够代谢内源性物质胆汁酸（CDCA、LCA、HDCA）及外源性化学物质，如多环芳烃、碳氢化合物、胺类、非甾体类抗炎药（NSAID），以及他汀类药物。尽管 UGT1A3 同 UGT1A4 有高达 93%的氨基酸序列相似性，但是二者具有不同的底物选择性，如 UGT1A3 能够催化带羧酸基团的药物发生酰基葡萄糖醛酸化反应，但是 UGT1A4 只能少量催化类似反应。UGT1A3 与阿米替林、丙咪嗪、赛庚啶叔胺基团的亲和力低于 UGT1A4。UGT1A3 的特异性抑制剂至今还是未知。

UGT1A4：UGT1A4 能够催化叔胺基团（咪达唑仑、酮康唑、尼古丁、*S*-可替宁、拉莫三嗪、旋美托咪定、他莫昔芬、阿米替林、丙咪嗪、酮替芬、奥氮平、盐酸苯海拉明、盐酸三氟拉嗪）及伯胺（氟喹酮、联苯胺）的 *N*-葡萄糖醛酸化。然而最近研究显示，UGT1A4 对叔胺基团的亲和力很低，但是 UGT2B10 对叔胺基团的亲和力是很高的，包括阿米替林、丙咪嗪、盐酸苯海拉明、尼古丁和右旋美托咪定。盐酸三氟拉嗪和海柯皂苷元可分别作为 UGT1A4 的特异性底物和抑制剂。

UGT1A6：UGT1A6 能够催化平面酚羟基的葡萄糖醛酸化，包括 a-萘酚和对硝基酚，UGT1A6 也参与对乙酰氨基酚的葡萄糖醛酸化反应。5-羟色胺是 UGT1A6 的一种选择性内源性底物。尽管 5-羟色胺是大脑中具有重要作用的一种神经递质，但是大部分 5-羟色胺分布于胃肠道的肠道嗜络细胞。UGT1A6 的特异性抑制剂至今还是未知。

UGT1A7：UGT1A7、1A8、1A9 及 1A10 的特点是第一个外显子具有高度同源性。UGT1A7 对各种致癌物质表现出葡萄糖醛酸化活性，如羟基化的苯并芘、*N*-羟基-2-氨基-1-甲基-6 苯并咪唑-（4,5-b）吡啶。该酶也能够催化 SN-38 及霉酚酸的葡萄糖醛酸化。到目前为止，UGT1A7 的特异性底物和抑制剂还是未知的。有几个 UGT1A7 亚型变异体。之前的体外实验表明，UGT1A7.3 对 7-羟基苯并比的活性比野生型的 UGT1A7.1 低 5.8 倍。UGT1A7.3 在高加索人和日本人盛行，等位基因频率分别为 36%和 26%。一些流行病学研究提供的结果显示，UGT1A7.3 等位基因的变异与肝细胞性肝癌有显著关联性。然而并没有癌症风险与 UGT1A7.3 关系的报道。

UGT1A8：UGT1A8 也是一个肝外存在的亚型，与 UGT1A10 具有有 89%的氨基酸同源性，但是与 UGT1A10 相比 mRNA 水平的表达非常少。与 UGT1A10 相比，UGT1A8 对儿茶酚雌激素、香豆素类化合物、黄酮、蒽醌及酚类化合物的代谢显示更高的催化活性。UGT1A8 也能够代谢曲格列酮、霉酚酸及雷洛昔芬。由于 UGT1A8 还没有特异性底物和抑制剂，因此其对机体的意义还是未知的。

UGT1A9：UGT1A9 具有广泛的底物特异性，包括体积庞大的酚类物质、膳食成分、类固醇、脂肪酸及一些处方药物，包括抗癌药物、贝特类药物、非甾体类抗炎药及心率失常药。依达拉奉（用于治疗急性脑梗死的自由基清除药）、霉酚酸、索拉菲尼都是该酶的底物。在肝或肾中异丙酚能够被 UGT1A9 选择性地葡萄糖醛酸化，但是在胃肠组织中则被 UGT1A7、1A8、1A10 代谢。最近尼氟酸被确定为 UGT1A9 的特异性抑制剂，尽管其在高浓度时（50~100 μmol/L）也能抑制 UGT1A1 和 2B15。

UGT1A10：UGT1A10 同其他亚型，如 UGT1A1、1A9 一样具有广谱的底物选择性。UGT1A10 的底物包括简单的酚类、亚硝胺、黄酮类药物、雌激素及多环芳香烃类。该酶也能代谢曲格列酮和雷洛昔芬。UGT1A10 在一些经肠道吸收药物的首过代谢消除中起到重要作用，如雷洛昔芬，由于肠道 UGT 的影响，其口服生物利用度只有 2%。多巴胺是 UGT1A10 的选择性底物，但是其特异性抑制剂至今没有报道。

UGT2B4：UGT2B4 催化的葡萄糖醛酸化反应能够促进胆汁酸的解毒，如 HDCA 和 HCA，允许它们的葡萄糖醛酸产物通过转运蛋白，如多药耐药性相关蛋白（MRP）2 或者 MRP3 从肝细胞转移出来。已经有文献报道，UGT2B4 与高度相关的亚型 UGT2B7 之间有一定重叠的底物特异性。例如，UGT2B4 能够结合可待因、吗啡、齐多夫定，这些都是 UGT2B7 已知的底物。UGT2B4 的特异性底物和抑制剂还未有文献报道。

UGT2B7：UGT2B7 可以说是最重要的亚型，因为它能够葡萄糖醛酸化结合 35%的临床用药。该酶能够葡萄糖醛酸化阿片类药物，如吗啡、可待因、丁丙诺啡和纳洛酮，以及抗病毒类药物齐多夫定和依法韦仑，还有一些含羧酸基团的药物，包括 NSAID 和吉非贝齐。此外，UGT2B7 还能够代谢内源性物质，如胆汁酸、脂肪酸和类固醇类化合物。UGT2B7 高度特异性地催化齐多夫定的葡萄糖醛酸化反应，因此其也被广泛用作该酶的特异性底物。体外实验结果显示，高浓度的氟康唑（2.5 mmol/L）能够抑制 UGT2B7 将近 70%的活性，尽管该浓度的氟康唑也同样能够抑制 UGT1A1、1A6、2B15，使酶的活性降低 25%，0.22 mmol/L 的氟康唑不但能够抑制 UGT2B7，而且还能够抑制 UGT2B4。

UGT2B10：UGT2B10 的底物是未知的，也因此被认为是一种“孤儿 UGT”。然而最近的研究发现，UGT2B10 能够催化叔胺类化合物的 *N*-葡萄糖醛酸化，如 S-尼古丁。Kato 等发现，UGT2B10 同叔胺基团有高度亲和性，包括阿米替林、丙咪嗪、氯丙咪嗪、曲米帕明和盐酸苯海拉明，因此也说明 UGT2B10 在这些药物的代谢中是一个主要的催化剂。然而，并不是所有的三环胺类会被 UGT2B10 葡萄糖醛酸化，因为 UGT2B10 不能代谢盐酸三氟拉嗪。UGT2B10 对伯胺和仲胺还并没有显示一定的催化活性，如卡马西平、氟喹酮、地昔帕明、去甲替林等药物。*S*-尼古丁可以作为 UGT2B10 的特异性抑制剂。

UGT2B11：UGT2B11 的 mRNA 在肝、肾和胸腺中都有一定的分布；然而由于其对药物代谢的作用还是未知的，因此没有在蛋白质水平的定量测定结果。UGT2B11 能够催化 3α-羟基雄激素、3α-孕激素、羟基雌激素的葡萄糖醛酸化。但是其催化活性通常低于 UGT2B7，说明 UGT2B11 在这些底物的代谢中并没有发挥重要作用。到目前为止也没有发现 UGT2B11 的特异性底物和抑制剂。

UGT2B15：UGT2B15 最初被认为是一种雄激素代谢酶。后续研究表明，该酶也能代谢药物及其他一些外源性化合物，包括奥沙西泮、羟基他莫昔芬（他莫昔芬的活性代谢产物）、劳拉西泮、西格列扎。UGT2B15 能够立体选择性代谢 S-奥沙西泮，因此反应表型研究中其可以作为 UGT2B15 的探针底物，相反，UGT1A9 和 2B7 能够催化 R-奥沙西泮的葡萄糖醛酸化。研究显示，奥沙西泮、劳拉西泮、西格列扎的口服清除率在 *UGT2B15*2*（D85Y）等位基因携带者体内显著降低。S-奥沙西泮是 UGT2B15 的特异性底物，但是其特异性抑制剂是未知的。

UGT2B17：UGT2B17 代谢和灭活主要雄激素双氢睾酮、睾酮、雄酮。伏立诺他是一种组蛋白去乙酰化酶抑制剂，主要用于皮肤 T 细胞淋巴瘤的肿瘤或固体瘤治疗，优先被 UGT2B17 代谢。由整个基因缺失而来的等位基因 *UGT2B17*2*，导致 UGT2B17 活性的丧失。与至少含有一个野生型等位基因相比，*UGT2B17*2* 纯合子对伏立诺他表现出少于 30%的葡萄糖醛酸化能力。UGT2B17 的特异性底物和抑制剂至今还是未知的。

（五）UGT 的抑制及诱导

UGT 抑制剂的特征同 UGT 底物相似，表现出广泛且交叉的抑制特异性。往往同一种抑制剂能同时抑制多个 UGT 亚型，反之同一个 UGT 亚型也可以被多个化合物抑制，目前缺少 UGT 各亚型的特异性抑制剂，而特异性抑制剂是代谢酶归属研究中的重要工具之一。例如，海柯皂苷元是一种高特异性的 UGT1A4 强效抑制剂，采用该化合物对 UGT1A4 介导的葡萄糖醛酸化反应进行代谢酶归属研究可得到非常明确的结果。氟康唑是 UGT2B7 比较好的竞争性抑制剂，底物浓度在 K_m 附近时，2.5 μmol/L 的氟康唑可以抑制该底物在人肝微粒体或重组单酶体系的葡萄糖醛酸化活性的 70%~75%。尼氟酸是 UGT1A9 的强力抑制剂，在较低的浓度时（2.5 μmol/L），尼氟酸可以表现出很好的特异性，而在高浓度时会对其他的 UGT 亚型产生一定的抑制，尤其是 UGT1A1。而至今对 UGT 亚型同样具有特异性抑制剂作用的抑制性抗体还没有全部开发出来。正是由于有关 UGT 抑制剂的研究起步较晚，对 UGT 的抑制剂通常选择性比较低的原因，目前学界还没有一个可接受的说法。由于 UGT 特异性抑制剂过少（表 9-18），针对 UGT 的归属研究困难重重。

表 9-18 人体主要 UGT 亚型典型的特异性底物、特异性抑制剂及诱导剂

UGT 亚型	特异性底物	特异性抑制剂	诱导剂
1A1	胆红素，雌二醇，依托泊苷，3,3′,4′-三羟基黄酮，NCHN	尼洛替尼	白杨素，槲皮素
1A3	全氟丁二烯二羟维生素，R-劳拉西泮	噻吩诺啡	咖啡
1A4	三氟拉嗪，拉莫三嗪，羟基咪达唑仑	海柯皂苷元	17β-雌二醇
1A6	5-羟色胺，去铁酮	雷公藤红素（也抑制 UGT2B7）	β-萘黄酮
1A9	丙泊酚，（R）-紫草素	尼氟酸，厚朴酚	β-萘黄酮
1A10	多巴胺	无	咖啡，绿茶
2B7	齐多夫定，吗啡	氟康唑	叔丁基氢醌，白藜芦醇

目前许多化合物在体外研究中都对 UGT 活性表现出一定的抑制作用，然而这些体外获得的 IC_{50} 或 K_i 值大多在 10~300 μmol/L 以上。而多数情况下，治疗用药物量在血浆中的浓度要远低于 IC_{50} 或 K_i 值。因此到目前为止，临床上基于 UGT 抑制产生的药物相互作用报道较少。这可能是因为 UGT 底物水溶性较强，而不像 CYP 所催化的底物普遍具有较大的脂溶性。通常水溶性较强的化合物其毒性也相对较低，因此，临床上 UGT 抑制产生的不良反应还鲜有报道。尽管 UGT 抑制产生 DDI 的可能性要小于 CYP，但是对于一些治疗窗狭窄的临床用药，出现基于代谢酶抑制产生的 DDI 可能会引起严重后果。因此，对 UGT 抑制的研究需要更深入的探讨。

一些外源性小分子（来自食品或药品）已证实是 UGT 的诱导剂，当机体摄入这些化合物后，能够增加 UGT 的表达量，从而改变机体总体 UGT 的活性。该过程由核受体介导发生，已经证实的核受体有芳烃受体（AHR）、组成型雄性甾烷受体（CAR）和孕烷 X 受体（PXR）。当环境化合物或药物和这些受体相互作用后，即能够诱导 UGT 的表达。

这些食品化合物对 UGT 的诱导，常常被认为具有重要的保健功能，在促进机体清除内源性或环境毒物的过程中扮演重要角色。需要指出的是，这些模型之间所得结果也常常不一致。例如，白杨素在 hepG2 和 Caco-2 细胞中均能诱导 UGT1A1 的表达，但是在人原代肝细胞培养中却丧失这种诱导作用。另外，由于核受体同时调节其他酶的表达，UGT 的诱导剂对 CYP 及转运载体等也表现出相应的诱导作用，如萘黄酮在诱导 UGT1A1 和 1A6 的同时，也能够诱导 CYP1A1 及 Mrp2 转运载体的表达。

（六）UGT 各亚型的分子调节

和其他药物代谢酶相似，UGT 的表达也受到了分子调控作用。一些转录因子包括肝细胞核因子 1（HNF1）、CAAT-增强子结合蛋白、Cdx2、八聚体转录因子 1、前 β-细胞同源和转录因子 2，都已经被证实在不同的组织中调节 UGT 的基本表达。UGT 在不同的组织中表达有一定的差异。组织特异性表达可能部分由于不同组织中存在不同的转录因子及 UGT 基因上转录因子结合位点的相对位置不同。例如，HNF1α 反应原件已经被证明对肝特异性基因的表达非常重要。对于一些在肝中高度表达的 UGT2B 亚型，在启动子区域相似的位置发现假定的 HNF1α 结合位点，然而对于肝外的 UGT1A8 和 1A10，在同一位置没有发现一致的序列。此外，许多外源性物质和内源性化学物质也有可能会通过不同的核受体或胞质受体改变 UGT 的表达水平，如组成型雄烷受体（CAR）、芳香烃受体（AhR）、孕烷 X 受体（PXR）、PPARalpha 等。这种调节也具有亚型特异性，可能在药物相互作用中发挥一定的作用。表 9-19 列举了报道的转录受体及相应的靶向 UGT 亚型。

表 9-19　转录受体及靶向 UGT 亚型

UGT 亚型	转录受体
1A1	孕烷 X 受体（PXR），组成型雄甾烷受体（CAR），芳香烃受体（AhR），糖皮质激素受体（GR），过氧化物增殖物激活受体 α（PPARα），核因子 2（Nrf2）
1A3	孕烷 X 受体（PXR），过氧化物增殖物激活受体 α（PPARα）
1A4	孕烷 X 受体（PXR），过氧化物增殖物激活受体 α（PPARα）
1A6	孕烷 X 受体（PXR），芳香烃受体（AhR）
1A9	孕烷 X 受体（PXR），过氧化物增殖物激活受体 α（PPARα），过氧化物增殖物激活受体 γ（PPARγ）
2B4	法尼醇 X 受体（FXR），过氧化物增殖物激活受体 α（PPARα）
2B7	法尼醇 X 受体（FXR），孕烷 X 受体（PXR）
2B1/2B15/2B17	组成型雄甾烷受体（CAR）

（七）UGT 的种属差异

新药研发的临床前研究阶段，常常采用动物模型来预测化合物在人体内的代谢行为。但人和动物在代谢酶的亚型组成、表达分布、活性表达等方面都存在差异。对药物代谢酶种属间异同的了解，有助于选择合适的动物模型进行研究。常用的动物模型包括大鼠、小型猪、猴、犬和兔等。

目前已经在大鼠、小鼠、犬、兔及猴等常用的动物模型中发现有 UGT 的表达（表 9-20），其中在大鼠中发现的亚型最多，包括 UGT1A1、1A2、1A3、1A4、1A5、1A6、1A7、1A8、1A9、2A1、2B1、2B2、2B3、2B6 及 2B12 等，主要表达的亚型酶是 1A1 和 2B1。UGT2B1 具有广泛的底物谱，但是与人 UGT2B1 不同，大鼠中 UGT2B1 只能催化吗啡产生 3-葡萄糖醛酸化代谢产物，而不能产生 6-葡萄糖醛酸化代谢产物。此外，在豚鼠中发现两个新的 UGT 亚型（2B21 和 2B22）。值得注意的是，这两个酶对吗啡也具有催化活性，其中 UGT2B21 只能催化吗啡的 3-葡萄糖醛酸化反应，而 UGT2B22 正好相反。尽管在猴中发现一个在人体中没有的 UGT 亚型（UGT2B9），然而该酶与人 UGT2B7 具有 89%的氨基酸序列相似性，并且研究发现 UGT2B9 可以催化许多人 UGT2B7 的底物，包括非甾体类抗炎药、直链脂肪酸、阿片类药物等。最近，在猴种又发现一新的亚型 UGT2B23，该酶具有催化雄酮及雌酮的活性。

表 9-20　UGT 在不同种属间的表达

物种	UGT
人	1A1，1A2，1A3，1A4，1A5，1A6，1A7，1A8，1A9，1A10，1A11，1A12，1A13，2A1，2A2，2A3，2B4，2B7，2B10，2B11，2B15，2B17，2B24，2B25，2B26，2B27，2B28，2B29
大鼠	1A1，1A2，1A3，1A4，1A5，1A6，1A7，1A8，1A10，2A1，2A2，2B1，2B2，2B3，2B6，2B8，2B12，2B34
小鼠	1A1，1A2，1A3p，1A4 1A5，1A6，1A7，1A8，1A9，1A10，1A11，2A1，2A2，2A3，2B1，2B5，2B34，2B35，2B36，2B37，2B38，3A1，3A2
兔	1A4，1A6，1A7，2A2，2B13，2B14，2B16
犬	1A6，2B31
猫	1A1，1A6
豚鼠	2A3，2B21，2B22
猴	1A1，1A6，1A8，1A9，1A10，2A3，2B9，2B18，2B19，2B20，2B23，2B30，2B33

资料来源：https：//www.flinders.edu.au/medicine/sites/clinical-pharmacology/udp-glucuronosyltransferases.cfm

UGT 亚型不仅在各个种属间的表达分布上存在巨大差异，而且在活性上也存在一定的种属差异。最明显的例子是，人体中 UGT1A6 的主要作用是催化极性酚类化合物进行葡萄糖醛酸化反应，而尽管猫中有 UGT1A6，但其恰恰不具备这种能力，这一现象在狮子、非洲麝猫、土狼等其他食肉类动物上也有发现。与人肝相比，犬肝对吗啡、4-甲基伞形酮和 1-奈酚的葡萄糖醛酸化活性要高出 10 倍之多。在兔上发现的 UGT1A4 和 1A7，可以催化丙咪嗪进行葡萄糖醛酸化反应，其反应速度比人中的反应速度高出 2 倍。此外，在采用非甾体类抗炎药类化合物（NSAID）对大鼠、犬及人的肝微粒体中雌二醇葡萄糖醛酸化反应进行抑制时发现，IC_{50} 值具有显著的差异（表 9-21），说明 UGT 在不同种属间的抑制谱也存在一定的差异。

表 9-21　不同种属间 NSAID 对雌二醇葡萄糖醛酸化反应抑制的情况

NSAID	IC_{50}/（μmol/L）		
	RLM	DLM	HLM
双氯芬酸	170	>1000	140
二氟尼柳	36	359	47
非诺洛芬	270	>1000	111
氟比洛芬	330	>1000	288
酮康唑	870	>1000	566
舒林酸	381	>1000	278

选择动物模型时，需要首先确定可能参与的药物代谢酶亚型。对于 UGT 来说，目前的研究表明在大鼠体内发现了与人最相近的 UGT 亚型，如 UGT1A1、1A3、1A4、1A5、1A6、1A7 和 1A8 等，因此在确定参与药物代谢的酶亚型是上述代谢酶的哪一种时，可以考虑采用大鼠模型进行进一步的研究。但是由于这些亚型酶在不同种属间的底物特异性，抑制谱都存在差异性，因此对于 UGT 研究来说，动物模型还应该慎重选择。

二、其他Ⅱ相代谢酶

（一）磺酸基转移酶（SULT）

硫酸基转移酶将一个硫酸基团从 5′-硫酸腺苷-3′-磷酸硫酸（PAPS）转移到底物的亲核基团上。在哺乳动物中，有两类硫酸基转移酶。一类酶主要存在于高尔基体膜上，这类酶负责肽（如 CCK）、蛋白质、脂类和黏多糖等内源性大分子的磺酸化，不代谢外源性物质。另一类酶是溶解型的，通常存在于胞质中，负责代谢外源性物质和小分子内源性化合物（如激素和神经递质）。所有的胞质硫酸基转移酶都属于同一个超家族，称为 SULT。小分子上结合一个磺酸基团后，水溶性增加，细胞膜的被动扩散减弱，有利于化合物随尿液和胆汁排出。因此，磺酸化通常起灭活及脱毒作用。需要注意的是，磺酸基团是吸电子的，在某些位点可以离去，因此磺酸化反应只有在生成化学稳定的磺酸结合物时才起到灭活作用。

SULT 的命名遵循其他药物代谢酶家族，如细胞色素 P450 酶、UDP-葡萄糖醛酸酶、谷胱甘肽转移酶和 *N*-乙酰基转移酶等共同采用的系统命名法。此方法中，同一家族的成员的氨基酸序列同源性大于 45%，同一亚家族成员的氨基酸序列同源性则在 60%以上。

在哺乳动物中，SULT 共有 5 个不同的家族：SULT1、SULT2、SULT3、SULT4 和 SULT5。SULT3 家族仅在小鼠和兔中发现，SULT5a1 则只存在于小鼠中。其中，最有特征的三个 SULT 家族中共计 13 种亚型 SULT 如下：SULT1A1、1A2、1A3、1A4、1B1、1C2、1C4，1E1；2A1 和 2B1（SULT2B1_v1 和 SULT2B1_v2）；4A1（SULT4A1_v1 和 SULT4A1_v2）。其中，SULT2B1_v1 和 SULT2B1_v2 由于选择性转录起始或选择性剪接导致 N 端氨基酸序列不同；SULT4A1_v1 和 SULT4A1_v2 则具有不同的 C 端氨基酸序列。在人体组织中，SULT1A1、1A3 和 2A1 三种亚型已被纯化出来，这三种亚型分别存在于脑和肝中，脑和血小板中，以及肝中。SULT1A1 和 1A3 也被广泛地用于代谢显型。通过 cDNA 克隆还检测到了其他类型的 SULT，并且纯化得到了 SULT1E1。SULT1A1 有广泛的个体差异。据报道，SULT1A1 具有 15 种等位基因，编码 4 种不同的氨基酸序列。具有 *SULT1A1*1/*1* 基因型的个体酶活性比具有 *SULT1A1*2/*2* 基因型的高 7.7 倍。SULT1A2 有 13 种等位基因，编码 6 种不同的酶。其中两种最常见的突变体只有两个氨基酸的差异（Ile7-Thr 和 Asn-235-Thr）。通常，高活性的突变体（*SULT1A1*Arg-213* 和 *SULT1A2*Asn-235*）相关联，而低活性突变体（*SULT1A1*His-213* 和 *SULT1A2*Thr-235*）则构成了另一个常见的单倍体。其他 SULT 亚型的基因多态性还没有报道。研究显示，大肠癌病人血小板中低活性的 *SULT1A1* 基因型出现的频率明显增高，而在肥胖症病人中 *SULT1A1*His-213* 等位基因出现的频率显著升高。

SULT 在人体中分布广泛，主要存在于肝及肠道中，在其他组织如胃及肾等也有表达。不同组织中 SULT 的活性、对抑制剂的敏感性及热稳定性有显著差异。SULT 具有不同的底物特异性，但彼此之间也有重叠。在人体中，SULT 代谢的内源性物质包括类固醇、胆汁酸及神经递质，还参与一些外源性药物，如米诺地尔及致癌物的体内清除，见表 9-22。

表 9-22　人体 SULT 的底物、分子质量及组织分布

SULT 亚型	内源性底物	外源性底物	组织分布
1A1	碘化甲状腺氨酸：3,3′-二碘甲状腺素（T2），3,3′-1,5-碘甲状腺原氨酸（T3） 雌激素类：β-雌二醇（E2）	简单的酚类化合物：对-硝基苯酚，间-硝基苯酚，苯酚，对甲酚 药物：对乙酰氨基酚，米诺地尔 致癌物质：*N*-羟基-PHIP	肝中高表达 其他组织：血小板，胎盘，肾上腺，子宫内膜，结肠，空肠，大脑，白细胞
1A2	—	简单的酚类化合物：对-硝基苯酚 致癌物：*N*-羟基-2AAF 药物：米诺地尔	肝，某些膀胱肿瘤
1A3	儿茶酚胺类：多巴胺，去甲肾上腺素，异丙肾上腺素，2-羟基-E_1，2-羟基-E_2	简单的酚类化合物：对-硝基苯酚 致癌物：1-羟基甲基芘 药物：米诺地尔	空肠和结肠高表达 其他组织：血小板和胎盘，大脑，白细胞肝中含量可忽略
1B1	碘化甲状腺氨酸：3,3’-二碘甲状腺素（T2），3,3′-1,5-碘甲状腺原氨酸（T3），3,3′,5′-反转三碘甲状腺原氨酸（rT3），甲状腺素（T4）	简单的苯酚：1-萘酚	结肠表达最高，在肝，小肠，白细胞中也有表达
1C1	—	简单的酚类化合物：对-硝基苯酚 致癌物：*N*-羟基-2AAF	RNA：肾，胃，甲状腺，胎儿肝
1C2	—	简单的苯酚：对-硝基苯酚 致癌物：*N*-羟基-2AAF	RNA：胎肺，胎肾>胎心，肾，卵巢，脊髓
1E1	雌激素：E2，雌酮（E1）	雌激素：17-乙炔-E_2，马萘雌甾酮，DES 儿茶酚雌激素：2-羟基雌酮，2-羟基雌二醇，4-羟基雌酮，4-羟基雌二醇 药物：米诺地尔天然产物：柚皮素，染料木碱	肝，子宫内膜，空肠，原代培养的乳腺上皮细胞 RNA：肾上腺素，肝，小肠，胎肾，胎肺，胎肝

续表

SULT 亚型	内源性底物	外源性底物	组织分布
2A1	类固醇：脱氢表雄酮，表雄酮，雄甾酮，睾酮，皮质醇，孕烯醇酮雌激素：E_2 固醇类：胆固醇胆汁酸：石胆酸	致癌物：1-羟基甲基芘，6-羟甲基苯并[a]芘，羟胺硫蒽酮 药物：米诺地尔，雌激素：17-乙炔-E_2，	肝，肾上腺，空肠，
2B1_v1，2B1_v2	类固醇：脱氢表雄酮，孕烯醇酮固醇类：胆固醇，氧化型胆固醇	—	RNA：胎盘，前列腺，器官
4A1	—	—	大脑

（二）甲基化酶（COMT）

1. COMT 的命名及分类

Axelrod 等在 1950 年首先证明儿茶酚-O-甲基转移酶（catechol O-methyltransferase，COMT，EC 2.1.1.6）能够将 S-腺苷甲硫氨酸（SAM）的甲基转移到肾上腺素及其他儿茶酚类的 3 位羟基进行甲基化，COMT 的活性依赖二价阳离子。人体中 COMT 的催化反应机制是 SAM 作为先导底物的有序反应机制（图 9-14）。COMT 是由位于人体 22 号染色体 q11.2 区域的单基因编码的，并且分别由两个不同启动子编码溶解型的 COMT（S-COMT）和膜结合型的 COMT（MB-COMT）。人 COMT 基因含有 6 个外显子，前两个外显子不编码。3 号外显子上两个不同的启动子控制 *COMT* 基因的表达。COMT 能够代谢内源性的和外源性的儿茶酚类化合物，生理学上 COMT 能够使儿茶酚胺激素和神经递质失活，如去甲肾上腺素、多巴胺、肾上腺素，能够对一部分外源性胺类和药物解毒。

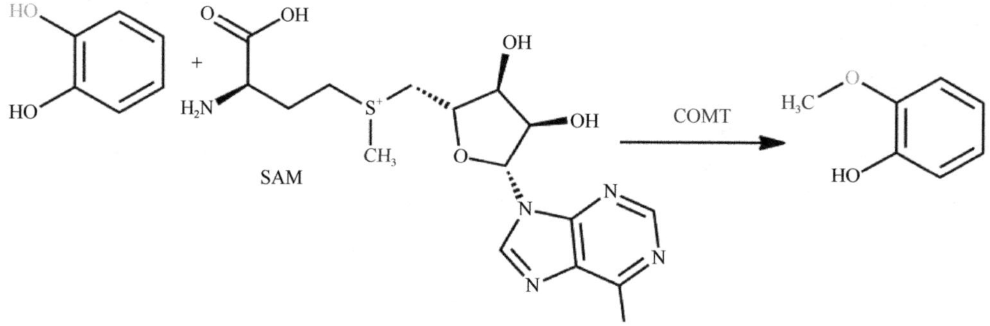

图 9-14　甲基化酶代谢模式图

2. 组织分布

在大多数人体组织中，S-COMT 和 MB-COMT 两种转录子都存在，但在其中 16 种组织中只存在 MB-COMT。用 Western blotting 实验对大鼠和人不同组织中的 S-COMT 和 MB-COMT 进行定量分析发现，S-COMT 的量是 MB-COMT 的 3 倍或更高。但人的脑组织中，MB-COMT 占 70%，而 S-COMT 只有 30%，这就提示 1.5 kb 的转录子可能具有双功能。人体中 COMT 启动子的不同表达水平提示，可能有组织特异性的转录因子参与 COMT 的表达调控。实际上，人 COMT 启动子含有几个可以和这些转录因子相结合的区域。大鼠和人的 S-COMT 含有 221 个氨基酸，分子质量分别为 24.8 kDa 和 24.4 kDa。人 S-COMT 和大鼠有 81%的同源性。大鼠 MB-COMT 含有 43 个额外的氨基酸，而人的 MB-COMT 有 50 个，分子质量分别为 29.6 kDa 和 30.0 kDa。在这些额外的氨基酸中，大鼠中17个氨基酸和人中20个氨基酸参与膜锚定。剩余的蛋白质分子则悬浮在膜的胞质侧。

在哺乳动物中，COMT广泛分布于全身器官中。在脊椎动物中，COMT主要以溶解型形式（S-COMT）存在，少部分以膜结合型形式存在。

脑中COMT的分布已有广泛研究。大量的病变研究及免疫组化研究显示，多巴胺能神经元不含有COMT活性，突触后神经元存在部分COMT活性，而神经胶质细胞具有显著的COMT活性。

免疫电镜研究显示，COMT分布于突触及毛细血管壁周围的星形细胞中，以及突触后树突棘中。一些一级神经元也显示出COMT免疫活性。由于缺乏S-COMT和MB-COMT特异性的抗血清，因此不能区分这两者的组织分布。大鼠脑细胞原代培养物的免疫印迹分析发现，星形胶质细胞、少突触细胞及神经元中均含有两种形式的COMT。

研究者通过用氟选择性地破坏大鼠的神经胶质细胞来考察纹状体中COMT的分布时发现，在1~2天时，COMT活性下降，而第3天时，其活性显著上升。同时，胶质细胞标志物（碱性磷酸二酯酶）水平升高。免疫组化分析也显示，胶质细胞（OX-42-阳性细胞）中COMT活性显著增加，但星形胶质细胞（神经胶质原纤维拉里酸性蛋白阳性细胞）中活性则未增加。而神经细胞中却没有检测到COMT活性（Reenila et al.，1997）。

其他组织中的COMT活性：哺乳动物的所有组织中都检测到COMT的表达。人和大鼠中，COMT在肝中含量最高，肾和胃肠道次之。脾和颌下腺中也被证实含有COMT。在胰腺中，COMT分布于β及δ细胞中，而α细胞中没有COMT表达。研究者通过其他方法也证明了胰腺中COMT的重要性。当用COMT抑制剂OR-486（双硝基儿茶酚）预处理大鼠后，胰腺中[13C]L-dopa的放射活性增加了4倍。其中大部分放射活性来自[13C]二羟苯丙氨酸。已有研究证实，小鼠的肾、肝、肠、胃、脾、肺及心脏中都具有高COMT活性，而狒狒的肝和肾中也被证实具有高COMT活性。

在肾中，COMT分布于近端肾小管上皮细胞中，而多巴胺也在此细胞中合成。多巴胺充当局部激素，具有利尿及促尿钠排泄的作用。COMT mRNA在近端肾小管上皮细胞、亨利环的厚上边缘及输尿管中均有表达，其作用是调节多巴胺及儿茶酚胺的代谢。在妊娠18天时，肾中已出现COMT mRNA的表达。出生后，大鼠肾中COMT的K_m以年龄为函数递增，从3天时的3.3 mmol/L增加到30天时的16.9 mmol/L。而V_{max}变化不大。研究者还证实托卡朋对肾COMT的抑制也以年龄为函数变化。然而，由于没有对COMT蛋白量进行测定，这一结论还有待验证。同时，比较托卡朋对肝和肾的抑制也是如此。

De Santi等测定了肾COMT活性，当用DBA作底物时，其速率为159 pmol/(min·mg)。肝的COMT活性是肾的3倍，而十二指肠COMT活性比肾低30%。而恩他卡朋的抑制活性在所有组织中都是托卡朋的若干倍。这一出乎意料的结果还需要进一步验证。

虽然研究证明肾中新合成的多巴胺主要由MAO代谢，COMT只参与一小部分，但尼特卡朋和恩他卡朋都能显著诱导利尿作用及尿钠排泄的产生，这两种现象都能被多巴胺D1受体拮抗剂所抑制。然而，恩他卡朋使多巴胺的排泄量只有轻微上升，而肺COMT抑制剂CGP 28014能显著增加多巴胺的排泄。尼比卡朋则可以增强对近端肾小管细胞中Na^+,K^+-ATPase的抑制。最后，人肾组织中的组胺-*N*-甲基转移酶和COMT活性呈微弱而显著的相关性。

体外培养的大鼠肾细胞与肾小管细胞相似，可以合成和代谢多巴胺，因此可以作为体外标准模型考察多巴胺在肾功能中的作用。

在仓鼠肾中，2~4 周的雌激素治疗可以诱导 COMT 活性，包括细胞核中的 S-COMT。这可能是仓鼠的一种代偿机制，通过诱导代谢酶来对抗亲电子的醌类和半醌类的形成。

人肺（De Santi et al.，1998）及大鼠肺中也有相当的 COMT 活性。在眼中也有大量的 COMT，包括睫状体和视网膜神经节细胞层。猴和猪的脊髓膜中被报道也有 COMT 活性。

COMT 活性在皮肤中也能检测到，且表皮中活性比真皮中高。角膜基质中也被发现有 COMT，可能参与代谢肾上腺素。此外，COMT 还存在与只占表皮细胞 3%~5%的黑色素细胞中（Smit and Pavel，1995）。白癜风病人的表皮中 COMT 比正常人高。

从酪氨酸合成真黑素的过程中，会形成吲哚类化合物中间体，如 5,6-二羟基吲哚-2-羧酸。这些中间体很容易被氧化成毒性的醌类衍生物。这些毒性中间体聚合成为黑色素被认为是一个解毒的过程。COMT 可以进一步降低二羟基吲哚的量，保护黑色素细胞免受黑色素生成过程中生成的活性化合物的攻击。如果 COMT 对二羟基黄酮的代谢受到抑制，这些活性代谢产物就会积累并损伤正常细胞。然而，COMT 的抑制可能作为治疗黑色素瘤的新策略。在恶性黑色素瘤细胞中，S-COMT 和 MB-COMT 都存在。在生理浓度下的二羟基吲哚代谢中，MB-COMT 比 S-COMT 更重要。在黑色素细胞中，COMT 抑制后导致的活性二羟基吲哚积累会选择性地破坏黑色素细胞。某些肿瘤特别是嗜铬细胞瘤中含有高表达的 COMT，尤其是 MB-COMT。嗜铬细胞瘤中高水平的肾上腺素来源于细胞中生成及代谢的儿茶酚胺。因此，测定血浆游离的肾上腺素浓度可以对嗜铬细胞瘤病人进行快速诊断。

人、仓鼠、豚鼠、兔、鸡、犬、大鼠和猴的红细胞中都含有 COMT。不同种属红细胞中 COMT 活性不同，大鼠中最高，而人中较低。红细胞中 COMT 活性可以作为 COMT 抑制治疗效果的检测指标。很多研究都证实，红细胞 COMT 活性的抑制与抑制剂的血浆浓度或 3-OMD 的下降水平具有良好相关性。人淋巴细胞中也含有大量的 COMT，其中一半是 MB-COMT。

COMT 的抑制剂通常是帕金森病（PD）的治疗药物，常用恩他卡朋。托卡朋因为有肝毒性所以首选恩他卡朋。另外还有个抑制剂为内比卡朋，目前还在临床研究当中。这三种药物能够减少左旋多巴每天服用的剂量。托卡朋的抑制能力是最强的，但是在临床中对肝有毒性。恩他卡朋活性也很强，并且具有很强的安全性。恩他卡朋耐受性好，没有很显著的不良反应。

Stowe 等系统评价了辅助治疗与安慰剂的比较，数据表明，两种 COMT 抑制剂和单胺氧化酶 B（MAOB）抑制剂可以使伴有运动并发症的帕金森患病者在左旋多巴（LD）的治疗下减少关断时间和所需的剂量，并提升统一帕金森病评定量表（UPDRS）评分。然而，这种改进之后往往是增加了运动障碍和各种不利影响，包括便秘、头晕、幻觉、低血压、失眠、恶心、嗜睡、呕吐的存在。在辅助治疗组间比较，只有一个实验比较 MAOB 抑制剂和 COMT 抑制剂。辅助治疗之间的异质性出现相当的不同。

关于同类药物的比较，托卡朋和恩他卡朋的功效已经很明显。然而，托卡朋涉及了几个致命肝毒性时间，所以限制使用托卡朋，除非恩他卡朋失效。另外，使用多巴胺激动剂、COMT 抑制剂和 MAOB 抑制剂作为左旋多巴治疗帕金森病病人的辅助药物，通过间接比较建议多巴胺激动剂的效果比 COMT 抑制剂和 MABO 抑制剂的效果好。

托卡朋是一种有效剂，作为具有波动的帕金森患病者使用左旋多巴的辅助药物。服用托卡朋时有必要定期监测转氨酶水平，因为几乎所有的证据显示药物治疗 6 个月内会出现肝酶异常与临床肝功能障碍。丙氨酸转氨酶上限到了正常 2~3 倍时为合适的停药标准。

（三）谷胱甘肽转移酶

谷胱甘肽转移酶（GST）活性是 Booth 在鼠肝胞质中首次发现的。GST 也是药物脱毒的重要Ⅱ相代谢酶。此外，GST 还能对抗氧化应激，并且参与花生四烯酸和类固醇衍生物的合成和代谢。另外，GST 能激活某些化合物导致毒性。GST 催化还原型谷胱甘肽进攻亲脂性化合物的亲电原子（C、N 或 S）。多数情况下，极性更大的谷胱甘肽结合物被清除到胆汁，或进入其他代谢路径最终生成硫醇尿酸。图 9-15 显示了硫醇尿酸的生成过程，硫醇尿酸通过尿液排泄。丙烯酰胺或三氯乙烯都以硫醇尿酸的形式进行脱毒。

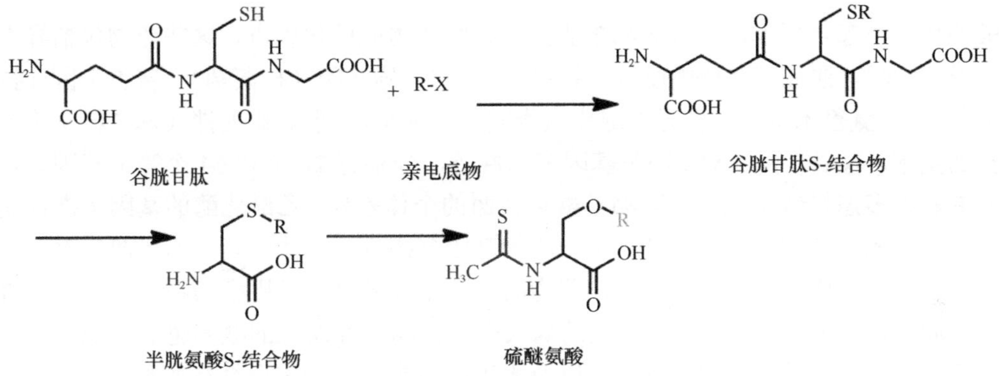

图 9-15　硫醚氨酸反应

（四）乙酰化酶

与磺酸化、乙酰化反应的底物数量和种类不如葡萄糖醛酸化和乙酰化反应多，但乙酰化酶在毒性方面的作用也是不可忽视的。芳香胺或芳香肼类药物被乙酰化后生成芳香酰胺和芳香酰肼。乙酰化反应以乙酰辅酶 A 为辅因子，将一个乙酰基转移到含有氨基的底物上。乙酰化反应分为 *N*-、*O*-和 *N*，*O*-乙酰化。其中，*N*-乙酰化是芳香胺的主要脱毒途径。生成的 *N*-乙酰芳香胺不稳定，会自发形成芳香氮宾离子，并与 DNA 结合导致突变和癌变。

人体中，乙酰基转移酶有两个亚型，NAT1 和 NAT2。NAT 是一种溶解型的酶，在不同物种的多数组织中都存在。人体的 *NAT1* 和 *NAT2* 基因位于 8 号染色体的 pter-q11，具有 87%的同源性。NAT1 和 NAT2 具有不同的底物特异性，且分布于不同的器官和组织。NAT2 主要存在于肝和肠道中。NAT1 分布较为广泛。NAT1 在人体肝、膀胱、消化道、血细胞、胎盘、皮肤、骨骼肌、牙龈、乳腺组织、前列腺和肺中都有表达。这两个亚型的主要不同之处在于 NAT1 还存在于胎儿和新生儿组织中，如肺、肾和肾上腺。而 NAT2 在婴儿出生后 12 个月才出现。NAT1 在癌细胞中也能检测到，它一方面可能通过增强突变促使癌症发展，但另一方面可通过拮抗细胞毒药物避免癌症的发生。在人体中，乙酰化是很多芳香胺和芳香肼类药物的主要代谢途径（图 9-16）。

人 NAT1 和 NAT2 具有重叠的底物谱，也分别有特异性底物——探针底物。NAT1 的底物包括对氨基苯甲酸、对氨基水杨酸、抗菌药磺胺甲恶唑和磺胺、氨基荧光素及咖啡因。此外，Minchin 推测 NAT1 能催化叶酸的代谢产物对氨基苯甲酰谷氨酸，从而在

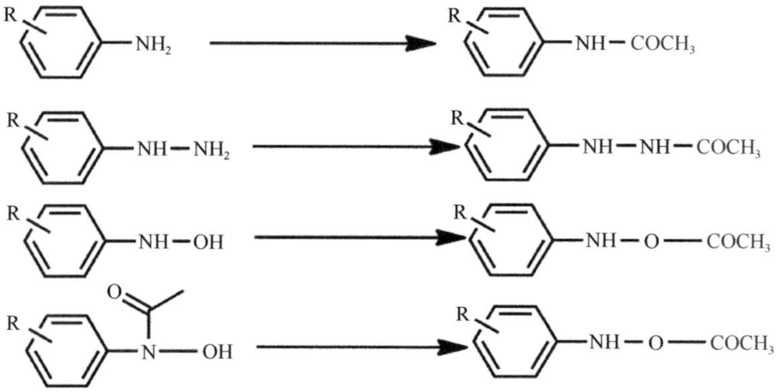

图 9-16 *N*-乙酰转移酶催化反应

叶酸的代谢中起重要作用。人 NAT2 能介导某些药物的催化脱毒，这些药物包括异烟肼（抗结核药物）、肼屈嗪和肼吡哒嗪（抗高血压药）、磺胺类（抗菌药）、普鲁卡因（抗心律失常药）、氨鲁米特（一种肾上腺皮质类固醇合成抑制剂）、硝西泮（苯二氮卓类）和抗炎药氨苯。NAT1 和 NAT2 都是基因多态性酶，分别有 28 个和 64 个等位基因。乙酰化酶的基因多态导致了人体中药物乙酰化代谢的个体差异。乙酰化酶的基因多态性是在服用异烟肼的结核病人中发现的。由于酶的基因多态性，人体中药物的代谢速率存在个体差异。在乙酰化速率慢的个体中，药物的血清浓度升高，且原型药物的积累导致神经毒性。同样，在 *NAT2* 等位基因缺失的病人中，药物毒性发生的概率也会增加，如服用肼屈嗪或普鲁卡因的红斑狼疮病人，以及服用磺胺类药物的溶血性贫血和肠炎病人。具有 *NAT2* 和 *NAT1* 基因多态性及高频接触芳香胺和杂环芳胺的群体都可能是癌症易感群体，而这种易感性能通过对 *NAT2* 和 *NAT1* 基因型进行修饰来调节。研究证明，乙酰化酶的基因型（特别是 NAT2）和多种癌症密切相关，包括肠癌、肝癌、乳腺癌、前列腺癌、头颈部癌及出生缺陷或自身免疫病。

（五）氨基酸结合酶

羧酸类药物（如辛伐他汀、丙戊酸、阿司匹林）被广泛用于临床治疗。此外，很多药物会迅速代谢为羧酸并且与氨基酸结合。药物与氨基酸的结合能力，与羧酸基团附近的空间位阻和芳香环或脂肪族侧链的取代基有关。氨基酸结合是羧酸类药物最重要的脱毒途径。羧酸类药物的氨基酸结合按照两步进行。羧酸的氨基酸结合是乙酰化的特殊形式并形成酰胺键。在这种反应中最常见的氨基酸是甘氨酸，它的典型底物是苯甲酸，更精确的说是苯甲酰辅酶 A。胆汁酸也按照相似原理进行反应，并涉及胆酰辅酶 A 合成酶和胆汁酸辅酶 A：氨基酸 *N*-乙酰基转移酶。氨基酸结合酶主要位于肝和肾线粒体，而胆汁酸结合酶位于线粒体外，包括内质网和过氧化物酶系。

第四节　体外代谢的研究范例

药物代谢的主要研究内容为通过采用一系列的体外代谢研究方法来探索药物在人体的代谢情况、代谢机制、药物毒性及药物相互作用。主要研究方法包括三点：体外代谢的研究体系、定性研究和定量研究，其中定性研究主要包括代谢轮廓分析和代谢酶归属，而定量研究包含体外孵育条件优化，体外代谢半衰期、代谢动力学参数测定，清晰阐明药物在体内的代谢动力学特性。杨凌研究团队骨干成员长期从事早期药物代谢领域的研究工作，以人源化的药物代谢酶为主要研究对象，开展了大量中草药成分和天然产物的体外代谢研究及药物-药物相互作用研究，同时不乏有许多药物代谢酶特异性探针底物和特异性抑制剂的设计和开发，相关创新性成果不但填补了该领域的国内空白，也得到了国际同行的认可。本节主要列举一些杨凌研究团队及其他国内外优秀学者的药物代谢研究范例。

一、华蟾毒精 CYP 代谢种属差异研究

在药物的临床前研究中，动物模型经常被用来预测新药在人体中的代谢行为。然而人们必须时刻谨记，动物体内影响药物 ADME 过程的关键酶在亚型构成上、表达量上和功能特性上都与人存在或多或少的差距。因此，在药物代谢研究中，利用体外代谢方法初步揭示种属间的药物代谢行为差异，可助药学研究者选择更为适合的动物模型开展药物的代谢研究，并获得与人更为相似的药物代谢相关信息。

中药蟾酥是麝香保心丸、六神丸及牛黄消炎丸等著名中药的重要组成成分。近年来的研究发现，华蟾毒精（CB）是中药蟾酥的主要活性成分，具有十分显著的抗肿瘤活性。但由于其对 Na^+,K^+-ATPase 的抑制能力强，极易引起服用者出现室性心动过速或室颤等心律失常的现象，甚至导致死亡案例的发生。华蟾毒精在机体中药效靶点（肿瘤细胞）和毒性靶点（心脏细胞）的浓度影响着其药效的发挥与毒性的产生，这与华蟾毒精在机体中的药代动力学特性有着密切的关系。但是体外孵育研究发现，华蟾毒精在大鼠和人肝中的代谢存在着显著的种属差异（图 9-17，图 9-18）。

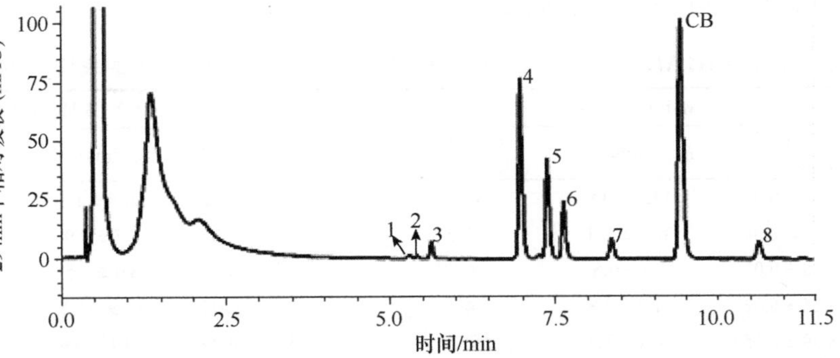

图 9-17　大鼠中 CB 及其代谢产物的 UFLC 图

大鼠肝会迅速地水解华蟾毒精的 16 位乙酰基，同时发生 3 位羟基异构化反应；而在人肝中，CYP3A4 介导的羟化反应是华蟾毒精的主要代谢清除路径。

通过液相色谱串联质谱（LC-MS）及二维核磁技术（2D-NMR）对华蟾毒精在人肝微粒体和大鼠肝微粒体中的主要代谢产物进行研究与鉴定，发现 CB 在人肝微粒体（HLM）、猪肝微粒体（PLM）、犬肝微粒体（DLM）、猴肝微粒体（CyLM）孵育体系中生成的两个单羟基代谢产物分别为 5β-羟基华蟾毒精（5β-hydroxylcinobufagin，M-1）、1α-羟基华蟾毒精（1α-hydroxylcinobufagin，M-2）。在小鼠肝微粒体孵育体系中 CB 产生第三个羟化产物（M-3），其被鉴定为 1α-5β-dihydroxylcinobufagin。同时，CB 在大鼠肝微

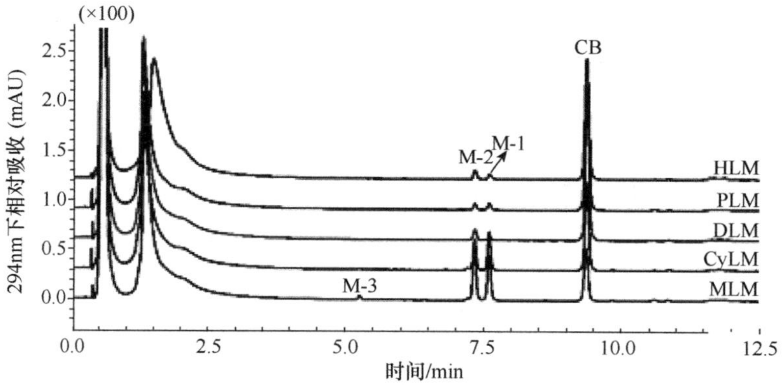

图 9-18 人、小型猪、犬、猴、小鼠肝微粒体中 CB 及其代谢产物的 UFLC 图

粒体中的主要代谢产物也得到了鉴定，其中 M-4 是 16 位乙酰基水解产物，M-5、M-6 分别是 1α-羟基华蟾毒精和 5β-羟基华蟾毒精。其他代谢产物分别为 CB 的 3 位异构化产物、M-4 的羟化产物和 3 位异构化产物。

代谢通路研究结果提示在人和大鼠之间，CB 的代谢行为存在着巨大的种属差异，建议在进行药物的代谢及动力学研究时应重视对 CYP 代谢的种属差异研究。

此外，利用化学抑制和重组单酶实验对 HLM、MLM、DLM、PLM 及 CyLM 中主要负责 CB 羟化的细胞色素 P450 酶进行归属，并发现包括小鼠、犬、小型猪、猴在内的各种常用实验动物中负责催化 CB 羟基化的酶与人相似性高，都属于 CYP3A 亚家族。通过对比人及其他种属的代谢动力学参数，得到了 CB 体外、内在清除率的排序：小鼠＞犬＞猴＞人＞小型猪。PLM 的 K_m、V_{max}/K_m 和 HLM 相似，提示小型猪可能是进行 CB 毒理学及药物代谢动力学研究的适宜模型（表 9-23）。

表 9-23 CB 在 HLM、CyLM、DLM、PLM、MLM 及 CYP3A4 中的表观动力学参数

种属	M-1（1-HCB）			M-2（5-HCB）		
	V_m/(nmol/min/mg)	K_m/（μmol/L）	V_{max}/K_m/(μL/mg/min)	V_{max}/(nmol/min/mg)	K_m/(μmol/L)	V_{max}/K_m/(μL/mg/min)
人类	0.59 ± 0.01	12.5 ± 0.8	47.2	1.17 ± 0.02	20.4 ± 1.3	57.4
猴	2.12 ± 0.04	34.2 ± 2.4	62.0	1.84 ± 0.03	8.5 ± 0.9	216.5
犬	1.28 ± 0.03	3.3 ± 0.5	387.9	0.44 ± 0.01	3.4 ± 0.5	129.4
猪	0.25 ± 0.02	17.2 ± 3.8	14.5	0.65 ± 0.05	11.9 ± 2.5	54.6
小鼠	8.39 ± 0.15	14.1 ± 1.3	595.0	6.51 ± 0.09	10.1 ± 0.8	644.6

二、乙酸甲羟孕酮的体外代谢研究

乙酸甲羟孕酮（medroxyprogesterone acetate，MPA）（图 9-19）是人工合成的孕酮类似物，在全世界范围内被广泛用于避孕及激素替代疗法中。在美国，MPA 是激素替代疗法中最常用的孕激素，也是青春期女性最受欢迎的口服避孕药。此外，作为辅助内分泌疗法，MPA 在高剂量下用于治疗子宫内膜癌和乳腺癌。近来，人们发现 MPA 是一种免疫抑制剂，其用于治疗一些炎症，正处于临床试验阶段。

我们的研究通过体外技术考察了 MPA 在人体中可能的代谢路径，这对指导其临床使用，以及避免药物-药物相互作用都有着重要的意义。MPA 能在人肝微粒体中被细胞色素P450酶（CYP）催化生成4个代谢产物M-2、M-3、M-4和M-5，如图9-20所示。

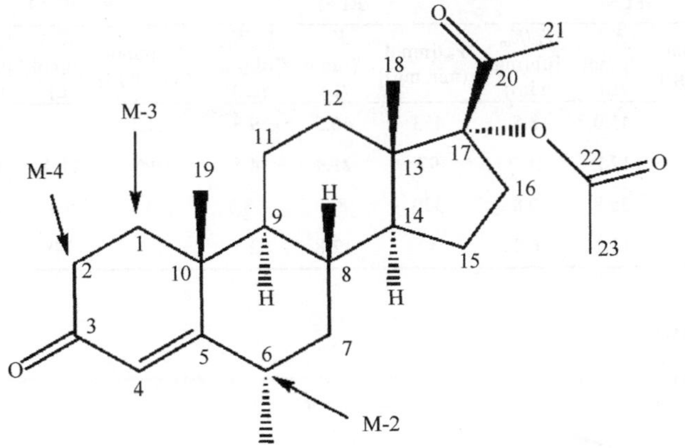

图9-19 MPA的结构

箭头表示主要羟化位点

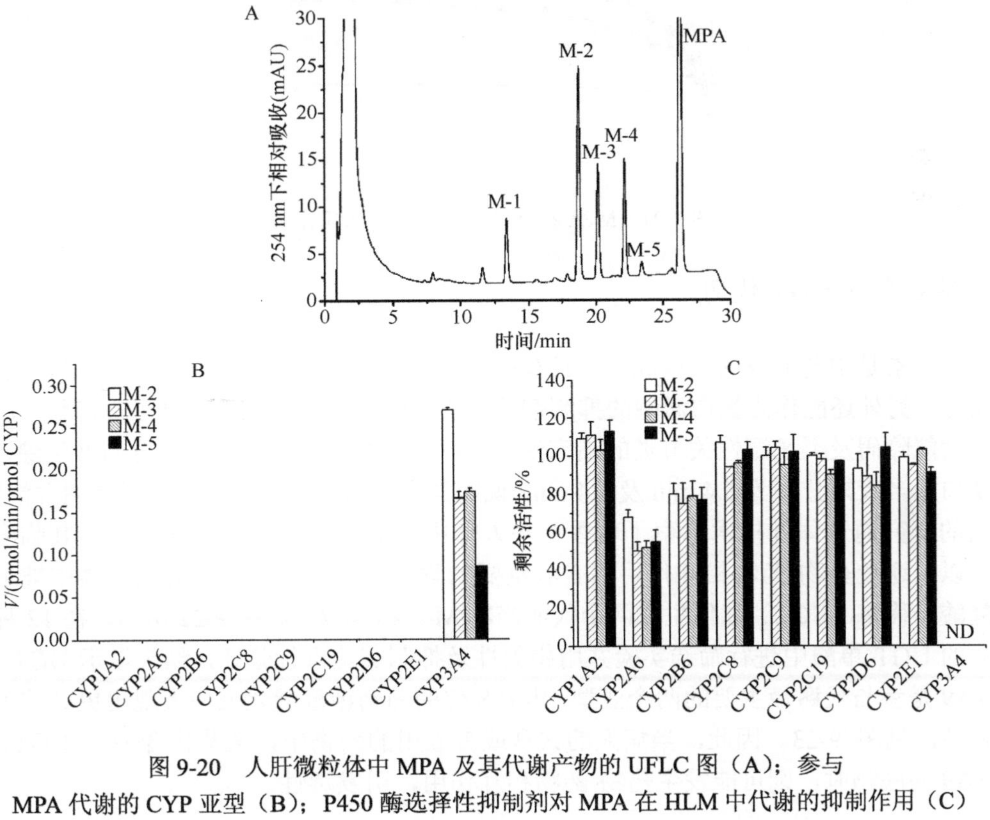

图9-20 人肝微粒体中MPA及其代谢产物的UFLC图（A）；参与MPA代谢的CYP亚型（B）；P450酶选择性抑制剂对MPA在HLM中代谢的抑制作用（C）

通过特异性CYP抑制剂、重组单酶及相关性分析，CYP3A4被鉴定为生成M-2~M-5的主要代谢酶。因此，当病人的饮食或者服用的药物中，某些化合物是CYP3A4的底物时，则可能发生药物-药物相互作用，引发毒性。

此外，采用了大鼠和小型猪肝微粒体来比较种属差异，结果表明种属差异性较小，提示小型猪和大鼠可作为MPA药代动力学研究的动物模型（表9-24、图9-21）。

表 9-24　MPA 在 HLMs，RLMs，PLMs 和重组 CYP3A4 中代谢的动力学参数

代谢物	HLM			PLM			RLM			rCYP3A4		
	V_m/[nmol/(min·mg)]	K_m/(μmol/L)	V_m/K_m/[μl/(mg·min)]	V_m/[nmol/(min·mg)]	K_m/(μmol/L)	V_m/K_m/[μl/(mg·min)]	V_m/[nmol/(min·mg)]	K_m/(μmol/L)	V_m/K_m/[μl/(mg·min)]	V_m/[nmol/(min·mg)]	K_m/(μmol/L)	V_m/K_m/[μl/(mg·min)]
M-2	437	11.2	39.2	349	41.0	8.5	453	46.5	9.8	21.1	6.1	3.5
M-3	194	10.1	19.2	184	17.2	10.7	97	21.4	4.5	9.6	11.4	0.8
M-4	253	10.0	25.5	261	26.8	9.8	330	8.6	38.5	13.4	6.4	2.1
M-5	57	7.7	7.4	69	11.1	6.2	32	12.8	2.5	3.3	7.0	0.5

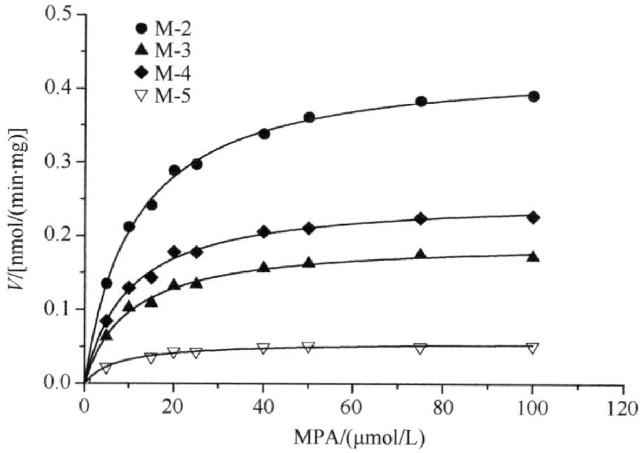

图 9-21　MPA 在微粒体中代谢的米氏作图

三、瑞香素的 UGT 代谢

瑞香素是中药瑞香的主要成分，具有多种药理作用，包括抗炎、抗氧化、抗菌、抗疟疾等，另外还能作为蛋白激酶的抑制剂。目前，瑞香素已经成为一种上市药物，用于凝血功能障碍及类风湿性关节炎的临床治疗。瑞香素在大鼠体内能快速分布并消除，静注及口服半衰期分别为 5.4 min 及 6.4 min，说明其在体内可能被代谢酶广泛代谢并清除。我们的研究通过体外技术考察了瑞香素在人体中可能的代谢路径，这对指导其临床使用，以及避免药物-药物相互作用都有着重要的意义。瑞香素能在人肝微粒体中被葡萄糖醛酸转移酶（UGT）催化生成两个代谢产物 M-1 和 M-2，如图 9-22 所示。在 12 种商业化的 UGT 单酶中进行筛选实验并用相关性及抑制实验进行验证，结果显示 UGT1A6 和 1A9 是参与代谢最主要的两个亚型，其中 8 位的葡萄糖醛酸化反应表现出更高的单酶选择性，见图 9-23。因此，当病人的饮食或者服用的药物中，某些化合物是 UGT1A6 或 1A9 的底物时，则可能发生药物-药物相互作用，引发毒性。

四、己烯雌酚葡萄糖醛酸结合通路的鉴定

己烯雌酚（DES）是一个人工合成雌激素，具有很强的致癌能力，可以作为食品添加剂或药物被人体摄入。目前，DES 依然在临床上用于治疗前列腺癌和乳腺癌。DES 除了被当做药物广泛使用外，在养殖业中还被用作生长促进剂，添加到动物的饲料里。大量广泛的摄入 DES，造成了很多严重的健康问题。葡萄糖醛酸结合代谢是 DES 的解

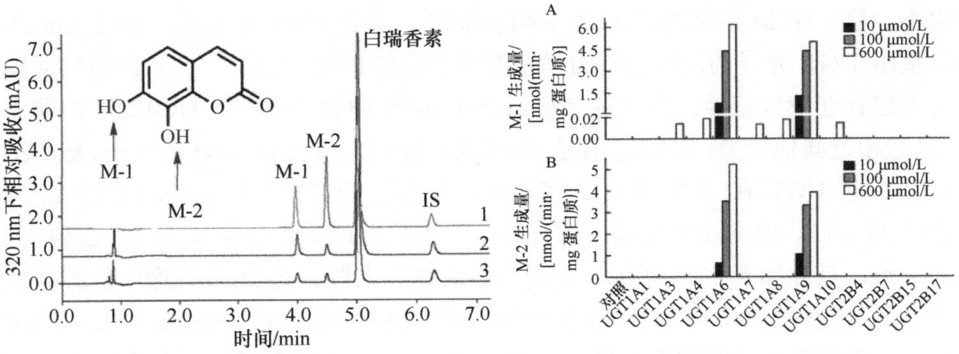

图 9-22　人肝微粒体中瑞香素及其代谢产物的 UFLC 图（左图）；
参与瑞香素代谢的 UGT 亚型（右图）

	V_m	K_m	CL_{int}
M-1	25.3	122	219
M-2	18.8	103	183

K_m: μmol/L ; V_m: pmol/(min·mg); V_m/K_m: μL/(mg·min)

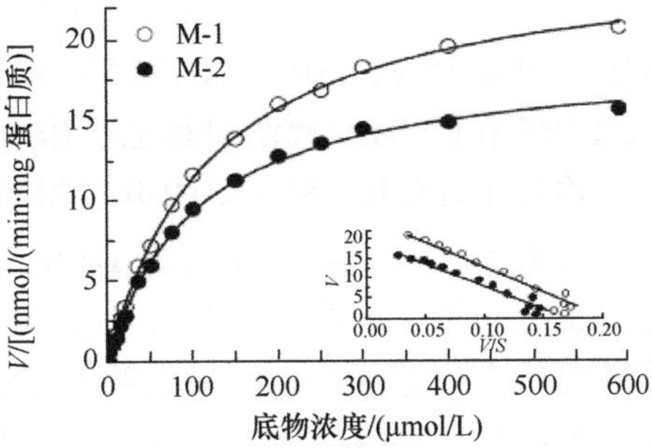

图 9-23　瑞香素在 HLM 中的动力学参数及动力学谱图

毒途径，这也是 DES 的主要代谢通路。临床药代动力学研究表明，血浆中 96%以上的 DES 以葡萄糖醛酸结合物形式存在，原型和其他代谢产物只占不到 4%。需要注意的是，DES 的毒性正是来自这不到 4%的部分，葡萄糖醛酸结合能力的强弱在其毒性显现上起非常重要的作用。为了搞清楚到底哪些酶催化了 DES 的葡萄糖醛酸结合代谢，该研究从定性和定量两个角度进行己烯雌酚葡萄糖醛酸化代谢通路的鉴定。从定性角度出发，在葡萄糖醛酸结合代谢孵育体系中出现了一个不同于底物 DES 的新色谱峰，该色谱峰在阴性对照实验（不含 UDPGA，不含微粒体，不含底物）中并不出现（图 9-24）。质谱分析表明，该色谱峰对应的化合物具有比较灵敏的负离子响应，正离子响应很差。*m/z* 值为 443.2，比较其和底物 DES 的 *m/z* 267，发现有葡萄糖醛酸基团取代的特征性增加 *m/z* 176。为了初步判断哪些 UGT 能参与 DES 的葡萄糖醛酸结合代谢，本研究筛选了 12 种商业化重组单酶验证其催化 DES 的能力。结果表明，仅 UGT1A1、1A3、1A8（肝外）和 2B7 能催化 DES 发生葡萄糖醛酸结合代谢。在其他亚型的反应体系中，没有检测到代谢产物的生成。在众多的亚型中，UGT2B7 的催化活性最强，具体结果如图 9-24 所示。从定量角度出发，为了进一步理解 DES 的葡萄糖醛酸结合代谢，本研究首先测定了由 HLM 和 HIM 介导的反应动力学。HLM 和 HIM 介导的反应均遵循底物抑制模型，但是两者的活性及具体的动力学参数差别很大。HLM 的催化活性明显高于 HIM，其 CL_{int} 值为 459 μL/min/mg 蛋白质，是 HIM 的 45 倍之多。而且，DES 对 HLM 和 HIM 的结合能力也不一样，HLM 催化的 K_s 值为 2.44 μmol/L，要比 HIM 的 K_s 值（24.2 μmol/L）低得多。重组 UGT 介导的反应的动力学也都遵循底物抑制动力学，并且在催化活性及结合能力上也存在较大差异。在众多参与 DES 代谢的 UGT 亚型中，UGT2B7 的催化活性最强，远远超过其他亚型，其 CL_{int} 值是 UGT1A1 的 8 倍，是 UGT1A3 的 6 倍，是 UGT1A8 的 9 倍。而且，UGT2B7 和底物的 K_s 值最低，大约是 UGT1A1 的 1/75，UGT1A3 的 1/5，UGT1A8 的 1/15。值得注意的是，UGT2B7 的催化反应动力学参数 K_s 和 K_{si} 值与 HLM 的几乎一致，具体如表 9-25 所示。为阐明各亚型在人肝、肠 DES 代谢中的相对作用，分别考察了抑制剂对 HLM、HIM 及重组酶的抑制情况。保泰松（500 μmol/L）是 UGT1A 的一个广谱抑制剂，其能够明显抑制 UGT1A1、1A3、1A8 的活性，残余活性在 40%以下；但是对 UGT2B7 的抑制能力有限，残余活性在 60%以上。100 μmol/L 雄酮是 UGT2B7 的一个比较强的抑制剂，残余活性仅为 19%；但是对 UGT1A 的抑制较弱，残余活性均在 50%以上。而且，雄酮抑制 HLM 的 IC_{50} 值（20.5 μmol/L）和抑制 UGT2B7 的 IC_{50} 值（18.1 μmol/L）非常接近。在抑制 HIM 时，雄酮和保泰松表现出中等程度的抑制，残余活性分别为 65%和 61%（图 9-25）。结合雄酮和保泰松对 UGT 抑制的选择性，可以认为 UGT2B7 在肝 DES 代谢中起主要作用；但是在肠道中，却是 UGT2B7 和 1A 共同起作用，并且 UGT2B7 和 1A 的贡献相当。UGT 介导的葡萄糖醛酸结合代谢是 DES 在人体内的主要代谢通路，同时是 DES 的主要解毒途径，人体对 DES 进行葡萄糖醛酸结合代谢能力的强弱将会直接影响 DES 对机体的伤害。本部分工作鉴定了 DES 的葡萄糖醛酸结合代谢通路，结果表明 UGT2B7 起重要作用，该酶的活性将会影响 DES 的毒性，为更好理解并防治 DES 的毒性提供了解毒方面的基础信息。

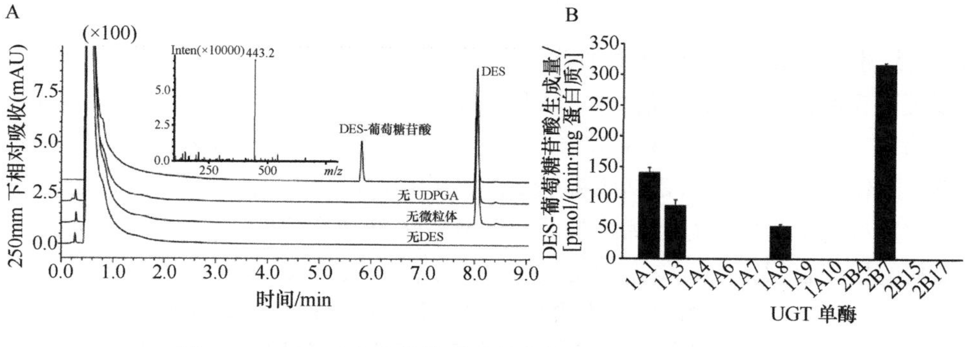

图 9-24　DES 及其葡萄糖醛酸结合物的 UFLC 谱图（A）；
参与 DES 葡萄糖醛酸结合代谢的 UGT（B）

表 9-25　HLM、HIM 及重组 UGT 催化 DES 葡萄糖醛酸结合代谢的动力学参数

酶源	K_s/（μmol/L）	K_{si}/（μmol/L）	V_m/[nmol/（min·mg 蛋白质）]	CL_{int}/[μL/（min·mg 蛋白质）]
HLM	2.44±0.07	19.4±1.6	1.12±0.04	459
HIM	24.2±7.6	20.4±5.1	0.36±0.19	15
UGT1A1	156±71	16.1±7.4	2.72±1.09	17
UGT1A3	10.3±2.5	7.34±1.78	0.25±0.05	24
UGT1A8	34.0±16.0	6.79±3.14	0.30±0.12	9
UGT2B7	2.16±0.35	12.9±2.3	0.31±0.03	144

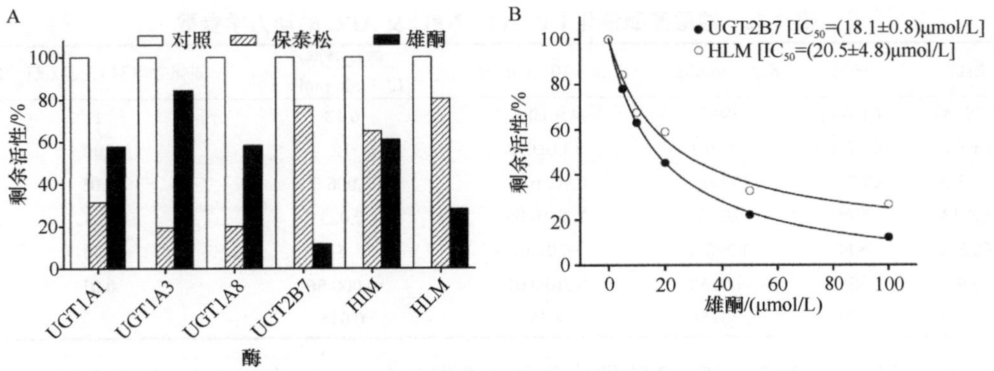

图 9-25　保泰松（500 μmol/L）和雄酮（100 μmol/L）对 HLM、HIM 及重组 UGT 的抑制情况（A）；雄酮对 UGT2B7 和 HLM 的抑制情况（B）

五、Ⅰ相-Ⅱ相联动代谢——伊力替康的代谢通路

伊力替康（CPT-11）为临床晚期治疗结肠癌的一个重要药物，其为拓扑异构酶Ⅰ的强效抑制剂。它是 SN-38（7-ethyl-10-hydroxycamptothecin）经结构改造而成的一种水溶性前药。CPT-11 的药效或毒性、治疗窗与其分布、代谢特征密切相关。CPT-11 的主要代谢通路如图 9-26 所示，CPT-11 首先经 CYP3A4 主要氧化成为两个代谢产物 APC 和 NPC。CPT-11、APC 和 NPC 均可以被羧酸酯酶转化成为活性代谢产物 SN-38，后者会出现剂量依赖性的毒性，包括严重的迟发型腹泻，白细胞减少及骨髓抑制不良反应。人体存在 4 种可水解 CPT-11 释放 SN-38 的酯酶，分别是在血浆中高分布的丁酰胆碱酯酶，在肠道中高分布的 CES-2 和在肝中高分布的 CES-1 及在肝和结肠中都有表达的新发现的 CES-3。其中 CES-2 对 CPT-11 的水解表现出最高的催化效率 0.012 L/（min·μmol），NPC 也是 CES-2 的一个较好底物，催化效率为 0.005 L/（min·μmol）。三个羧酸酯酶对

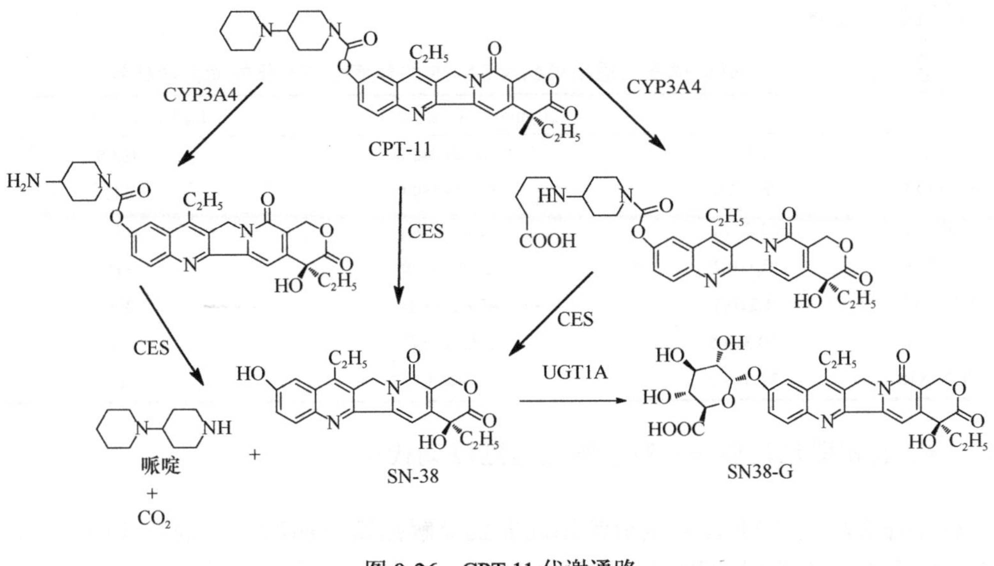

图 9-26　CPT-11 代谢通路

表 9-26 羧酸酯酶催化 CPT-11、NPC 及 APC 的动力学参数

酶源	底物	K_m/（μmol/L）	K_{cat}/（10^{-3} min^{-1}）	催化效率/[L/（min·mol）]	催化效率对 CES-2 归一化
CES1A1	CPT-11	39±3	4.9 ±0.1	0.13	1
CES-2	CPT-11	1.1±0.1	13.0±0.2	12	100
CES-3	CPT-11	137±11	0.90±0.04	0.006 3	0.05
CES-1A1	NPC	80±6	1.80±0.06	0.023	0.5
CES-2	NPC	3.2±0.2	16.0±0.2	5	100
CES-3	NPC	460±50	0.26±0.01	0.000 56	0.01
CES-2	APC	270±50	2.45	0.015	

APC 的水解能力均较差，CES-2 的催化效率为 0.015×10^{-3} L/(min·μmol)。CES-3 对 CPT-11 的催化效率比 CES-1 和 CES-2 弱 20 倍和 2000 倍。三个酶亚型对三个底物的相对活性顺序为 CES-2>CES-1A1≥CES-3，如表 9-26 所示。癌症病人对 SN-38 的代谢能力是伊力替康相应毒性的一个决定因素。SN-38 通过葡萄糖醛酸化反应形成相应的非活性葡萄糖醛酸苷代谢产物 SN-38G，通过尿液或者胆汁排出体外。葡萄糖醛酸化为 SN-38 的主要代谢途径，可以保护伊力替康抑制的胃肠道毒性。血中释放出的 SN-38 还可经肝 UGT1A1 和 1A9 代谢为 SN-38G，如图 9-26 所示。CPT-11、SN-38 及 SN-38G 均可经胆管的转运蛋白排泄至胆管后进入肠道。在肠道中（主要在大肠中），菌群中的葡萄糖醛酸苷酶可将 SN-38G 水解为 SN-38。动力学实验中，内在清除率结果表明肝中的 UGT1A1、1A9 和肝外的 1A7 主要负责 SN-38G 的形成，同时 UGT1A6、1A8 和 1A10 的作用较小，如表 9-27 所示。已有研究表明 *UGT1A1* 及 *UGT1A7* 的基因多态性与 SN-38 的毒副作用密切相关。UGT 活性较大的个体差异与病人的 *UGT* 基因表型密切相关，UGT1A 的基因表型能够帮助调节病人的用药剂量进而预防伊力替康的毒副作用。因此，导致 CPT-11 迟发型腹泻产生的路径至少包括以下三条主要途径：肠道及肝中酯酶，肠腔中菌群葡萄糖醛酸苷酶及肝种肠道中 UGT 酶。提示抑制 CES 和抑制菌群葡萄糖醛酸苷酶可减缓 CPT-11 导致的迟发型腹泻，以及诱导肠道中的 UGT1A1 酶活来预防伊力替康的毒副作用。

表 9-27 人肝微粒体及人重组单酶对 SN-38 的葡萄糖醛酸化的动力学参数

UGT	K_m/（μmol/L）	V_m/[pmol/（h·mg 蛋白质）]	V_m/K_m/[μL/（h·mg）]
HLM	6.8±3.0	2680.2±442.0	383.5
UGT1A1	7.5±3.9	2571.1±159.9	343
UGT1A6	11.6±5.2	30.8±6.9	3
UGT1A9	0.7±0.2	220.45±17.9	315
UGT1A7	1.2±0.1	479.2±11.1	399
UGT1A8	20.3±4.5	216.2±32.6	11
UGT1A10	31.5±9.2	256.9±13.72	8

六、Ⅰ相-Ⅱ相联动代谢——对乙酰氨基酚联动代谢

对乙酰氨基酚（APAP）是最常用的非抗炎解热镇痛药物，小剂量使用时通常被认为是安全的，大剂量使用对乙酰氨基酚可诱导极性肝损伤，据此对乙酰氨基酚的

体内代谢情况受到重视。对乙酰氨基酚的联动代谢通路如图 9-27 所示，其中血液中的大部分对乙酰氨基酚通过肝中的葡萄糖醛酸（40%~67%）和磺酸化（20%~46%）结合排出体外，小部分对乙酰氨基酚经过肝的 CYP450 氧化（主要是经 CYP2E1 氧化，较小一部分经 CYP1A2、2A6 和 3A4 氧化）形成毒性代谢产物 *N*-乙酰-对苯醌胺（NAPQI），以及非毒性代谢产物 3-OH-APAP，NAPQI 与谷胱甘肽的巯基组结合形成无毒代谢产物排出体外（动力学参数如表 9-28 所示）。UGT 代谢途径中，当底物浓度为 0.1 mmol/L 或 1 mmol/L，UGT1A9 和 2B15 催化的葡萄糖醛酸化对对乙酰氨基酚的贡献最大，当底物浓度为 10 mmol/L 时，UGT1A9 为对乙酰氨基酚最主要的葡萄糖醛酸化代谢酶，其次为 UGT1A1，动力学参数如表 9-29 所示。葡萄糖醛酸化途径为其非常重要的解毒机制，提示 UGT 的抑制导致的药物-药物相互作用可能造成对乙酰氨基酚的肝毒性。

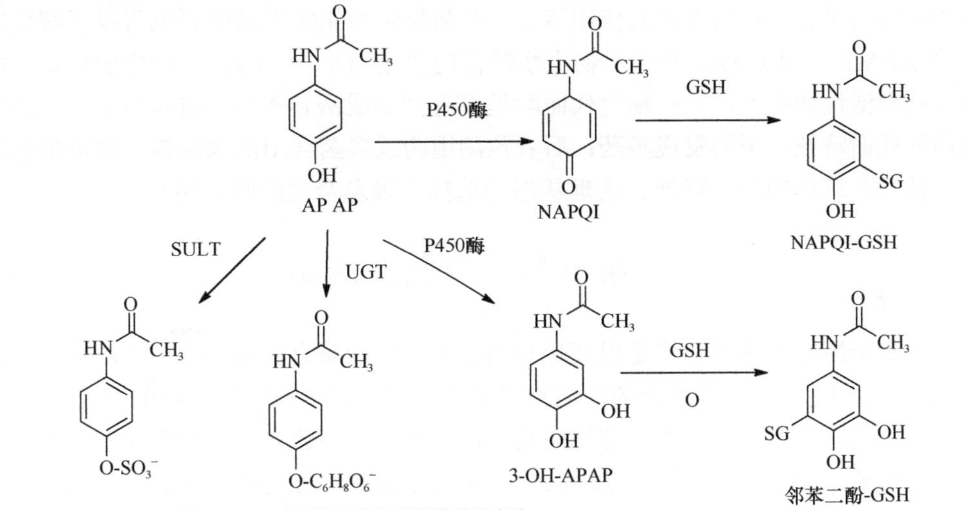

对乙酰氨基酚磺酸化产物　对乙酰氨基酸葡萄糖醛酸产物

图 9-27　APAP 代谢通路

表 9-28　人重组 CYP 形成 NAPQI-GSH 结合物动力学参数

酶	K_m 或 S50	V_m/[pmol/(min·mg)]	V_m/K_m/[μL /(min·mg)]
CYP1A2	220	140	0.64
CYP2C9	660	28	0.04
CYP 2C19	2000	370	0.19
CYP 2D6	440	140	0.32
CYP 3A4	130	122	0.94

表 9-29　APAP 的 HLM 和重组单酶对葡萄糖醛酸化动力学参数

酶	K_m 或 S50	V_m/[pmol/（min·mg）]	K_i/(mmol/L)	希尔系数（*n*）
HLM	12±1.7	16 800±1 590	58±12	
UGT1A1	5.5±0.3	2 620±87		3.2±0.5
UGT1A6	4.0±0.4	204±10	23±2.2	
UGT1A9	9.2±1.9	2 070±157		
UGT2B15	23.0±14.0	3 040±1 560	5.3±3.2	

小　结

自从人类开始使用药物治疗疾病，药物的体内过程就一直是药物研究的焦点问题，而药物生物化学因素是影响药物进入机体后代谢过程的最重要因素之一，也是制约体内药物 ADME 行为的关键因素。药物在体内发挥药理活性后大多经代谢排出体外，通过生物转化的药物药效降低或消失，而极性增加，更容易清除。因此，对涉及药物研究的非常重要的代谢酶的基本特征、组织分布、功能、抑制剂和诱导剂，乃至底物配体特异性及物种差异等多个方面的研究，对今后的药物 ADME 行为的研究至关重要。总体上，本章介绍了这些药物与所有生物转化因素的结构与功能关系，探讨这些关系的目的是为了将药物或者化合物与相应的体内 ADME 属性决定因素的关系确立下来，有利于了解药物的体内过程，预测人体内代谢特征。对药物生物化学因素的研究可以了解药物在体内的 ADME 代谢途径及参与药物生物转化的决定因素——酶，所产生的代谢产物是否具有药理活性和毒性，且药物对代谢酶是否有抑制或诱导作用，前者用于预测药物在人体内的代谢特征，帮助发现新药；后者预测用药或多药合用的风险性，并可根据药物的理化性质、机体的遗传特征、病理状态等选择正确及合理的临床用药。

第五节　总结及展望

本章所用的体外模型均是以还原论为指导，以归属为目标的，并非以系统重建为目标，因此在概念上，本章所指的薄弱点或定量模型实际也只能以定性的方式对待。例如，本章为了进行酶的归属，将人源性药物代谢酶重组，并建立体外孵育反应，为求出酶学动力学参数，所使用的底物总是远远饱和于代谢酶的，而这在实际情形中几乎不可能或极少出现。即还原论的方法论和系统重建的方法论完全不同，后者是尽量模拟真实情形。药物进入机体后的实际情形相当复杂，目前新药开发的早期阶段还没有模拟相应体系。体外获取的大量药物代谢静态参数（如酶催化动力学参数）可以按照实际模拟计算，通过 IV-IVE 或 PBPK 等研究模型获取体内药物代谢的参数。但是体外实验体系的组成和构架远不及整体系统那样复杂，因素的缺失使体外因素及其权重难以简单推导出真实整体状态，如何实现体外单因素/复合因素与系统模型间的匹配和整合是下章将要介绍的。

参 考 文 献

爱德华·H. 克恩斯, 邸力. 2011. 类药性质: 概念、结构设计与方法-从ADME到安全性优化. 钟大放, 等译. 北京: 科学出版社.

Achour B, Russell M R, Barber J, et al. 2014. Simultaneous quantification of the abundance of several cytochrome P450 and uridine 50-diphospho-glucuronosyltransferase enzymes in human liver microsomes using multiplexed targeted proteomics. Drug Metab Dispos, 42: 500-510.

Alelyunas Y W, Pelosi-Kilby L, Turcotte P, et al. 2010. A high throughput dried DMSO log*D* lipophilicity measurement based on 96-well shake-flask and atmospheric pressure photoionization mass spectrometry detection. Journal of Chromatography A, 1217: 1950-1955.

Amidon G L, Lennernas H, Shah V P, et al. 1995. A theoretical basis for a biopharmaceutic drug classification: the correlation of *in vitro* drug product dissolution and *in vivo* bioavailability. Pharmaceutical Research, 12: 413-420.

Balaz S. 2012. Does transbilayer diffusion have a role in membrane transport of drugs? Drug Discov Today, 17(19-20): 1079-1087.

Bencharit S, Morton C L, Hyatt J L, et al. 2003. Crystal structure of human carboxylesterase 1 complexed with the Alzheimer's drug tacrine: from binding promiscuity to selective inhibition. Chem Biol, 10(4): 341-349.

Bencharit S, Morton C L, Xue Y, et al. 2003. Structural basis of heroin and cocaine metabolism by a promiscuous human drug-processing enzyme. Nat Struct Biol, 10(7): 577-577.

Bevan C D, Lloyd R S. 2000. A high-throughput screening method for the determination of aqueous drug solubility using laser nephelometry in microliter plates. Analytical Chemistry, 72: 1781-1787.

Bickerton G R, Paolini G V, Besnard J S. et al. 2012. Quantifying the chemical beauty of drugs. Nature Chemistry, 4: 90-98.

Box K, Bevan C, Comer J, et al. 2003. High-throughput measurement of pK_a values in a mixed-buffer linear pH gradient system. Analyrical Chemisrry, 75: 883-892.

Burckhardt G. 2012. Drug transport by organic anion transporters(OATs). Pharmacol Ther, 136(1): 106-130.

Chandrani G. 2001. Drug metabolism & pharmacokinetics in drug discovery: a primer for bioanalytical chemists, part 1. Current Separations, 19(1): 17-23.

Christopher J, Phillippa B, Elaine M, et al. 2007. Inter-individual variability in esterases in human liver. Biochemical Pharmacology, 74: 932-939.

Comer J E A. 2004. High-throughput measurement of log*D* and pK_a. *In*: Drug Bioavailability, Weinheim Wiley-VCH Verlag GmbH & Co. KGaA, 21-45.

Di L, Artursson P, Avdeef A, et al. 2012. Evidence-based approach to assess passive diffusion and carrier-mediated drug transport. Drug Discov Today, 17(15-16): 905-912.

Diaz D, Ford K A, Hartley D P, et al. 2013. Pharmacokinetic drivers of toxicity for basic molecules: strategy to lower pK_a results in decreased tissue exposure and toxicity for a small molecule Met inhibitor. Toxicology and Applied Pharmacology, 266: 86-94.

Dobson P D, Kell D B. 2008. Carrier-mediated cellular uptake of pharmaceutical drugs: an exception or the rule? Nat Rev Drug Discov, 7(3): 205-220.

Dresser G K, Spence J D, Bailey D G. 2000. Pharmacokinetic-pharmacodynamic consequences and clinical relevance of cytochrome P450 3A4 inhibition. Clinical Pharmacokinetics, 38(1): 41-57.

Fallon J K, Neubert H, Hyland R, et al. 2013. Targeted quantitative proteomics for the analysis of 14 UGT1As and-2Bs in human liver using NanoUPLC-MS/MS with selected reaction monitoring. J Proteome Res, 12: 4402-4413.

Giacomini K M, Huang S M, Tweedie D J, et al. 2010. Membrane transporters in drug development. Nat Rev

Drug Discov, 9(3): 215-236.

Harbourt D E, Fallon J K, Ito S, et al. 2012. Quantification of human uridine-diphosphate glucuronosyl transferase 1A isoforms in liver, intestine, and kidney using nanobore liquid chromatography-tandem mass spectrometry. Anal Chem, 84: 98-105.

Holmes R S, Cox L A, VandeBerg J L. 2008. Mammalian carboxylesterase 5: comparative biochemistry and genomics. Comp Biochem Phys D, 3(3): 195-204.

Holmes R S, Cox L A, VandeBerg J L. 2009. A new class of mammalian carboxylesterase CES6. Comp Biochem Phys D, 4(3): 209-217.

Jiunn H L, Anthony Y H L. 1997. Role of pharmacokinetics and metabolism in drug discovery and development. The American Society for Pharmacology and Experimental Therapeutics, 49(4): 404-440.

Kalliokoski A, Niemi M. 2009. Impact of OATP transporters on pharmacokinetics. Br J Pharmacol, 158(3): 693-705.

Kaukonen A M, Boyd B J, Porter C J, et al. 2004. Drug solubilization behavior during *in vitro* digestion of simple triglyceride lipid solution formulations. Pharmaceutical Research, 21: 245-253.

Kell D B, Dobson P D. 2009. The cellular uptake of pharmaceutical drugs is mainly carrier-mediated and is thus an issue not so much of biophysics but of systems biology. Proc Int Beilstein Symposium on Systems Chemistry. Logos Verlag Berlin.

Kell D B, Dobson P D, Bilsland E, et al. 2013. The promiscuous binding of pharmaceutical drugs and their transporter-mediated uptake into cells: what we(need to)know and how we can do so. Drug Discov Today, 18(5-6): 218-239.

Kell D B, Dobson P D, Oliver S G. 2011. Pharmaceutical drug transport: the issues and the implications that it is essentially carrier-mediated only. Drug Discov Today, 16(15-16): 704-714.

Kell D B, Oliver S G. 2014. How drugs get into cells: tested and testable predictions to help discriminate between transporter-mediated uptake and lipoidal bilayer diffusion. Frontiers in Pharmacology, 5(5): 231.

Kell D B, Peck M W, Rodger G, et al. 1981. On the permeability to weak acids and bases of the cytoplasmic membrane of clostridium-pasteurianum. Biochemical and Biophysical Research Communications, 99(1): 81-88.

Kell D B. 1992. The protonmotive force as an intermediate in electron transport-linked phosphorylation - problems and prospects. Curr Top Cell Regul, 33: 279-289.

Kell D B. 2006. Metabolomics, modelling and machine learning in systems biology-towards an understanding of the languages of cells. Febs J, 273(5): 873-894.

Kell D B. 2012. Scientific discovery as a combinatorial optimisation problem: how best to navigate the landscape of possible experiments? Bioessays, 34(3): 236-244.

Kell D B. 2013. Finding novel pharmaceuticals in the systems biology era using multiple effective drug targets, phenotypic screening and knowledge of transporters: where drug discovery went wrong and how to fix it. Febs J, 280(23): 5957-5980.

Laeis P, Puchler K, Kirch W. 2001. The pharmacokinetic and metabolic profile of olmesartan medoxomil limits the risk of clinically relevant drug interaction. Journal of Hypertension, 19: S21-S32.

Li H, Jin H E, Kim W, et al. 2008. Involvement of P-glycoprotein, multidrug resistance protein 2 and breast cancer resistance protein in the transport of belotecan and topotecan in Caco-2 and MDCKII cells. Pharm Res, 25(11): 2601-2612.

Lipinski C A, Lombardo F, Dominy B W, et al. 2001. Experimental and computational approaches to estimate solubility and permeability in drug discovery and development settings. Adv Drug Deliv Rev, 46: 3-26.

Lipinski C A. 2000. Drug-like properties and the causes of poor solubility and poor permeability. Journal of Pharmacological and Toxicological Methods, 44(1): 235-249.

Lipinski C A, Lombardo F, Dominy B W, et al. 1997. Experimental and computational approaches to estimate solubility and permeability in drug discovery and development settings. Advanced Drug Delivery Reviews, 23: 3-25.

Lobell M, Hendrix M, Hinzen B, et al. 2006. In silico ADMET traffic lights as a tool for the prioritization of HTS hits. Chem Med Chem, 1: 1229-1236.

Manallack D T, Prankerd R J, Yuriev E, et al. 2013. The significance of acid/base properties in drug discovery. Chemical Society Reviews, 42: 485-496.

Menez C, Buyse M, Dugave C, et al. 2007. Intestinal absorption of miltefosine: contribution of passive paracellular transport. Pharm Res, 24(3): 546-554.

Mire D E, Silfani T N, Pugsley M K. 2005. A review of the structural and functional features of olmesartan medoxomil, an angiotensin receptor blocker. Journal of Cardiovascular Pharmacology, 46(5): 585-593.

Ohtsuki S, Schaefer O, Kawakami H, et al. 2012. Simultaneous absolute protein quantification of transporters, cytochromes P450, and UDP-glucuronosyltransferases as a novel approach for the characterization of individual human liver: comparison with mRNA levels and activities. Drug Metab Dispos, 40: 83-92.

Oprea T I. 2000. Property distribution of drug-related chemical databases. Journal of Computer-Aided Molecular Design, 14: 251-264.

Peter J E, Alan P B, Martin K B. 2000. ADME/PK as part of a rational approach to drug discovery. Therapeutic Focus, 5(9): 409-414.

Popovic M R, Popovic G V, Agbaba D D. 2013. The effects of anionic, cationic, and nonionic surfactants on acid-base equilibria of ACE inhibitors. J Chem Eng Data, 58: 2567-2573.

Price D A, Blagg J, Jones L, et al. 2009. Physicochemical drug properties associated with *in vivo* toxicological outcomes: a review. Expert Opinion on Drug Metabolism & Toxicology, 5: 921-931.

Sato Y, Nagata M, Tetsuka K, et al. 2014. Optimized methods for targeted peptide-based quantification of human uridine 50-diphosphate-glucuronosyltransferases in biological specimens using liquid chromatographyetandem mass spectrometry. Drug Metab Dispos, 42: 885-889.

Shugarts S, Benet L Z. 2009. The role of transporters in the pharmacokinetics of orally administered drugs. Pharm Res, 26(9): 2039-2054.

Somogyi A, Muirhead M. 1987. Pharmacokinetic interactions of cimetidine. Clinical Pharmacokinetics, 12(5): 321-366.

Sugano K, Kansy M, Artursson P, et al. 2010. Coexistence of passive and carrier-mediated processes in drug transport. Nat Rev Drug Discov, 9(8): 597-614.

Tucker G T. 1992. The rational selection of drug-interaction studies - implications of recent advances in drug-metabolism. Int J Clin Pharm Th, 30(11): 550-553.

Veber D F, Johnson S R, Cheng H Y, et al. 2002. Molecular properties that influence the oral bioavailability of drug candidates. Journal of Medicinal Chemistry, 45: 2615-2623.

Wagner F, Kalusche D, Trenk D, et al. 1987. Drug-interaction between propafenone and metoprolol. Brit J Clin Pharmaco, 24(2): 213-220.

Wall M E, Wani M C, Cook C E, et al. 1966. Plant antitumor agents. I. The isolation and structure of camptothecin. A novel alkaloidal leukemia and tumor inhibitor from *Camptotheca acuminata* L. J Am Chem Soc, 88: 3888-3890.

Wester M R, Yano J K, Schoch G A, et al. 2004. The structure of human cytochrome P4502C9 complexed with flurbiprofen at 2. 0-angstrom resolution. J Biol Chem, 279(34): 35 630-35 637.

Wiedmann T S, Liang W, Kamel L, 2002. Solubilization of drugs by physiological mixtures of bile salts. Pharmaceutical Research, 19: 1203-1208.

Wrighton S A, Stevens J C. 1987. The human hepatic cytochromes P450 involved in drug metabolism. Critical Reviews in Toxicology, 22(1): 1-21.

Wu C Y, Benet L Z, 2005. Predicting drug disposition via application of BCS: transport/absorption/ elimination interplay and development of a biopharmaceutics drug disposition classification system. Pharmaceutical Research, 22: 11-23.

Wu J, Cao Y, Zhang Y, et al. 2014. Deoxyschizandrin, a naturally occurring lignan, is a specific probe substrate of human cytochrome P450 3A. Drug Metabolism and Disposition, 42: 94-104.

Yang Z, Gao S, Wang J, et al. 2011. Enhancement of oral bioavailability of 20(S)-ginsenoside Rh2 through improved understanding of its absorption and efflux mechanisms. Drug Metab Disposition, 39(10): 1866-1872.

Yano J K, Hsu M H, Griffin K J, et al. 2005. Structures of human microsomal cytochrome P450 2A6 complexed with coumarin and methoxsalen. Nature Structural & Molecular Biology, 12(9): 822-823.

Yano J K, Wester M R, Schoch G A, et al, 2004. The structure of human microsomal cytochrome P450 3A4 determined by X-ray crystallography to 2. 05-A resolution. J Biol Chem, 279(37): 38 091-38 094.

第三篇

系 统 重 建

第十章　概　　述

现代药代动力学在对药物自身属性及决定其 ADME 行为的相关因素进行归属研究（第二篇）之后，尚需要利用这些体外 ADME 属性参数对整体药代动力学行为进行重建和定量研究，才能最终胜任药代动力学研究在整个新药研发中解决“如何做好药”和在临床应用中解决“如何用好药”的核心任务（Rostami-Hodjeganwy and Tucker，2007）。

在新药研发过程中，为了揭示特定药物与机体中单一决定因素间的关系（相关关系或因果关系），同时阐明特定脏器或体系中单因素间的权重关系即特定体系如何处置特定药物，首先需要对体外获得的 ADME 单因素属性参数进行局部或特定器官水平的系统重建，进而整合各局部系统的 ADME 属性特征，预测药物在人体整体水平的药代动力学行为。由此可见，系统重建的最终目的可概括为：①准确预测目标药物在人体内的动态变化过程，对药物进入人体的效应及风险性作出评估，为药物研发服务；②模拟并监控人体的药代过程，为临床合理化、规范化和个体化用药服务。目标不同其相应要求也不同。对于药物研发，主要是评价药物的 ADME 属性及药物因 ADME 属性不佳可能造成的最大缺陷；而对于临床应用，需要针对具体病人的相应参数进行实际模拟才能真正做好临床合理用药。需要指明的是，重建过程也有对单一决定因素归属进行验证的目的，只有在重建体系中经过验证的决定因素才能被确认为“决定因素”。由于重建的具体目标不同，其相应实施也不同：①在验证决定因素时，仍可使用体外理想模型进行过渡和研究；②在新药研发临床前研究中，涉及动物过渡过程的，对动物体系或模型是否可以作为重建体系或模型需加以验证，在验证后，需按实际情形进行模拟；③从动物体系过渡到人体体系是最核心和关键的步骤，其实质是怎样将人源性相关 ADME 属性历经动物源性体系验证后又再转回真实人体体系。换言之，本章内容是前述篇章 ADME 属性单一水平研究向系统水平人体体系的定量转换，这个转换的最终目的是服务于临床应用；针对人体，重点是各类个体化或变化的临床病人。因此，这个转换并非只是由简单理想和定性化数据向定量性数据的转换，因模拟的对象——人体体系的复杂性和个体变异极大，其要求也有显著的不同，甚至不排除定性的挑战。

系统重建方法主要分为两类：①体外到体内的外推（*in vitro-in vivo* extrapolation，IV-IVE）；②基于生理的药代动力学（physiologically based pharmacokinetics，PBPK）。两者的主要区别参见表 10-1。概括而言，IV-IVE 的主要研究对象是单因素；在体外鉴定或遴选了一系列单因素（详见第二篇），如何“判断某一单因素在整体器官/体系中是否为决定因素”是 IV-IVE 要解决的，即对纳入系统的单因素先遴选决定因素，判断单因素起了多大作用。继而决定因素构成体系，结合解剖逻辑关系，形成整体 PBPK 模型，构成因素相同，权重不同，导致具个体化差异的总行为的出现。即组成因素（如组织结合蛋白、转运蛋白、代谢酶、血流）的权重比例不同，总行为就不同。实际上，需要把个体的酶活、血流量等单因素测清楚，才能准确判断药物在整体的总行为。目前 IV-IVE

多为理想状态下的单因素外推，并且 PBPK 绝大多数为理想状态下的多种决定因素在整个有机体中动态变化的整合模拟。然而值得注意的是，时空因素可能会使一个非决定因素转变为决定因素，或使一个决定因素变为非决定因素。

表 10-1　IV-IVE 与 PBPK 的主要区别

	IV-IVE	PBPK
定义	指基于体外简单体系（单因素体系）获得的 ADME 参数，借助系统生物学相关数学模型，模拟药物在局部多因素体系中的 ADME 行为（Yang，et al.，2007）	是以生理解剖学、生物化学为基础，借助质量守恒微分方程，模拟目标药物在整个有机体中的动态变化的方法（Kunze et al.，2014）
优点或本质	判断决定因素或单因素的贡献大小	建立决定因素间的权重关系，模拟整体行为；权重关系不同决定了 PK 行为的个体差异
缺陷或不足	目前多数是在理想状态下的外推，缺少时间参数	将某一脏器假设为一个均匀的反应器，参数均值化

系统重建方法主要基于定性层面预测评价单一因素在体内药物处置中的作用。不难看出，系统重建主要在新药研发阶段使用，而围绕临床合理用药的相关应用研究严重滞后。这是因为系统重建方法尚存在以下缺陷或制约点：导致体外实验体系与整体系统间存在巨大差异，这也是影响目前体外 ADME 参数实现向人体药代参数平稳过渡和衔接的主要障碍。

目前，绝大多数 PK 研究是在理想或稳态条件下获得稳态参数，如吸收分数、肝内在清除率、结合分数与组织血浆分配系数等均是在稳态即药物摩尔浓度大于靶蛋白摩尔浓度的条件下获取的体外生化参数。实际上，药物在体内通常呈现的是非稳态即药物摩尔浓度远小于靶蛋白摩尔浓度条件下的 PK 行为。此外，药物在器官或组织中的分布常常是非均匀化的，即存在组织区域化分布，此时采用充分搅拌模型等均匀化的模型就会导致根本性的放大误差。因此，采用稳态参数和匀质化放大模型极可能是导致体外向体内放大所得参数与真实体内参数之间差异性的本质原因（Poulin，2015）。近年来，业界人士越来越多地关注到非稳态条件下的瞬时速率参数对模拟真实体内药代行为的重要性（Wang and Li，2014；Masui et al.，2009），如 K_{on}/K_{off} 在蛋白结合动态过程中的运用（Vuignier et al.，2010；Baker and Parton，2007），以及菲克第二定律在研究口服药物吸收中的应用等（Philibert，2005）。

一方面，IV-IVE 推导模式中的基本假设如下：①将组织分布或扩散规律等同于血液分布规律，只是加大些密度，药物与整个组织是利用醇水分配系数，然后按照均匀快速混匀模式进行分布，预测得到的某组织的某部位与血液类似，没有非均一性，即在任何组织部位测得的药物浓度都和血液一样，是等同的，在任何组织的任何部位如果上升则都上升，如下降则都下降；②不管实际量的多少，均假设药物与组织结合最终可达到平衡即稳态，忽略局部组织的传质阻力大或小所造成的分布不均一性，同时也缺乏时间依赖的分布描述；③代谢清除的外推研究中，尽管 Sandy 等对肝进行了“区域化（zonation）”研究，但数学式中尚缺乏稳态与非稳态等边界条件的描述（Pang et al.，1994；Schwab et al.，2003；Abu-Zahra and Pang，2000）；④缺乏对混合多因素，如结合和代谢混杂且都不均一、非理想状态下的描述；⑤采用体外人源性平均数值，且多来源于器官捐献者，无法实现具体个体数据的采集和获取，如果不能找到可替代性的指标，只能预测无法验证（Rostami-Hodjegan and Tucker，2007）。另一方面，由于目前 PBPK 模型的输入参数绝大多数不是对应个体中可采集的数据，其他来源（如源于器官捐献者）的数据只能进行均值化处理来使用，这种均值化参数或群体均值化参数，即采用平均或群体生理参数和体外-体内放大得到的平均生化参数，将个体因素的多因素权重关系抹杀，即主要因素及其权重关系是固定的，因此模型的适应性十分有限，难以实现真正意义上的具体个体属性的模拟，模拟个体的 PBPK 模型即个体化 PBPK 的初衷或理念变成“空中楼阁”。倘若 PBPK 模型采用的是群体的均值参数，那么实际上该模型表现的是群体数据，和某个具体的个体没有关系，这也是目前群体药代理念或者未来大数据的“尴尬”之处。

基于系统重建的不同研究目的，本篇章研究内容的整体布局如图 10-1 所示。本篇按照不同脏器/系统进行分类，在阐明各局部系统中亚模块间物理关系的基础上，运用反映时空关系的数学方程式，对经过体外归属的决定因素进行理想或非理想状态下的时空对应，即不同时空条件下的决定因素由简单体系向复杂体系（如肝微粒体→肝细胞→肝）的逐级放大及描述，确定在这些体系中所建立的模型的合理外推能力；同时，药物进入有机体可经由多种路径，如静脉注射给药、口服给药、透皮给药等，以不同路径进入人体的药物需要跨越的屏障不同，其相应的决定因素和时空关系也不同，因此按照不同给药方式描述不同情形下药代表观行为变化与决定因素的关系，有关模拟所使用数学方法论及其适用范围也是本篇关注的重点。

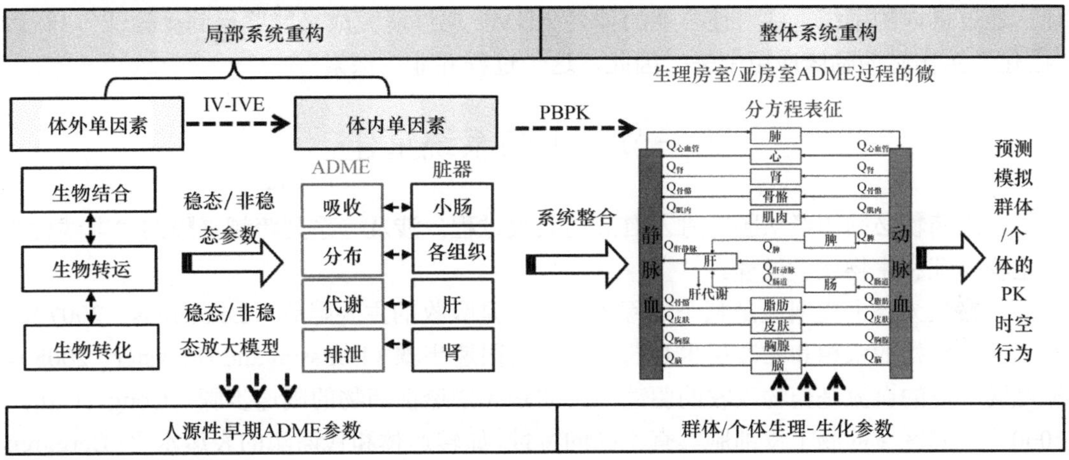

图 10-1　系统重建的研究布局

第十一章　体外参数向体内参数的外推

为适应 21 世纪安全新药开发中的挑战，制药企业越来越倾向于在药物开发过程中采用计算方法进行建模和模拟。IV-IVE 是利用从简单的体外系统获得的数据估计药物在复杂有机体内的处置情况。在药物研发的过程中，为了准确获得候选药物在动物或是人体内的药代动力学性质，需要整合很多资源。为了减少体内实验，近来对候选药物体内药代动力学行为的预测越来越引起药代专家的兴趣。如果预测足够可靠，那么这些模拟可以帮助人们选择最有潜力的候选药物进行开发，并且能够帮助人们淘汰开发潜力小的药物。因为大部分药物的给药途径被设计为口服给药，因此预测的参数应该提供与剂量大小和给药频率相关的信息，药代参数从体外向体内的外推通常包括三个阶段。阶段一为输入参数的获取，包括来自体外计算或实验获取的吸收、分布、清除参数，以及临床前实际观察数据；阶段二为外推模型选择；阶段三为进行模拟并评估多个方案来探讨预测的置信度，并将预测结果与临床前的实测数据进行比较，继而对模型进行回顾性精炼（Chen et al.，2012）。

IV-IVE 的主要优点是它把药物研发和临床研究中获得的所有体外数据的价值最大化，通过体内的系统重建，使早期的体外 ADME 属性研究成果能够得到“验证”，然后“固化”到实际的临床应用中去。因此，这一过程并非“探索”。

第一节　小肠系统重建

口服药物必须历经从肠腔进入血液的吸收过程，涉及一系列跨越屏障的“非线性”的生物物理和生物化学过程。

一般认为肠上皮细胞是整个过程的核心，是吸收的主要障碍（Lennernas，2007），其表面非搅拌的水相和黏液层也是药物透膜的限速步骤（Loftsson and Brewster，2008）。流经肠上皮的血流是药物吸收的驱动力，如是高渗透性药物的限速步骤（Cong et al.，2000）。不同区域的肠上皮细胞具有不同的特性，如转运体和代谢酶的表达水平（Berggren et al.，2007）。对于大多数药物来说，上述屏障的作用意义各不相同。因此，药物组合的不同，种属或者个体肠道体系的变异，使得体外的理想或者标准化评价模型的预测能力大打折扣，与实际体内情形大相径庭。

药物从肠腔进入血液的吸收过程涉及一系列跨越屏障的过程。不同药物的吸收位点及涉及的上皮细胞不同。吸收迅速的药物分子可能仅在肠近端被吸收，而吸收缓慢的药物分子（不论其吸收缓慢是由于溶解度差、释放缓慢或渗透性低）可能在肠远端部分吸收。对于具高透膜能力的药物，小肠绒毛被认为是其吸收的有效部位，而具低透膜能力的药物的扩散距离更远且需要更大的吸收面积（Artursson et al.，2001）。由于药物的肠道吸收过程涉及复杂的机制，单一的体外模型不能包含所有的参与因素。因此，准确的肠道吸收预测需要对药物的体内和体外吸收机制进行全面考察（Ungell，2004）。

一、理论基础

1. 菲克第一定律

早在 1855 年菲克就提出了：在单位时间内通过垂直于扩散方向单位截面积的扩散物质流量（称为扩散通量 diffusion flux，用 J 表示）与该截面处的浓度梯度（concentration gradient）成正比，也就是说，浓度梯度越大，扩散通量越大。这就是菲克第一定律，其数学表达式如下：

$$J = -D \times \frac{\mathrm{d}C}{\mathrm{d}x} \tag{11-1}$$

式中，J 为扩散通量，表示某单位时间内通过某单位面积的物质量，如 $\mathrm{mol/m^2/s}$；D 为扩散系数或扩散度，其量纲为“长度 ^{2}/时间”，如 $\mathrm{m^2/s}$；C 为物质浓度，其量纲为“物质的量/长度 ^{3}”，如 $\mathrm{mol/m^3}$；x 为位置，量纲为“长度”，如 m；“–”号表示扩散方向为浓度梯度的反方向，即扩散组元由高浓度区向低浓度区扩散。

根据斯托克斯-爱因斯坦关系，D 的大小取决于温度、流体黏度与分子大小，并与扩散分子流动的平均速度平方成正比。在稀的水溶液中，大部分离子的扩散系数都相近，在室温下其数值在 0.6×10^{-9}～$2\times10^{-9}\ \mathrm{m^2/s}$。而生物分子的扩散系数一般为 10^{-12}～$10^{-11}\ \mathrm{m^2/s}$。所以，药物透膜基本遵循溶解扩散原理。

菲克第一定律的适用范围：只适应于 J 不随时间变化——稳态扩散（steady-state diffusion）的场合。对于稳态扩散也可以描述为：在扩散过程中，各处的扩散组元的浓度 C 只随距离 x 变化，而不随时间 t 变化。这样扩散通量 J 对于各处都一样，即扩散通量 J 不随距离 x 变化，每一时刻从前边扩散来多少原子，就向后边扩散走多少原子，没有盈亏，所以浓度不随时间变化。实际上，大多数扩散过程都是在非稳态条件下进行的。非稳态扩散（nonsteady-state diffusion）的特点是：在扩散过程中，J 随时间变化。通过各处的扩散通量 J 随着距离 x 在变化，而稳态扩散的扩散通量则处处相等，不随距离发生变化。对于非稳态扩散，就要应用菲克第二定律了。

2. 菲克第二定律

菲克第二定律预测扩散时浓度随时间变化：

$$\frac{\mathrm{d}C}{\mathrm{d}t} = -D \times \frac{\mathrm{d}^2C}{\mathrm{d}x^2} \tag{11-2}$$

式中，C 为物质浓度，其量纲为“物质的量/长度 ^{3}”，如 $\mathrm{mol/m^3}$；t 为时间，如 s；D 为扩散系数，其量纲为“长度 ^{2}/时间”，如 $\mathrm{m^2/s}$；x 为位置，量纲为“长度”，如 m。

快速溶解并吸收的药物容易符合菲克第一定律，而溶解缓慢的药物容易下行至更低的肠腔部位，吸收模式也不容易符合菲克第一定律，此时使用菲克第二定律或部分修正的菲克第二定律更为合适。

二、外推模型

1. 充分搅拌肠模型

该模型借助广为人知的用于肝清除率预测的充分搅拌型肝模型来描述肠吸收分数（Yang et al.，2007；Cho et al.，2013），见式（11-3）。

$$F_{\mathrm{G}}=\frac{Q_{\mathrm{G}}}{Q_{\mathrm{G}}+f_{\mathrm{u,\,G}}\times \mathrm{CL}_{\mathrm{u,\,int,\,G}}} \qquad (11\text{-}3)$$

式中，Q_{G}为肠道血流速度；$f_{\mathrm{u,G}}$为肠上皮细胞中药物的游离分数；$\mathrm{CL}_{\mathrm{u,int,G}}$为药物在肠上皮细胞中的内在代谢清除率。该模型本身不具备生理学意义。在应用该模型时，假设药物从肠道直接到达肠上皮细胞中的酶周边而不经过血流，有的学者使用小肠总血流速度来代表Q_{G}，也有用肠黏膜血流速度来代表Q_{G}。

2. Q_{gut}模型

Q_{gut}模型保留“充分搅拌”肠模型的基本形式，而Q_{G}项则混合肠上皮细胞膜的通透性与肠黏膜血流速度两种因素，见式（11-4）和式（11-5）。

$$F_{\mathrm{G}}=\frac{Q_{\mathrm{Gut}}}{Q_{\mathrm{Gut}}+f_{\mathrm{u,\,G}}\times \mathrm{CL}_{\mathrm{u,\,int,\,G}}} \qquad (11\text{-}4)$$

$$G_{\mathrm{Gut}}=\frac{Q_{\mathrm{villi}}\times \mathrm{GL}_{\mathrm{perm}}}{Q_{\mathrm{villi}}+\mathrm{GL}_{\mathrm{perm}}} \qquad (11\text{-}5)$$

式中，$\mathrm{CL}_{\mathrm{perm}}$为渗透清除率；$Q_{\mathrm{villi}}$为实际肠黏膜血流速度。同样，该模型本身不具备生理学意义，而原理上考虑到以下事实，即肠通透性越高，与肠上皮细胞中酶蛋白结合的药物量越少，继而血流携带进入肠上皮细胞的药物量越多。基于以上数学公式可以看出，当透膜能力很高时（$\mathrm{CL}_{\mathrm{perm}}>>Q_{\mathrm{villi}}$），$Q_{\mathrm{Gut}}$接近$Q_{\mathrm{villi}}$的上限值；当透膜能力相对于$Q_{\mathrm{villi}}$较低时（$\mathrm{CL}_{\mathrm{perm}}<<Q_{\mathrm{villi}}$），$Q_{\mathrm{Gut}}$接近$\mathrm{CL}_{\mathrm{perm}}$值。$F_{\mathrm{G}}$取决于$Q_{\mathrm{Gut}}$和底物内在代谢清除率（$\mathrm{CL}_{\mathrm{u,\,int,G}}$）的相对大小（Yang et al.，2007；Cho et al.，2013；Chow and Pang，2013）。其中，Q_{villi}为生理参数，是小肠血流总量的一部分，成人约为 18 L/h，$\mathrm{CL}_{\mathrm{perm}}$的外推过程如下。

（1）体外表观渗透系数（P_{app}）的获取

药物的跨膜通透性主要是通过表观渗透系数即P_{app}（apparent permeability coefficients）（cm/s）来评价。在 MDCK、Caco-2 等细胞模型，或人工生物膜 PAMPA 上，药物分子从单细胞层的顶侧肠腔侧跨过单细胞层或经由细胞间隙到达基底侧，然后从细胞中排出。P_{app}的计算方法见式（11-6）。

$$P_{\mathrm{app}}=\frac{\mathrm{d}C}{\mathrm{d}t}\times\frac{1}{60}\times\frac{V}{A}\times\frac{1}{C_0} \qquad (11\text{-}6)$$

式中，$\mathrm{d}C/\mathrm{d}t$为药物转运至接收池的速率；V为接收池的体积；A为单层细胞面积；C_0为顶端小池加入药物的初始浓度。

（2）有效渗透系数（P_{epp}）的计算

$$
\begin{aligned}
\log P_{\text{epp, man}} &= 0.6532 \times \log P_{\text{app, Caco-2, pH6.5}} - 0.3036 \\
&= 0.4926 \times \log P_{\text{app, Caco-2, pH7.4}} - 0.1454 \\
&= 0.45 \times \log P_{\text{app, PAMPA, pH6.5}} + 0.16
\end{aligned}
\tag{11-7}
$$

其中，P_{epp} 的单位为 10^{-4}cm/s，P_{app} 的单位为 10^{-6}cm/s （Yang et al.，2007）。

另外，除上述体外模型，大鼠肠灌流模型也被认为是一种用来预测人体小肠通透性的可靠模型。通过大鼠肠灌流方法获取 P_{epp} 的计算方法如下（Zakeri-Milani et al.，2007）：

$$
P_{\text{eff}} = \frac{-Q \cdot \ln(\frac{C_t}{C_0})}{2\pi rl} \tag{11-8}
$$

式中，Q 为灌注速度；r 为小肠内腔半径；l 为灌注肠段的长度；C_0 为入口灌注液中的药物浓度；C_t 为出口灌注液中的药物浓度。

（3）渗透清除率（CL_{perm}）的计算

$$
CL_{\text{perm}} = P_{\text{eff, man}} \times A' \tag{11-9}
$$

式中，A'为肠腔表面积，成人小肠半径约为 1.75 cm，长度为 6 m，肠腔表面积约为 0.66 m^2。

在吸收动力学模拟中，一级吸收模型是预测 f_a 和 k_a 值的首选。当一个化合物为溶解度速率限定型吸收，同时化合物剂型、pH-溶解度曲线、溶出度及其他制剂因素如过饱和率和析出速度等信息可知时，则可采用房室吸收传输（compartmental absorption and transit，CAT）模型、高级房室吸收传输（advanced compartmental absorption and transit，ACAT）模型或高级溶出吸收和代谢（advance dissolution absorption and metabolism，ADAM）模型，并借助 Simcyp 等软件进行预测（Huang et al.，2009）。

三、小结

上述多种数学和计算模型都可以用来描述和预测药物的吸收过程，这些过程通常采用单层模型测定 P_{app}。这些模型以菲克第一定律为基础，假设药物透膜过程中的浓度梯度呈线性。实际上，这些模型用一个单一的参数表观渗透系数（P_{app}）或有效渗透系数（P_{eff}）描述药物的透膜过程，但这个参数不仅仅只反映固有渗透系数，更是代表透膜过程中所涉及的所有路径及障碍的复合值。在这个模型中，假设驱动药物透膜的浓度梯度是恒定的，等于初始的药物浓度，缺乏时间概念，往往不能反映真实的情况。实际情况是，药物的浓度梯度随着给药侧药物浓度的降低而不断减小，溶解速率的差异造成不同吸收部位的药物量或者梯度并不相同，属于非稳态扩散。因此，每个时间间隔的给药侧浓度应该重新计算，即用起始药物量减去透过的药物量，以获得准确的 P_{app} 值（Hubatsch et al.，2007）。实际上，菲克第二定律中已经明确引入了时间概念，即在距离 x 处的药物浓度随时间的变化率等于该处的扩散通量随距离变化率的负值。该定律可以用于药物透膜过程中非稳态扩散过程的模拟，提高预测的准确性。此外，模型系统中由于降解、代谢或结合导致的药物损失，以及给药导致的液体体积变化也必须考虑。

第二节 肝系统重建

肝清除率（CL_h）作为肝清除药物的度量，是全身总清除率的关键组成部分。对绝大多药物，肝代谢清除为其主要的清除途径，CL_h可以被看做总清除率。与肾清除率的预测不同，通过动物的CL_h数据进行种间放大来预测人的CL_h会因为种属间差异大而受到更大的限制。因此，目前的策略是采用人源化的体外代谢体系，但是目前组织和器官水平的预测，如人体的药物肝清除率、肾清除率等还只能通过体外向体内推导与种间放大结合来实现（这一方面是由于技术问题，另一方面是由于伦理问题），因而器官组织级别的清除率参数的量化在 IV-IVE 模式中举足轻重。CL_h 的体外预测过程主要分为 3 个阶段：①测定药物体外内在清除率（$CL_{int,\ in\ vitro}$）；②通过转换系数（scaling factor，SF）将体外内在清除率转化为体内内在清除率（$CL_{int,\ in\ vivo}$）；③利用基于生理的肝模型将体内内在清除率转化为药物的肝清除率（CL_h）。目前，用于药物体外代谢研究的常见体系有以下几种：重组单酶、肝微粒体、新鲜和冷藏的肝细胞、肝切片和肝灌流。重组单酶可以方便地将特定的代谢途径归属为某个单酶。但是重组单酶由于单位微粒体蛋白酶活性同人肝微粒体存在差异，且缺少其他代谢酶的补充，因此很少被用于预测肝清除率。虽然肝切片最接近实际肝结构，但采用肝切片预测代谢清除的模型成功率不高。肝微粒体和肝细胞（特别是冷藏的肝细胞）是最常用的体外代谢体系，已被制药企业常规地用于代谢清除的筛选。

一、基于不同亚模块体系的外推

1. 微粒体实验体系的外推

微粒体中包括了大多数代谢酶，且制备简单，价格低廉，是预测肝清除率的良好模型。但是微粒体中仅包含了少量的Ⅱ相酶，且缺乏转运蛋白活性，因此以微粒体作为体系往往会低估肝清除率。例如，Ito 和 Houston 采用微粒体来预测 55 个化合物的肝清除率时，发现清除率被低估了 9 倍，采用肝细胞可以提高预测的准确度，因为肝细胞中包含了所有的Ⅰ相和Ⅱ相酶，以及转运蛋白体系（Ito and Houston，2004）。因此，体外代谢体系的选择决定了预测结果的准确性。

蛋白结合是影响肝系统清除率进行外推的一个关键因素。Gill 等考察了 7 种药物，双氯芬酸、依泽替米贝、吉非贝齐、霉酚酸、纳洛酮、丙泊酚、替米沙坦，以及有无牛血清白蛋白存在下的人体肝、肾、肠微粒体中葡萄糖醛酸化内在清除率的变化，如图 11-1 所示（Gill et al.，2012）。文献报道，酸性药物适合在含 1%BSA，碱性和中性药物适合在含 2%BSA 的体系中孵育，从而达到不同组织中最适合的清除率。结果显示，白蛋白可以增加 UGT 在所有组织中的清除率，但是存在组织和药物依赖性。在加入 BSA 并考虑非特异性结合因素引入游离分数f_u后，葡萄糖醛酸化清除的 IV-IVE 预测准确度提高，50%药物的预测值在观测值的 2 倍内。值得注意的是，同一药物在同一个体不同病理生理状态下的蛋白结合率差异，是引起药物清除差异的一大关键因素。在临床上，导致蛋白结合率出现差异的原因包括：血浆蛋白浓度的增加或减少和（或）发生药物置换反应

（竞争性结合）。与血浆蛋白浓度增加或减少相关的因素有：生理状态改变（如年龄、妊娠、营养等）、疾病、个体差异、人种差异等。

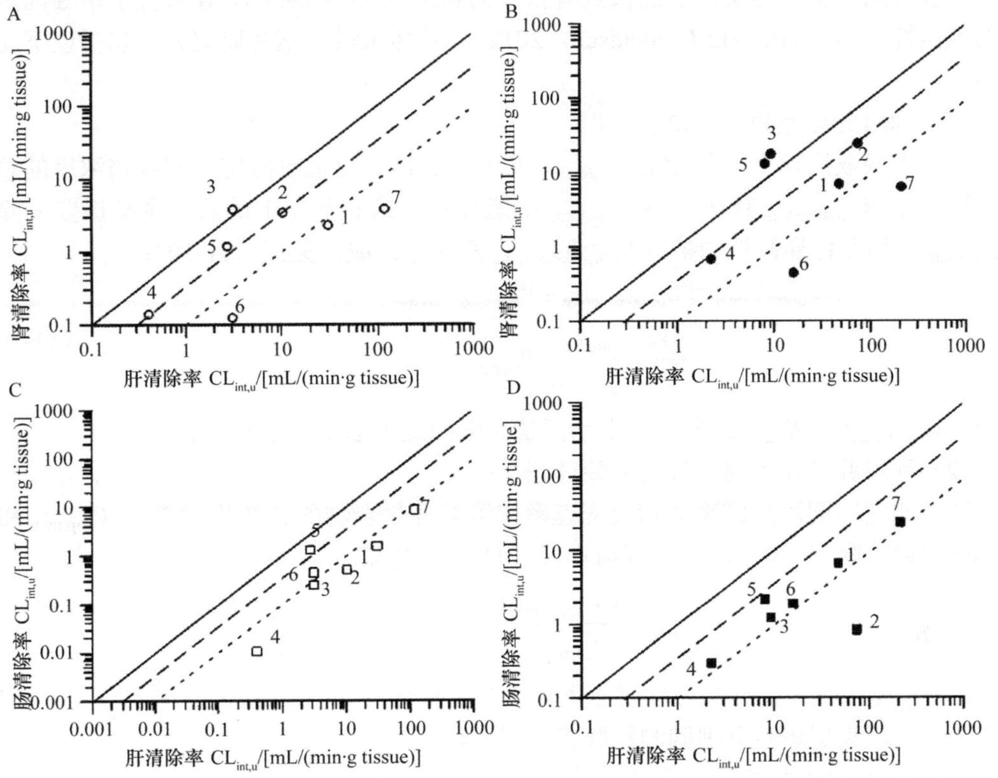

图 11-1　分别于牛血清白蛋白存在和不存在条件下比较人肾和人肠微粒体数据推导的 $CL_{int,u}$、UGT 及人肝微粒体数据推导的 $CL_{int,u}$、UGT（引自 Gill et al.，2012）

A 和 B 分别代表肾与肝的 $CL_{int,u}$、UGT；C 和 D 分别代表肠道与肝的 $CL_{int,u}$；1. 双氯芬酸；2. 吉非贝齐；3. 麦可酚酸；4. 纳洛酮；5. 异丙酚；6. 替米沙坦；7. 依泽替米贝（A，C 为加入白蛋白组）

2. 基于肝细胞实验体系的外推

采用肝细胞可以提高预测的准确度，因为肝细胞中包含了所有Ⅰ相和Ⅱ相酶，以及转运蛋白体系。此外，进行外推时可加入对肝窦膜透过屏障因素的分析。但是新鲜肝细胞不易得到，且制备成本高。冷藏的肝细胞虽然易获得且使用起来方便，但是冷藏肝细胞在解冻后往往会造成代谢酶和转运蛋白活性的降低或丢失。

到目前为止，肝清除率的 IV-IVE 预测方法多数基于肝微粒体数据。而在药物研发中体外肝细胞数据用于肝清除率的预测也是非常重要的，因此对微粒体数据和肝细胞数据间 IV-IVE 方法进行比较分析十分必要。当同时采用肝微粒体及冻存肝细胞对 19 个药物的 $CL_{int,H}$ 进行预测时发现，后者具有更高的预测准确性（Cho et al.，2013）。

3. 基于多实验体系的综合外推

实际上，药物在肝的清除过程包括肝摄取、转化代谢、胆汁排泄、由肝细胞向血浆正弦流出等过程。因此，采用多种体外实验体系对复合因素进行分析，可在一定程度上提高预测的准确性。Umehara 和 Camenisch 分别利用了肝细胞、肝微粒体和夹层培养肝细胞的体外研究手段，对 13 个具有不同物理化学和药代动力学特性的化合物进行了综合的研究，通过这种融合了肝摄取、肝代谢、肝胆处置和正弦流出过程的体外-体内推导方法获得的预测值与实验实测值具有很好的相关性（r^2=0.928），显著优于单独因素预测的准确性（Umehara and Camenisch，2012）。具体来讲，这种研究方法包括以下几个方面。

（1）利用肝细胞测算肝摄取过程

总表观摄取清除率，即 $PS_{uptake,total}$（μL/min/cells）可通过测定不同底物浓度的总表观摄取速率 $V_{uptake,total}$ 获得。$PS_{uptake,total}$ 由饱和及非饱和状态下的表观主动摄取清除率 $PS_{uptake,active}$ 和非特异性被动扩散 $PS_{uptake,passive}$ 两部分构成，见式（11-10）：

$$\begin{aligned}PS_{uptake,\,total}&=PS_{uptake,\,active}+PS_{uptake,\,passive}\\&=\frac{V_{max,\,uptake}}{K_{m,\,uptake}+S}PS_{uptake,\,passive}\end{aligned}\tag{11-10}$$

式中，$V_{max,uptake}$ 和 $K_{m,uptake}$ 分别为主动正弦摄取的最大速率和亲和力。

（2）利用肝微粒体测算代谢清除过程

通过测定不同浓度底物的初反应速率来测算各化合物的表观代谢速率 $V_{app,met}$ 和表观体外代谢清除率 $CL_{app,met}$，后者可由式（11-11）计算：

$$CL_{met}=\frac{CL_{app,met}}{f_{u(mic)}}=\frac{V_{max,met}}{f_{u(mic)}\cdot(K_{m,met}+S)}\tag{11-11}$$

式中，$V_{max,met}$ 和 $K_{m,met}$ 分别为代谢速率和代谢亲和常数。

（3）利用夹层培养肝细胞测算肝胆处置过程

表观胆汁清除率 $PS_{app,bile}$ 可根据式（11-12）计算：

$$PS_{app,\,bile}=\frac{R}{A/V_c}/t\tag{11-12}$$

式中，V_c、A 和 t 分别为肝细胞容积、细胞内总放射活性和孵育时间。在胆汁囊中累积的总化合物量可通过标准缓冲液和孵育后的无钙缓冲液中放射活性差值来测算。

但是考虑到药物的转化代谢过程，直接利用细胞内的总放射活性往往高估了胆汁清除率，从而导致对 $PS_{app,bile}$ 值的低估。因此在此实验体系中，总细胞内化合物浓度 C 需要代入校正因子（可称为代谢因子）对浓度进行校正，而校正因子的计算公式如下：

$$\begin{aligned}\text{校正因子}&=\frac{V_{max,\,met}/C}{V_{max,\,met}/(K_{m,\,met}+C)}\\&=\frac{K_{m,\,met}+C}{C}\end{aligned}\tag{11-13}$$

当 $K_{m,met}$<<C 时，代谢因子接近于 1，而对于其他条件时，代谢因子大于 1。此外，在代入游离分数后，PS_{bile} 的公式即可表述为

$$\begin{aligned}PS_{bile}&=\frac{PS_{app,\,bile}}{f_{u(hep)}}\\&=\frac{V_{max,\,bile}}{f_{u(hep)}\cdot(K_{m,\,bile}+C/\text{校正因子})}\end{aligned}\tag{11-14}$$

式中，$V_{max,bile}$ 和 $K_{m,bile}$ 分别为主动胆汁排泄的最大速率和亲和常数。因此，夹层培养肝细胞实验体系中与不同底物浓度对应的总表观清除率 $CL_{sandwich}$ 就可以通过式（11-14）计算获得。

（4）测算正弦外流清除过程

肝细胞内流血流的表观正弦总外流清除（$PS_{efflux,total}$）由饱和状态下的表观正弦主动外流清除相 $PS_{efflux,active}$ 和平行的非饱和状态下非具体正弦被动扩散相 $PS_{efflux,passive}$ 两部分组成。

$$PS_{efflux,total}=PS_{efflux,active}+PS_{efflux,passive}=\frac{V_{max,efflux}}{K_{m,efflux}+C}+PS_{efflux,passive} \tag{11-15}$$

式中，$V_{max,efflux}$ 和 $K_{m,efflux}$ 各自为主动正弦外流的最大速率和亲和常数。

（5）根据体外数据预测肝清除率

根据以上公式对肝摄取率（$PS_{uptake,total}$，$S<<K_{m,uptake}$）、代谢率（CL_{met}，$S<<K_{m,met}$）、胆汁排泄率（PS_{bile}，$C<<K_{m,bile}$）、正弦外流率（$PS_{efflux,total}$，$C<<K_{m,efflux}$）进行非线性拟合。因此，肝总清除率（$CL_{h,int,\mathit{in\ vitro}}$）可根据式（11-16）计算获得。

$$CL_{h,\ imt,\ \mathit{in\ vitro}}=PS_{uptake,\ total}\times\frac{CL_{met}+PS_{bile}}{PS_{efflux,\ total}+CL_{met}+PS_{bile}} \tag{11-16}$$

利用平行管模型模式，肝总内在清除率 $CL_{h,org,\mathit{in\ vitro}}$ 可预测为

$$CL_{h,\ org,\ \mathit{in\ vitro}}=\frac{Q_h\times f_{u,\ b}\times CL_{h,\ int,\ \mathit{in\ vitro}}}{Q_h+f_{u,\ b}\times CL_{h,\ int,\ \mathit{in\ vitro}}} \tag{11-17}$$

式中，$f_{u,b}$ 为药物的血浆游离分数；Q_h 为肝血流速率。

二、体外内在清除率的计算

有两种常用的计算体外内在清除率（$CL_{int,\mathit{in\ vitro}}$）的方法："代谢物生成"与"底物消耗"。①通过体外半衰期（$t_{1/2}$）的方法：检测底物的减少；②通过酶动力学的方法：检测代谢产物的生成。代谢清除定义为代谢速率与药物浓度的比值，根据米氏方程，清除率可由下述公式给出：$CL_{int,\mathit{in\ vitro}}=V/S=V_m/(K_m+S)$，当 $S<<K_m$ 时，$CL_{int,\mathit{in\ vitro}}=V_m/K_m$。但应注意非典型动力学是否出现，以及孵育体系中微粒体蛋白质的含量对 $CL_{int,\mathit{in\ vitro}}$ 的影响。

三、放大系数的选择

放大系数（scaling factor，SF）可将体外内在清除率［mL/（min·mg）微粒体蛋白质或 mL/（min·10^6）个肝细胞］转化为体内内在清除率（mL/min/kg 体重），即将内在清除率的单位由每毫克微粒体或每 10^6 个肝细胞转化为每千克体重，转化系数可分为以下几种：①基于生理因素的转换系数（PB-SF）。即需要知道每克肝可折合的微粒体蛋白质毫克数（或肝细胞数量），以及每千克体重可折合的肝重量（g），通过公式 $CL_{int,\mathit{in\ vivo}}=PB\text{–}SF\times CL_{int,\mathit{in\ vitro}}$ 计算得到体内内在清除率。各种属的生理转化系数参见表 11-1。②经

验性转化系数。该方法将已知药物的体外内在清除率和体内内在清除率进行回归分析，建立将它们相关联的模型方程，根据此方程可由体外内在清除率预测其体内内在清除率。

表 11-1　各种属肝清除不同亚模块的生理转化系数

种属	体重/kg	肝重量/（g/kg 体重）	微粒体蛋白质含量/（mg 蛋白质/g 肝）	肝细胞含量/（$\times 10^6$ /g 肝）
SD 大鼠	0.25	40	45	125
比格犬	12	32	43	120
食蟹猴	3	32	45	120
人	70	24	29	95

四、肝模型的选择

肝内在清除率（$CL_{int,\mathit{in\ vivo}}$）转化为肝清除率（$CL_h$）可通过以下几种肝模型（表 11-2）实现。①充分搅拌（well-stirred）模型：肝被认为是单一房室，药物离开肝的游离浓度与肝细胞内的游离浓度处于动态平衡。该模型是最简单、被广泛采用的模型。②平行管（parallel tube）模型：肝被认为由许多并联管组成，代谢酶均一地分布在管内。其假设是在每个小管中药物的游离浓度与胞内的游离浓度处于动态平衡。③分散（dispersion）模型：与前两种模型相比，分散模型最复杂，也是与肝生理结构最接近的模型。该模型主要由两个因素决定：效率因素（Rn）和分散因素（Dn）。Rn 描述的是血液流经肝时药物被不可逆清除的效率，取决于内在清除率、血流量和与血细胞的结合。Dn 是药物经过肝时的分散速率。分散模型描述了由分支和窦状隙连接所造成药物在血液中的轴向扩散。分散模型的假设是药物在窦状隙间的扩散要比药物在肝中血液转运快。目前，对某一特定化合物，选择何种模型最为合适尚未达成统一的认识。因此，上述模型将肝血流量（Q_h）、血中未结合的药物分数（$f_{u,b}$）和内在代谢清除率（$CL_{int,\mathit{in\ vivo}}$）看作肝清除率（$CL_h$）的主要决定因素。

其中，F_H 为肝利用度；Q_H、$f_{u,b}$ 和 $CL_{int,H}$ 分别为肝血流速率、药物在血液中的游离分数及总的肝固有清除率。充分搅拌模型和平行管模型是分散模型的两种极端情况，即肝中 $D_N=\infty$（血液完全分散）和 $D_N=0$（血液不分散）。

其中，$F_{H,well\text{-}stirred}$、$F_{H,parallel\ tube}$ 和 $F_{H,dispersion}$ 分别表示上述三种模型的公式，$CL_{int,H}$ 可以采用包括肝 S9、肝微粒体、重组酶、肝细胞和肝切片等在内的体外实验进行预测。药物的体内 $CL_{int,H}$ 包括代谢及肝胆排泄两部分。然而，胆汁排泄从体外向体内的外推还缺少可信的方法。因此，利用上述体外方法计算得到的 $CL_{int,H}$ 只能外推肝代谢部分。

上述三种模型都假定一般情况下不存在肝窦膜透过屏障。当考虑此因素时，$CL_{int,H}$ 还可以扩展为肝窦膜转运过程及清除过程（包括代谢和胆汁排泄）的结合，用式（11-18）表示：

$$CL_{int,H}=\frac{PS_{inf}\times CL_{int,seq}}{PS_{eff}+CL_{int,seq}} \tag{11-18}$$

式中，PS_{inf}、PS_{eff} 和 $CL_{int,seq}$ 分别为肝窦内流（摄取）、肝窦外排和清除过程。PS_{inf} 的预

表 11-2　三种常用的单室肝模型

模型类型	示意图与数学公式	假设/适用性	参考文献
搅拌均匀	$D_N \approx \infty$ 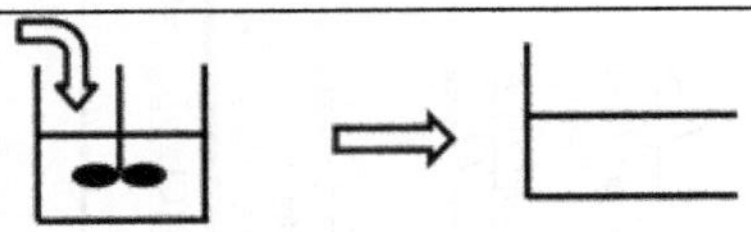 $F_H = \dfrac{Q_H}{Q_H + f_{u,b} \times CL_{int,H}}$	混合均匀； 肝被认为是单一房室，药物离开肝的游离浓度与肝细胞内的游离浓度处于动态平衡	（Abu-Zahra and Pang，2000；Ridgway et al.，2003）
平行管模型	$D_N \approx 0$ 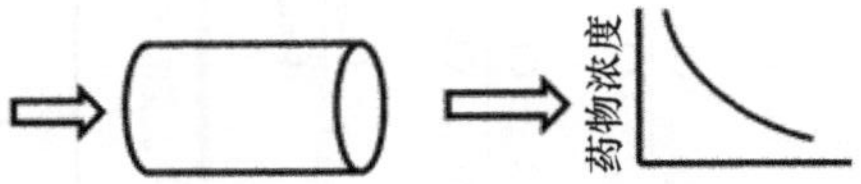 $F_H = \exp(-\dfrac{f_{u,b} \times CL_{int,H}}{Q_H})$	非均匀混合流动； 肝被认为由许多并联管组成，代谢酶均一地分布在管内；其假设是在每个小管中药物的游离浓度与胞内的游离浓度处于动态平衡	（Abu-Zahra and Pang，2000；Ridgway et al.，2003；Anissimov et al.，1997）
分散模型	$\infty > D_N > 0$ 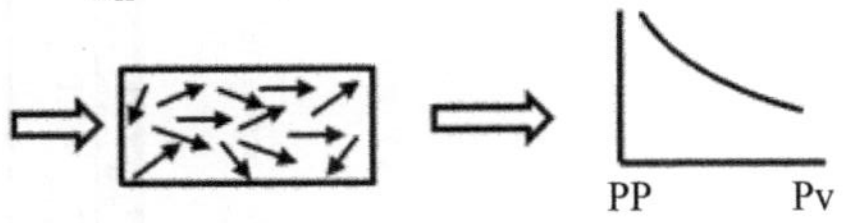 $F_H = \dfrac{4 \times a}{(1+a)^2 \times \exp\left[\dfrac{(a-1)}{2 \times D_N}\right] - (1-a)^2 \times \exp\left[-\dfrac{(a+1)}{2 \times D_N}\right]}$ $a = \sqrt{1 + 4 \times R_N \times D_N}$ $R_N = \dfrac{f_{u,b} \times CL_{int,H}}{Q_H}$	高度非均匀流动模式； 药物在窦状隙间的扩散要比药物在肝中血液转运快	（Abu-Zahra and Pang，2000；Ridgway et al.，2003；Anissimov et al.，1997）

测可以通过体外肝细胞来实现，然而 PS_{eff} 的预测缺乏可靠的方法。因此，通过上述公式用各个清除率对 $CL_{int,H}$ 进行定量预测还具有相当的挑战性。因为在亚细胞成分，如 S9 和微粒体中没有完整的肝窦膜存在，所以采用这些成分进行体外清除率预测只能代表 $CL_{int,seq}$ 而不是 $CL_{int,H}$。当同时采用肝微粒体及冻存肝细胞对 19 个药物的 $CL_{int,H}$ 进行预测时发现，后者具有更高的预测准确性（Cho et al.，2013）。

在充分搅拌肝模型的基础上，Sohlenius 等提出了另外一种 IV-IVE 方法，通过应用经典校正因子去除系统偏差，经典校正因子由系列明确的参考化合物的体外肝细胞数据和体内清除率数据之间经回归分析获得。Poulin 等使用临床前动物和人的 139 种药物的数据库对 5 种比较有前景的 IV-IVE 方法（表 11-3）进行比对分析，包括：①“传统偏置校正法”校正了传统方法观察到的平均值误差倍数；②“传统方法”使用血液中测到的非结合部分（$f_{u,b}$）作为唯一的校正因子；③“Berezhkovskiy 方法”使用表观 $f_{u,b}$ 数值，即基于 pH 差异引起的血浆膜任意一侧离子化药物校正后的 $f_{u,b}$，以及孵育介质中非结合部分 $f_{u,inc}$ 作为校正因子；④“Poulin 方法”通过使用 $f_{u,inc}$ 和肝中表观非结合部分 $f_{u,liver}$ 两个校正因子提供了一个新的范例，该范例解释了 pH 差异及蛋白结合药物复合物和肝细胞表面潜在离子间的相互作用造成的蛋白质促进吸收的原因；⑤“直接放大法”不考虑任何结合校正。

表 11-3　肝清除的 IV-IVE 方法

方法	模型公式
固有清除率	$CL_{int,\,in\ vivo} = CL_{int,\,in\ vitro} \times SF$
传统偏差校正法	$CL = \dfrac{Q_{liver} \times CL_{int,\,in\ vivo} \times f_{u,\,b}}{Q_{liver} + CL_{int,\,in\ vivo} \times f_{u,\,b}}$
常规偏差校正法	$CL = \dfrac{Q_{liver} \times CL_{int,\,in\ vivo} \times f_{u,\,b}}{Q_{liver} + CL_{int,\,in\ vivo} \times f_{u,\,b}} \times \dfrac{1}{AFE_{conventional,\,method}}$
Berezhkovskiy 法	$CL = \dfrac{Q_{liver} \times CL_{int,\,in\ vivo} \times f_{u,\,b\text{-}app} / f_{u,\,inc}}{Q_{liver} + CL_{int,\,in\ vivo} \times f_{u,\,b\text{-}app} / f_{u,\,inc}}$
Poulin 新 IV-IVE 法	$CL = \dfrac{Q_{liver} \times CL_{int,\,in\ vivo} \times f_{u,\,liver} / f_{u,\,inc}}{Q_{liver} + CL_{int,\,in\ vivo} \times f_{u,\,liver} / f_{u,\,inc}}$
直接放大法	$CL = \dfrac{Q_{liver} \times CL_{int,\,in\ vivo}}{Q_{liver} + CL_{int,\,in\ vivo}}$
回归方程法	$CL = \dfrac{Q_{liver} \times CL_{int,\,in\ vivo}}{Q_{liver} + CL_{int,\,in\ vivo}} \log CL_{int,\,in\ vivo} = 0.660 \times \log[CL_{int,\,in\ vivo} \times SF \times \dfrac{f_{u,\,b}}{f_{u,\,inc}}] + 0.633$

研究结果表明，Poulin 新 IV-IVE 法预测准确性最高（Poulin and Haddad，2013）。这种方法的优越性尤其适用于在以下情况中：①血液中高结合型的药物；②白蛋白结合型的药物；③低清除率的药物。新的 IV-IVE 法提供了一个预测肝清除率的新模式，尤其是对于具有前述特征的药物，因此这种方法可以在药物发现和开发中更准确地预测小分子的肝清除率。

事实上，目前的肝模型，包括上述三种单室模型均假设组织器官（如肝）为均一化组织或具有空间均一性，即组成细胞相同，整个组织的代谢过程和条件也相同。然而实际上每个器官或组织并非均一化，其组成细胞种类、代谢酶或转运蛋白含量均呈现明显区域化或非均匀分布（Lauffenburger and Kennedy，1983）。例如，肝呈现区域化代谢特征（Beier et al.，1997；Haussinger et al.，1992；Jungermann，1988，1995），根据其解剖生理特征，可划分为门静脉周围区和中心静脉周围区，这两个区域具有不同的酶组成与活性水平，如图 11-2 所示。肝中氧梯度（Jungermann and Kietzmann，1997）和激素水平的区域差异性（Oinonen et al.，1993；Kinlaw et al.，1993）会直接影响肝的生物转化功能。因此，多房室肝模型的报道越来越多，如表 11-4 所示。

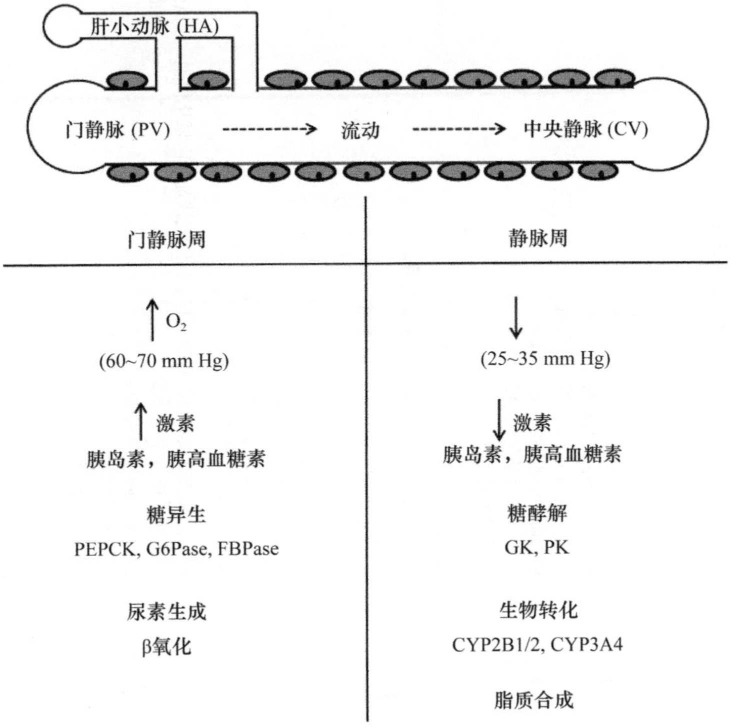

图 11-2　肝的区域化效应

五、小结

目前，肝系统清除率计算方法的结果并不总尽如人意，结果的可信度也存在争议。2 倍以内的预测误差（即预测值介于实测值的 1/2～2 倍）被认为是预测成功的，但是目前进行预测的误差平均高达 5～9 倍，最高可达 100 倍。影响预测准确度的因素包括以下几个方面：体外代谢体系的选择；体外内在清除率的计算方法；转换系数和肝模型的选择；是否考虑蛋白结合；化合物的分类处理等。总体来讲，体外代谢体系的选择决定了预测结果的准确性。

此外，IV-IVE 的另一个缺陷是其通常基于平均值进行推导，而没有考虑个体间的差异，因此往往无法实现真实病人在极端情况下的外推。目前随着越来越多的人体体外实验体系可被采用，以及对药物代谢酶、转运体和受体功能基因的认识逐渐深入，人们迫切需要实现对“虚拟病人个体”而不是“虚拟参考群体”的模拟和预测。

表 11-4　多室肝模型

模型类型	示意图与数学公式	假设/适用性	参考文献
多区域模型	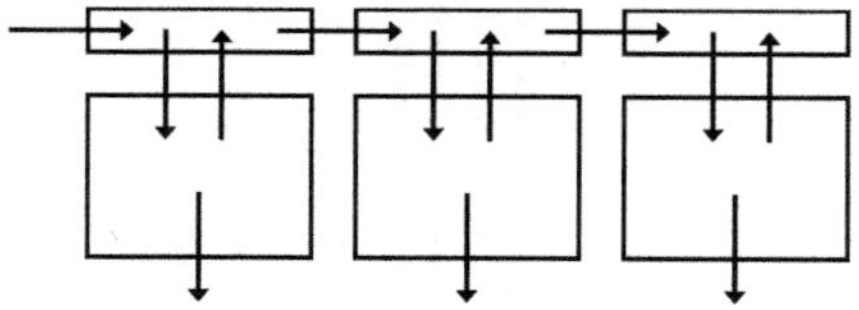 $\frac{\mathrm{d}[\mathrm{E}]_\mathrm{P}^i}{\mathrm{d}t}=\left\{Q[\mathrm{E}]_P^{i-1}-\frac{\mathrm{PS_{in}}}{N}f_\mathrm{u}[\mathrm{E}]_P^i+\frac{\mathrm{PS_{out}}}{N}f_\mathrm{t}[\mathrm{E}]_\mathrm{C}^i-Q[\mathrm{E}]_\mathrm{P}^i\right\}/V_\mathrm{P}$ $\frac{\mathrm{d}[\mathrm{E}]_\mathrm{C}^i}{\mathrm{d}t}=\left\{\frac{\mathrm{PS_{in}}}{N}f_\mathrm{u}[\mathrm{E}]_\mathrm{P}^i-\left[\frac{\mathrm{PS_{out}}}{N}+\mathrm{CL_{int,\,\mathit{i}}^{met}}+\frac{\mathrm{CL_{int,\,liver}^{bile}}}{N}\right]f_\mathrm{t}[\mathrm{E}]_\mathrm{C}^i\right\}/V_\mathrm{C}$	多个区域具有不同摄取和代谢特性； 代谢清除发生在深部肝组织 [E]为第 i 个隔室中肝窦或细胞中的药物浓度 P 为肝窦 C 为细胞 N 为总隔室数 Q 为肝血流速度 $\mathrm{PS_{in}}$ 为进入细胞的有效通透面积 $\mathrm{PS_{out}}$ 为排出细胞的有效通透面积 f_U 为血浆中的药物游离分数 V_P 为肝窦血浆间隙的体积 V_C 为细胞质的体积	（Andersen et al.，1997；Abu-Zahra and Pang，2000）
回混模型	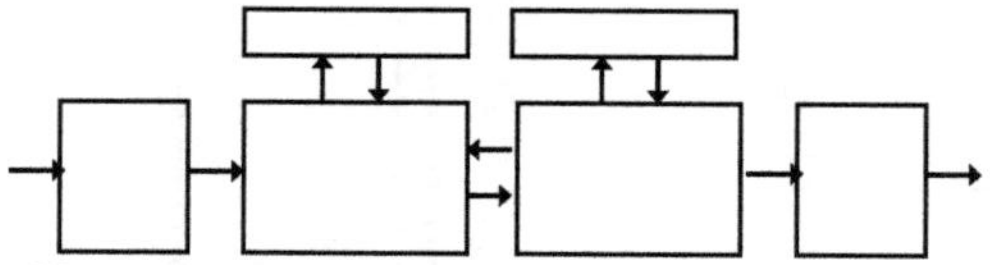 $\frac{\mathrm{d}C_1}{\mathrm{d}t}=\frac{2}{\mathrm{MTT}}(C_\mathrm{in}-C_1)+k_\mathrm{b}(C_2-C_1)$ $\frac{\mathrm{d}C_2}{\mathrm{d}t}=\left(\frac{2}{\mathrm{MTT}}+k_\mathrm{b}\right)(C_1-C_2)$	具有显著回混特征的区域化模型 $\mathrm{CL_{int,\,\mathit{i}}^{met}}$ 为每个隔室的代谢固有清除率 $\mathrm{CL_{int,\,liver}^{bile}}$ 为总的胆汁固有清除率 C_in 为输入浓度 C_1 为第 1 隔室中的浓度 C_2 为第 2 隔室中的浓度 MTT 为平均通过时间 k_b 为回混速率常数	（Anissimov and Roberts，2002）
细胞隔室模型	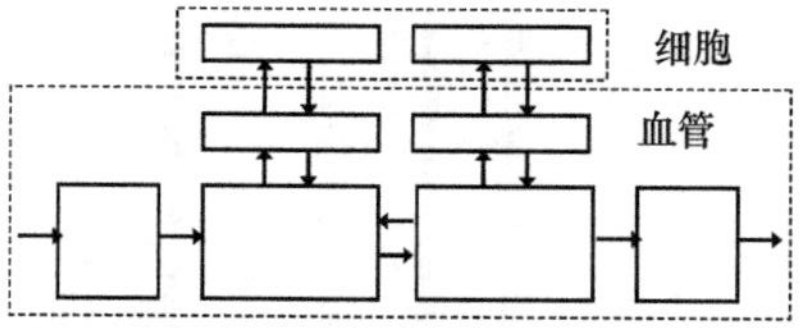 $\frac{\mathrm{d}C_1}{\mathrm{d}t}=k_\mathrm{q}(C_\mathrm{in}-C_1)-k_1(C_1-C_\mathrm{C1})$ $\frac{\mathrm{d}C_2}{\mathrm{d}t}=k_\mathrm{q}(C_1-C_2)-k_1(C_2-C_\mathrm{C2})$ $\frac{\mathrm{d}C_{\mathrm{C}i}}{\mathrm{d}t}=k_2(C_i-C_{\mathrm{C}i})-k_eC_{\mathrm{C}i}$，　$i=1,\cdots,8$	组织、深部组织和细胞间隙具有不同回混特征的区域化模型 C_1 为第 1 隔室中的浓度 C_2 为第 2 隔室中的浓度 C_in 为输入浓度 k_1 为内流速率常数 k_2 为外排速率常数 k_q 为速率常数 k_e 为清除速率常数 $C_{\mathrm{C}i}$ 为与第 i 个血管隔室相邻的细胞隔室中的浓度	（Anissimov and Roberts，2002；Tanaka et al.，1999）

如果一个个体倾向于对药物暴露出现极端反应，在临床试验前考虑其药代动力学参数的变异性至关重要。为实现这个目标，研究者在对虚拟病人群体中药物分布模拟方面做了大量的工作。人们已经理解了人体药物代谢的差异性，尤其是考虑到个体的生理差异及酶的差异。但同时意识到仍然存在大量重要的未知过程，包括怎样将肝摄取、转运体外排，以及 phase II 酶整合到肝药物清除及药物相互作用的预测中。为实现这个目标，需要得到重要功能蛋白在不同组织器官中的丰度信息，当然这种信息如果能够是个体的，还需要能够有检测这些功能的“探针”工具。这些因素的发现及其发现方法的进步将影响未来 IV-IVE 的走向。

第三节　肾系统重建

肾是机体中除肝外的另一主要清除器官。在全美销量前200名的处方药物中，有32%的药物是经肾清除或部分是经肾清除的（Kunze et al.，2014）。肾排泄是指原型药物从血液循环进入尿液的过程，是肾小球过滤、肾小管分泌、肾小管重吸收的综合作用结果。肾小球的过滤（$CL_{r,fil}$）清除是一个被动扩散的过程，效率等同于血液游离药物（$f_{u,b}$）在肾小球的滤过率（GFR）。肾小管的分泌（$CL_{r,sec}$）是指药物从血液中经肾小管上皮细胞渗透到肾小管中的过程。肾小管的分泌清除是主动分泌和被动扩散的总和。主动分泌是借助于一些药物转运蛋白实现的。例如，阳离子药物的分泌是由有机阳离子转运体（OCT2）介导的，主要表达于近端肾小管细胞的基底和外侧细胞膜，而细胞的尖端则表达多药和毒性化合物排出转运蛋白（MATE1 和 MATE2K）及 P-gp。弱酸类药物的分泌是由分布于细胞基底膜和顶端膜的有机阴离子转运体 OAT1 和 OAT3，以及位于细胞顶端膜侧的多耐药蛋白 MRP2 和 MRP4 与乳腺癌耐药蛋白 BCRP 介导的。

一、体外肾表观渗透系数

肾小管的分泌和重吸收是药物通过肾小管上皮的过程，包括载体蛋白介导的主动转运和被动扩散。Kunze 等利用体外肾小管细胞透膜模型可以同时测得二者的功能（Kunze et al.，2014）。细胞透膜实验测得表观渗透系数可以通过式（11-19）进行计算：

$$P_{app} = \frac{V_R \cdot C_R}{t \cdot A \cdot C_D} \tag{11-19}$$

式中，P_{app}（cm/min）为表观渗透系数；V_R 为药物通过培养细胞的半透膜的体积；C_R 为透过的药物浓度；t 为孵育时间；A 为半透膜的表面积；C_D 为药物在加样孔中的起始浓度。利用双向的透膜实验可以测得药物从细胞基底膜侧到顶端膜侧的渗透系数 $P_{app,BA}$，也可以测得药物从细胞顶端膜侧向基底膜侧方向的渗透系数 $P_{app,AB}$。

二、体外肾内在清除率

肾的内在清除率可由式（11-20）计算获得：

$$CL_{r,int} = P_{app} \cdot \frac{\pi \cdot l_{PT} \cdot d_{PT} \cdot n_{neph} \cdot n_{kid}}{BM} \tag{11-20}$$

式中，$CL_{r,int}$为肾的内在清除率；P_{app}为肾小管细胞的表观渗透系数；$\pi \cdot l_{PT} \cdot d_{PT}$为肾小管的表面积，其中$l_{PT}$是肾小管的长度，为 1.5 cm，$d_{PT}$是肾小管的直径，为（$7\times10^{-3}$ cm）；n_{neph}是每个肾中肾单位的数量，约为1.5×10^{6}；n_{kid}为肾的数量；BW 为人体平均体重，为 70 kg。

三、肾的器官清除率

肾的器官清除率通常是描述肾排泄功能的一个参数，由肾小球的滤过清除率、肾小管的分泌清除率、代谢清除率式，以及重吸收清除率共同来表征。如果代谢清除率可以忽略不计，可以利用式（11-21）进行表征：

$$CL_{r,org} = (CL_{r,fil} + CL_{r,sec}) \cdot (1 - f_{reab}) \tag{11-21}$$

式中，$CL_{r,org}$为器官清除率；$CL_{r,fil}$为肾小球的滤过清除率；$CL_{r,sec}$为肾小管的分泌清除率；f_{reab}为药物从肾小管重新吸收回血管的分数。

滤过清除可以通过游离血药浓度（$f_{u,b}$）和肾小球的滤过率（GFR）来计算：

$$CL_{r,fil} = f_{u,b} \cdot GFR \tag{11-22}$$

人体 GFR 的平均正常值为 1.79 mL/（min·kg）。

类似于肝的搅拌模型，肾的分泌清除率可以用肾血流速度、血液游离药物浓度和肾小管的内在清除率来表征。假设分泌只发生于近端肾小管，则肾小管的内在分泌约等于$CL_{r,int,BA}$，进而肾的器官分泌清除率可以用式（11-23）表述：

$$CL_{r,sec} = \frac{Q_{r,b} \cdot f_{u,b} \cdot CL_{r,int,BA}}{Q_{r,b} + f_{u,b} \cdot CL_{r,int,BA}} \tag{11-23}$$

肾的重吸收可采用与主动分泌类似的公式表征。由于重吸收是药物从肾小管进入血液的过程，把公式中的$Q_{r,b}$用肾小球滤过率 GFR 来代替，用$CL_{r,int,AB}$来代替$CL_{r,int,BA}$，并同时假设肾小管中的药物蛋白结合是可以忽略不计的，进而药物的重吸收可以用式（11-24）表述：

$$f_{reab} = \frac{CL_{r,int,AB}}{GFR + CL_{r,int,AB}} \tag{11-24}$$

最后把式（11-24）整合进式（11-21）就可以获得肾器官的体外清除率$CL_{r,org,\mathit{in\ vitro}}$。

肾清除率是消除药物的关键因素。到目前为止，只有少数文献报道了采用 IV-IVE 方法预测肾小球过滤、肾小管分泌及再吸收导致的肾清除率。Kunze 等考察了 20 个模式化合物在 LLC-PK1 细胞中的转运，并将这些数据导入肾模型来预测人体的肾清除过程，如图 11-3 所示（Kunze et al.，2014）。结果显示，滤过和分泌在所有化合物的肾清除中都起主要作用，而 BCS Ⅰ类和 BCS Ⅱ类化合物的肾清除主要是通过再吸收过程。另外，阴离子药物在 LLC-PK1 细胞中没有显著的分泌，从而导致了肾清除率的低估。所有化合物的预测值和文献报道的实测值都有较高的相关性（r^2=0.83）。两倍和三倍误差范围内的预测准确度分别为 70%和 95%，说明此 IV-IVE 方法可以用于预测人体肾清除率及主要的清除过程。

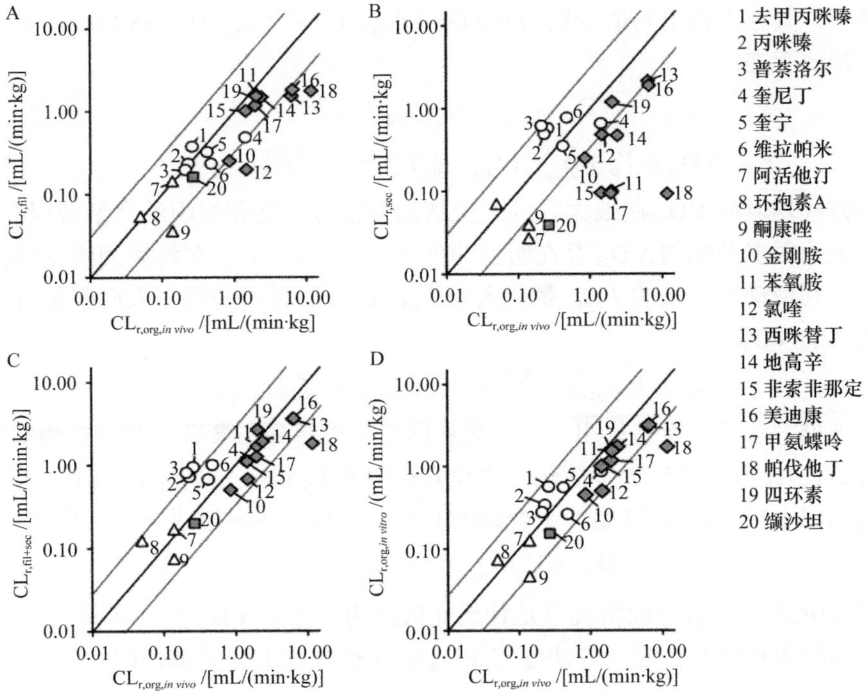

图 11-3　利用体外数据进行 IV-IVE 预测的肾清除率与体内数据的相关性分析（引自 Kunze et al.，2014）

第四节　各组织分布的系统重建

最常用来描述药物组织分布的 PK 参数有稳态分布体积（VD_{ss}）和组织-血浆分配系数（$P_{t:p}$）。分布体积是一个重要的关键药代参数，它和清除率共同决定了药物的半衰期和药物在体内的停留时间。目前，最为常用的组织分布外推方法包括基于 Oie-Tozer 方程和基于组织血浆分配系数的两种方法。其中，基于 Oie-Tozer 方程的方法分别利用血浆蛋白结合、血管内外血浆蛋白的比例，以及血浆的体积、细胞外液的体积和组织体积等常数来预测药物的稳态分布体积。而基于组织血浆分配系数的方法通过组织特异性的生理参数与分布相关的药物特异性物理化学性质和生物化学特征之间的关系推导脂肪组织和非脂肪组织的 $P_{t:p}$ 参数。

一、分布容积的预测方法

组织血浆分配系数是指稳态时目标组织中的药物浓度和血浆中的药物浓度比。Oie-Tozer 于 1979 年提出 Oie-Tozer 方程，用于计算预测表观分布容积，主要利用血浆蛋白结合（$f_{u,p}$）、血管内外血浆蛋白的比例，以及血浆的体积、细胞外液的体积和组织体积等常数来预测药物的稳态分布体积 VD_{ss}，主要公式为

$$VD_{ss}=V_p(1+R_{E/I})+f_{u,p}V_p(V_E/V_p-R_{E/I})+V_R f_{u,p}/f_{u,t} \tag{11-25}$$

$f_{u,p}$ 为血浆中的药物游离分数；$f_{u,t}$ 为组织中的药物游离分数；$R_{E/I}$ 为血管外/血管内结合蛋白的比例（对于白蛋白该比值为 1.4）；V_p、V_E 和 V_R 分别为血浆、细胞外液和剩余

液体的体积，其在人体中的值分别为 0.0436 L/kg，0.151 L/kg 和 0.38 L/kg。这一方程经常以简化形式存在：

$$\mathrm{VD_{ss}} = V_{\mathrm{p}} + V_{\mathrm{t}} \times f_{\mathrm{u,p}} / f_{\mathrm{u,t}} \tag{11-26}$$

$$\mathrm{VD_{ss}} = V_{\mathrm{p}} + \sum V_{\mathrm{t}}(f_{\mathrm{u,p}} / f_{\mathrm{u,t}}) \text{（多个组织）} \tag{11-27}$$

这些方程均表明 $\mathrm{VD_{ss}}$ 在很大程度上受到化合物与血浆和组织结合亲密程度的影响。已有研究表明很多药物的 $\mathrm{VD_{ss}}$ 存在明显的种属差异，而 $V_t/f_{u,t}$ 在种属间的变异特别小。鉴于此可以利用动物种属的 $V_t/f_{u,t}$ 替代人的 $V_t/f_{u,t}$，从而利用药物与人血浆蛋白的结合信息求得人体的 $\mathrm{VD_{ss}}$。

$$\mathrm{VD_{ss}} = V_{\mathrm{p,human}} + \sum (V_{\mathrm{t}} / f_{\mathrm{u,t}})_{\mathrm{animal}} \times (f_{\mathrm{u,p}})_{\mathrm{human}} \tag{11-28}$$

这种外推方法的优点是只用一种动物种属即可求得分布参数，减少动物实验。

对 Oie-Tozer 方程的进一步简化是假设方程中的 V_p 和 $f_{u,p}\times V_t/f_{u,t}$ 很小，可以忽略不计，对于 $\mathrm{VD_{ss}}$>0.3 L/kg 的药物这是一个合理的假设。这样方程可以进一步转化为

$$\mathrm{VD_{ss}} = V_{\mathrm{t}} / f_{\mathrm{u,t}} \times f_{\mathrm{u,p}} \tag{11-29}$$

如前面所述，$V_t/f_{u,t}$ 一般情况下是种属非依赖的，因此 $\mathrm{VD_{ss}}/f_{u,p}$，即非结合的分布体积也是种属非依赖性的，这一方法导致 $\mathrm{VD_{ss}}$ 的求解方程十分简单，即

$$\mathrm{VD_{ss,human}} = \mathrm{VD_{ss,animal}} \times f_{\mathrm{u,p,human}} / f_{\mathrm{u,p,animal}} \tag{11-30}$$

二、组织血浆分配系数的预测方法

体内测定药物组织血浆分配系数（$P_{t:p}$）的方法费时费力，并且难以实现高通量。为了减少 $\mathrm{VD_{ss}}$ 预测的复杂性，有研究建议可以将肌肉组织的 $P_{t:p}$ 用作非脂肪组织和非清除组织的 $P_{t:p}$ 的替代指标。因此，只测定关键组织的 $P_{t:p}$ 在很大程度上会减少工作量。

在药物开发的早期，如果能够在不进行体内实验的前提下估计 $P_{t:p}$ 和 $\mathrm{VD_{ss}}$，将大大降低研发成本。基于组织组成分的 $P_{t:p}$ 预测方程已经被开发，该方程首先由 Poulin 和他的同事提出并用于小的中性有机溶剂分子的 $P_{t:p}$ 参数预测，但是近来已经扩展到酸性、碱性和中性药物分子的预测。该方程的机制是脂肪组织和非脂肪组织的 $P_{t:p}$ 参数可以通过组织特异性的生理参数、与分布相关的药物特异性物理化学和生物化学特征之间的关系得出：

$$P_{\mathrm{t:p,non\text{-}adipose}} = \frac{(P\times[V_{\mathrm{NL,t}}+0.3V_{\mathrm{PH,t}}]+[V_{\mathrm{W,t}}+0.7V_{\mathrm{PH,t}}])\cdot f_{\mathrm{u,p}}}{(P\times[V_{\mathrm{NL,p}}+0.3V_{\mathrm{PH,p}}]+[V_{\mathrm{W,p}}+0.7V_{\mathrm{PH,p}}])\cdot f_{\mathrm{u,t}}} \tag{11-31}$$

$$P_{\mathrm{t:p,adipose}} = \frac{(P\times[V_{\mathrm{NL,t}}+0.3V_{\mathrm{PH,t}}]+[V_{\mathrm{W,t}}+0.7V_{\mathrm{PH,t}}])\cdot f_{\mathrm{u,p}}}{(P\times[V_{\mathrm{NL,p}}+0.3V_{\mathrm{PH,p}}]+[V_{\mathrm{W,p}}+0.7V_{\mathrm{PH,p}}])\cdot f_{\mathrm{u,t}}} \tag{11-32}$$

公式中的生理学参数包括中性脂质（NL）、磷脂（PH）和水（W）在组织（t）和血浆（p）中的体积分数（V）。药物特异性的输入参数包括药物的亲脂性（log$P$），与血浆蛋白的结合（$f_{u,p}$）及与组织蛋白的结合（$f_{u,t}$）。人和大鼠的组织构成成分含量见表 11-5。

表 11-5　人和大鼠各组织中磷脂、中性脂、水及间质部分的含量（引自 Peters，2008）

组织	组织构成—部分组织体积含量/（L/kg）							
	SD 大鼠				人			
	磷脂	中性脂	水	间质部分	磷脂	中性脂	水	间质部分
脂肪	0.0021	0.8529	0.120	0.067	0.0020	0.7900	0.180	0.067
骨	0.0005	0.0222	0.350	0.139	0.0005	0.0740	0.439	0.139
脑	0.0532	0.0393	0.750	0.013	0.0565	0.0510	0.770	0.013
肠	0.0150	0.0320	0.700	0.166	0.0163	0.0487	0.718	0.166
心脏	0.0141	0.0117	0.770	0.090	0.0166	0.0115	0.758	0.090
肾	0.0269	0.0334	0.752	0.196	0.0162	0.0207	0.783	0.196
肝	0.0250	0.0350	0.700	0.169	0.0252	0.0348	0.751	0.169
肺	0.0170	0.0199	0.780	0.241	0.0090	0.0030	0.811	0.241
肌肉	0.0103	0.0087	0.743	0.119	0.0072	0.0238	0.760	0.119
胰腺	0.0188	0.0723	0.660	0.119	0.0188	0.0723	0.660	0.119
皮肤	0.0155	0.0205	0.700	0.253	0.0111	0.0284	0.718	0.253
脾	0.0136	0.0077	0.770	0.150	0.0198	0.0201	0.788	0.150
胃	0.0182	0.0338	0.794	0.216	0.0182	0.0338	0.784	0.216
睾丸	0.0000	0.0000	0.859	0.158	0.0000	0.0000	0.859	0.158
动脉血	0.0039	0.0012	0.630	0.000	0.0033	0.0022	0.651	0.000
静脉血	0.0008	0.0014	0.939	1.000	0.0022	0.0035	0.945	1.000

这些方程的主要假设是：只有被动扩散是决定药物在组织间分布的主要因素，有两个过程需要考虑，一是与组织脂质和水的可逆分配，二是与血浆和间隙空间中存在的普通蛋白质之间的可逆结合。有趣的是组织结合是通过生理数据得出的，主要取决于组织的间隙液和血浆中的白蛋白、球蛋白和脂蛋白的浓度比值（RA）及药物特异性的血浆蛋白结合：

$$f_{u,t} = 1/\left\{1+[(1-f_{u,p})/(f_{u,p}\times \mathrm{RA})]\right\} \tag{11-33}$$

一般认为哺乳动物的 RA 在所有非脂肪组织中是相等的（即 0.5），对于非脂肪组织的 RA，一般被建议取值 0 或者 0.5。

然而，以上两种方法适用范围相对局限，如基于组织血浆分配系数的方法在肺和肠的 $P_{t:p}$ 预测及中-强碱性药物、高脂溶性药物的 VD_{ss} 预测方面存在偏差大的问题。究其原因，主要是目前仍未能清晰地揭示影响药物组织分布的关键生理因素，尤其是组织特异蛋白质与药物分子的相互作用机制研究仍处于空白状态，而主动转运、特殊的大分子结合、膜渗透性不足及离子相互作用等影响因素及其与关键因素间的关系都不得而知。正是由于缺乏影响这些具有不同物理化学性质药物分子的关键生理因素等信息，以及目前对关键影响因素及组成成分认识不清，存在各因素间相互比例、逻辑与权重不明的现状，并且缺乏物理因素间随时间变化的动态关系表征，导致预测结果偏差大、可信度低。

从式（11-31）～式（11-33）可以看出，组织血浆分配系数主要由“药物的跨膜过程”和“药物与组织/血浆蛋白的结合过程”两部分组成。目前的研究方法主要存在以下缺陷：第一，药物的透膜过程主要通过药物的脂溶性参数 log$P$ 值和组织脂等成分的构成比计算获得，该方法仅局限于被动扩散药物的透膜过程预测，无法预测有主动转运参与的透膜过程；第二，计算组织分配量所涉及因素间的“物理关系”尚不清楚；第三，参数计算仅局限于稳态条件下，缺少时间参数。因此，除被动扩散因素外，人们越来越多地引入主动转运因素［式（11-34）］（Sugano et al.，2010）、药物浓度因素、蛋白结合位点因素及时间因素［式（11-35）～式（11-37）］（Baker and Parton，2007），以期进一步阐明药物组织分配过程的决定因素及其物理关系。

1. 跨膜过程

$$\frac{dM}{dt} = A \cdot P_{diff} \cdot C + \frac{V_{max} \cdot C}{K_m + C} \tag{11-34}$$

式中，M 为透过细胞膜的药物量；A 为膜面积；P_{diff} 为渗透系数；C 为药物浓度；V_{max} 为最大转运速度；K_m 为药物与转运体的亲和力。该模型考虑的物理过程有：①被动扩散；②载体介导的跨膜运输（图 11-4）。被动扩散依靠膜两侧的浓度梯度，并与浓度梯度、膜面积成正比；载体介导的跨膜运输以米氏方程作为其衡量标准。单位时间内通过细胞膜的药物量等于单位时间内通过被动扩散透膜的药物量及单位时间内通过载体介导而透膜的药物量的和。

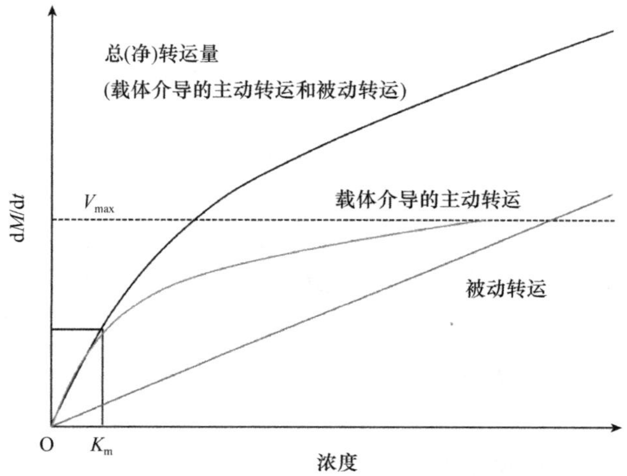

图 11-4 被动扩散和载体介导的药物跨膜过程

该模型的优点：在透膜过程中加入时间参数，综合了被动扩散和载体介导的透膜过程。

2. 蛋白结合过程

用以定量描述平衡条件下血浆蛋白结合力的参数通常用 K_D，即平衡解离常数来表示：

$$K_D = \frac{K_{off}}{K_{on}} \tag{11-35}$$

式中，K_{on} 为结合速率常数；K_{off} 为解离速率常数。一个化合物的游离分数（f_u）由其亲和力决定，可以用平衡解离常数 K_D 和蛋白质未结合位点浓度 P 表示，如式（11-26）

所示：

$$f_u = \frac{1}{1+(P/K_D)} \tag{11-36}$$

已知药物与蛋白结合过程属于二级反应，与结合常数 K_{on} 成正比，而药物与蛋白质的分离属于一级反应，与解离常数 K_{off} 成正比。假如只考虑药物与血浆蛋白结合时，用式（11-37）描述药物与蛋白结合组成的复合体的浓度变化情况：

$$\frac{dC}{dt} = S \cdot P \cdot K_{on} - C \cdot K_{off} \tag{11-37}$$

式中，S 为游离药物浓度；C 为总药物浓度。

以肝为例，将含有“时间参数”的“透膜过程”和“蛋白结合过程”纳入“肝模型”中，模拟肝的药物处置过程。肝作为一个系统时，其由两个子系统构成，分别为血液和肝细胞。药物在肝中的处置原理如图 11-5 所示。

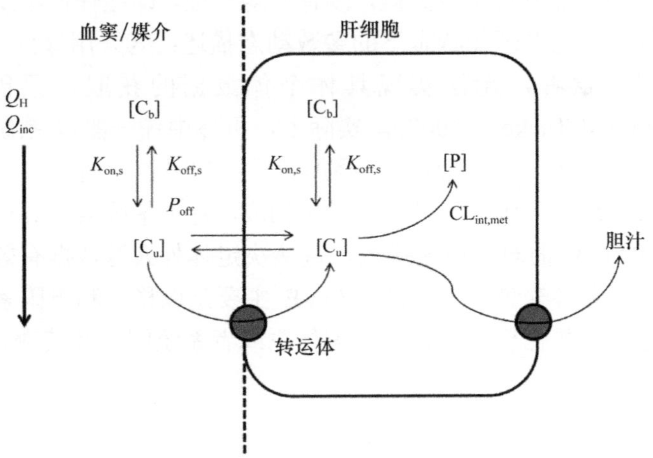

图 11-5　药物在肝中的处置过程示意图

药物在肝内的动态处置过程包括药物的跨膜转运（被动扩散和主动转运）、药物与血浆/组织蛋白的结合、药物的不可逆清除（生物转化和胆汁排泄）等，可使用如下数学公式［式（11-38）～式（11-41）］进行定量表征：

$$\frac{dC_{M,u}}{dt} = \left(P_{diff}(C_{C,u} - C_{M,u}) - (\frac{V_{max}}{K_m + C_{M,u}})C_{M,u}\right)/V_M + \left(K_{off} \cdot C_{M,b} - K_{on} \cdot C_{M,u} \cdot C_{P,u}\right) \tag{11-38}$$

$$\frac{dC_{C,u}}{dt} = \left(P_{diff}(C_{M,u} - C_{C,u}) - \frac{V_{max}}{K_m + C_{M,u}} \cdot C_{M,u}\right)/V_C - CL \cdot C_{C,u}/V_C \tag{11-39}$$

$$\frac{dC_{M,b}}{dt} = K_{on} \cdot C_{M,u} \cdot C_{P,u} - K_{off} \cdot C_{M,b} \tag{11-40}$$

$$\frac{dC_{P,u}}{dt} = K_{off} \cdot C_{M,b} - K_{on} \cdot C_{M,u} \cdot C_{P,u} \tag{11-41}$$

式中，$C_{M,u}$ 和 $C_{M,b}$ 分别为肝血窦中的游离药物浓度和结合药物浓度；$C_{C,u}$ 和 $C_{C,b}$ 分别为肝细胞中的游离药物浓度和结合药物浓度；$C_{P,u}$ 为蛋白质未结合位点浓度；V_M 和 V_C 分别为肝血窦体积和肝细胞体积。式（11-38）～式（11-40）所描述的对象分别是肝血窦中的游离药物浓度变化、结合药物浓度变化和蛋白质未结合位点浓度变化，式（11-41）描述的是肝细胞中的游离药物浓度变化。

三、小结

目前，IV-IVE 推导模式主要存在以下缺陷：①假设无论药物量多大，药物与组织的结合最终均可达到平衡即稳态，忽略局部组织的传质阻力大或小所造成的分布不均一性，缺乏时间依赖的分布描述；②将组织分布或扩散规律等同于血液分布规律，只是加大些密度，药物与整个组织是利用醇水分配系数，然后按照均匀快速混匀模式进行分布，预测得到的某组织的某部位与血液类似，没有非均一性，即在任何组织部位测得的药物浓度都和血液一样，缺乏非理想状态下的参数动态描述；③采用体外人源性平均数值，且多来源于器官捐献者，无法实现具体个体数据的获取，只能预测无法验证（Rostami-Hodjegan and Tucker，2007）。实际上，机体中任一器官/系统实际上均是由多个单因素（模块/亚模块或细胞/亚细胞）叠加而成，如吸收、清除等药物处置过程几乎均由跨膜转运、蛋白结合和代谢等多个亚模块构成，各个单因素主导过程的区分或边界条件的确立也是 IV-IVE 面对的巨大挑战，直接决定体外人源数据有效过渡为体内数据的真实性和可靠性。总体来说，现行的 IV-IVE 主要是以稳态和单因素为基础，构建的模型还偏重于简单的理想化模型，较少考虑体系或者系统因素及其变化和差异。

第十二章　基于机理的药代动力学

生理药代动力学模型（physiologically-based pharmacokinetic model，PBPK model）是一种生物体体系结构和功能属性清晰、药物代谢动力学与生物体系属性同步相伴变化的模型体系，即是药代变化或衍变发生在明确和具体时空下的整体模型。所谓明确和具体时空是指生物体结构和功能属性均源于可被量化的解剖、生理、生物化学等属性参数。在明确和清晰的机制指导下，根据生物机体循环系统的血液流向，将各器官和组织间进行相互连接，构建模型；模型所模拟的每一房室代表一种器官或组织，每一器官或组织（房室）在实际血流速率和组织/血液分配系数及化合物性质的控制下遵循质量守恒原理并进行转运。该模型描述具体时空条件下，药物与血流量、组织容积、给药途径、生物转化途径及组织器官的相互作用特征，同时模拟药物在靶点部位的暴露量及其经时变化过程。因此，PBPK 模型包含单一决定因素，但更关注系统因素的影响。与传统整体药代的房室模型最大的区别在于，后者仅描述药物自身动力学变化的相关数据，而不关注作用对象体系的相伴因素变化，当然也不关注这些因素与药物动力学间相互作用的衍变关系。

早期的 PBPK 研究构建的模型其参数都是均值化的，主要因素及其权重关系是固定的，因此其适应性十分有限。许多算法如神经网络可以用来改进这一缺陷，后者描述的是由大量基本元件相互连接而成的自适应非线性动态系统，其原理是：①第一级运算针对不同来源的数据，如按具体个体其决定因素的不同进行分类，筛选并选定每个个体所需的决定因素；②第二级运算是筛选和确定各决定因素的权重和逻辑关系；③第三步运算是利用质量守恒原理，根据解剖、生理和生化等逻辑关系构建具体的质量微分方程，即传统的 PBPK 模型构建方法。这种理念的 PBPK 模型能够以单因素、模块化的形式进行分类，通过组合构建衍生应对具体个体的属性特征，因此种属及个体差异对药代参数的影响表现为组成模块的基本因素，如解剖结构、生理及生化等参数的不同。如果用群体的均值参数，该模型表现的是群体数据；如果是具体个体的参数，获得的就是个体的药代参数。目前 PBPK 模型中输入的参数还过多地使用的是在人体活体中无法获得的体外参数，不适应于人体活体。未来活体或临床个体的 PBPK 仍需面对临床检验数据匹配化、定量化和逻辑化的挑战。

虽然群体均值参数仍是目前 PBPK 模型的主要缺陷，但由于 PBPK 模拟已显出强大功能，其应用越来越广泛；随着现代药代动力学的快速发展，各种标定体内代谢酶等靶蛋白的体内探针被越来越多地开发并发展（Streetman et al.，2000），这将对定量个体单一决定因素起到重要推动作用。

第一节　PBPK 的发展历程

早在 19 世纪，麻醉学文献中已有人关注生理因素对药物吸收、分布、消除等的影响，但作为生理药代动力学（PBPK）的起源，应该追溯到 1937 年（Teorell，1937）。Teorell 当时首次提出，人体应作为一个整体来系统处置药物，即药物的动力学变化与具体的系统紧密相关。药物在机体某部位的动力学变化，如药物在体内各部位的变化将通过生理等因素如血液循环来影响。这种基于生物系统整体性和机理性的 PBPK 模型饱含了超越那一时代的理念和智慧，无疑使描述其的药物动力学方程在当时过于繁杂，很难想象在没有现代分析化学、分子生物学、系统生物学等现代学科的当时，PBPK 以这样一种理念可以轻易地被学术界接受。仅仅在数学方法上，该计算过程也需要等待强大的计算工具，如模拟计算机、完全数码计算机或不断变化的先进算法的到来。

PBPK 真正具有实质性意义的发展是 1960 年 Bellman 等（1960）所提出的与实际生理环境十分接近的解剖结构，包括毛细血管、细胞和细胞间隙等的解析性模型，这些模型被用于研究药物在组织器官内的分布，并指导药物治疗。1966 年 Bischoff 和 Brown（1968）还根据解剖学知识将各种组织器官中的体液流向网络加以连接，使其可以预测哺乳类动物的药物分布。

第一篇明确阐述 PBPK 在医疗领域应用研究的文章出现于 1977 年（Harrison and Gibaldi，1977）。当时，PBPK 在医学研究（主要在麻醉学）（Papper et al.，1963）、药理学（Benowitz et al.，1974）和化学工程（Bischoff and Dedrick，1968）等领域中已经取得显著发展。而在药学研究方面，一些早期研究表明，PBPK 可准确地描述和预测某些药物在体内的 PK 行为，但这样的预测需要除药物以外的多种数据（包括药物与脏器亲和力、代谢稳定性、血浆蛋白结合率）和机体生理及解剖数据（Lin et al.，1982），这些研究成为现代 PBPK 模型的雏形。

新药研发中，工业界为获得药物的行政申报和审批，需要药代数据，因此获取药代数据成为药代研究的第一需求，这导致药代学科的发展长期受到以获取药代数据为目标的强力驱动和影响。最典型的范例是，脱离具体个体或种属个体生理、解剖和生化等参数背景的群体药代数据横空出世（Davies and Morris，1993），其结果使基于机理的 PBPK 的发展受到限制。尽管过去 10 年中有关 PBPK 的研究文章不断涌现，并越来越受到关注（Edginton et al.，2006，2008；Nestorov，2007），但多数被用于预测有毒化合物在生物群体包括人体中的暴露风险，如预测某化合物对人体的潜在毒性，环境化学品对的人群伤害风险等（Thompson et al.，2008）相关群体的评估研究中。相比之下，在过去 10 年中，PBPK 在医药领域的研究和应用主要被局限在新药研发和学术界（Rowland et al.，2004），在医疗领域如个性化医疗的实际应用中并未得到拓展。即 PBPK 尽管始于麻醉学科这类临床应用学科，但没有成为一门临床中的应用性学科。2013 年，美国 FDA 首次认可基于 PBPK 的药物-药物相互作用进行的预测（Huang et al.，2013），这让药代工作者有了极大的期待。

第二节　PBPK 的基本原理、特征和主要方法

一、PBPK 的基本原理

PBPK 模型是一种在具体时空下的药物代谢动力学整体模型，所谓具体的时空条件

均源于被研究生物对象的可量化解剖、生理、生物化学等知识和信息，在该知识的基础上，确定生物机体循环系统的血液流向，将各器官和组织进行相互连接。模型所模拟的每一房室代表一种器官或组织，每一个器官或组织（房室）在实际血流速率和组织/血液分配系数及化合物性质的控制下遵循质量守恒原理并进行转运。PBPK 模型的目的是描述在具体的个体体内时空条件下，药物与血流量、组织容积、给药途径、生物转化途径及组织器官的相互作用，同时模拟药物在靶点部位的暴露量及其经时变化过程。即与传统房室模型最大的区别在于，后者仅描述药物自身动力学变化的相关数据，而 PBPK 模型在生物体系和药物处置机制清晰的条件下，描述药物在各组织及靶点组织中的暴露量及其经时变化过程（Rowland，2013；Peters，2012）。

这种基于生理的 PBPK 模型允许进行不同药物、不同个体、不同给药剂量、不同给药途径和不同种属间的药物动力学行为及参数的放大与转换（Tang and Mayersohn，2006），这是因为 PBPK 模型可以模块化。也就是说，PBPK 模型是以模块化的形式进行分类、构建并加以组合的，模型可以只描述某一脏器或几个脏器组织的药物处置和变化，将各个部位看作模块，总体 PBPK 模型是模块连接而成的。因此，种属及个体的差异表现为组成模块的基本因素，如解剖结构、生理及生化等参数的不同，如果用群体的均值参数，该模型表现的是群体数据，如果是个体参数，获得的就是个体的药代参数。由于因素或参数质和量构成的不同，就决定了药代机制的不同。前述的 IV-IVE 更多的是某个因素或模块的转换和放大，而 PBPK 模型的系统行为与构建模块的单个因素有关，单个因素集合为模块，模块的组合和集成在不同具体对象间的性质差异最终决定了系统行为间的差异。

药物经动脉血进入各组织房室，再通过静脉血离开组织器官回流到心脏，遵循质量守恒原理，清除过程（如生物转化）可以发生在特定的器官，如肝和肾（Espie et al.，2009）。最简化的 PBPK 模型把肝、肾作为灌注限速型消除器官并应用充分搅拌模型进行清除率的估算。肠道是较复杂的器官，被分为肠腔（未吸收药物）和肠上皮细胞（吸收药物）两大部分，并根据血流量分为多个肠段。因此，PBPK 模型可描述任何器官或组织内药物及其代谢产物浓度的经时变化，提供药物体内暴露的信息，并可模拟肝等的代谢转化功能，提供药物体内生物转化的资料，从而得到药物对靶器官作用的概念，有助于药物作用机制乃至毒性的探讨（罗松柏和何绍雄，1997）。

二、PBPK 模型的结构

PBPK 模型需要的参数包括药物自身属性参数（DSP）（血液游离分数 $f_{u,b}$、组织血浆分配系数 K_p、组织表面积渗透量 PS_t、酶动力学参数 V_m/K_m）和生物体系参数（BSSP）（血流量 Q、组织容积 V_t、组织构成）。

PBPK 模型涉及对药物体内处置过程的数学描述，决定药物体内处置的关键因素，包括：①药物与各组织房室的相互作用，驱动药物分配到各组织（$K_{p,t}$，分配系数，测定一种化合物在两种溶剂里的不同溶解度）；②酶和转运蛋白的生物反应速率（反映器官的功能）；③不同种属的生理特征值，包括组织血流量（Q）、组织容积（V）、组织结构。

在生理框架指导下，通过对实测或推算的生理化学参数，如化合物的 $\log P$、pK_a、溶解度及其体外 PK 参数，如 Caco-2 透过率、蛋白结合、内在清除率等的整合而构建的整体 PBPK 模型可对经口服、静注或其他途径给予的药物的浓度时间曲线进行模拟和预测。现代药物研发进程中积累了越来越多的动物体内数据，利用这些关键数据进行适宜的推导和整合对揭示化合物在人体中的代谢行为和特征，定量预测化合物浓度的水平意义重大。通过整合胃肠道、脑、肝、肾和其他可分布组织生理房室，即可构建成具有通用性的整体 PBPK 模型（图 12-1）（Rowland et al.，2011）。一般来讲，整体 PBPK 模型由 14 个房室组成，包括脂肪、心脏、肺、脑、肌肉、骨、皮肤、胃、脾、胰腺、肠、肝、肾、胸腺，每个分室都有其各自的血流速度、容积和组织分配系数，同时这些隔室间由动脉和静脉相互连通。以抗肿瘤药物为例，肿瘤组织就可作为一个随着时间不断变化的分室。由于肿瘤中血管结构和正常组织具有显著差异（肿瘤细胞血管具有不整齐、大孔隙、缺少平滑肌层、高效的淋巴回流等特征），因此只有考虑到对血管新生的模拟才能构建更符合生理条件的快速增长的肿瘤细胞模型。同时，肿瘤组织特有的滞留效应是其应作为单独隔室的另一个原因（Modok et al.，2006）。从一段时间来看，对肿瘤分室药物浓度的模拟是一个动态过程，需要考虑生理状态下药物浓度随时间的改变。相似的，对于孕妇来讲，渐渐长大的胎儿也应该考虑作为一个随时间变化着的分室。PBPK 模型的显著特征就是尝试利用数学计算实现对机体中所有可影响药物处置行为的生理和非生理过程的动态模拟。

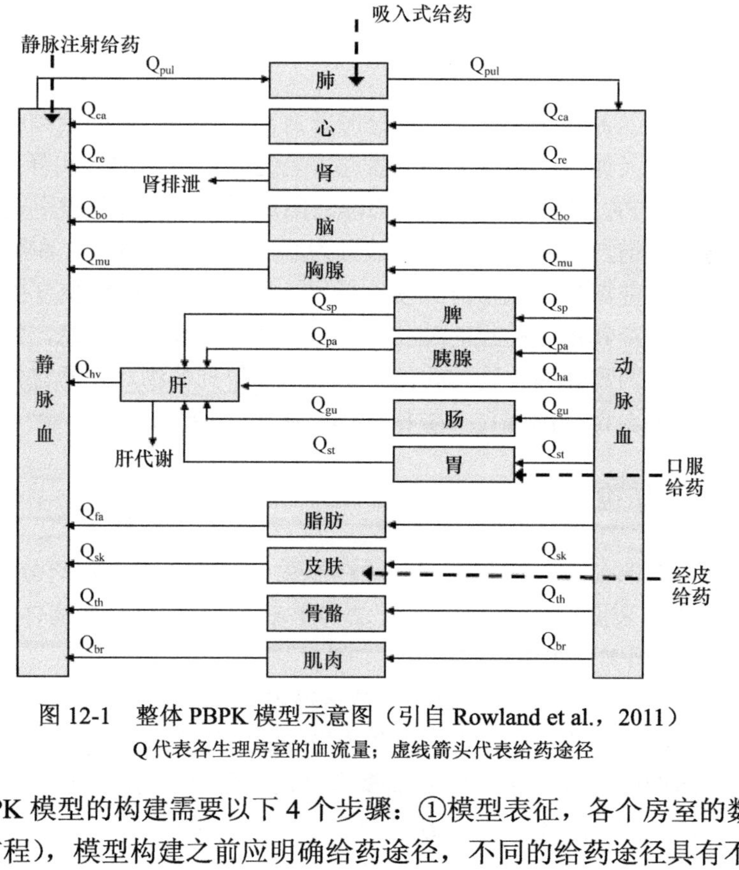

图 12-1　整体 PBPK 模型示意图（引自 Rowland et al.，2011）

Q 代表各生理房室的血流量；虚线箭头代表给药途径

整体 PBPK 模型的构建需要以下 4 个步骤：①模型表征，各个房室的数学描述（质量守恒微分方程），模型构建之前应明确给药途径，不同的给药途径具有不同的模型表征；②模型参数化，将模型方程中的机制决定因素（生理、生物化学和生物学参数）代入模型；③模型模拟和优化，通过微分方程的数学积分来预测化合物经过吸收和处置后在血液或组织中的总量［例如，四阶龙格-库塔法（Runge-Kutta）是用一种迭代法分析普通微分方程的近似值］；④模型验证，模拟结果与实验结果进行比较。

三、模型的表征

PBPK 模型以模块化的形式进行分类、构建并加以组合，具有很强的灵活性。它可以只描述某一脏器或几个脏器组织的药物处置和变化，将各个部位看作模块，总体 PBPK 模型是模块连接而成的。

首先，选择相关的器官组织来构建模型。核心组织/器官一般包括血液、清除器官（肝、肾）和脂肪组织、其他药物决定的房室，包括给药部位（消化道、皮肤和肺）或作用部位（如脑、心脏），此外，肌肉和骨骼通常也要考虑进来（这里的每一个组织和器官或房室都是一个模块）。当要同时研究原型药物及其代谢产物，就需要建立有关代谢产物的次级 PBPK 模型。

其次（数学描述），每一个组织房室都用质量守恒微分方程来描述，其中包括一系列的清除项（生物转化反应、内在清除率、表面渗透量）。各房室的数学等式依据以下基本原则：①各分室组织血流速率的总和等于心输出量；②各房室的重量总和小于或等于机体体重；③保持化合物的物质平衡，即在任意时刻化合物及其代谢产物的清除量和在机体中的残余量之和应等于最初给药剂量［式（12-1）］，实现数学模型的构建。

$$\begin{gathered}\text{质量 A 在体系中的变化率=A 的生成速率–A 的消耗速率±}\\ \text{由反应导致的 A 的生成/消耗速率}\end{gathered}\tag{12-1}$$

根据具体的生理结构及功能，每个组织/器官都可以被看做灌注速度限制型或血流速度限定型器官（图 12-2 A）及渗透速率限制型组织或膜限定型器官（图 12-2B）。前者是指药物瞬间分布到生理空间内（从毛细血管自由扩散进入细胞间隙和组织细胞内，因此控制药物进出器官的限速步骤是该器官的血液灌注速度），在这类生理空间中不存在浓度梯度（充分搅拌或平行管模型）；后者透膜能力限制药物在组织器官中的分布，组织可根据透膜能力的不同被划分为 2～3 个充分搅拌亚房室。实际上，膜限定型器官模型表现为组织药物浓度不随血浆药物浓度的下降而下降。根据 Dedrick 法则，如果 Q_T<<PS_T<< 1（即药物进入器官的限速步骤是器官血液灌注速度，而不是透膜能力），那么该器官就可被认为是血流速度限定型（Espie et al.，2009）。

大多的 PBPK 模型假设每个组织/器官是一个单独的、均匀的、灌注速率有限的分室，且每个分室中药物的浓度是不同的。此外，由于线粒体、溶酶体等的 pH 与血浆 pH 有较大差异，对碱性药物的处置影响大，也可将这些亚细胞结构假设为分房室。也有很多 PBPK 模型会假设药物在不同组织的分布是由灌注速度而不是透膜速度所限制的。灌注流速限制型动力学适用于分子结构小、亲脂性药物分子，却不适用于透膜受限的药物。因此，分子结构大、亲水性药物更容易留在血液中。在组织灌注速度下，依靠转运体进入细胞膜的药物实际上并不能转运至细胞内靶点。

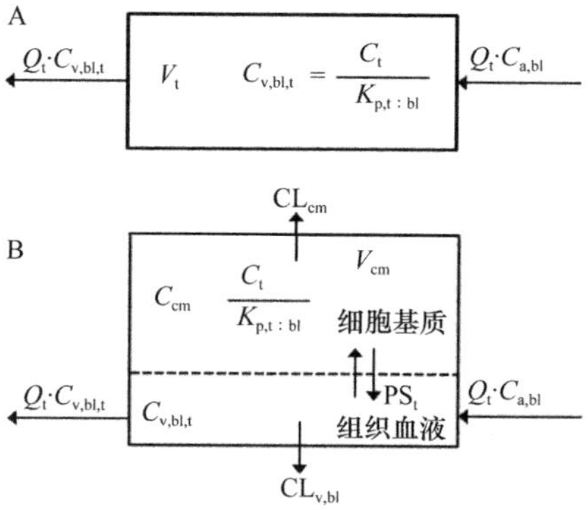

图 12-2　灌注速度限制型或血流速度限定型器官（A）及渗透速率限制型组织或膜限定型器官（B）

Q_t. 组织血流速度；C_t. 组织药物浓度；V_t. 组织体积；C_{cm}. 细胞药物浓度；$C_{v,bl,t}$. 组织静脉血药物浓度；$C_{a,bl}$. 动脉血药物浓度；CL_{cm}. 细胞药物清除率；$CL_{v,bl}$. 血液药物清除率；PS_t. 表面积透过率；$K_{p,t:bl}$. 组织血浆分配系数

灌注限定型的组织被认为是均质的（充分搅拌的），并且组织中的药物浓度（C_t）与从器官流出的静脉血液药物浓度达到动态平衡，整个组织的药物浓度变化用式（12-2）来描述：

$$\frac{dA_t}{dt} = V_t \frac{dC_t}{dt} = Q_t(C_{a,bl} - C_{v,bl,t}) = Q_t(C_{a,bl} - \frac{C_t}{K_{p,t,bl}}) \tag{12-2}$$

式中，$C_{a,bl}$ 和 $C_{v,bl,t}$ 分别为进入组织的动脉血药物浓度和离开组织的静脉血药物浓度。如前所述，由代谢导致的药物损失量也写入微分方程［式（12-3）～式（12-5）］。

$$V_t \frac{dC_t}{dt} = Q_t(C_{a,bl} - C_{v,bl,t}) - \frac{dA_{met}}{dt} \tag{12-3}$$

$$\frac{dC_t}{dt} = Q_t(C_{a,bl} - C_{v,bl,t}) - CL_{int,\,in\,vivo,u} \cdot C_{u,t} \tag{12-4}$$

$$C_{u,t} = C_{u,v,bl,t} = C_{v,bl,t} \cdot f_{u,bl} \tag{12-5}$$

式中，dA_{met}/dt 为代谢损失率；$CL_{int,\,in\,vivo,u}$ 为体内未结合药物的内在代谢清除率；$C_{u,t}$ 为组织中未结合药物的浓度；$f_{u,bl}$ 为药物的血液游离分数。

图 12-2 B 图示一种扩散限定型的摄取。在这种情况下，药物从组织血液到细胞基质的转移正比于一个质量转移系数，即药物的组织表面积透过量（PS_t）。当 $PS_t << Q_t$，组织摄取表现为扩散限定型，在这种情况下，两个亚房室需要考虑进来。药物在细胞基质中的变化用式（12-6）来表示：

$$\frac{dA_{cm}}{dt} = V_{cm} \frac{dC_{cm}}{dt} = PS_t \cdot C_{a,bl} - PS_t \frac{C_t}{K_{p,t:bl}} = PS_t(C_{a,bl} - \frac{C_t}{K_{p,t:bl}}) \tag{12-6}$$

式中，（$C_{a,bl} - C_t / K_{pt:bl}$）为药物在组织血液的净通量。

如果细胞基质中存在清除过程，数学描述变为式（12-7）：

$$V_{cm} \frac{dC_{cm}}{dt} = PS_t C_{a,bl} - PS_t \frac{C_t}{K_{p,t:bl}} - CL_{cm} \frac{C_t}{K_{p,t:bl}} \tag{12-7}$$

药物在组织血液亚房室中的变化表现为式（12-8）：

$$\frac{dA_{t,bl}}{dt}=V_{t,bl}\frac{dC_{t,bl}}{dt}=Q_t(C_{a,bl}-C_{v,bl,t})+PS_t(\frac{C_t}{K_{p,t:bl}}-C_{v,bl,t}) \tag{12-8}$$

式中，（$C_{a,bl}-C_{v,bl,t}$）和$(\frac{C_t}{K_{p,t:bl}}-C_{v,bl,t})$分别为药物在血液中的净保留量和在细胞间质中的净通量。

具体来说，若将肾作为消除器官，其药物浓度的质量守恒微分方程为

$$V_{ki}\frac{dC_{ki}}{dt}=Q_{ki}C_{a,bl}-Q_{ki}C_{v,bl,ki}-CL_{R,u}C_{u,bl,ki,u} \tag{12-9}$$

V_{ki} 为肾组织体积，Q_{ki} 为肾血流量，$CL_{R,u}$ 为未结合药物的肾清除率。

根据解剖学知识可知，肝具有特殊的生理结构，如果把肝考虑成一个消除器官而不是一个分布房室，肝的消除用式（12-10）来表示：

$$V_{li}\frac{dC_{li}}{dt}=Q_H C_{a,bl}+Q_{gu}C_{v,bl,gu}+Q_{sp}C_{v,bl,sp}+Q_{pa}C_{v,bl,pa}-CL_{int,\,in\,vitro,u}C_{u,bl,li} \tag{12-10}$$

式中，V_{li} 为肝组织体积；Q_H 为肝动脉血流量；Q_{gu} 为肠血流量；Q_{sp} 为脾血流量；Q_{pa} 为胰血流量；$CL_{int,\,in\,vitro,u}$ 为体内未结合药物的内在代谢清除率。

如果血液中存在清除过程（$CL_{v,b}$），数学描述变为式（12-11）：

$$V_{t,bl}\frac{dC_{t,bl}}{dt}=Q_t(C_{a,bl}-C_{v,bl,t})+PS_t(\frac{C_t}{K_{p,t:bl}}-C_{v,bl,t})-CL_{v,bl}\cdot C_{v,bl,t} \tag{12-11}$$

在整体 PBPK 模型中，混合静脉血药浓度用式（12-12）来描述：

$$C_{v,bl}=\frac{\sum_i^n Q_{ti}\cdot C_{v,bl,ti}}{Q_c} \tag{12-12}$$

式中，Q_{ti} 为器官/组织 i 的血流速度；$C_{v,bl,ti}$ 为流出器官/组织 i 的静脉药物浓度；Q_c 为心输出量（近似于肺血流量 Q_{lung}）。

常见的给药方式有静脉注射给药、口服给药、吸入式给药、皮肤给药等。因 PBPK 模型具有模块化的特点，针对不同的给药方式，只需对相应模块的模型进行修改即可。例如，静脉给药和消化道给药，只需将血浆和肠道两个房室的质量守恒微分方程作出调整即可。

针对静脉给药，血浆组织的 PBPK 模型（将血浆看作灌注速度限制型组织）为

$$V_{v,bl}\frac{dC_{v,bl}}{dt}=[\sum_i^n Q_{ti}\cdot C_{v,ti}]-Q_W\cdot C_{v,bl}+K_{IV} \tag{12-13}$$

式中，Q_W 为 Q_{pul}（肺的血流量）；K_{IV} 为静脉输注速度（mg/h）。方程的右边增加了变量 K_{IV}，体现了与其他给药方式条件下血浆 PBPK 模型的不同。

针对口服给药，肠道组织的 PBPK 模（将肠道看灌注速度限制型组织）为

$$V_{gu}\frac{dC_{gu}}{dt}=R_{abs}+Q_{gu}C_{a,bl}-Q_{gu}C_{v,bl,gu} \tag{12-14}$$

式中，R_{abs} 为吸收速度（mg/h）；V_{gu}、C_{gu} 和 Q_{gu} 分别为肠道的容积、药物浓度和血流量。

该模型与其他给药方式下肠道 PBPK 模型的不同之处在于增加了 R_{abs} 这一变量。如果考虑的因素更多，如口服药物存在吸收相互作用时，PBPK 模型将变得更加错综复杂。药物的吸收建模涉及多个复杂过程，如溶出、沉降、肠道上皮细胞通透性，甚至药物代谢降解等。所有过程均同时发生于连续变化的胃肠道环境中。最早建立起来的胃肠道生理模型——房室吸收和传输模型（CAT）就将胃肠道分为不同的肠段，该模型简单并较为合理，但也存在不足。因此，后来被更复杂的高级房室吸收和传输模型（ACAT）（Parrott and Lave，2008），高级溶出、吸收和代谢模型（ADAM）（Jamei et al.，2009a，2009b）及 PK-Sim 中的胃肠道模型所替代。这些模型考虑了影响肠内药物吸收的肠段血流量、代谢酶的不均一性等因素。

皮肤和吸入式给药建模时，所要考虑的因素更多，各因素之间的影响也更复杂，其发展相对缓慢。然而近年来，皮肤与肺部给药的 PBPK 模型（McCarley and Bunge，2001；Avram et al.，2007）也取得了重大突破。

四、模型的参数

模型建立的质量守恒微分方程需要包含三种不同类别的参数：生理的、物理化学的和生物化学的，并分别有各自特定的值。然而目前 PBPK 模型中所用参数的数值皆由体外获得，即获得的是群体的均值参数，这些参数反映的是一个群体的平均值，这样的 PBPK 模型所代表的是群体的数据，而非针对具体某一个体的个体数据。

1. 生理参数

包括体重、组织容积（V_t）、心输出量（Q_C）和组织血流量（Q_t）。有关各物种的此类信息统计编译，包括人体的数据（Brown et al.，1997），但这些生理参数的统计并不全面，有时还会用到其他生理参数。例如，对于吸入给药的药物，还要考虑肺泡通气量（单位时间内到达肺泡的气体量）。在相对简单的吸入给药 PBPK 模型中，肺泡通气量、心输出量和血气分配系数是最重要的三个参数。如果药物进入血细胞的速率是限速步骤（例如，血浆和血细胞之间的转运，与细胞成分的结合），就需要考虑血液分布和结合能力。下面通过表 12-1 给出各种属组织血流量及组织容积的生理参数，这些参数表示不同群体（人、食蟹猴、比格犬、SD 大鼠）各组织及组织容积的平均值，其他生理参数根据所建模型的不同需求而求出。

2. 生化参数

包括消除器官的清除率、消除半衰期、吸收速率、代谢速率、特异性蛋白的结合速率（如白蛋白、脂蛋白等）及排泄速率。与药物转运载体和受体的结合（药效相关的参数）也可能涉及。在药物-药物相互作用中的有关竞争性、非竞争性、反竞争性、混合竞争性抑制和基于机理的抑制参数都可能包含在 PBPK 模型中。在这些模型中，底物和抑制剂具有相同的模型结构，只有生物相关的房室需要建模（如肝、全身血液系统和门静脉）。

表 12-1　各种属的组织血流量及组织容积的生理参数（引自 Peters，2012）

组织	种属							
	人		食蟹猴		比格犬		SD 大鼠	
	V	*Q*	*V*	*Q*	*V*	*Q*	*V*	*Q*
脂肪	143	3.7	130	4.00	130	6.10	40.0	1.60
骨	124	3.6	63.2	10.2	126	3.70	63.2	10.1
脑	20.7	10	19.0	14.4	7.20	4.50	6.80	5.32
肠	23.6	13	46.0	24.0	48.0	20.3	40.0	52.0
心脏	3.80	2.1	3.40	12.0	12.0	15.68	3.20	15.7
肾	4.40	15.7	6.00	27.6	6.00	21.6	9.20	36.9
肝	24.1	21	27.0	43.4	48.0	33.0	41.2	80.0
肺	167	71	7.70	136	12.0	121.4	4.00	203
肌肉	429	11	500	18.0	553	25.0	488	30.0
胰腺	1.20	1.9	5.20	2.04	5.20	1.50	5.20	4.00
皮肤	111	4.3	100	10.8	120	10.0	160	20.0
脾	2.70	1.1	1.70	4.20	3.60	2.40	2.40	5.00
胃	2.20	0.56	4.40	3.00	4.40	3.60	4.40	8.20
睾丸	0.51	0.04	10.0	1.80	10.0	1.80	10.0	1.80
动脉血	25.7		22.4		22.4		22.4	10.8
静脉血	51.4		45.2		45.2		45.2	

注：*Q*. 血流速度（dL/min）；*V*. 组织体积（mL）

目前 PBPK 模型中所涉及的参数，其数值的获取方法大部分由体外实验获得，且获得的是一个群体平均值。在上章的第二节中详细给出了针对清除率、蛋白结合率、组织分布等参数的体外获取方法及推导过程。利用这种参数的 PBPK 模型所表现的是群体数据。距今为止，PBPK 模型针对具体某一个体的参数几乎无法直接获取，所以目前的 PBPK 模型无法准确表现具体某一个体的个体药代数据。然而 PBPK 模型最大的优点就是可实现个体化、模块化，由此可知目前 PBPK 所面临的最大挑战就是模型参数个体化。

五、模型的模拟与验证

模型建立以后根据目的对模型进行灵敏度分析并检验模型是否需要简化，最后进行模型验证。采用商业软件或 MATLAB 等数学运算软件可实现模型模拟和参数优化的功能。用于整体 PBPK 模型的基于生理的常用商业化设计软件及其优缺点详见表 12-2。其中，最常用的是 GastroPlus 和 Simcyp。GastroPlus 模拟胃肠吸收和经口服或静脉注射药物的代谢动力学（人和动物）。GastroPlus 模拟模块中的吸收和转运（ACAT）模型被认为是先进的方式。这个消化道吸收模型可以模拟各种物理化学、生理参数对吸收的影响效应。这种动力学模型包括时间依赖性的吸收，而且能预测吸收的速度和程度。胃肠道被看成是由一系列的“池”构成（最新报道显示，由 9 个池构成）。各房室之间的转运用一阶速率常数微分方程表示（各池的分布速率常数 K_t 相同）。微分方程除了需要转运动力学参数外，还需要溶解和吸收的相关动力学参数。该模型（7 个池）已被用来应用到通过表观渗透系数 P_{eff} 预测 10 种药物的吸收的速率常数 K_a，P_{eff} 是通过药物在不同肠段的消失率测得的。GastroPlus 可以做以下模拟：①预测吸收分数（f_a），通过药物的体外属性（溶解度——反映 pH 和 pK_a、膜透过性、剂量、剂型、粒径、密度和扩散系数等）；②预测吸收分数，通过其他物种的体内数据或体外数据（如 Caco-2 等）；③参数灵敏度分析；④释放评价和设计；⑤剂量形成评价和设计。其他组件也可以完成 PK、PD 的模拟及代谢和转运的模拟。对于纯粹的 in silico 预测，GastroPlus 具有一个伴随产品 ADMET Predictor™，可以提供结构-属性预测，以及预测 pK_a、log$P$、溶解性、渗透性、血浆蛋白结合等，并且可通过 log$P$ 和 log$D$ 预测分配系数 K_{ps}。Simcyp，基于群体的 ADME 模拟程序，能将个体间的差异整合到 PBPK 模型来预测药物的清除和代谢性的药物-药物相互作用，在虚拟人群中，通过结合遗传、生理和种族的体外数据信息来进行外推。

表 12-2　常用 PBPK 软件名称及优缺点（引自 Schmitt and Willman，2004）

	普通模拟软件	单一过程模拟-吸收	单一过程模拟-代谢和相互作用	整体模拟-充分搅拌器官	整体模拟-生理器官模型
产品名称及公司网址	acslExtreme™（Aegis Technologies，http://www.acslextreme.com/）Berkeley Madonna™（University of California Berkeley，http://www.berkeleymadonna.com/）及其他	GastroPlus™(SimulationsPlus，http://www.simulationsplus.com/) IDEA（Lion Bioscience，http://www.lionbioscience.com/）	SimCyp®（SimCyp，http://www.simcyp.com/）	CloePK™（Cyprotex，http://www.cyprotex.com/）pkEXPRESS™:（Lion Bioscience，http://www.lionbioscience.com/）	PK-Sim®（Bayer Technology Services，http://www.pk-sim.com）
优点	非常灵活，可以构建特异性的模型	可以批量处理，在药物发现中应用广泛；频繁测得的参数作为输入变量；不需要专业的建模知识	包含大量的生理信息数据库，可以用于人群差异性的预测；不需要专业的建模知识	描述了决定药代动力学参数的一系列完整过程；频繁测得的参数作为输入变量；不需要专业的建模知识	包含最重要的生理过程；高度的灵活性——所有的模型参数都可用于特定的案例；频繁测得的参数作为输入变量；不需要专业的建模知识
缺点	需要专业的建模知识；不支持模型参数化	只能进行单一 ADME 过程的生理描述	只能进行单一ADME过程的生理描述；模型结构固定	分布模型极度简化，在发现后进程中的应用受到限制	模型结构固定

第三节　PBPK 模型的优势

用简单的经验性模型，如多指数方程（及相关的半衰期）和房室模型不能告诉人们哪些因素决定了药物在血液和脏器中的药代动力学行为。由于经验性模型缺乏机制的认知，药物研发及监管的相关科研人员在遇到复杂情况时，经验模型受到了极大的限制，这些复杂的情况包括：①具不同化学结构的药物和不同的哺乳动物；②病人因年龄、疾病、并发症或其他因素引起的药代动力学变异。例如，年龄显然是一个非因果性的因素，但年龄造成机体各器官组织的老化，组织器官血流下降，酶活性等代谢、转运能力下降，因此年龄实际上与所有生理解剖因素有密切的内在相关性。

与传统房室模型将所有代谢器官和排泄器官作为中心或周边隔室不同（表 12-3），

PBPK 模型中的每个器官或组织都被看成是单独模块，这种基于生理的 PBPK 模型允许进行不同药物、不同个体、不同给药剂量、不同给药途径和不同种属间的药物动力学行为和参数的放大与转换。模型不仅可以区分组织中不同的转运蛋白，而且可以描述其转运的过程，是被动扩散还是主动转运，因此 PBPK 模型具有更大的应用潜力（董宇等，2012）。这种应用潜力反映在从药物发现到上市及相关药品的注册，在药物研发的各个阶段，越来越多的研究人员都开始采用药代动力学（PK）和药效动力学（PD）建模与模拟技术作为基于知识的决策和管理工具。这些潜力源于工业界对提高自身优化选择先导化合物和新药研发能力的需求。此外，虽然在临床发展阶段由不佳 PK 性质而导致的临床研究上的失败已经取得重大改善，但仍有需要提高和完善的空间。

表 12-3　房室模型和 PBPK 模型的区别

区别	房室模型	PBPK 模型
代谢器官的系列代谢过程	不能评价	可评价
代谢产物的形成和消除	中心或周边室形成代谢产物，没有系列消除	考虑多个代谢器官形成代谢产物及其系列消除
转运蛋白对药物和代谢产物的影响	不考虑	考虑
原型和代谢产物的转运过程	转运过程一致	区别转运屏障对转运的不同效应
原型和代谢产物的动力学	一致	不同
药物理化参数对代谢的影响	不考虑	考虑

PBPK 得到不断关注的原因还包括考虑到了各脏器和组织在整个模型结构中的复杂程度。最具代表的是将脏器描述成单一的、充分搅拌的、灌注速率限速的房室，这种方法在描述和外推脂溶性小分子的药代动力学处置行为时是比较合理的，这也是许多环境化学物的特点。但对于候选药物，尤其是现在开发的化合物，往往分子质量越来越大，特别是当这些化合物的相对极性又较大时，就需要更复杂的描述。在这些情况下，一些脏器的膜通透性及转运体的作用，以及它们与酶之间的相互作用是必须要考虑进去的（Poirier et al.，2009；Watanabe et al.，2009）。灌注限速型模型中应用的主要计算公式如下。

非消除组织：

$$V_{\mathrm{t}}\frac{\mathrm{d}C_{\mathrm{t}}}{\mathrm{d}t}=Q_{\mathrm{t}}C_{\mathrm{A}}-Q_{\mathrm{t}}C_{\mathrm{VT}} \tag{12-15}$$

式中，Q 为血流量；C 为浓度；V 为容量；t 为组织；A 为动脉；VT 为静脉；$C_{\mathrm{VT}}=\frac{C_{\mathrm{t}}}{K_{\mathrm{p}}}$；$K_{\mathrm{p}}$ 为组织和血浆的分配系数。

消除组织：

$$V_{\mathrm{t}}\frac{\mathrm{d}C_{\mathrm{t}}}{\mathrm{d}t}=Q_{\mathrm{t}}C_{\mathrm{A}}-Q_{\mathrm{t}}C_{\mathrm{VT}}-\mathrm{CL}_{\mathrm{int}}C_{\mathrm{VT}} \tag{12-16}$$

式中，$\mathrm{CL}_{\mathrm{int}}$ 为化合物的内在清除率。

实现 PBPK 优势的重要前提是：要使输入的体外数据通过验证以提高数据的质量。在很大程度上，这些模型使用体外实验数据作为输入信息，其过程通常与体外-体内外推法（IV-IVE）有关。在一些机构中，要求在药物研发阶段于合适的时候获得可输入的体外数据，这将明显影响临床前 ADME 项目的进程。许多体外数据的验证首先是在动物中进行的，如在大鼠体内进行 IV-IVE 各个组成的严格验证，最终使 PBPK 模型的 IV-IVE 能够定量地预测人体的 PK。PBPK 建模的另一个特殊优势是使用蒙特卡罗方法构建虚拟人群，从而可模拟真实人群中 PK 的变异，并可评估具有极端 PK 风险的个体差异（Jamei et al.，2009a；Willmann et al.，2007）。在发现早期因为需要评估数量较多的化合物，主要依靠粗略的 PK 和毒性实验进行筛选，根据优先发展最有潜力化合物的原则，尽早淘汰性质不佳的化合物。但是在早期也可采用分子描述手段和理化性质虚拟筛选评估一些理化参数，如 log$P$、pK_a、极性表面积等，这些参数可以为 PBPK 模型的搭建提供参考信息（如膜通透性、脏器组织亲和力及非特异的肝微粒体结合率等）。随着研究的推进，候选化合物数量逐渐减少，代谢及转运体的体外数据不断增多，PBPK 预测的准确性也随之提高。

第四节　PBPK 模型在药物代谢研究中的应用现状

目前 PBPK 模型已常规应用于药物研发的各个阶段，不论是获得数据有限的早期还是可获得大量数据的开发后期（Chen et al.，2012）。在药物发现阶段，只需通过体外实验和基于化合物自身理化性质的 PK 性质预测即可筛选出理想的药物；临床前早期阶段，包括动物和人体 PK 的预测、有效剂量的预测、吸收和 DDI 研究（Hua et al.，2012），候选药物在动物和人体的整体药代动力学行为（通过结合体外实验数据和生理放大系数）可由 PBPK 模型来预测；临床开发阶段，PBPK 模型有助于预测不同参照人群，如健康志愿者、不同疾病人群、具不同人口统计学特征的人群和不同种族人群的差异（Rowland et al.，2011）。

由于 PBPK 模型的功能强大，目前常用的预测项目包括吸收、基因多态性、DDI、肝损伤、儿科等，据统计其中最常用也是最成熟的是 DDI 的研究（图 12-3）。

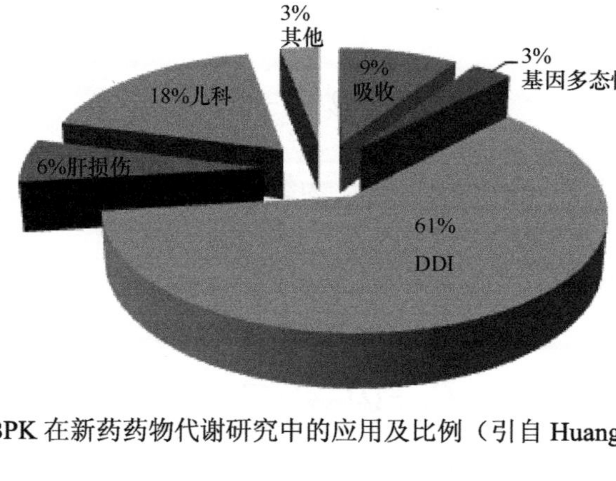

图 12-3　PBPK 在新药药物代谢研究中的应用及比例（引自 Huang et al.，2013）

一、药物发现

药代动力学性质不良是导致新药开发失败的主要原因之一。出于降低风险及合理开发药物的目的，PBPK 越来越多地应用在药物发现与开发阶段。在新药筛选阶段，对先导化合物体内血浆及组织暴露量的经时变化的准确预测十分关键，前者决定药物在体内的表观药代动力学行为，后者则反映药物在体内的分布情况，直接关系到药物有效性和毒性的预测评价。如果事先了解候选新药最好应具备的理想药代动力学特征，就可以在新药筛选时不仅要考虑活性的筛选，还要考虑药代动力学性质的筛选，这样只需通过体外实验和基于化合物自身理化性质的 PK 性质预测来完成候选药物的筛选，既省时又可以减少大量不必要的动物实验（Germani et al.，2007）。

Poulin 和 Theil 运用整合型的 PBPK 模型研究了亲脂性的碱性药物地西泮及亲水性的中性药物乙氧苯酰胺在动物体内的处置过程（图 12-4）。预测的血浆药时曲线和组织药时曲线与实验结果基本一致，但某些特殊的组织出现偏差，如脑、消化道和肝，这些偏差可能是由某些被忽略的过程所导致。因此当整合 PBPK 模型被应用于先导/候选化合物的优化时，必须要先确定模型的功效（Poulin and Theil，2002）。

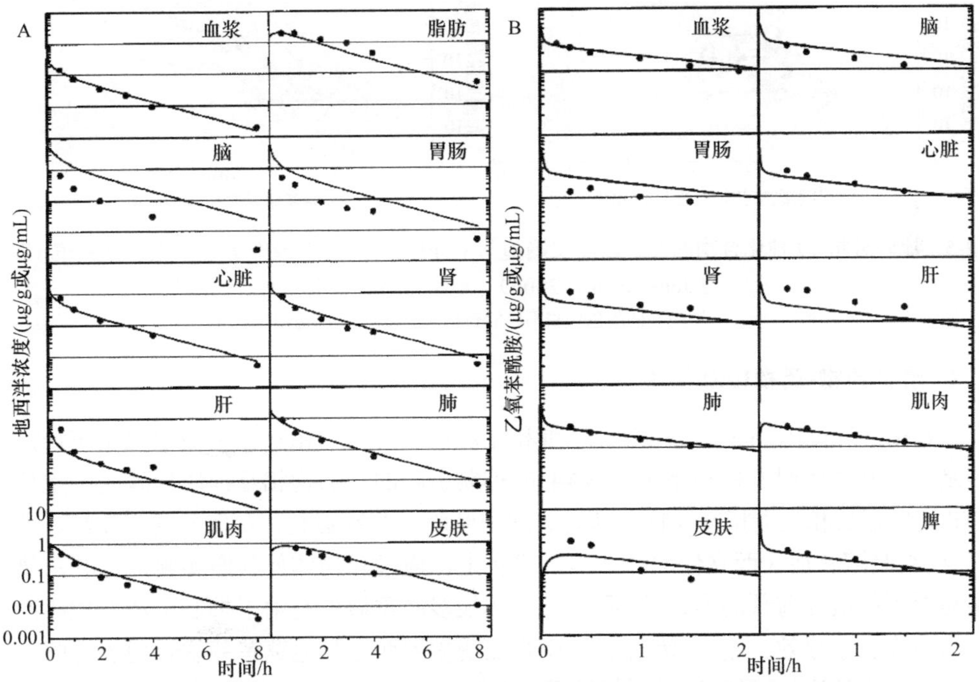

图 12-4　采用 PBPK 模型对地西泮（A）和乙氧苯酰胺（B）的大鼠血浆及组织药时曲线进行模拟［（实线）并与实测值（圆点）进行比较］（引自 Poulin and Theil，2002）

地西泮和乙氧苯酰胺分别按照 1.2 mg/kg 和 20 mg/kg 的剂量一次性静脉注射给药，大鼠平均体重按 250 g 计算

二、临床前开发

在临床前阶段，候选药物在动物和人体的整体药代动力学行为（通过结合体外数据和生理放大系数）可以通过 PBPK 模型来预测，包括动物和人体 PK 的预测、有效剂量的预测、吸收和 DDI 研究。考虑到组织特异性的转运载体和结合位点的不同，PBPK 模型有助于优化临床前和临床研究的设计。除了实验得到的血浆药时曲线外，模拟得到的主要组织的药时曲线对鉴定主要分布器官和目标特异性的药代-药效（PK-PD）分析具有

十分重要的意义。下面给出 PBPK 模型在临床前阶段的两个应用。

1. 预测人体血浆药物浓度

Jones 等将 PBPK 模型与非等容放大方法分别用于血浆药物浓度预测，并对结果进行比较分析，发现 PBPK 模型的预测准确性更高，19 个分子中的 70%都能成功预测（图 12-5）。其中未能准确预测的原因是模型中缺失了某些生理过程，如并行的消除过程（如胆、肺消除，肝肠循环）或主动转运过程（如肝摄取、胆道主动外排等）。这些预测值可以用于研究中提出假说的机制性评估，从而解释一些不准确的模拟并最终更好地理解化合物的 PK 属性。

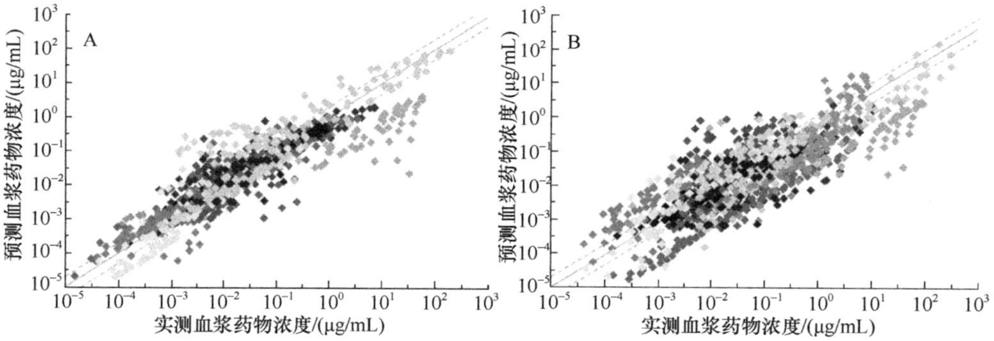

图 12-5 比较分析 19 种化合物的血浆浓度实测值与 PBPK 方法（A）及非等容放大的预测值（B）（引自 Jones et al.，2006）（彩图见书后二维码）

图中不同颜色代表不同的药物分子，共 19 种药物

2. 预测药物-药物相互作用

在过去 15 年中，许多药物由于严重和无法控制的药物相互作用被迫退出市场，其中很多是由对某种代谢酶特别是 CYP3A4 的抑制引起的。药物相互作用导致的严重后果包括 QT 间期延长和尖端扭转（特非那定、阿司咪唑、西沙必利、左旋乙酰美沙醇、多非利特）、横纹肌溶解症（西立伐他汀）等。事实上，通过药物体外代谢实验，这些药物相互作用是很可能被提前预测出来的。研究还证实很多严重后果是由于抑制了活性代谢产物的生成从而失去了疗效。例如，流行病学调查表明帕罗西汀与他莫昔芬联合用于乳腺癌治疗时病人死亡率的增加可能是由于帕罗西汀对 CYP2D6 产生了抑制。在同时服用奥美拉唑的病人中，氯吡格雷抗血小板作用减小则是由于奥美拉唑对 CYP2C19 产生了抑制作用，而 CYP2C19 在氯吡格雷活性代谢产物的生成中起着重要作用。同时正是由于对 CYP2C19 的抑制，这两种药物联用还有可能带来心肌梗死的风险（Juurlink er al.，2009）。

通过体外研究预测体内代谢抑制程度的想法最初可以追溯到 20 世纪 90 年代初（Tucker，1992）。当时评估代谢性药物相互作用是在健康受试者人群中进行的，主要方法是使用标准底物如安替比林和标准抑制剂如西咪替丁。随着对负责药物代谢的细胞色素 P450 酶不同亚型的了解逐步加深，运用肝微粒体、肝细胞和重组酶来进行研究显然更为合理，这样能确保能针对特定的酶亚型选择更合适的底物和抑制剂。这种 IV-IVE 的定量评价方法是由竞争性酶抑制导致血药浓度曲线下面积（AUC）的变化（Rowl and

Matin，1973）。此种情况的决定因素是酶活性位点的抑制剂浓度与抑制常数的比值及药物被酶代谢的百分比（f_m）。酶活性位点的抑制剂浓度以循环血中的游离药物浓度近似计算，考虑到口服药物的肝首过效应，最终以药物进入门静脉的浓度计算；K_I 值通过体外实验测得并经过非特异性结合校正。后续更复杂的药物相互作用预测算法还考虑了以下几个方面：肠壁代谢酶抑制、葡萄糖醛酸转移酶酶的抑制、不可逆的机制性抑制和酶诱导。其中对后两种药物相互作用的预测需要知道酶的降解速率常数，同时需要合理性设计体外实验以获得 K_{inact} 和 K_I 值（其中 K_{inact} 为最大失活速率常数，K_I 为 50% 最大失活速率时的抑制剂浓度），Ind_{max} 和 $IndCu_{50}$ 值（分别为酶被诱导后最大增加的程度和 50% 最大诱导速率时的诱导剂浓度）。

用于预测药物 AUC 变化的“静态”方程，在 CYP 介导的体内抑制实验中应用得相当成功，医药界的研究人员发表了许多相关报道。总的来说，采用更复杂的计算方程和相应的体外数据，在不考虑肝渗透性和转运体的情况下，80%药物抑制程度的预测值在观察值两倍误差范围之内。在酶诱导程度的预测上相关经验比较有限，但也取得了一些鼓舞人心的成绩（Gandelman et al.，2011）。涉及转运体的药物相互作用预测目前则仍是难点（Kato et al.，2008），另外药物相互作用中涉及的细胞因子对 CYP 介导的药物代谢的调节作用的过程也需要进一步研究。

三、临床开发

临床试验通常是在标准群体中进行，如健康志愿者，但这通常不是新药使用的目标人群。人口统计学参数和生理参数（体重及构成、肾、肝及心血管的功能）在不同的病人中是不同的，也可能因为不同的基因谱或使用其他药物而不同。因此基于生理的模型有助于预测不同参照人群，如健康志愿者、不同疾病人群、具不同人口统计学特征的人群和不同种族人群的差异。

1. 预测不同年龄对药代动力学行为的影响

PBPK 最常应用于儿童用药剂量的实验设计预测，以确保有效的采血时间点和最大疗效，减少受试儿童的人数。目前各国科学家已构建了多种相应的 PBPK 模型（Edginton et al.，2006；Ginsberg et al.，2004；Bjorkman，2005）。Edginton 等通过将已构建的成人 PBPK 模型延伸扩展，输入随年龄而改变的相关生理参数（如体重、身高、组织质量、血流、组织间隙和血管空间等，见表 12-4），对成人模型进行修正，以反映儿童从出生（不包括早产儿）到 18 岁之间的生理变化。这个增加年龄因素的模型与已构建的只适用于成人的清除模型相结合，可以预测新生儿到 18 岁人群的血药浓度和组织浓度。

为了对建立的模型进行充分验证，研究者分别选取对乙酰氨基酚、茶碱、氧氟沙星、阿芬太尼和吗啡作为研究对象，进行了以下相关研究：①首先，利用成人 PBPK 模型对以上 5 种药物进行药物代谢行为的模拟，预测参数与已报道的实验获得的数据相互比较。②当模拟的药时曲线与实验数据在一定程度上能够吻合时，利用该模型对

表 12-4　不同年龄段器官血流速度、体重及身高等生理参数的比较（引自 Edginton et al., 2006）

参数	新生儿	1 岁	5 岁	10 岁	15 岁 [a]	Adult （>20 岁）[a]
器官/组织血流速度 /（mL/min）						
脂肪	30	12	171	250	315/484	325/502
脑	180	700	900	840/750 [a]	805/708	780/708
生殖腺	0.3	0.6	1.7/0.7 [a]	2.5/1.0 [a]	3.2/1.1	3.3/1.2
心脏	24	48	136	200	252/285	260/295
肾	110	230	577	854	1335/950	1325/1120
大肠	24	48	136	200	251/285	260/295
肝	39	78	221	325	409/370	423/383
肌肉	31	72	212	429	941/646	1105/665
胰腺	6	12	34	50	63/57	65/59
骨骼	30	60	170	250	315/285	325/295
皮肤	30	60	170	250	315/285	325/295
小肠	60	120	340	500	630/627	650/649
脾	18	36	102	150	189/171	195/177
胃	6	12	34	50	63/57	65/59
门静脉血流速度/（mL/min）	114	228	646	950/950 [a]	1197/1197	1235/1239
肝总血流速度/（mL/min）	153	306	867	1275/1273 [a]	1600/1566	1660/1620
体重/kg	3.5	10	19	32	56/53	73/60
身高/cm	51	76	109	138	167/161	176/163

注：a 表示男性/女性

儿童服药后的血药浓度曲线、组织分布容积、清除半衰期等参数进行预测。③将预测的参数与实验观测值相比较，对预测的准确性进行评估。通过对研究结果进行分析，预测值与实验观测值具有良好的相关性，提示通过该方法构建的 PBPK 模型具有准确预测药物在儿童人群中代谢动力学的能力。其中阿芬太尼和吗啡的预测结果与实测结果的比较见图 12-6，预测均与文献报道的不同年龄组（新生儿、婴幼儿和儿童）中的数据一致，尤其是在低于 2 岁的儿童中（Edginton et al., 2006; Khalil and Lase, 2011）。

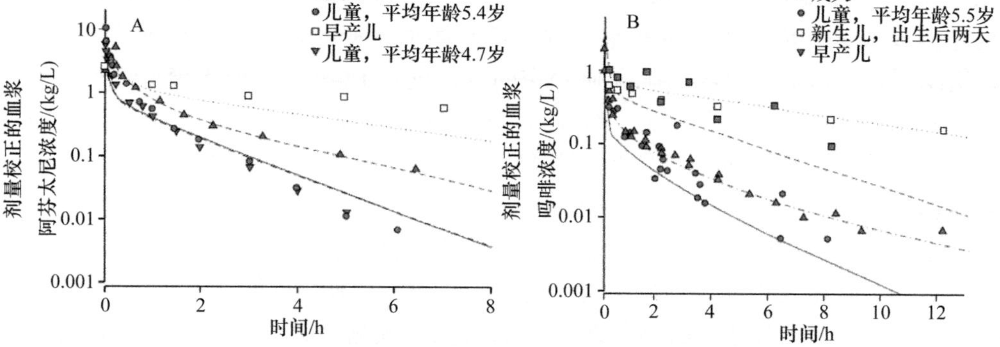

图 12-6　比较分析阿芬太尼(A)和吗啡(B)的儿科血浆药物浓度实测值与 PBPK 预测值(引自 Edginton et al., 2006; Khalil and Lase, 2011)

"线"代表预测结果；"点"代表实测结果

此外，另一种应用较为广泛的方法是利用 Simcyp 软件构建儿童 PBPK 模型（Johnson and Rostami-Hodjegan，2011）。例如，利用 Simcyp 软件可对一个正处于监护病房两周岁的儿童病患的复杂药物-药物相互作用对药物代谢行为的影响进行模拟。当 CYP3A4 诱导剂利福平或 CYP3A4 抑制剂氟康唑与 CYP3A4 底物咪达唑仑合用时，预测模型都能给出相应的模拟结果，证明了该 PBPK 模型具有模拟临床中复杂药物-药物相互作用的能力，并适用于儿童人群。通过构建适用于儿童的 PBPK 模型，对药物在儿童体内特有的药代动力学行为进行模拟和预测，不仅对未来新药临床试验设计给予支撑，还能够对个体化药物治疗给予指导。此外，儿童 PBPK 模型的开发和合理利用也对揭示缺少儿童用药信息的药物代谢行为具有重要意义。

2. 预测儿童给药剂量及采样时间

在使用儿童 PBPK 模型对儿童用药的给药剂量进行预测和建议方面，已有诸多相关研究和报道。例如，Hsien 对于怎样利用儿科 PBPK 模型来建议西地那非在儿童中的给药剂量（Hsien et al.，2009）。Hsien 曾经用前文提到的方法建立并验证了西地那非在成人的 PBPK 模型。一个关于儿童的西地那非清除率的缩放模型，并具有年龄校正功能的 PBPK 模型可以用于预测儿童的血浆药物浓度，对目前可供参阅的少有的儿科药代动力学数据是一个补充。这个关于儿童西地那非的 PBPK 模型根据成人数据进行体重剂量校正，利用虚拟的不同年龄的儿童人群来估计药物的暴露量。模拟结果显示 3 个月以上年龄的儿童，相同体重年龄组儿童的常化剂量暴露量随年龄的增加而增加，因而为了获得一个在成人和儿童相对稳定的药物暴露量，年龄相关的剂量调整是必要的。在此目的上建立和使用 PBPK 模型，所提供的数据可以帮助临床试验更加具有实证性而不是探索性，因此模型的预先演练将会节省大量时间和临床试验所需的儿童数量。

此外，Willmann 提供了一个利用 PBPK 模型来决定儿童最优采样时间的范例（Willmann，2009），比较基于成年人药物浓度时间曲线数据决定的儿童采样时间与基于 PBPK 模型模拟出来的采样时间二者之间的可能差别（图 12-7），后者可以潜在地

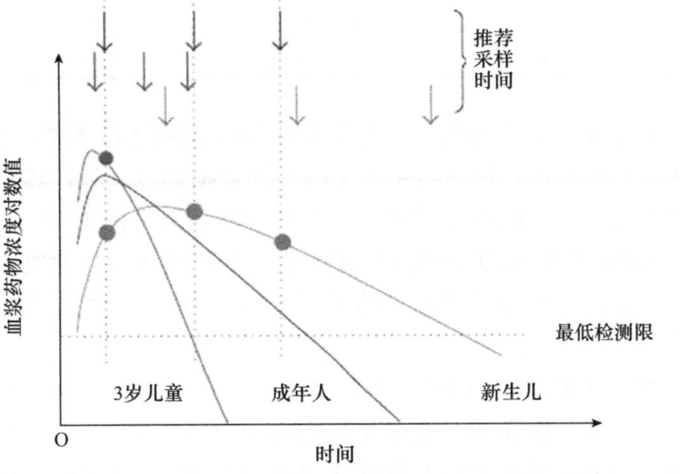

图 12-7　应用 PBPK 模型判断不同年龄段儿童在药代动力学检测中的最佳采样时间的示意图（引自 Willmann，2009）

帮助寻找药代动力学分析的最佳采样时间，从而可以避免在药物浓度达不到检测线时采集血液样品。这一点对新生儿和婴儿是极其重要的，因为他们的血样采集与成年人相比更加困难，是目前儿科用药临床试验的主要挑战之一。使用 PBPK 模型来预先提供一个这样的信息，可以帮助优化临床试验设计。

3. 预测不同疾病状态对药代动力学行为的影响

不同疾病状态对药物在人体内的药代动力学行为具有显著影响，借助 PBPK 预测评判药物在不同疾病状态病人中暴露量的经时变化，可对疾病病人用药剂量进行有效调整和设计。Edginton 等（2008）通过将健康个体和疾病个体的生理差异（血流量、血浆蛋白含量、功能性肝重量、肝代谢酶活性和肾小球滤过率等生理参数，见表 12-5）整合到模型中，构建了整体 PBPK 模型用来预测肝硬化病人的药代动力学。

表 12-5 肝硬化相关生理参数占正常生理参数值的百分比（引自 Edginton et al.，2008）

参数		Child-Pugh class		
		A	B	C
血流				
	门静脉	0.40	0.36	0.04
	肝动脉	1.30	2.30	3.40
	肾	0.88	0.65	0.48
	其他器官	1.75	2.25	2.75
	心脏指数	1.11	1.27	1.36
	白蛋白	0.81	0.68	0.50
	α-酸性糖蛋白	0.60	0.56	0.30
	红细胞比容	0.39	0.37	0.35
	功能性肝重量	0.69	0.55	0.28
肝代谢酶活性				
	CYP3A4	1.00	0.40	0.40
	CYP1A2	1.00	0.10	0.10
	CYP2E1	1.00	0.83	0.83
	肾小球清除率	1.00	0.70	0.36

该模型已被用于 4 个化合物药代动力学参数和血浆浓度的预测，包括阿芬太尼、利多卡因、茶碱和左乙拉西坦，预测结果与文献中的数据高度一致，其中阿芬太尼在健康志愿者及肝硬化病人血浆中经时暴露量的实测和预测结果见图 12-8。通过输入合适的数据进行校正后，PBPK 模型可以准确预测疾病状态下药代动力学的改变。该模型还能作为特定模块用于构建肝硬化发展进程中的通用型整体 PBPK 模型，用来预测其他药物的代谢动力学参数。

此外，代谢酶尤其是 CYP 的诱导和抑制有时候是药物缺少疗效或者产生毒副作用的原因，基于体外人体代谢和抑制数据预测药物-药物相互作用也是 PBPK 模型的常用领域。体外清除率参数与体内参数共同用于底物和抑制剂相互作用的定量模拟。PBPK 模型允许模拟具不同解剖学结构（如年龄、性别、肝重量及血流量不同）的个体，因此

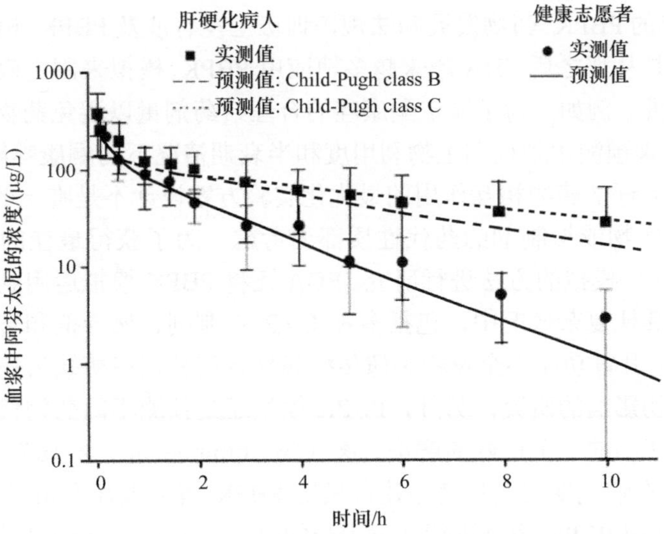

图 12-8　比较分析阿芬太尼在健康志愿者及肝硬化病人中血浆经时暴露量的实测结果与 PBPK 预测结果（引自 Edginton et al.，2008）

可用于模拟人体中的极端作用及由伦理限定不能执行的实验，FDA 也推荐在敏感个体中采用 PBPK 模型满足体内“加压体系”的研究需求。维甲酸衍生物的安全性评估或风险性评定就是一个典型的例子。FDA 要求通过 PBPK 模拟来评估主要应用于孕期妇女体内胎儿维甲酸的可能暴露量，该预测结果使 FDA 在药物审查期间获取有效证据并确保了后续的批准上市（Espie et al.，2009）。

4. 预测基因多态性的影响

根据药物代谢酶的多样性及代谢酶的分布族群，可以通过随机盲性方法评估虚拟人群的药物代谢。例如，通过 IV-IVE 可成功预测存在 CYP2C9 催化活性降低等位基因变异体的高加索和亚洲人群的不同。通过将变异的 CYP2C9 的 PK 模型链接到 S-华法林的药效动力学模型上，Dickinson 等（2007）能够评估已经发表的遗传药理学研究中具不同基因型的酶在药物动力学和临床应用上的区别。Jornil 等（2010）报道了以某一人群为基础的模拟 CYP2D6 基因多态性的模型对帕罗西汀 PK 的影响应用，以及代谢酶的不可逆性自身抑制的影响。这种模拟可以为开发后期的研究设计提供指导。

5. 药物监管部门的应用

FDA 首次采用 PBPK 模拟进行的研究是 20 世纪 90 年代审查和批准的外用抗皱霜——维甲酸中高度致畸活性成分。考虑到其对胎儿和出生缺陷的潜在风险，FDA 采用 PBPK 模拟对其进行评估，模拟结果发现风险很小。模型被用来预测母体和胎儿维甲酸的血药浓度及其在过量用药情况下的代谢，如面部、小臂、胸部和颈部吸收 10%药物下的药物代谢情况。通过 PBPK 模拟还发现，维甲酸及其潜在毒性代谢产物的全身血药浓度均低于相应的内源性浓度和最低致畸剂量下维甲酸的浓度。因此 FDA 审批专家认为：临床研究中获得的数据，以及非临床研究阶段获得的药代动力学数据都可被用来开发 PBPK 模型。

虽然2002年的PBPK 药物发展和法规培训班上没有涉及PBPK 模型在制定法规上的实际应用，但是从那之后FDA越来越多地应用PBPK 模拟来制定政策法规和对新药及仿制药进行审批。例如，为了制定酮康唑的合理给药剂量以避免药物相互作用，FDA采用PBPK 模型来预测达到预期生物利用度和半衰期情况下的酮康唑给药剂量峰值。因此，FDA专家认为评估药物相互作用的最优化实验方案设计不是唯一的，进行体内药物相互作用研究时底物或抑制剂的药代性质都要考虑。为了获得最佳的给药剂量设计方案，推荐使用PBPK模拟的方法进行研究。FDA还将PBPK模拟运用到药物代谢和药物相互作用研究的其他复杂情况中，包括多种 CYP 抑制剂、诱导剂和转运体共同作用下的药物代谢研究；肝肾功能不全及相关遗传疾病导致某种代谢酶缺失病人的药物相互作用研究；代谢产物影响的研究；另外，PBPK模型还是预测不同药物代谢过程及药物相互作用中转运体影响的一个很好的解决方案（Giacomini et al.，2010）。

此外，FDA在哺乳期用药指南中建议采用PBPK模型来开展相应工作，同时FDA和EMA都推荐使用PBPK模型进行儿童用药的研究。在仿制药药物政策和标准制定上，PBPK模型也是一个非常重要的工具。例如，在FDA仿制药审批流程中，以下这些工作就是通过应用PBPK 模型来实现的：生物药剂分类系统中Ⅱ、Ⅲ级药物的生物等效性豁免；评价多峰药物的生物等效性；胃肠道局部作用药物和肺部局部给药药物的药代动力学研究；表征复杂药物的方法；药物释放标准的制定；制剂体内外相关性研究；预测乙醇诱导的剂量下降；以及脂质体、纳米粒和多组分药物的制剂研究等。

四、小结

毫无疑问，PBPK 的应用对科学的发展已产生了极大的推动作用。PBPK 模型对理解机制、预测和模拟PK行为及与其相关的差异、组织药物浓度的经时变化、种属之间的外推及DDI的研究都有重要的作用；已经被用于化合物的设计，敏感性的分析，假说的生成和检测，给药剂量的优化，临床试验的设计及靶向治疗等方面。PBPK模型的应用可以降低研究成本和减少动物实验。理想状态下，PBPK模型可被看做一个在药物研发各个阶段所产生的知识和数据的储库。对这样一个整合性的工具进行策略性应用和开发可以促进人们在药物研发中作出更理性的决策，同时兼顾效率和节约开支。监管机构也越来越推荐使用基于PBPK的手段。FDA已经在新药评估中开始使用PBPK模型，且在哺乳期的指导方针中已经推荐使用PBPK模型方法。EMA与FDA都鼓励使用PBPK模型用于儿科用药研究（Peters，2012）。

然而，PBPK也面临着巨大的挑战。目前的PBPK模型其参数多为由体外获得的群体平均值参数，模型表现的是群体数据，这样的模型无法反映具体个体的药代数据。模型参数的属性是造成PBPK面临巨大挑战的根本原因，未来PBPK的工作重点应放在模型参数个体化上。整合系统生物学，将PBPK和PD结合会进一步扩展未来PBPK模型的广度，尤其是在个体化用药方面，致力于改善个体病人的预后，将高质量、革新的药物对每个病人进行量身定做，在最适时间给予最适剂量。

参 考 文 献

董宇, 赵兰英, 吴萍, 等. 2012. 生理药代动力学模型的特征及其国内外研究进展. 中国实验方剂学杂志, 18: 247-250.

罗松柏, 何绍雄. 1997. 生理药代动力学模型的进展与应用. 药学学报, 32: 151-160.

Abu-Zahra T N, Pang K S. 2000. Effect of zonal transport and metabolism on hepatic removal: enalapril hydrolysis in zonal, isolated rat hepatocytes *in vitro* and correlation with perfusion data. Drug Metabolism and Disposition, 28: 807-813.

Andersen M E, Eklund C R, Mills J J, et al. 1997. A multi compartment geometric model of the liver in relation to regional induction of cytochrome P450s. Toxicol Appl Pharm, 144: 135-144.

Anissimov Y G, Bracken A J, Roberts M S. 1997. Interconnected-tubes model of hepatic elimination. Journal of Theoretical Biology, 188: 89-101.

Anissimov Y G, Roberts M S. 2002. A compartmental model of hepatic disposition kinetics: 1. Model development and application to linear kinetics. J Pharmacokinet Pharmacodyn, 29: 131-156.

Artursson P, Palm K, Luthman K. 2001. Caco-2 monolayers in experimental and theoretical predictions of drug transport. Advanced Drug Delivery Reviews, 46: 27-43.

Avram M J, Henthorn T K, Spyker D A, et al. 2007. Recirculatory pharmacokinetic model of the uptake, distribution, and bioavailability of prochlorperazine administered as a thermally generated aerosol in a single breath to dogs. Drug Metabolism and Disposition: the Biological Fate of Chemicals, 35: 262-267.

Baker M, Parton T. 2007. Kinetic determinants of hepatic clearance: plasma protein binding and hepatic uptake. Xenobiotica, 37: 1110-1134.

Beier K, Völkl A, Metzger C, et al. 1997. Hepatic zonation of the induction of cytochrome P450 IVA, peroxisomal lipid beta-oxidation enzymes and peroxisome proliferation in rats treated with dehydroepiandrosterone(DHEA). Evidence of distinct zonal and sex-specific differences. Carcinogenesis, 18: 1491-1498.

Bellman R, Jacquez J A, Kalaba R. 1960. Some mathematical aspects of chemotherapy: I. One-organ models. Bull Math Biophys, 22: 181-198.

Benowitz N, Forsyth F P, Melmon K L, et al. 1974. Lidocaine disposition kinetics in monkey and man. I. Prediction by a perfusion model. Clinical Pharmacology and Therapeutics, 16: 87-98.

Berggren S, Gall C, Wollnitz N, et al. 2007. Gene and protein expression of P-glycoprotein, MRP1, MRP2, and CYP3A4 in the small and large human intestine. Molecular Pharmaceutics, 4: 252-257.

Bischoff K B, Dedrick R L. 1968. Thiopental pharmacokinetics. Journal of Pharmaceutical Sciences, 57: 1346-1351.

Bjorkman S. 2005. Prediction of drug disposition in infants and children by means of physiologically based pharmacokinetic(PBPK) modelling: theophylline and midazolam as model drugs. British Journal of Clinical Pharmacology, 59: 691-704.

Brown R P, Delp M D, Lindstedt S L, et al. 1997. Physiological parameter values for physiologically based pharmacokinetic models. Toxicology and Industrial Health, 13: 407-484.

Campbell J L, Clewell R A, Gentry P R, et al. 2012. Physiologically based pharmacokinetic/toxicokinetic modeling. Methods in Molecular Biology, 929: 439-499.

Chen Y, Jin J Y, Mukadam S, et al. 2012. Application of IV-IVE and PBPK modeling in prospective prediction of clinical pharmacokinetics: strategy and approach during the drug discovery phase with four case studies. Biopharmaceutics & Drug Disposition, 33: 85-98.

Cho H J, Kim J E, Kim D D, et al. 2013. *In vitro-in vivo* extrapolation(IV-IVE)for predicting human intestinal absorption and first-pass elimination of drugs: principles and applications. Drug Development And Industrial Pharmacy, 40(8): 989-998.

Chow E C Y, Pang K S. 2013. Why we need proper PBPK models to examine intestine and liver oral drug absorption. Current Drug Metabolism, 14: 57-79.

Cong D, Doherty M, Pang K S. 2000. A new physiologically based, segregated-flow model to explain route-dependent intestinal metabolism. Drug Metabolism and Disposition: the Biological Fate of Chemicals, 28: 224-235.

Davies B, Morris T. 1993. Physiological parameters in laboratory animals and humans. Pharmaceutical Research, 10: 1093-1095.

Dickinson G L, Lennard M S, Tucker G T, et al. 2007. The use of mechanistic DM-PK-PD modelling to assess the power of pharmacogenetic studies - CYP2C9 and warfarin as an example. British Journal of Clinical Pharmacology, 64: 14-26.

Edginton A N, Schmitt W, Willmann S. 2006. Development and evaluation of a generic physiologically based pharmacokinetic model for children. Clinical Pharmacokinetics, 45: 1013-1034.

Edginton A N, Willmann S. 2008. Physiology-based simulations of a pathological condition prediction of pharmacokinetics in patients with liver cirrhosis. Clinical Pharmacokinetics, 47: 743-752.

Edginton A N, Theil F P, Schmitt W, et al. 2008. Whole body physiologically-based pharmacokinetic models: their use in clinical drug development. Expert Opinion on Drug Metabolism & Toxicology, 4: 1143-1152.

Espie P, Tytgat D, Sargentini-Maier M L, et al. 2009. Physiologically based pharmacokinetics(PBPK). Drug Metabolism Reviews, 41: 391-407.

Gandelman K, Zhu T, Fahmi O A, et al. 2011. Unexpected effect of rifampin on the pharmacokinetics of linezolid: in silico and *in vitro* approaches to explain its mechanism. Journal of Clinical Pharmacology, 51: 229-236.

Gelman A, Bois F, Jiang J M. 1996. Physiological pharmacokinetic analysis using population modeling and informative prior distributions. J Am Stat Assoc, 91: 1400-1412.

Germani M, Crivori P, Rocchetti M, et al. 2007. Evaluation of a basic physiologically based pharmacokinetic model for simulating the first-time-in-animal study. European Journal of Pharmaceutical Sciences: Official Journal of the European Federation for Pharmaceutical Sciences, 31: 190-201.

Giacomini K M, Huang S M, Tweedie D J, et al. 2010. Membrane transporters in drug development. Nat Rev Drug Discov, 9: 215-236.

Gill K L, Houston J B, Galetin A. 2012. Characterization of *in vitro* glucuronidation clearance of a range of drugs in human kidney microsomes: comparison with liver and intestinal glucuronidation and impact of albumin. Drug Metabolism and Disposition, 40: 825-835.

Ginsberg G, Hattis D, Russ A, et al. 2004. Physiologically based pharmacokinetic(PBPK)modeling of caffeine and theophylline in neonates and adults: implications for assessing children's risks from environmental agents. Journal of Toxicology and Environmental Health: Part A, 67: 297-329.

Haussinger D, Lamers W H, Moorman A F M. 1992. Hepatocyte heterogeneity in the metabolism of amino-acids and ammonia. Enzyme, 46: 72-93.

Harrison L I, Gibaldi M. 1977. Physiologically based pharmacokinetic model for digoxin disposition in dogs and its preliminary application to humans. Journal of Pharmaceutical Sciences, 66: 1679-1683.

Hua W J, Hua W X, Fang H J. 2012. The role of OATP1B1 and BCRP in pharmacokinetics and DDI of novel statins. Cardiovascular Therapeutics, 30: e234-241.

Huang W, Lee S L, Yu L X. 2009. Mechanistic approaches to predicting oral drug absorption. The AAPS Journal, 11: 217-224.

Huang S M, Abernethy D R, Wang Y, et al. 2013. The utility of modeling and simulation in drug development and regulatory review. Journal of Pharmaceutical Sciences, 102: 2912-2923.

Hubatsch I, Ragnarsson E G E, Artursson P. 2007. Determination of drug permeability and prediction of drug absorption in Caco-2 monolayers. Nat Protoc, 2: 2111-2119.

Hsien L, Vogt W, Laer S. 2009. Simulation of sildenafil disposition in virtual children by means of a physiologically based pharmacokinetics modelling. N-S Arch Pharmacol, 379: 98.

Ito K, Houston J B. 2004. Comparison of the use of liver models for predicting drug clearance using *in vitro* kinetic data from hepatic microsomes and isolated hepatocytes. Pharm Res, 21: 785-792.

Jacquez J A, Bellman R, Kalaba R. 1960. Some mathematical aspects of chemotherapy- Ⅱ: the distribution of a drug in the body. Bull Math Biophys, 22: 309-322.

Jamei M, Dickinson G L, Rostami-Hodjegan A. 2009a. A framework for assessing inter-individual variability in pharmacokinetics using virtual human populations and integrating general knowledge of physical chemistry, biology, anatomy, physiology and genetics: a tale of 'bottom-up' vs 'top-down' recognition of covariates. Drug Metabolism and Pharmacokinetics, 24: 53-75.

Jamei M, Turner D, Yang J, et al. 2009b. Population-based mechanistic prediction of oral drug absorption. The AAPS Journal, 11: 225-237.

Johnson T N, Rostami-Hodjegan A. 2011. Resurgence in the use of physiologically based pharmacokinetic models in pediatric clinical pharmacology: parallel shift in incorporating the knowledge of biological elements and increased applicability to drug development and clinical practice. Paediatric Anaesthesia, 21: 291-301.

Jones H M, Parrott N, Jorga K, et al. 2006. A novel strategy for physiologically based predictions of human pharmacokinetics. Clinical Pharmacokinetics, 45: 511-542.

Jornil J, Jensen K G, Larsen F, et al. 2010. Identification of cytochrome p450 isoforms involved in the metabolism of paroxetine and estimation of their importance for human paroxetine metabolism using a population-based simulator. Drug Metabolism and Disposition, 38: 376-385.

Jungermann K. 1988. Metabolic zonation of liver parenchyma. Seminars in Liver Disease, 8: 329-341.

Jungermann K. 1995. Zonation of metabolism and gene-expression in liver. Histochem Cell Biol, 103: 81-91.

Jungermann K, Kietzmann T. 1997. Role of oxygen in the zonation of carbohydrate metabolism and gene expression in liver. Kidney Int, 51: 402-412.

Juurlink D N, Gomes T, Ko D T, et al. 2009. A population-based study of the drug interaction between proton pump inhibitors and clopidogrel. CMAJ : Canadian Medical Association Journal=Journal De l'Association Medicale Canadienne, 180: 713-718.

Kato M, Shitara Y, Sato H, et al. 2008. The quantitative prediction of CYP-mediated drug interaction by physiologically based pharmacokinetic modeling. Pharmaceutical Research, 25: 1891-1901.

Khalil F, Laer S. 2011. Physiologically based pharmacokinetic modeling: methodology, applications, and limitations with a focus on its role in pediatric drug development. Journal of Biomedicine & Biotechnology,(1): 137-143.

Kinlaw W B, Tron P, Witters L A. 1993. Thyroid-hormone and dietary carbohydrate induce different hepatic zonation of both spot 14 and acetyl-coenzyme-a carboxylase-a novel mechanism of coregulation. Endocrinology, 133: 645-650.

Kunze A, Huwyler J, Poller B, et al. 2014. *In vitro-in vivo* extrapolation method to predict human renal clearance of drugs. Journal of Pharmaceutical Sciences, 103: 994-1001.

Lauffenburger D A, Kennedy C R. 1983. Localized bacterial-infection in a distributed model for tissue inflammation. J Math Biol, 16: 141-163.

Lennernas H. 2007. Intestinal permeability and its relevance for absorption and elimination. Xenobiotica, 37: 1015-1051.

Lin J H, Sugiyama Y, Awazu S, et al. 1982. Physiological pharmacokinetics of ethoxybenzamide based on biochemical data obtained *in vitro* as well as on physiological data. Journal of Pharmacokinetics and Biopharmaceutics, 10: 649-661.

Loftsson T, Brewster M E. 2008. Physicochemical properties of water and its effect on drug delivery - a commentary. Int J Pharm, 354: 248-254.

Masui K, Kira M, Kazama T, et al. 2009. Early phase pharmacokinetics but not pharmacodynamics are influenced by propofol infusion rate. Anesthesiology, 111: 805-817.

McCarley K D, Bunge A L. 2001. Pharmacokinetic models of dermal absorption. Journal of Pharmaceutical Sciences, 90: 1699-1719.

Modok S, Hyde P, Mellor H R, et al. 2006. Diffusivity and distribution of vinblastine in three-dimensional tumour tissue: experimental and mathematical modelling. European Journal of Cancer, 42: 2404-2413.

Nestorov I. 2007. Whole-body physiologically based pharmacokinetic models. Expert Opinion on Drug Mctabolism & Toxicology, 3: 235-249.

Oinonen T, Nikkola E, Lindros K O. 1993. Growth hormone mediates zone-specific gene expression in liver. FEBS Letters, 327: 237-240.

Pang K S, Schwab A J, Goresky C A, et al. 1994. Transport, binding, and metabolism of sulfate conjugates in the liver. Chem Biol Interact, 92: 179-207.

Papper E M, Kitz R J. National Research Council(U. S.). 1963. Subcommittee on Anesthesia. Uptake and Distribution of Anesthetic Agents(McGraw-Hill).

Parrott N, Lave T. 2008. Applications of physiologically based absorption models in drug discovery and development. Molecular Pharmaceutics, 5: 760-775.

Peters S A. 2012. Physiologically-Based Pharmacokinetic(PBPK)Modeling and Simulations: Principles, Methods, and Applications in the Pharmaceutical Industry(John Wiley & Sons).

Philibert J. 2005. One and a Half Century of Diffusion: Fick, Einstein, before and beyond. Diffusion Fundamentals, 2: 1-10. <Physiological parameters in laboratory animals and humans. pdf>.

Poirier A, Cascais A C, Funk C, et al. 2009. Prediction of pharmacokinetic profile of valsartan in human based on *in vitro* uptake transport data. Journal of Pharmacokinetics and Pharmacodynamics, 36: 585-611.

Poulin P, Theil F P. 2002. Prediction of pharmacokinetics prior to *in vivo* studies. II. Generic physiologically based pharmacokinetic models of drug disposition. Journal of Pharmaceutical Sciences, 91: 1358-1370.

Poulin P, Haddad S. 2013. Toward a new paradigm for the efficient *in vitro-in vivo* extrapolation of metabolic clearance in humans from hepatocyte data. Journal of Pharmaceutical Sciences, 102: 3239-3251.

Poulin P. 2015. Drug distribution to human tissues: prediction and examination of the basic assumption *in vivo* pharmacokinetics-pharmacodynamics(PK/PD)research. Journal of Pharmaceutical Sciences, 104(6): 2110-2118.

Ridgway D, Tuszynski J A, Tam Y K. 2003. Reassessing models of hepatic extraction. J Biol Phys, 29: 1-21.

Rostami-Hodjegan A, Tucker G T. 2007. Simulation and prediction of *in vivo* drug metabolism in human populations from *in vitro* data. Nat Rev Drug Discov, 6: 140-148.

Rowland M, Matin S B. 1973. Kinetics of drug-drug interactions. Journal of Pharmacokinetics and Biopharmaceutics, 1: 553-567.

Rowland M, Balant L, Peck C. 2004. Physiologically based pharmacokinetics in drug development and regulatory science: a workshop report(Georgetown University, Washington, DC, May 29-30, 2002). The AAPS Journal, 6: 56-67.

Rowland M, Peck C, Tucker G. 2011. Physiologically-based pharmacokinetics in drug development and regulatory science. Annual Review of Pharmacology and Toxicology, 51: 45-73.

Rowland M. 2013. Physiologically-based pharmacokinetic(PB/PK)modeling and simulations principles, methods, and applications in the pharmaceutical industry. CPT: Pharmacometrics & Systems Pharmacology, 2: e55.

Schmitt W, Willmann S. 2004. Physiology-based pharmacokinetic modeling: ready to be used. Drug discovery today. Technologies, 1: 449-456.

Schwab A J, Tao L, Kang M, et al. 2003. Moment analysis of metabolic heterogeneity: conjugation of benzoate with glycine in rat liver studied by multiple indicator dilution technique. J Pharmacol Exp Ther, 305: 279-289.

Shibata Y, Takahashi H, Ishii Y. 2000. A convenient *in vitro* screening method for predicting *in vivo* drug metabolic clearance using isolated hepatocytes suspended in serum. Drug Metabolism and Disposition, 28: 1518-1523.

Streetman D S, Bertino J S, Nafziger A N. 2000. Phenotyping of drug-metabolizing enzymes in adults: a review of *in-vivo* cytochrome P450 phenotyping probes. Pharmacogenetics, 10: 187-216.

Sugano K, Kansy M, Artursson P, et al. 2010. Coexistence of passive and carrier-mediated processes in drug transport. Nat Rev Drug Discov, 9: 597-614.

Sung J H, Esch M B, Shuler M L. 2010. Integration of in silico and *in vitro* platforms for pharmacokinetic-pharmacodynamic modeling. Expert Opinion on Drug Metabolism & Toxicology, 6: 1063-1081.

Tanaka C, Kawai R, Rowland M. 1999. Physiologically based pharmacokinetics of cyclosporine A:

reevaluation of dose-nonlinear kinetics in rats. Journal of Pharmacokinetics and Biopharmaceutics, 27: 597-623.

Tang H, Mayersohn M. 2006. A global examination of allometric scaling for predicting human drug clearance and the prediction of large vertical allometry. Journal of Pharmaceutical Sciences, 95: 1783-1799.

Teorell T. 1937. Kinetics of distribution of substances administered to the body, I: the extravascular modes of administration. Archives Internationales de Pharmacodynamie et de Therapie, 57: 205-225.

Thompson C M, Sonawane B, Barton H A, et al. 2008. Approaches for applications of physiologically based pharmacokinetic models in risk assessment. Journal of Toxicology and Environmental Health: Part B, Critical Reviews, 11: 519-547.

Tucker G T. 1992. The rational selection of drug interaction studies: implications of recent advances in drug metabolism. International Journal of Clinical Pharmacology, Therapy, and Toxicology, 30: 550-553.

Umehara K I, Camenisch G. 2012. Novel *in vitro-in vivo* extrapolation(IV-IVE)method to predict hepatic organ clearance in rat. Pharm Res, 29: 603-617.

Ungell A L. 2004. Caco-2 replace or refine? Drug Discov Today Technol, 1: 423-430.

Vuignier K, Schappler J, Veuthey J L, et al. 2010. Drug-protein binding: a critical review of analytical tools. Analytical and Bioanalytical Chemistry, 398: 53-66.

Wang J X, Li W Q. 2014. Test hysteresis in pharmacokinetic/pharmacodynamic relationship with mixed-effect models: an instrumental model approach. J Biopharm Stat, 24: 326-343.

Watanabe T, Kusuhara H, Maeda K, et al. 2009. Physiologically based pharmacokinetic modeling to predict transporter-mediated clearance and distribution of pravastatin in humans. The Journal of Pharmacology and Experimental Therapeutics, 328: 652-662.

Willmann S, Schmitt W, Keldenich J, et al. 2004. A physiological model for the estimation of the fraction dose absorbed in humans. Journal of Medicinal Chemistry, 47: 4022-4031.

Willmann S, Höhn K, Edginton A, et al. 2007. Development of a physiology-based whole-body population model for assessing the influence of individual variability on the pharmacokinetics of drugs. Journal of Pharmacokinetics and Pharmacodynamics, 34: 401-431.

Willmann S. 2009. The in silico child. Can computer simulations replace clinical pharmacokinetic studies? Pharmazie in Unserer Zeit, 38: 62-67.

Yang J, Jamei M, Yeo K R, et al. 2007. Prediction of intestinal first-pass drug metabolism. Current Drug Metabolism, 8: 676-684.

Zakeri-Milani P, Valizadeh H, Tajerzadeh H, et al. 2007. Predicting human intestinal permeability using single-pass intestinal Perfusion in rat. Journal of Pharmacy & Pharmaceutical Sciences: A Publication of the Canadian Society for Pharmaceutical Sciences, Societe Canadienne Des Sciences Pharmaceutiques, 10: 368-379.

第四篇

药代-药效关联性研究

第十三章 概 述

现代药理学研究主要由药代动力学和药效动力学两部分构成，前者主要描述药物在机体的处置过程及运行轨迹，同时着重揭示组织或靶点周边的药物暴露及其经时变化规律；后者则重在描述药物对机体的作用，药物与靶点相结合启动了效应产生过程，而这种效应启动过程往往是随时间和药物浓度变化的动力学过程。药代-药效（PK-PD）关联性研究则是衔接药代动力学和药效动力学的桥梁，也是整合两大药理学核心任务的关键技术。PK-PD 关联性研究能较客观地阐明“时间-血浆/组织药物浓度-效应”间的多维关系，在药物的早期筛选、新药临床前研究、药物剂型改造、临床给药方案优化、药物毒性评估、多药联合用药等领域具有重要的应用价值。

在多数情况下，人们观察到的 PK-PD 关联性都是非线性的变化过程（见本篇第十五章）。如何才能准确预测这样一个多维因素参与、涉及药物在人体整个处置及其药效产生的过程？其前提是要阐明 PK-PD 关联性所涉及整个过程的机制：第一，药物的暴露部位和暴露量必须明确；第二，药物作用的靶点必须明确；第三，所产生的效应指标是什么；第四，确定这种效应指标与靶点之间是什么关系；第五，确定上述过程的数学关系，建立模型并加以验证。

关于药物的暴露部位、暴露量及其数学模型，本书已经在前三篇进行了详尽阐述（见 PK 模型部分）。有关靶点信息，也已有详尽的综述资料（Berggren et al.，2012），阐述了已报道的上千个治疗靶点及其对应药物。本篇主要讲述的是效应指标的选择原则，并根据效应指标与靶点之间的关系和物理过程，选择合适的数学模型，完成建模和分析。

本篇第十四章药效动力学表征部分将首先介绍稳态理论，人体稳态与疾病的关系，以及生物能量医学等概念，其次将讲述 PK-PD 研究中效应指标的选择原则。这些概念的讲述主要是想强调这样一个事实：人体其实是一个非常复杂而精妙的多维网络系统，绝大部分药物的作用靶点都只是这个庞大网络系统的一个节点，而药物效应的产生则是药物作用到靶点，经历了整个网络系统的增强、减弱甚至改变，最终效应产生过程必然是非线性的，其所需要的数学模型也是多因素参与的。在 PK-PD 关联性研究中，所选取的 PD 指标一般可分为 4 类：①生化指标：机体某种/某类具体成分的含量或功能（或其单位时间内的变化规律），如一些生物标志物（biomarker）的含量及其变化规律。②物理指标：如体液 pH、血压、心率、肿瘤大小、肿胀体积等。③影像学指标：组织影像、病理切片等；④其他指标：如死亡率、五年生存率、无进展生存率等。其中，第一类指标就是人体多维网络系统中的某个节点或该节点的状态指标，从药物-靶点相互作用到该类指标的变化，就经历了网络过程；而第二类指标则是机体多维网络变化的一个局部器官、组织的量化指标；第三类指标是局部组织、器官的形态指标，是药物效应反映到机体组织、器官水平的一个体现；第四类指标则距离药物作用靶点已经非常遥远，描述这种过程的数学模型也就非常复杂了，但这类指标通常是临床疗效的终点指标（end point），是病人及医生最为关心的。

众所周知，除少数药物作用在血液系统外，大多数药物的作用靶点都位于组织细胞内。本书前几章已经阐明，药物进入机体到作用靶点的传质过程中会历经多种人体功能蛋白的作用，在吸收、分布、代谢和排泄等多环节存在个体间差异性和局部区域异质性，加之药效靶点分布和功能上的异质性和变异使得药物在个体上的响应更具复杂性。因此，在开展 PD 研究之前，对疾病状态、发病机制及药效动力学评价指标的研究和确认就显得非常关键。传统的 PK-PD 关联性研究中多选择“对症治疗”（治标）的效应指标，缺乏“对因治疗”（治本）的效应指标。近年来，基于体液多成分改变的组学技术（如蛋白质组学、代谢组学等），以多靶点-多通路为核心的网络药理学或系统药理学等新型技术试图从系统层面去找寻药物效应发挥及可反映药物对病态体系纠偏能力的特异性指标，但这些技术往往把体液成分改变与系统状态/特征的改变混为一谈，这也是目前 PD 指标选择上易犯的错误。

与 PK 模型相似，PK-PD 模型的选择也因其研究对象和研究目的的不同而不同，即本篇第十五章的主要内容。例如，新药研发中所用的 PK-PD 模型多为理想极致性模型和“均值”模型，其目的主要是在新药研发阶段去预测药物的口服生物利用度、肝清除率、体内 EC_{50} 等参数，进而指导Ⅰ期临床试验给药剂量的确定及试验方案的优化。而临床应用型的 PK-PD 模型多为非理想状态下的个体化模型，其目的是更好地指导药物的个性化使用，因此需要整合更多变量，尤其对于老人、儿童及危重病人等特殊人群，其个体生理参数、疾病状态参数及个体药物处置相关参数的输入显得尤为重要。PK-PD 关联性研究依据基础参数选择上的差异，可分为经验性、半经验性和机理性模型，但不管何种模型，其本质或内在关系决定了该模型的适用范围及“正确与否”。而在数理算法与模型构建上，PK-PD 关联性研究则可分为直接连接（direct-link）和间接连接（indirect link）PK-PD 模型，直接效应和间接效应 PK-PD 模型，软连接和硬连接 PK-PD 模型，时间非依赖性和时间依赖性 PK-PD 模型，并在第十六章设置了应用实例，供大家参考。

本篇有别于一般药理学教科书对 PK-PD 的介绍，更多的是强调系统药理学中机体本身应有的状态特征及机体-药物相互作用机制。在高度关注系统性、因果性、稳态性、缓冲性的基础上，对机体各类成分的千变万化、上下游通路-网络关系、细胞异质性、功能高度分化等给予重视。在 PD 指标的选择上，力求选择那些有明确因果关系且经多重实验验证的效应指标。在定量测定 PD 指标的基础上，可进一步借助 PK-PD 关联性研究阐明药物与机体间的相互作用。为此，本篇将着重介绍 PD 指标的选择依据，常用 PD 指标及 PD 模型，PK-PD 关联性研究的类别，模型构建流程、算法与程序及其应用。本篇内容的设置旨在帮助研究人员确定最适药理学研究模型并获取最适参数和指标，最终借助 PK-PD 关联性研究更准确和全面地预测和描述特定剂量和给药方案下目标药物效应随时间变化的规律。

从方法论上讲，第十四章药效动力学表征不仅涉及整体论的描述性研究（第二节“稳态及其与疾病关系的介绍”），还涉及基于还原论的拆分性研究（第三节“药物作用机制及其决定因素”），第十五章 PK-PD 建模及其常用模型则是在深入剖析和还原的基础上，根据找到的关键因素及其物理过程和定量关系，以数学模型的方式进行系统重建和模拟。这种经过严谨的整体论分析、还原论拆分并最后重建的 PK-PD 模型，也就是基于机理的模型，将会有非常好的预测能力和指导意义。但可惜的是，目前真正基于机理的 PK-PD 重建模型仍鲜有报道。

第十四章　药效动力学表征

第一节　概　　述

药物效应动力学，英文 pharmacodynamics，简称 PD，研究药物对机体的影响，即研究药物的效应及其作用机制，以及药物浓度与效应之间关系规律的科学，是药理学的理论基础。

药物对机体的作用包括两部分，药物作用（drug action）和药物效应（drug effect）。药物作用是药物对机体的初始作用，或引起效应前的初始理化性质反应，如药物与受体相互作用后产生的初始信号；药物效应则是药物作用的结果，是机体功能性反应的表现，引起机体生理、生化功能的继发性改变。药物效应又可分为药物的治疗效应和不良反应。治疗效应，就是人们期望的效应，即病人用药后所引起的符合药用目的的效应，有利于改变病人的生理、生化功能或病理过程，使机体恢复正常。不良反应，是不符合用药目的的、给病人带来不适或痛苦的反应，统称为药物的不良反应。根据治疗目的、用药剂量的大小或不良反应的程度，药物的不良反应可分为：副作用，毒性反应，变态反应，后遗效应，激发反应，停药反应和特异质反应。

重点区分药物初始作用与药物效应的目的在于强调药物的初始作用（action）与效应（effect）之间可能存在的异质性或者非线性，两种作用过程中有多种信号传递或者其他物理过程存在。这种从初始信号到最终效应过程的复杂性，往往会引起药物初始作用信号的放大、延迟或消逝，而药物的初始作用及其强度与靶点周围的药物浓度（血药浓度、细胞或组织中的药物浓度）有较强的相关性。作为 PD 研究的重点，药物的作用需要与药物代谢动力学研究结果——血药浓度形成关联。但是，药物代谢动力学所得到的血药浓度与药物所产生的效应之间的关系不是简单的线性关系所能解决的。首先，血药浓度与药物作用靶点周围的药物浓度是否等同是第一个需要考虑的问题。通常来说，靶点分布在血液中的药物仅占常用药物总数的 30%，大多数药物的治疗靶点分布在组织或者细胞内。其次，药物作用于靶点所产生的初始作用效应与最终药效表现是否一致是解决血药浓度与药效关联的另一大问题，以细胞信号通路的级联关系为例，治疗癌症的周期阻滞剂类药物的直接作用靶点是调控细胞周期的蛋白激酶，表现为激酶磷酸化水平的变化，而参与周期调控的蛋白激酶引起细胞信号通路的级联放大将会导致相关基因表达的开启或关闭，表现为 DNA、蛋白质合成相关蛋白质表达量的降低，两种效应表现之间存在复杂的信号通路及网络过程。因此，要正确地进行 PD 研究，将药代动力学研究所得结果应用在药效的分析上，一是要明确药物治疗靶点的分布情况，以正确的方式将血药浓度与药物作用位点浓度关联起来，二是要准确合理地选择表征药物治疗效果的药效指标，以科学合理地反映药物浓度与药效之间的定量关系。

当然，除了剂量之外，影响药物效应的因素还有很多。药物产生的药理作用和临床效应是药物与机体相互作用的结果，受药物和机体多种因素影响。其中药物因素（pharmaceutical factor）包括：药物制剂和给药途径、药物相互作用。机体因素（physical factor）包括：年龄、性别、遗传因素、特异质反应、疾病状态、心理因素、长期用药引起的机体反应性变化等。本章重点阐述与 PK 关联的 PD 研究，在此不对上述几种因素进行深入讨论。

人类有机体的组成包含多个层次，从小分子化合物、大分子蛋白质等，到由其构成的细胞信号网络通路，到单个的有机组成细胞，再到不同细胞类群构成的器官，上升至器官协作形成的机体系统，构成完善的能维持自身稳态的物质传递及生物转化系统，决定着任何以机体为研究对象的科学分析都必须以动态的、整体的、稳健的眼光进行分析。因此，要进行科学合理的药效动力学研究，不仅仅要求人们要知其细节，更重要的是必须有整体和系统观念上的认识，这样才能通览全局，得到科学合理的研究结论和具有参考价值的推论分析。

第二节　药物、疾病与系统稳态间的关系

一、人体稳态：能量代谢、糖代谢、脂代谢的平衡与稳态机制

人体是一个非常复杂而精妙的多维相互作用的稳态系统，维持着机体的功能在一个正常的范围之内。这种过程对人类的生存，甚至所有生命体的生存都是至关重要的。例如，对于人体而言，人体的体液正常 pH 精确保持在 7.35~7.45，体温维持在 36.5~ 37.3℃，渗透压浓度通过水盐平衡稳定调节在 280~320 mmol/L，血糖水平通过激素调节稳定在空腹血糖浓度 3.61~6.11 mmol/L，血压水平保持收缩压在 90~140 mmHg①，舒张压保持在 60~90 mmHg。另外，机体还要维持氧化还原状态的平衡，确保正常的生理活动能够进行而没有过量的二氧化碳累积。如此精准的状态指标，所依赖的是人体复杂的多维“维稳系统”。

机体 pH 的维持是通过三个调节系统进行的，首先是肾，肾可以通过尿液排掉多余的有机酸：肾调节酸碱平衡的能力最强，一切非挥发性酸和过剩的碳酸氢盐都必须经过肾排出，它的主要作用是排出 H^+，回吸收 Na^+和 HCO_3^-。其次是呼吸系统，呼吸会快速排掉很多酸性成分：肺是排出体内挥发性酸（H_2CO_3）的重要器官，血中 CO_2 分压增高时，便兴奋呼吸中枢，使呼吸加深加快，加速 CO_2 排出，降低血中 H_2CO_3 的浓度；血中 CO_2 分压降低时，呼吸就变慢变浅，减少 CO_2 排出。再者是体液，体液会中和酸性废物：血液中 HCO_3^-/H_2CO_3 是最重要的一对缓冲物质，体内酸增多时，HCO_3^-与 H^+结合（$H^+ + HCO_3^- \rightarrow H_2CO_3 \rightarrow CO_2\uparrow + H_2O$），使酸中和；碱增多时，$H_2CO_3$ 放出 H^+去中和碱（$OH^- + H_2CO_3 \rightarrow HCO_3^- + H_2O$），来保持血液 pH 在正常范围内。因此，正常生物体的体液酸碱度（pH）总是稳定在一定的动态范围之内。

血糖调节通常通过胰岛素和胰高血糖素进行，正常机体稳态下血糖的来源包括体外摄入和体内糖原分解，通过血液运输与组织交换，在细胞中参与能量代谢、物质转化或者重新合成糖原物质以维持血糖含量的稳定。胰岛素由胰岛β细胞分泌，能够有效地将葡萄糖转运到细胞中，其调节机制是促进这些细胞利用更多的葡萄糖。如果细胞内血糖

① 1 mmHg=1.333 22×10^2 Pa。

含量高，细胞内代谢机能会将多余的葡萄糖转化为糖原储存起来，防止可溶性的葡萄糖对细胞代谢产生影响。这一系列机制作用后的最终结果是血糖水平的降低。胰高血糖素由胰岛α细胞分泌，促进细胞分解糖原或其他非糖物质通过糖异生途径生糖，因此具有抑制低血糖的作用。通常来说，饮食或剧烈的运动会使血糖含量在短期内剧烈上升，但这种扰动在血糖调节过程的耐受范围内，经过机体能量代谢和合成反应，多余的血糖被转化，从而恢复血糖的正常范围，而一旦扰动超过机体的承受能力或机体自身稳态调节出现漏洞，如胰岛素分泌不足或细胞对胰岛素的敏感性降低，则血糖平衡被打破无法及时复原，产生诸如糖尿病等严重代谢性疾病。

肝、肾、脑（脑内植物神经等调节内分泌）等都能够调节和维持机体稳态。肝的作用在于清除外来和内源性毒物、维持糖类代谢及血液稳态等。肾则负责调节血中水和离子水平的平衡，调节血液 pH，并排出尿素和其他废弃物。而当上述器官所参与的稳态平衡被打破时，如肝代谢酶发生异常，体内毒素无法及时清除，会导致中毒现象；而肾功能异常，酸性代谢物质不能及时排出而在体内产生堆积，则会造成尿毒症酸中毒。

二、稳态与疾病的形成

机体稳态的维持需要依靠组织器官的协作，需要正负双向的反馈调节协同作用，这些复杂环节过程中一旦出现变化，就非常容易产生机体内源性的非稳定状态，很多疾病的产生与这种非稳态的形成有关，而几乎所有的疾病都是机体原有稳态，如能量代谢、糖代谢、脂代谢的平衡与稳态被打破的结果。

从稳态的观点来说，疾病成因包括以下几个方面。

（1）内源性非稳态的形成

这其中又包含两方面的因素：一是年龄因素，二是非年龄因素造成的内源性变化，如遗传因素造成的基因缺陷等。年龄因素即人们通常所说的衰老，组织器官随着机体年龄不断增长，调控的有效性不断下降，导致机体原有的维稳系统变得松弛而无法将机体生理代谢水平维持在一定的范围，从而产生生理波动，造成疾病。遗传因素造成的非正常情况属于机体缺失维持正常稳态所需要的部分环节，这类机体可能建立弱的稳态平衡或者无法建立稳态平衡而需要借助外界条件来维持自身内源性的稳定状态，否则无法正常生存。

（2）外界刺激所引发的机体稳定状态变化

机体稳态系统具有缓冲刺激、容纳一定程度变化的能力。当外界环境条件刺激达到一定程度而超过机体稳态系统所能够承受的最大值时，机体系统的原有状态将被打破而无法在短时间内恢复，这时所形成的非正常情况是疾病成因的一个重要组成，典型的例子包括细菌病毒感染。由于这类疾病成因中几乎所有导致疾病产生的物质都需要通过血液对机体进行刺激，也可以将这类疾病成因归结为血液毒性。

（3）内外因共同作用下的非稳态形成

外源环境刺激对机体的影响有时并不能直接显示出来，而是通过一段漫长时间的累积，逐渐改变机体某些物质的含量或者对局部组织的基因水平产生改变，以量变积累产生质变的方式，促使机体正常平衡逐渐偏移，最终导致不可逆的非稳态效果。在这种情况下，外源刺激信号是疾病形成的根本原因，而最终表现为机体自身的调节系统异常。因此，这种情况的疾病形成一般概述为内外因共同作用下的非稳态形成，这一类型疾病的典型例子包括极端条件下诱发的癌症或重金属中毒等。

（4）医学无法解释症状

有一个现实生活中常见的，甚至是几乎每个人都会遇到的问题可以帮助人们更好地理解疾病与系统稳态之间的关系。现实生活中，每个人几乎都遇到过这样的情景，忽然感到头晕、胸闷、全身酸痛无力，或者没有精神，然而当去求助于医生的时候，医生经过一系列的现代医学手段对你进行检查和分析，最后这些指标却都在正常范围之内。因此，医生会给出诊断说你很正常，没有问题，或者最多推测你可能最近比较累，需要休息。然后给出的解决办法就是多休息，注意观察。而问题可能没有解决，此时的你可能不得不承受着这种被医生认定为“不是病”或者“医学无法解释症状（medically unexplained symptoms，MUS）”所带来的困扰，甚至影响了正常的工作和生活（Edwards et al.，2010，Eriksen et al.，2013）。那么这种状态究竟是不是病，应不应该得到重视和进行治疗呢？这里就牵扯到系统稳态评价和评价指标（如生理指标，本章后续几节将会重点和详细介绍）的选择问题。其实按照系统稳态理论，当机体自身的稳态发生了偏移甚至被打破，而且短时间内难以迅速恢复，而机体（如人体）遭受着自身系统稳态被扰乱产生的各种不适或者不便，即可称为不健康的状态或者患病状态。只不过，现代医学虽然已经非常发达，但是受限于医疗资源（如医院、医生、医疗器械、药物等）的有限性，临床实践中医生在定制判定一个人是否患病时的生理指标（如血压、血糖、身体体温，以及一些影像学的形态结果等）时，必须有个阈值，即生理指标未超出该阈值的即认为处于正常范围，不判定为疾病。这也就是为什么上述这种感到不适的“医学无法解释病症”医生不认为是患病，而不会“浪费”医疗资源进行治疗。

其实，这种 MUS 现象在发达国家也非常常见，且是欧洲和其他工业化国家公共医疗面临的重大挑战。美国国家卫生研究所（NIH）将 MUS 定为最常见的医学问题。由于这些情况无法解释的特点，加上诊断名称和定义的多样性，对流行趋势和成本的估计就成为了先驱性的工作。虽然如此，得到的数字还是给了人们一个清晰的暗示：即这样的情况很常见，并且代表了社会的大笔支出。英国初级护理心理健康论坛（The UK Forum for Mental Health in Primary Care）估计全国每年花费在 MUS 上的医疗费用超出了 31 亿（总数为 180 亿）英镑。MUS 的门诊费用增长了 20%~50%，在住院治疗中增长了 30%。英国卫生局，如 NHS 联盟等的心理健康网络估计多达 20%的初级保健医生被任命关注 MUS。2007 年，有 5%的加拿大人（总人口 120 万）遭受 MUS，包括多元化学敏感性、纤维肌痛和慢性疼痛。在德国的初级医疗实践中，MUS 占了已报道症状的 66%，且在妇女、年轻人和外籍人员中有较高的发病率。

当然，产生这种“医学无法解释病症”的原因并不十分清楚，目前推测的原因有很多，而且没有单一的、简单的诱因，如没有清晰的精神躯体区分，没有共同的经历，一些医学上原因不明的现象等。MUS 问题可以解读为一个经验性事件，需要医学领域做更多与其他疾病相同的应对措施来解决。从这一观点来看，更多的观察数据、随机对照实验（RCT）、症状频数及分类法可能最终会对这些条件有一个清晰的理解。另外，有人建议说 MUS 显示了以医学为基础的证据的局限性。这可能意味着 MUS 标志着一种需要解决的潜在的更深层次的哲学问题。

MUS 问题主要在于目前没有因果关系明确的病因解析，缺乏有效可行的诊断描述及针对这些情况的干预措施不足。这个问题可以以不同的方式进一步阐明。

—症状的生物物理学原因或紊乱发展过程中的不同因素是未知的。

—一些与紊乱发展有关的可能因素虽然已知，但潜在的机制并不明确。

—没有发现足够的心理或有机病理学因素。

—医疗检查后仍有未确诊的症状。

综合有关文献，MUS 揭示了一个普遍的期望，即如果对症状和它们潜在的条件进行足够的研究，最终还是能够给出某种解释的。这意味着“不明原因”的标签，其因果机制只是暂时隐藏，未被发现。Vandvik 在 IBS 发表评论时提出这一观点：“虽然我们正在等待一个可能的解释和许多其他神秘的条件”。同样的，Yunus 讨论了中央敏感综合征（central sensitivity syndromes，CSS）和附属的低水平诊断如慢性疲劳综合征（chronic fatigue syndrome，CFS）的多维诊断，慢性疲劳综合征中会出现多种神经内分泌、免疫学、大脑功能异常的现象已经被证实，但是它们与疲劳的因果关系仍然是不确定的。从医学的角度来看，MUS 的初步结论是由人们不完整的知识所导致的认识论问题。

三、生物能量医学及其发展前景

生物能量指的是能量代谢的化学和分子生理学状态。生物能量大部分情况下指的是单个细胞水平，如一个细胞的生物能量状态一般被归纳为是该细胞所含有的一些储能中间体，如 ATP 的含量。细胞内储能中间体的产生速率和消耗速率决定了这一参数。

生物能量医学（bioenergetic medicine）（Swerdlow，2014）指的是通过对体内生物能量流的调节和影响从而对机体健康产生积极的作用。生物能量医学的实施很大程度上依赖于质量作用定律，以及监控和反映能量流调控效果的影响系统。既然经典的能量代谢途径，如糖酵解、三羧酸循环、氧化磷酸化等都是互相交叉和交织的，那么靶向调节一个能量流的同时很可能会改变其他能量流，从而使得整个治疗方案的设计复杂化。幸运的是，这种间接的作用在一定程度上是可预测的，甚至从治疗的角度讲也可能是人们所期望的。对于一些疾病而言，如神经退行性疾病及癌症等，基于生物能量医学的干预疗法正从实验室转化到临床。

很多疾病都有生物能量紊乱的特征。生物能量的损害可以起始于线粒体外的代谢途径，也可能是线粒体内部的代谢途径。至今，绝大部分生物能量流紊乱都是后者。一类主要影响肌肉和大脑的疾病——线粒体脑肌病，起始于遗传性的线粒体 DNA 突变。对于大多数这种疾病而言，起因源于线粒体 DNA 中的一个 tRNA 基因的突变。蛋白质的一级结构并没有改变，但是整个电子传递链（ETC）的 V_{max} 却降低了。据推测，V_{max} 的降低可能源于 ETC 相关蛋白质表达量的减少，从而降低了有氧呼吸作用能量流的产生，进而导致了疾病特异性症状的产生。线粒体 DNA 蛋白质编码基因的突变也会导致疾病，主要是通过改变呼吸链酶的功能。其中最常见的就是 Leber 遗传性视神经病变，与复合物Ⅰ的亚基基因突变有关。其他两种病变，母系遗传 Leigh 综合征与神经病变，以及视网膜病综合征，都与复合物Ⅴ的一个亚基基因突变有关。

生物能量的改变能够直接影响代谢流。在肉碱棕榈酰转移酶缺陷症中，异常蛋白存在于线粒体内部，直接导致了底物到脂肪酸β-氧化途径的转运。在McArdle's疾病中，阻止糖原分解。其他的遗传疾病则更多的是间接影响生物能量。在亨廷顿疾病（HD）中，突变蛋白（Huntingtin 蛋白）会通过与线粒体外膜的护理作用，或者通过影响核基因的转录来调控线粒体功能，影响生物能量。帕金森病中，病人出现强直、震颤和缓慢等神经退行性运动障碍，说明在一些情况中是属于遗传性疾病。帕金森疾病通常表现出复合物Ⅰ的活力下降。其中复合物Ⅰ在帕金森病中的作用已有很多文献。阿尔茨海默病病人表现出认知能力下降，也显示出与生物能量通路相关的特征。细胞色素氧化酶（COX）、丙酮酸脱氢酶复合体（PDHc）和α-酮戊二酸脱氢酶复合体的活力往往在AD病人中比正常人体要低。

质量作用定律指的是化学反应速率与反应物的有效质量成正比。该定律可以更严格完整地表述为：元反应的反应速率与各反应物的浓度的幂的乘积成正比，其中各反应物的浓度的幂的指数即为元反应方程式中该反应物化学计量数的绝对值［式（14-1）~式（14-3）］。

$$\mathrm{A} \rightarrow \mathrm{B} \qquad \frac{-\mathrm{d}[\mathrm{A}]}{\mathrm{d}t} = k[\mathrm{A}] \tag{14-1}$$

$$\mathrm{A+B} \rightarrow \mathrm{AB} \qquad \frac{-\mathrm{d}[\mathrm{A}]}{\mathrm{d}t} = k[\mathrm{A}][\mathrm{B}] \tag{14-2}$$

$$\mathrm{A+A} \rightarrow \mathrm{A_2} \qquad \frac{-\mathrm{d}[\mathrm{A}]}{\mathrm{d}t} = k[\mathrm{A}]^2 \tag{14-3}$$

生物能量流也是化学反应，其规律和模式也符合质量作用定律。增加上游代谢产物的浓度可以驱动一个生物能量流正向进行，但若增加一个能量流的下游代谢产物，则会降低该生物能量流。例如，丙酮酸的积累会抑制糖酵解，当然这一抑制可能包含了对几个不同糖酵解酶的抑制。另外，考虑质量作用定律的影响，氧化还原对（redox pairs），如NAD^+/NADH也发挥了很关键的作用。细胞胞质中的NAD^+是糖酵解能量流所需要的。可以预测的是，当胞质中的NAD^+与NADH比例降低，会降低糖酵解的能量流，而增加这一比例会加速该能量流。同样，线粒体中NAD^+与NADH的比例降低，则会降低三羧酸循环的能量流，但会增强氧化还原呼吸作用的能量流，而提高这一比例会产生相反的作用。另外，NAD^+与NADH的比例也许会同样影响丙酮酸的利用（图14-1）。

那么生物能量医学与线粒体医学具有怎样的关系？从一方面讲，绝大部分的生物能量流都是完全或者部分处于线粒体内部，或者与线粒体内部的能量流相互关联。也因此绝大多数针对能量流的调控，都会直接或者间接地影响线粒体。而通常的治疗目的，就是针对线粒体功能缺陷或者其所带来的症状。许多生物能量医学所能用到或将要发挥作用的疾病，都是有着原发性或者继发性线粒体缺陷的。从这一角度看，生物能量医学确实只是另一种形式的线粒体医学疗法。从另一方面讲，对能量流的调控可能是作用于非线粒体过程且目标是达到与线粒体不相关的效果。另外，尽管线粒体是细胞生物能量的核心，生物能量代谢途径已经超越了线粒体自身。尽管提高功能缺陷型线粒体的功能是一个非常好的结果，但可能并不是该干预措施的主要目的。此外也有可能的是，对于那些对生物能量医学可能会适用的一些疾病，其线粒体功能反而是正常的，或者一些观察到的线粒体功能变化可能也只是由于细胞适应新环境所作出的相应调整而已。因此，生物能量医学需要独立进行设计。

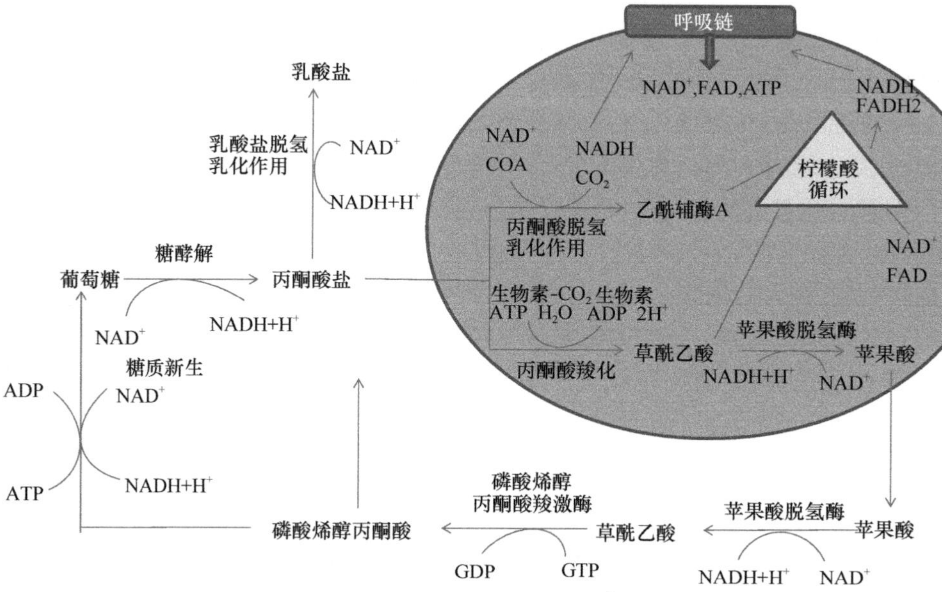

图 14-1 丙酮酸通路也受氧化还原状态的影响（修改自 Swerdlow，2014）

如图中深色区域所示，进入线粒体后，丙酮酸上的碳原子能够进一步转化为乙酰辅酶 A 进入柠檬酸循环体系，最终回到细胞质的 NAD^+/NADH 值能够影响该条通路的反应，二者比值越高，越有利于丙酮酸脱氢酶乳化反应的进行

也许不久的将来，对于那些生物能量流紊乱的疾病，如那些生物能量紊乱作为病因或者主因的疾病，如线粒体功能障碍导致的神经退行性疾病，以及癌症等，采用代谢组学、蛋白质组学等系统生物学技术对病人的生物能量流状态进行准确和实时的监控和评测，所得数据与 PK-PD 模型结合，将会大大增强治疗方案的针对性和优化设计的准确性，从而达到精准医疗的目的。

稳态是体内网络作用的平衡，因此一个指标的扰动可能并不会影响整个机体的状态。例如，为达到治疗目的，不仅需要靶向性给予某种特定的药物，还需要保证所给药物能够达到一定的浓度，即“暴露量”，这样才能扰动整个网络，从而打破病态的稳态，而且还要设计特定的给药方案，以保证这种暴露量能够持续足够长的时间，以积蓄足够的力量实现病态到健康稳态的扭转。

第三节 药物作用机制及其决定因素

一、受体学说

从药理学的角度，受体的定义是能够与药物结合产生相互作用，介导细胞信号转导的功能蛋白。受体的起源可追溯到 19 世纪 80 年代。1878 年，英国药理学家 John Langley 最先用腺体细胞上可能存在的“受体物质”（receptive substance）解释了阿托品和毛果芸香碱对猫分泌唾液的相互拮抗作用。多数受体存在于细胞膜上，并镶嵌在双层脂质膜结构中，少数受体存在于细胞内。体内能与受体特异性结合的生物活性物质称为配体（ligand），也称第一信使。受体对相应的配体有极高的识别能力，受体均有相应的内源性配体，如神经递质、激素、自体活性物质（autocoid）等。配体与受体大分子中的一小部分结合，该部位称为结合位点或受点（binding site）。受体的特征表现在灵敏性（sensitivity）、特异性（specificity）、饱和性（saturability）、可逆性（reversibility）、多样性（multiple-variation）、高亲和力（high sensitivity）和可调节性（regulability）。目前已经确定的受体有 100 多种。根据受体存在的部位，可将受体分为：细胞膜受体，细胞质受体，细胞核受体。根据受体蛋白结构、信息转导过程、效应性质、受体位置等特点，可将受体分为：G 蛋白偶联受体，离子通道受体，激酶偶联受体，核激素受体等。对于后一种受体分类，在药物作用机制理解、生命科学研究及新药研发中应用较多。

先进的现代技术已经发现一些孤儿受体（orphan receptor），即目前尚未发现其内源性配体的受体。在阐明这些孤儿受体功能的基础上，这些孤儿受体无疑是未来新药开发的靶点。

理解药物与受体间的相互作用对指导药理学研究具有重要的意义。药物与受体的相互作用机制存在以下几种学说。

1. 占领学说

Clark 在 1926 年、Gaddum 在 1937 年先后提出受体和配体的占领学说（occupation theory），该学说认为受体只有与药物结合才能被激活并产生效应，效应的强度与被占领的受体数量成正比，全部受体被占领时出现最大效应。这种结合是可逆的。1954 年 Arens 修正了占领学说，认为药物产生最大效应不需要占领全部受体，而只需要占领全部受体的 1/1000~1/100，其余的受体是多余的。该理论将决定药物与受体结合时产生效应的能力，称为内在活性（intrinsic activity）。药物与受体结合不仅需要亲和力（affinity），而且需要有内在活性才能激动受体而产生效应。只有亲和力而没有内在活性的药物，虽可与受体结合，但不能激动受体，不产生效应。1956 年 Stephenson 认为药物只占领小部分受体即可产生最大效应，未经占领的受体称为储备受体（spare receptor）。因此，当因不可逆性结合或其他原因而丧失一部分受体时，并不会立即影响最大效应。内在活性不同的同类药物产生同等强度效应时，所占领受体的数目并不相等。激动药占领的受体必须达到一定阈值后才开始出现效应。当达到阈值后被占领的受体数目增多时，激动效应随之增强。阈值以下被占领的受体称为沉默受体（silence receptor）。

2. 速率学说

Paton 于 1961 年提出速率学说（rate theory），该学说认为药物作用并不取决于被占领受体的数量，而是取决于单位时间内药物与受体接触的总次数，也就是药物分子与受体结合与分离的速率。药物效应的强弱与药物和受体结合与分离的速率成正比。结合和解离速率均快的药物为激动药，在单位时间内可产生若干脉冲，刺激受体构象改变；结合速率快但解离速率慢的药物为拮抗药，后者与受体结合牢固而不易解离；部分激动药的结合和解离速率介于激动药和拮抗药之间。

3. 二态、三态模型学说

二态模型学说（two-state model theory）认为受体的构型（conformation）分活化状态（active state，Ra）和失活状态（inactive state，Ri），Ra 和 Ri 处于动态平衡，可相互转变。药物与哪一种构型的受体结合取决于药物和受体的亲和力。激动药与 Ra 受体亲和力大，结合后可产生效应；拮抗药与 Ri 受体亲和力大，结合后不产生效应。当激动药和拮抗药同时存在，二者竞争受体，其效应取决于 Ra-激动药复合物与 Ri-拮抗药复合物的比例。如果后者较多时，则激动药的作用被减弱或阻断。部分激动药对 Ra 与 Ri 均有不同程度的亲和力，因此既引起较弱的效应，又阻断激动药的部分效应。

三态模型学说（three-state model theory）是 Leff 等在 1997 年在二态模型学说的基础而提出的。三态模型学说也认为受体可分为 Ra 和 Ri 两型，但 Ra 可与两种 G 蛋白（G_1 和 G_2）偶联，G_1、G_2 介导的效应可相同也可不相同。与 G_1 偶联者定义为 R*，与 G_2 偶联者定义为 R**。若 G_1、G_2 介导相反的效应，与其中一种激活态（R*或 R**）有高亲和力的配体是激动药；而与另一种激活态（R**或 R*）有高亲和力的配体是反向激动药；与两种激活态有不同比例亲和力的配体为部分激动药；与静息态受体有高亲和力的配体为拮抗药。这一学说对反向激动药作出了解释。

4. 药物-受体相互作用的化学本质

药物与受体结合，除了静电相互作用外，主要是通过各种化学键连接。常见的是共价键和非共价键结合。共价键的键能强大，是药物与受体结合的最强结合键，难以形成，但一旦形成就不容易断裂。在外部介质中，只有当加热和使用活性较大的化学试剂时大部分共价键才能开裂，但是在体内生物相介质中，多数共价键是在温和条件下通过酶的催化过程形成和裂解的。胆碱酯酶抑制药、某些有机磷杀虫药、烷化剂类抗肿瘤药及 β-内酰胺类抗生素等都是通过和与其相互作用的生物受体之间形成共价键结合而发挥药理作用的；药物的离子与受体带相反电荷的离子可形成离子键结合，这种离子键结合是非共价键结合中最强的一种。局部麻醉药分子与受体相互作用就是非共价键结合。

5. 立体因素对受体与药物相互作用的影响

药物和受体均有不同的三维空间结构。受体与药物结合时，各原子或基团间的距离对相互结合的引力有重要的影响。药物与受体原子或基团间的空间互补程度越大，相互结合的特异性越高、作用越强。影响该互补性并因此而改变药物与受体结合的因素有药物间官能团间的距离、手性中心及取代基空间排列的改变等。

药物与机体生物大分子的结合部位即药物靶点，其包括基因位点、受体、酶、离子通道、核酸生物大分子等。现代新药研究与开发的关键首先是寻找、确定和制备药物筛选靶——分子药靶。选择确定新颖且有效的药靶是基于靶点筛选策略发现新药的首要任务。理性的药物设计（rational drug design）可以依据生命科学研究中所揭示的包括酶、受体、离子通道、核酸等在内的潜在药物作用靶位，或其内源性配体及天然底物的化学结构特征来设计药物分子，以发现选择性作用于靶点的新药。图 14-2 和图 14-3 显示了人体潜在药物靶点的数据信息及分类。从中不难看出，酶和受体是药物的主要作用靶点，而这两类大分子也是目前基于靶点筛选策略发现新药分子的研究重点。

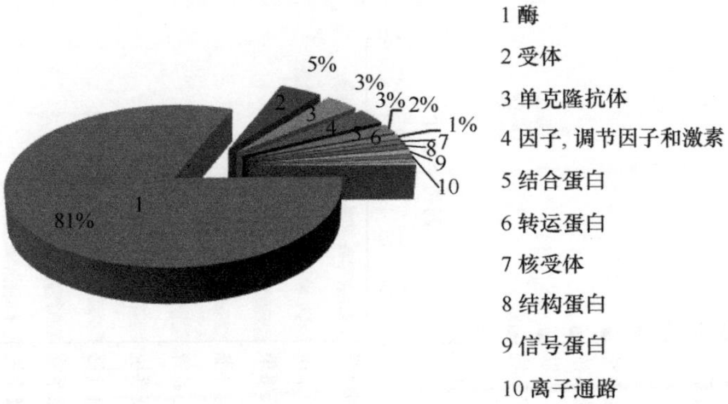

图 14-2　潜在药物靶点信息：依照生物大分子类别的靶点分布

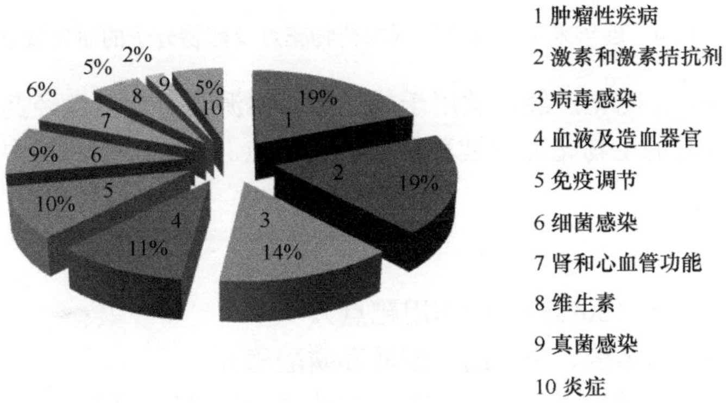

图 14-3　潜在药物靶点信息：依照治疗领域的靶点分布

在过去的半个世纪中，科学家陆续揭示了各药物靶点与人类疾病发生发展间的关系，目前已经发现的靶点共有 5000 多个，对应的药物只有约 1/3，说明并非所有靶点都能成为因果关系的“驱动者”（Berggren et al.，2012）。图 14-4 显示了不同治疗领域中药物靶点的数目及针对每个靶点已研发出的药物（含候选药物）分子数。从中可以看出，癌症和中枢神经系统疾病的作用靶点数目最多，分别为 397 个和 222 个，同时其相应的药物分子也多达 2.6 个与 2.7 个。上述信息对新药发现、老药新用和药物改造都至关重要，新药研发者在明晰药物作用靶点的基础上，可通过提高药物选择性（selectivity）或靶向性（targeting），以多靶代替单靶等方式，起到增效、改善 ADME 性质和（或）降低毒副作用的效果，从而增强市场竞争力。

二、药物靶点

生物靶点指的是机体内任何其他实体，如内源性配体或一种药物能够靶向或者结合的任何物质。常见的生物靶点包括蛋白质和核酸。其定义实际上是依赖于所讲述的背景的，可以称作是一种药理活性药物的靶点，一种激素（如胰岛素）的受体，或者其他外源刺激物的靶点。其含义是，一个靶点可被一个信号“击中”而其改变表现或功能。最常见的生物靶点是蛋白质，包括酶、离子通道和受体。

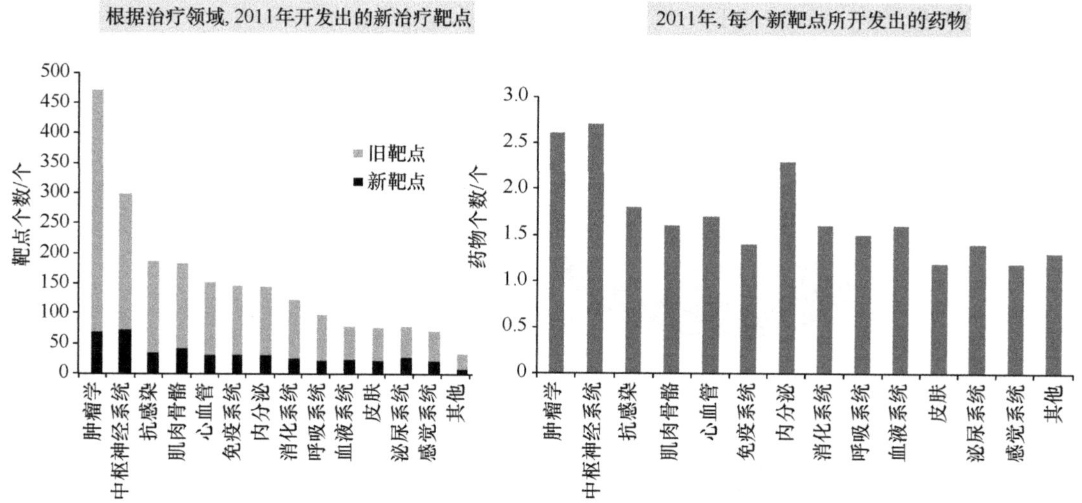

图 14-4　近年来不同治疗领域的药物靶点及药物分子的研发现状

在药学研究中，生物靶点经常被用于描述体内内源性蛋白活性经药物改变后产生期望的治疗效果。这时的生物靶点就被称作是药物靶点。目前上市药物中最常见的靶点包括以下几种

1. 蛋白质

- G-蛋白偶联受体（50%药物的作用靶点）。
- 酶（尤其是蛋白激酶、蛋白酶、酯酶和磷酸酶）。

某些抗菌药和抗肿瘤药能抑制某些酶，如磺胺药可抑制二氢叶酸合成酶，有的药物在特殊细胞内抑制酶的活性，如洋地黄的正性肌力作用是因为抑制了 Na^+, K^+-ATP 酶，细胞内 Na^+外流和细胞外 K^+内流受抑制，而使细胞内 Na^+增加。细胞内外 Na^+浓度梯度越小，经过 Na^+/Ca^{2+}交换机制排出的 Ca^{2+}越慢，最终使细胞内 Ca^{2+}浓度增加，产生正性肌力作用。

- 离子通道：配体门控离子通道（ligand-gated ion channel）；电压门控离子通道（voltage-gated ion channel）。

如钙通道拮抗剂可阻滞 Ca^{2+}通道，降低细胞内 Ca^{2+}浓度而使血管扩张。局部麻醉药通过抑制钠通道阻断神经传导而起局麻作用。

- 核酸激素受体。

腺苷受体激动剂、醛固酮受体拮抗剂、α-肾上腺素能受体激动剂（阿尔法受体激动剂）、α-肾上腺素能受体阻滞剂（阿尔法阻滞剂）、血管紧张素转换酶（ACE）抑制剂、血管紧张素受体阻断剂（ARB）、β-肾上腺素能受体激动剂（乙类促效剂）、β-受体阻滞剂（β 阻滞剂）等。其中，绝大多数药物的作用机制都是受体机制。

- 结构蛋白，如微管蛋白（tubulin）。

2. 核酸

- DNA。
- RNA。

三、药物作用机制

药物治疗疾病所起到的作用就是将已经偏离健康稳态的一种状态打破，纠正和调整其到健康的状态下，并维持该状态稳定。但也正是由于机体自身的维稳机制，导致药物进入体内后很可能被缓冲或者减弱，甚至可能最终没有表现出期望的药效，而是出现了其他不期望的效应——毒副作用，即这种药物或者给药方案并没有打破错乱的机体状态，也就实现不了纠正机体状态和最终将其调整到健康稳态的目的。

那么药物如何给药才能实现上述目的，能够打破不正常的机体状态，并有足够的力量将其调整到健康状态呢？

药物一般通过其自身的以下性质达到打破机体不正常状态、调整和维护机体稳态的目的。

药物的作用机制，根据其作用靶标的不同，可以分成两个大类：一是直接用于纠正非稳态因素、将机体各项指标恢复正常的直接治标方式；二是通过较为长期、相对间接的方式针对非稳态成因进行打击的治本治疗方式。对于常见疾病，市场上多数药物的作用方式都属于第一类描述，它们往往基于小分子与受体之间的相互作用，以理化性质的中和作用、增补过量流失的机体物质、模拟或抑制功能成分（神经递质或内源性激素）等方式，达到在短时间内推动机体由非稳定状态向稳定状态转移，恢复机体血压、体温、心律及神经传导活动等方面的指标值，在循环系统中帮助机体重新建立稳定状态。而真正能够针对疾病根本成因作出靶向性治疗的药物，相对于第一类来说还是较少的，其原因一方面是一些疾病的根本成因尚未被证实；从另一方面来讲，诱发相同疾病的因素有许多，在选择药物进行治疗时，往往无法确定在个体水平上究竟是哪种因素导致疾病产生。对于这类治本性的药物，其作用方式也是多种多样，最典型的例子是细菌性感染治疗中使用的抗菌、除菌类药物。

对于常见的药物治疗方式，表 14-1 做了一个尝试性的总结。

一个经典的药物作用过程是这样的：药物到达靶标位置后，与靶点相互作用，产生影响局部微环境的作用效果，并对后续生理代谢过程产生足够强的扰动，使得局部微环境中的生理过程朝着正常方向发展，带动细胞整体代谢通路的运作走上正常轨道，促进该组织及机体全身的非稳定状态被修正，并调整到健康稳态，从而实现治疗疾病的目的。

组学研究往往可以表征出药物与机体相互关系的特点，即从具体指标上，虽然可以看出某些指标的波动，但总体上这些因素会很快恢复变回稳态（Docherty and Foudy，2006）。生物体系内的平衡是各种力量“博弈”的最终结果，博弈双方或多方可能是成分之间或细胞之间（正常细胞与异常细胞间，不同组织细胞间等）的合作或博弈，能够成就整体或大体系的总或大平衡，博弈总是要达到总平衡的。总平衡的概念不是说体系内成分的质和量都一成不变，但“阴阳”对立是平衡的，状态指标如生命体征是基本恒定的（体温、血压、pH 等）。与状态指标的恒定相对应或相反，成分变化可能非常剧烈，但健康体系总能维持状态总平衡。越健康的体系适应或应对系统成分变化的能力越强，系统容纳或者对冲扰动或波动水平的能力越强，因此，单个药效指标的选取往往很难适应这种稳态量效关系的平衡或非平衡过程。

表 14-1 常见的药物治疗机制

机制类型		举例	说明
理化机制		抗酸药通过中和胃酸而用于胃溃疡疼痛的治疗；甘露醇通过物理性渗透作用而利尿；解毒剂（如二巯丙醇、依地酸钙钠等）通过与重金属阳离子的螯合作用可解救重金属或类金属的中毒；挥发性全身麻醉药通过与细胞膜相互作用抑制细胞兴奋性而起全麻作用	一般来说，这些药物都是细胞膜双层脂质的溶质，其效价强度与油/水分布系数有非常好的相关性，故其结构变异通常可与其作用机制相一致
补充机体缺乏的各种物质		如维生素、多种微量元素、激素等	
影响内源性神经递质和激素		如麻黄碱促进肾上腺素能神经末梢释放去甲肾上腺素而升压；利舍平通过耗竭去甲肾上腺素而降压；口服降糖药甲苯磺丁脲通过促进胰岛素分泌而降低血糖等	药物可通过影响神经递质的合成、摄取、释放、灭活等方式改变递质在体内或作用部位的量，进而引起机体功能的变化
作用于特定的靶位	酶	某些抗菌药和抗肿瘤药能抑制某些酶，如磺胺药可抑制二氢叶酸合成酶；有的药物在特殊细胞内抑制酶的活性，如洋地黄的正性肌力作用是因为抑制了 Na^+, K^+-ATP 酶，细胞内 Na^+外流和细胞外 K^+内流受抑制，使细胞内 Na^+增加	细胞内外 Na^+浓度梯度越小，经过 Na^+/Ca^{2+}交换机制而排出的 Ca^{2+}越慢，最终使细胞内 Ca^{2+}浓度增加，产生正性肌力作用
	离子通道	如钙通道拮抗剂可阻滞 Ca^{2+}通道，降低细胞内 Ca^{2+}浓度而使血管扩张；局部麻醉药通过抑制钠通道阻断神经传导而起局麻作用	
	载体分子	如伪递质可影响神经递质的再摄取	
	受体	腺苷受体激动剂、醛固酮受体拮抗剂、α-肾上腺素能受体激动剂（阿尔法受体激动剂）、α-肾上腺素能受体阻滞剂（阿尔法阻滞剂）、血管紧张素转换酶（ACE）抑制剂 、血管紧张素受体阻断剂（ARB）、β-肾上腺素能受体激动剂（乙类促效剂）、 β-受体阻滞剂（β 阻滞剂）等	绝大多数药物的作用机制

组学方法能够随时间的变化表征并反映出系统的变化信息，包含药物被机体作用后所发生的变化，也反映出机体成分对药物作用所作出的响应。在药效动力学研究中，所使用的组学手段的“适应面”及其精准水平成为关键。

第四节 PD 指标选择和药效表征

一、PD 指标的选择

PD 建模在当前多用极性快速的模型来研究，但实际上很多慢性疾病所经历的病程和治疗过程是缓慢的平衡移动过程，如糖尿病、肿瘤等威胁人体健康的主要疾病类型，此时的研究需要使用的是衡量状态的大状态指标而不是单纯的成分指标。大状态指标的选择对指导 PD 的研究非常重要。

前面提到生物体系内的平衡是各种力量“博弈”的最终结果，博弈的最终效果总是要使机体稳态系统达到总平衡或者向平衡偏移。作为衡量系统变化最直接的手段，表征生命基本体征的状态指标，如体温、血压、pH 等最能够直接说明机体平衡出现的偏移。与状态指标的恒定相对应或相反的是成分指标，相对来所，机体变化过程中表现出的成分变化可能是非常剧烈的，但都知道，越健康的体系适应成分质和量变化的能力越强，即在迅速变化的成分间找到状态平衡的速度越快。在药效动力学研究过程中，选择科学合理的指标用于更为真实、可靠地表征机体系统所发生的变化是PD研究的根本与核心，在这里成分变化、平衡点变化和缓冲能力是PD中最重要的三个概念。其中，缓冲能力是衡量机体系统维持自身平衡和抗打击能力的最基本指标，一般来说，缓冲能力是一个过程，具体的指标还需用成分指标或状态平衡指标来进行表征。但是在实际的研究过程中，选择缓冲能力作为PD指标的研究过少，这是由于研究者对药理学或生命科学的理解过于浅显。在这里强调的是，在选择PD指标时，一定要明确指标的性质，要选择合理的、能够解释系统变化的成分或状态指标来表征机体缓冲能力发生的最本质变化。

给予机体一定剂量的药物后，药物可分布到全身各组织中，并与相应的作用部位结合，最终产生药理效应。大多数药物在体内所产生的作用是直接和可逆的，这种作用类型的主要特点有三：其一，一旦药物到达作用部位即可产生相应的药理效应；其二，一旦药物从作用部位消除，其所产生的相应药理效应也随之消失；其三，药物的作用强度与作用部位的药量存在一定的量效关系。一般在药效动力学和药代动力学结合研究中所研究的药物效应是直接和可逆的，因此所选择的效应指标应具有上述三个特点，此外所选择的效应指标还应具有可连续定量测定、效应指标变化对浓度相对敏感和可重复性等特点，如给药前后的血压变化、心率变化、心脏电生理变化和尿量的变化等均可作为测定的效应指标。这样便于定量地研究药物在体内的效应动力学过程，阐明其效应在体内的动态变化规律性。

选择标准如下。

1）最好能用定量参数描述，且有一定的变化规律，这样以药效对药物浓度作图，可以得到浓度-效应曲线。

2）药物效应指标的变化对浓度应该相对敏感，这样允许在相对窄的浓度变化范围对浓度-效应关系有较全面的反映。

3）药物效应指标必须在个体间和个体内具有良好的重复性，不然药效测定方法的误差会被错误地认为是个体间或个体内药效动力学的变异，造成不正确的结论。

4）同一个体上的药效测量应该能够反复进行，不至于由于耐受性或者学习效应而发生改变。这样不必在大量不同的个体中收集浓度-效应数据，只要在某一个体上就可以采到足够多的能反映浓度-效应关系的数据。

5）药效指标最好是客观的而不是主观的，如有些中枢神经系统（CNS）药物的效应，有时采用主观判断来评价药效，但在PD研究中原则上采用客观的指标。

所选择的药效指标要有临床意义，而且可靠，最好作为治疗的指针。例如，某些药物的脑电图（EEG）效应不与某些临床药效联系起来就没有实际参考价值。最初的药效动力学研究所选择的末端检测指标一般都是非常简单的，如上文所涉及的血压或者其他容易监测的生物标志物等。

二、PD指标选择实例——糖尿病的治疗

1. 糖尿病的定义

糖尿病（diabetes mellitus）是一种体内胰岛素相对或绝对不足或靶细胞对胰岛素敏

感性降低，或胰岛素本身存在结构上的缺陷而引起的碳水化合物、脂肪和蛋白质代谢紊乱的一种慢性疾病。

2. 糖尿病的分类

糖尿病在临床分两种类型。

1）胰岛素依赖型糖尿病（即Ⅰ型糖尿病）：Ⅰ型糖尿病（T1D）是由免疫系统中 T 细胞介导的胰岛 β 细胞选择性破坏引起的。

2）非胰岛素依赖型糖尿病（即Ⅱ型糖尿病）：Ⅱ型糖尿病以胰岛素抵抗为主伴有胰岛 β 细胞分泌缺陷，或者以胰岛素分泌缺乏为主伴有不同程度的胰岛素抵抗。

3. 糖尿病的药效指标

测定糖尿病的药效动力学指标主要有：空腹血糖（fasting plasma glucose，FPG）、2 h 血糖（2 h plasma glucose，2 h PG）、糖化血红蛋白（HbA1c）、血清胰岛素水平、血脂水平、MDA 水平等。

4. 糖尿病的相关靶点

糖尿病的主要治疗靶点如表 14-2 所示。

三、PD 指标选择实例二——肿瘤 PD 指标、治疗药物和药物靶点

肿瘤是机体在各种条件致瘤因素作用下，局部组织的细胞异常增生而形成的局部肿块。肿瘤的生长不受正常机体生理调节，也不会因病因消除而停止，表现为生长失控，破坏所在器官或其周围正常组织。肿瘤的发生、演变是一个涉及环境与遗传多因素、多阶段、多步骤的生物学过程，各种环境和遗传的致癌因素以协同或序贯的方式引起 DNA 损害，从而激活原癌基因或抑癌基因，加上凋亡调节基因和（或）DNA 修复基因的改变，继而引起表达水平的异常，使靶细胞发生转化。被转化的细胞先以多克隆的形式增生，经过一个漫长的多阶段演变过程，其中一个克隆相对无限制的扩增，通过附加突变，选择性地形成具有不同特点的亚克隆，即异质化，从而获得浸润和转移的能力（恶性转化），形成恶性肿瘤。

肿瘤细胞是在控制细胞分裂频率的控制机制及调控这些机制的反馈系统上出现了异常。正常细胞能够生长和分裂，但它们对生长有很多调控。仅在生长因子刺激时才生长。如果它们受损，就会有一个分子闸终止它们分裂直到它们被修复。若不能修复，细胞就会自杀（凋亡），它们只会在有限的时间内分裂。它们是组织结构的一部分，并属于它们本来属于的地方。它们需要血液供应才能生长。

当一个细胞要演变成一个癌细胞，所有上面的机制都要被克服。每一个机制是由好几种蛋白质控制的。每一个机制中关键蛋白质必须损坏才可以。通常是当这些蛋白质的基因序列损伤时这些蛋白质才被破坏。这些都是在一系列步骤中发生的，也就是 Hanahan 和 Weinberg 所谓的特征。

大多数癌症最初被认知是出现了迹象或症状和通过筛查。这些都不是明确的诊断，明确的诊断需要病理学组织样本的检查。疑似癌症病人需要进行化验进行检测，化验通

表 14-2 糖尿病的主要治疗靶点及其机制

靶点	定义	位置分布	功能作用	靶点药物药效或机制	靶点药物实例	参考文献
α-葡萄糖苷酶（α-glucosidase）	是食物中碳水化合物消化过程中一种非常重要的酶，能催化多糖、寡糖的 1, 4-糖苷键水解	位于小肠上段上皮细胞刷状缘上	能催化 α-1, 4-糖苷键水解，将小肠内多种碳水化合物分解成单糖而被肠黏膜吸收入血	α-葡萄糖苷酶抑制剂通过竞争性结合 α-葡萄糖苷酶，减少淀粉和低聚糖等碳水化合物 1, 4-糖苷键裂解成单个葡萄糖，延缓葡萄糖的吸收，从而有效改善餐后高血糖的发生	阿卡波糖、伏格列波糖、米格列醇	Vander et al., 2005
葡萄糖激酶（glucokinase，GK）	是一个单节显性变构酶，人类的 GK 由 448 个氨基酸残基构成，折叠成大小不等的 2 个结构域	主要选择性表达于胰岛β细胞和肝实质细胞	在糖代谢首步中，GK 可促进葡萄糖转化为 6-磷酸葡萄糖，是葡萄糖代谢途径中的一个关键限速酶；胰岛 β 细胞中 GK 作为葡萄糖感应器调节"葡萄糖刺激胰岛素释放"阈，增加胰岛素分泌，调节血糖平衡；肝细胞中 GK 促进糖原生成和肝糖代谢；GK 异常会导致机体糖代谢紊乱而引起糖尿病等相关疾病	GK 激活剂能增加 GK 对葡萄糖的亲和力和 GK 最大消除速率，能增加肝糖代谢和葡萄糖诱导的胰岛素分泌，能显著改善餐后葡萄糖调控		Froguel et al., 1993
葡萄糖-6-磷酸酶（glucose-6-phosphatase, G6Pase）	葡萄糖-6-磷酸酶是一个多组分酶系统	由整合在内质网膜上朝向膜腔的活性催化位点构成	它是催化 6-磷酸葡萄糖水解为葡萄糖的关键酶，在胰岛 β 细胞中与协调释放胰岛素的触发机制（葡萄糖依赖）有关	以该酶为作用靶点，可同时抑制糖原分解和糖异生两条产糖途径，而不必考虑它们之间有何相互影响		Haber et al., 1995
二肽基肽酶Ⅳ（dipeptidylpeptidase-Ⅳ, DPP-Ⅳ）	DPP-Ⅳ是一种多功能Ⅱ型跨膜糖基化蛋白，为丝氨酸蛋白酶家族的分支之一，以 T 细胞活化抗原 CD26 和腺苷脱氨酶结合蛋白二聚体形式存在	在上皮细胞和淋巴细胞的表面有很高的表达	当血糖水平较高时，小肠中释放的肽类激素胰高血糖素-1（GLP-1）可刺激胰岛素的分泌和生物合成，并抑制胰高血糖素的释放；而 DPP-Ⅳ在体内可迅速特异地裂解 GLP-1 肽链 N 端第 2 位的脯氨酸或丙氨酸，导致 GLP-1 失活	抑制 DPP-Ⅳ可增强 GLP-1 的活性，使葡萄糖耐受水平得以改善		Green et al., 2006
一氧化氮合酶（nitric oxide synthase，NOS）	NOS 是 NO 合成的关键限速酶，由 2 个同源单体组成，C 端是细胞色素还原酶，N 端是细胞色素氧化酶，中央有与钙调素（CaM）结合的共有序列，将细胞色素还原酶和氧化酶链接起来；一氧化氮合酶其同工酶有三种亚型，即在正常状态下表达的神经元型一氧化氮合酶（nNOS）和内皮型一氧化氮合酶（eNOS）及在损伤后诱导表达的诱导型一氧化氮合酶（iNOS）	iNOS 主要存在于巨噬细胞、中性粒细胞、肝细胞和肿瘤细胞等细胞质内	近年研究发现，诱导型 NOS（iNOS）的过度表达促使 NO 过度生成，对糖尿病病人胰岛 β 细胞造成损害	抑制 iNOS 活性有利于糖尿病治疗		Guzik et al., 2002

续表

靶点	定义	位置分布	功能作用	靶点药物药效或机制	靶点药物实例	参考文献
血管紧张素转换酶（angiotensin converting enzyme，ACE）	ACE 为二肽羧肽酶			ACE 抑制剂可明显改善机体胰岛素敏感性，减轻胰岛素抵抗，降低血糖，改善糖耐量；作用机制可能为：ACE 抑制剂本身或通过升高血钾而改善胰岛素分泌；扩张血管，增加骨骼肌血流量，提高胰岛素介导的骨骼肌葡萄糖的摄取和利用；交感肾上腺素能神经活性的增强可降低组织对葡萄糖的摄取，导致胰岛素抵抗		Abuissa et al.，2005
肉碱酯酰转移酶Ⅰ、Ⅱ（carnitine palmityl transferaseⅠ、Ⅱ，CPTⅠ、CPTⅡ）	肉碱是一种氨基酸衍生物，哺乳动物体内只有左旋体，主要影响脂肪酸代谢		肉碱作为一种载体，可将长链脂肪酸以脂酰基形式从线粒体膜外转运至膜内，促进其氧化，该转运机制由 CPTⅠ、CPTⅡ介导；脂肪分解的增强和长链脂肪酸氧化的加速可抑制葡萄糖氧化、增加糖原异生，使糖尿病病人血糖升高	抑制这两种酶活性可抑制长链脂肪酸氧化，增加葡萄糖利用，抑制糖原异生，降低血糖		Ratheiser et al.，1991
醛糖还原酶（aldose reductase，AR）	AR 是多元醇代谢通路一个关键限速酶；AR 在组织细胞积聚，会导致组织病变；只有在高血糖生理状况下催化葡萄糖转化为 6-磷酸葡萄糖的己糖激酶饱和，AR 才被激活		生理状态下，葡萄糖大部分被己糖激酶磷酸化，通过糖酵解和三羧酸循环为人体提供能量，仅约 3%非磷酸化葡萄糖进入多元醇代谢通路；AR 是多元醇通路的限速酶，能将葡萄糖转化为山梨醇，后者在山梨醇脱氢酶的催化下氧化为果糖；由于葡萄糖不是 AR 的最适底物，血糖正常时 AR 保持低活性状态，高血糖状态下，AR 则被过度激活，促使体内约 30%的葡萄糖转化成山梨醇；然而由于山梨醇对细胞膜的通透性较差，氧化生成的果糖又难以代谢，导致细胞内山梨醇和果糖积聚，渗透压显著升高，细胞水肿损伤，导致细胞代谢与功能的损害，与高血糖等因素共同促进糖尿病慢性并发症（DCC）的发生发展	抑制 AR 的活性可有效纠正糖尿病患者多元醇代谢通路和微血管及血流动力学的异常，达到延缓糖尿病并发症的目的	依帕司他、非达司他、ranirestat、卤代苯甲基羧酸类衍生物	Srivastava et al.，2013

续表

靶点	定义	位置分布	功能作用	靶点药物药效或机制	靶点药物实例	参考文献
肿瘤坏死因子 α（tumor necrosis factor-α，TNF-α）	肿瘤坏死因子（TNF）是一种由巨噬细胞对细菌感染或其他免疫源反应自然产生的细胞因子；是由巨噬细胞分泌的一种小分子蛋白质；根据其来源和结构不同分为两种类型，即 TNF-α 和 TNF-β	TNF-α 主要由巨噬细胞产生，LPS 是诱导其产生的较强刺激剂，T 细胞和 NK 细胞在某些刺激因子（如 PMA）作用下也可分泌 TNF-α	TNF-α 主要由单核巨噬细胞产生，是发生胰岛素抵抗的关键递质	研究表明磷酸二酯酶抑制剂可通过抑制 TNF-α 生成而增加胰岛素敏感性，改善血糖控制		Hotamisligil and Spiegelman，1994
c-Jun 氨基酸末端激酶（c-Jun N-terminal kinase，JNK）信号转导通路	JNK 信号转导通路是丝裂原激活蛋白激酶（MAPK）通路的一重要分支，它在细胞周期、生殖、凋亡和细胞应激等多种生理和病理过程中起重要作用	JNK 蛋白激酶由 3 个基因编码，*jnk 1* 和 *jnk 2* 基因在全身广泛表达，而 *jnk 3* 呈限制性表达，仅见于脑、心脏和睾丸	参与 β 细胞凋亡、胰岛素基因表达障碍和胰岛素抵抗的发生机制	抑制 JNK 活性或干扰 JNK 与胰岛素受体的相互作用可成为糖尿病治疗的新靶点		Yang and Trevillyan，2008
11β-羟类固醇脱氢酶（11β-hydroxysteroid dehydrogenase，11β-HSD）	11β-HSD 是一种微粒体酶，催化具有生物活性的糖皮质激素（人类为氢化可的松，啮齿类动物为皮质酮）与其非活性成分 11 氧产物之间的相互转化，研究发现其存在两种同工酶（11β-HSD1、11β-HSD2），并已被克隆	11β-HSD1 在体内广泛表达，多分布于肝、肺、脂肪组织、脉管系统、卵巢及中枢神经系统	尽管大多数肥胖和 II 型糖尿病（type 2 diabetes mellitus，T2DM）患者的血浆皮质醇水平并不增高，但其肝和脂肪细胞内的 1 型 11β-HSD 呈高表达，并可将非活性的可的松转化为活性的皮质醇，从而激活磷酸烯醇丙酮酸羧激酶等限速酶的基因转录，增加肝糖输出	1 型 11β-HSD 抑制剂能减少肝和脂肪组织的糖异生和脂肪酸代谢，而且在肥胖的糖尿病患者中 11β-HSD1 抑制剂能提高糖耐量，通过抑制 11β-HSD1 酶活性来抑制脂肪降解；11β-HSD1 选择性抑制剂（有效抑制 1 型 11β-HSD 活性，但不抑制 2 型 11β-HSD 活性）可成为研究方向		Andrews et al.，2003
AMP 激发的蛋白激酶（adenosine 5'-monophosphate（AMP）-activated protein kinase，AMPK）	AMPK 即 AMP 依赖的蛋白激酶，是生物能量代谢调节的关键分子，是研究糖尿病及其他代谢相关疾病的核心	AMPK 表达于各种代谢相关器官中，能被机体各种刺激激活，包括细胞压力、运动和很多激素及能影响细胞代谢的物质	AMPK 是 ATP 的感受器，细胞应答消耗 ATP，AMP 的升高和 ATP 的降低是 AMPK 系统活化的信号，启动分解代谢途径关闭了 ATP 消耗过程；肝和肌肉 AMPK 活化使得脂肪生成减少，脂肪酸氧化增加，导致葡萄糖摄取增加及葡萄糖转运蛋白 4（glucose transporter 4，GLUT4）的易位以增强对胰岛素的反应	有研究表明，治疗 T2DM 的一线药物二甲双胍和罗格列酮对机体代谢的影响部分通过 AMPK 途径	二甲双呱、罗格列酮	Winder and Hardie，1999

续表

靶点	定义	位置分布	功能作用	靶点药物药效或机制	靶点药物实例	参考文献
二肽基肽酶Ⅳ（DPP-Ⅳ）抑制剂和肠促胰岛素类似物	DPP-Ⅳ是一种存在于细胞表面的丝氨酸蛋白酶，系脯氨酰寡肽酶家族的一员	DPP-IV 在肠中高表达，此外于肝、胰腺、胎盘、胸腺等也有表达，部分以可溶形式存在于循环血液中	肠促胰岛素类似物胰高血糖素样肽（glucagon- like peptide GLP-1）和糖依赖性促胰岛素释放多肽（glucose-dependent insulinotropic peptide，GIP）都是强效的降血糖肽；GLP-1 和 GIP 与受体结合后能刺激胰岛素基因的转录和葡萄糖依赖的胰岛素生成和分泌，促进胰岛细胞生成而减缓其凋亡	DPP-Ⅳ抑制剂和肠促胰岛素类似物可作为潜在的 T2DM 的治疗药物，不良反应少，不会增加体重	目前临床使用的有磷酸西他利停、沙格列汀，沙格列汀单用或与其他降糖药连用均可，且安全有效	Green et al.，2006
过氧化物酶增殖激活受体γ（peroxisome proliferator-activated receptor，PPARγ）	是核激素受体家族中的配体激活受体，在不同的物种中已经发现了它的 3 种亚型，控制许多细胞内的代谢过程，属于配体诱导核受体（ligand-inducible nuclear receptor）；PPARγ 是一种配体激活的转录因子，含 479 个氨基酸残基，其表达具有高度组织选择性	PPARγ 是重要的细胞分化转录因子，在哺乳动物的脂肪组织、血管平滑肌组织、心肌组织中均有表达	当 PPARγ 被配体激活后，它可与 9-顺-视黄酸受体（RXR）形成异源二聚体，再与反应元件（PPRE）结合，调控下游靶基因的转录活化，可通过多种途径改善胰岛素敏感性；大量研究表明 PPARγ 能激活与脂肪细胞分化有关的基因，与Ⅱ型糖尿病密切相关；PPARα 的激活可以刺激脂肪酸基因的表达和脂质代谢，但对Ⅱ型糖尿病的治疗作用较弱；最近对 PPARα/γ 双激动剂的研究已成为糖尿病治疗领域的新热点	PPARα/γ 双重激动剂可以集胰岛素增敏作用与降低脂质浓度两优点于一身，用于治疗Ⅱ型糖尿病的高血糖及并发的心血管疾病		Rangwala and Lazar，2004
蛋白酪氨酸激酶（protein tyrosine kinase，PTK）	PTK 是一类催化 ATP 上 γ-磷酸转移到蛋白酪氨酸残基上的激酶，能催化多种底物蛋白酪氨酸残基磷酸化，在细胞生长、增殖、分化中具有重要作用	PTK 是胰岛素受体在细胞膜内部的 β 亚基	PTK 催化酪氨酸磷酸化，从而实现胰岛素效应；PTK 的作用很早就被人们关注，常被作为新药发现的靶点，针对特定 PTK 的小分子增强剂已处于研究开发阶段			Heled et al.，2003
蛋白酪氨酸磷酸酶（protein tyrosine phosphatase，PTP）	PTP-1B 属于蛋白酪氨酸磷酸酶家族	PTP-1B 主要定位于胞质内质网组织中，在人体的各种组织中都有表达，PTP-1B 广泛存在于脂肪细胞、肝组织细胞、肌组织细胞和上皮细胞多个组织中	PTP-1B 属于蛋白酪氨酸磷酸酶家族，是专一水解芳香族磷酸，如磷酸化酪氨酸（phosphotyrosyl，pTyr）残基上磷酸根的酶，通过对胰岛素受体或其底物上的酪氨酸残基去磷酸化，对胰岛素信号转导进行负调节，组织细胞中 PTP-1B 过表达都会降低 PTK 的活性，使胰岛素受体无法与胰岛素结合，进而引起胰岛素抵抗，最终导致Ⅱ型糖尿病	PTP-1B 通过对胰岛素受体、胰岛素受体底物等发生脱磷酸作用而引起胰岛素抵抗，所以降低效应细胞中 PTP-1B 酶的活性是改善胰岛素抵抗的一条新途径		Johnson et al.，2002

续表

靶点	定义	位置分布	功能作用	靶点药物药效或机制	靶点药物实例	参考文献
糖原合酶激酶-3（glycogen synthase kinase-3，GSK-3）	GSK-3 是一种多功能的 Ser/Thr 蛋白激酶，可以磷酸化糖原合成酶，造成肝和肌肉糖原合成缺陷，是 T2DM 和糖耐量异常的主要因素	GSK-3 普遍存在于真核生物中各组织	在哺乳动物有 2 种异构体：GSK-3α 和 GSK-3β，二者较为明显的区别在于 GSK-3α 有一个 N 端甘氨酸丰富的延长尾部；GSK-3 在胰岛素通路中不仅通过磷酸化糖原合酶抑制糖原合成，而且对葡萄糖转运也存在调节作用			Nikoulina et al.，2000
IκB 激酶 β（inhibitor of nuclear factor kappa-B kinase subunit beta，IKK-β）	IKK 激酶复合物属丝氨酸/苏氨酸蛋白激酶超家族成员，分子质量为 700～900 kDa，由 IKK-α、IKK-β 和 IKK-γ3 亚基组成；IKK-α 和 IKK-β 具有丝氨酸蛋白激酶的活性，IKK-γ 为一调节亚基，IKK-β 是一个改善胰岛素抵抗的新药物作用靶点		其机制为：IKK 活化（被 TNF-α 或游离脂肪酸等激活）促使 IRS-1S/T 磷酸化增强，使得 IRS-1 活化 PI3K 能力减弱，导致胰岛素抵抗			Li et al.，2012
蛋白激酶（protein kinase C-θ，PKCθ）			过度表达 PKCθ，IRS-1 的 Ser-307 磷酸化增加，导致激活下游分子 PI3K 的能力降低，从而引起胰岛素抵抗；筛选 PKCθ 选择性抑制剂已成为一条改善胰岛素抵抗的新途径			Brunette et al.，2008
胰高血糖素样肽-1 受体（glucagon-like peptide-1 receptor，GLP-1R）	GLP-1R 属于 G 蛋白偶联受体 B 家族（分泌素家族）中的胰高血糖素受体亚家族	GLP-1R 属于肠肽激素，主要由末端空肠、回肠和结肠的朗罕氏细胞所分泌	当 GLP-1 和受体结合后，偶联的 G 蛋白 α 亚基与 β、γ 亚基解离，并分别介导胞内不同的信号通路；在胰岛 β 细胞模型中，Gα 亚单位被活化后，刺激腺苷酸环化酶，导致细胞内 cAMP 水平升高和 PKA 活化，引起一系列级联反应，包括离子通道活性改变、细胞内钙流变化、胰岛素分泌小泡释放等；GLP-1 直接通过 cAMP-PKA 途径提高胰岛 β 细胞对葡萄糖的敏感性，刺激血糖依赖性胰岛素的持续分泌	GLP-1 可通过多种机制明显地改善 II 型糖尿病动物模型或患者的血糖情况，其中促进胰岛 β 细胞的再生和修复，增加胰岛 β 细胞数量的作用尤为显著，这为 II 型糖尿病的治疗提供了一个非常好的前景	胰高血糖素样多肽-1（GLP-1）及其类似物	Drucker and Nauck，2006
钙通道	钙通道是一类跨膜糖蛋白，形成一种近似漏斗的亲水小孔	钙通道是位于细胞膜的跨膜异源多聚体蛋白质，具有电压依赖性	钙通道对离子起选择性瓣膜作用	钙通道是由 α_1 亚单位和 α_2/δ、β、γ 几个辅助亚单位构成的复合体，由多基因编码，功能多样化		Tuomilehto et al.，1999

续表

靶点	定义	位置分布	功能作用	靶点药物药效或机制	靶点药物实例	参考文献
ATP 敏感性钾通道	K_{ATP} 通道是两个亚基构成的复合体，即内向整流钾通道（inwardly-rectifying potassium channel，Kir）和 ATP 结合蛋白超家族成员磺酰脲类受体（sultfonylurea receptor，SUR），Kir 亚基有 Kir6.1 和 Kir6.2，形成通道的离子孔道	现已证明多种组织细胞包括人的心肌细胞存在 K_{ATP} 通道	由完全不同的 2 个亚单位构成，能将电活动与代谢状态联系起来，在生理状态下，胰腺 β 细胞分泌胰岛素是由 Ca^{2+} 浓度升高直接触发的；当葡萄糖浓度升高到刺激阈以上时，葡萄糖进入 β 细胞内代谢产生能量，ATP 使细胞膜上 K_{ATP} 通道关闭，膜去极化，诱发动作电位，Ca^{2+}通道开放，胞外钙内流，胞质内的 Ca^{2+}浓度升高，进一步激活胞内钙库的释放，Ca^{2+}浓度急剧升高，从而启动胰腺 β 细胞分泌胰岛素	通过关闭胰腺胰岛细胞的 ATP 敏感性钾通道而发挥降血糖作用	磺酰脲类药物、氯茴苯酸类（米格列奈）	Gloyn et al.，2004
5-羟色胺（5-hydroxytryptamine 2A，5-HT_{2A}）受体	5-HT_{2A} 受体是与磷脂酶相关的 G 蛋白偶联受体，有 7 次跨膜结构，它作为减肥、抗抑郁等多种药物的共同作用靶点	位于 13 号染色体 q14-21 区，在嗅球、海马、额叶皮质和梨状内嗅皮质中密集分布	位于血管壁和血小板膜上的 5-HT_{2A} 受体参与血管收缩和血小板凝聚及局部循环的调节	其拮抗剂在糖尿病及其血管并发症发病机制和药效动力学反应中可能具有重要作用		Nomura et al.，2005
G 蛋白偶联受体 119（G protein-coupled receptor 119，GPR119）	GPR119 属于 A 型视紫红质孤立 G 蛋白偶联受体，其结构中含有 7 个跨膜区，GPR119 在胞质内通过 G 蛋白上 3 个亚单位（α、β、γ）与 G 蛋白偶联	在人体内，GPR119 主要分布在胰岛 β 细胞、肝和胃肠道内分泌细胞（L 细胞）表面	GPR119 激动剂发挥降糖作用主要通过以下途径实现：①刺激葡萄糖依赖型胰岛素的分泌；②诱导葡萄糖依赖型促胰岛素肽（GIP）和胰高血糖素样肽-1（GLP-1）的释放；③通过升高 cAMP 的水平来保护胰岛 β 细胞	当激动剂刺激 L 细胞 GPR119 后，引起 L 细胞脱颗粒作用，释放出多肽 YY（PYY）和胰高血糖素样肽-1（GLP-1），PYY 可以激动底部外侧 Y1 受体，抑制环磷酸腺苷（cAMP）依赖的氯离子分泌；PYY 和 GLP-1 进入循环系统后发挥针对外周和中枢的激素效应	目前小分子 GPR119 激动剂根据其结构可分为六元杂环激动剂、五元杂环激动剂、双杂环激动剂和线性激动剂 4 类	Overton et al.，2008
葡萄糖依赖性促胰岛素释放肽受体（glucose-dependent insulinotropic peptide receptor，GIPR）	GIPR 是具有 7 个跨膜域的 G 蛋白偶联受体		GIP 和 GIPR 特异性结合后，主要通过激活腺苷酸环化酶诱导胞内第二信使 cAMP 合成增多，并激活 cAMP 依赖的蛋白激酶，使控制胰岛素分泌的关键蛋白质磷酸化；同时通过失敏和内吞作用参与胰岛素分泌的调控、受体敏感性的恢复等过程；随着研究的深入，GIP 及其类似物将为 II 型糖尿病的诊断和治疗提供一条新的途径			Højberg et al.，2009

续表

靶点	定义	位置分布	功能作用	靶点药物药效或机制	靶点药物实例	参考文献
钠-葡萄糖共转运蛋白2（sodium-glucose co-transporter 2，SGLT-2）	转运蛋白（transport proteins）是膜蛋白的一大类，介导生物膜内外的化学物质及信号交换；钠-葡萄糖协同转运蛋白（SGLT）是一类在小肠黏膜（SGLT1）和肾近曲小管（SGLT2 和 SGLT1）中发现的葡萄糖转运基因家族；SGLT 家族中与钠-葡萄糖转运相关的成员有6个，分别是 SGLT-1、SGLT-2、SGLT-3、SGLT-4、SGLT-5 和 SGLT-6	SGLT-2 分布在肾近曲小管 S1 部位	SGLT-2 负责肾中约 90%葡萄糖的重吸收	通过抑制 SGLT-2 的活性来特异性阻断肾对葡萄糖的重吸收，通过尿排出多余的葡萄糖而达到降低血糖的作用	根皮苷（phlorizin）、T-1095、sergliflozin、remogliflozin、dapagliflozin	Jabbour and Goldsteir，2008

常包括血液测试、X 射线 CT 扫描和内窥镜检查。

肿瘤标志物是一类生物标志物，在血液、尿液或者身体组织，以及其他组织中发现可能提高癌症发现率。目前发现了许多不同的肿瘤标志物，每个标志物代表一个特定的疾病过程，它们用于肿瘤科帮助检测癌症的存在。高效的肿瘤标志物可以预测癌症；但并不是所有的肿瘤抗原都是肿瘤标志物。虽然乳房 X 光检查、超声、CT、磁共振成像扫描和肿瘤标志物分析可以帮助分期和治疗癌症，但是它们通常没有明确的诊断测试。最精确的诊断是活体组织切片检查。癌症的分类是按细胞的类型划分的，通过肿瘤细胞的相似度，肿瘤的起源类型包括以下几种。

• 上皮肿瘤：来源于上皮细胞癌，这组包括许多常见的癌症，尤其在老年人中常见，包括了几乎所有的发展中的乳腺癌、前列腺癌、肺癌、胰腺癌、结肠癌。

• 肉瘤：来源于结缔组织（如骨、软骨、脂肪、神经），这类癌症起源于骨髓外间质细胞。

• 淋巴瘤和白血病：这两类癌症起源于造血细胞分别离开骨髓趋向淋巴结和血液中。白血病是最常见的一种癌症，儿童发病率占 30%。

• 生殖细胞瘤：癌症起源于多功能细胞，通常发生在睾丸或卵巢（分别为精原细胞瘤和无性细胞瘤）。

• 胚细胞瘤：癌症起源于不成熟的“先导”细胞或胚胎组织。儿童胚胎瘤发生率比老年人更高。

通常肿瘤细胞具有十大特征：自给自足生长信号、抗生长信号不敏感、抵抗细胞死亡、潜力无限的复制能力、持续的血管生成、组织浸润和转移、避免免疫摧毁、促进肿瘤的炎症、细胞能量异常、基因组不稳定和突变。

1. 自给自足生长信号

癌细胞不需要外部信号（生长因子）的刺激来增殖。一些癌细胞能够产生它们自己的生长信号。例如，恶性胶质瘤可以产生自己的血小板生长因子（PDPG），肉瘤可以产生自己的肿瘤生长因子（TGF-α）。本身的受体可以过表达。例如，表皮生长因子受体（EGFR-erbB）在胃癌、脑癌和乳腺癌中过表达，而 HER/neu 则在胃癌和乳腺癌中过表达。或者是突变的受体可以在没有任何生长因子时发送信号。

2. 抗生长信号不敏感

癌细胞通常对它们周围的预防生长的信号有抵抗性。正常细胞的生长都在生长抑制剂的控制下，这些抑制剂来源于周围环境、胞内基质及临近细胞表面。它们通常作用于细胞周期，扰乱分裂间期的细胞分裂。最后生长抑制剂信号经由下游的成视网膜细胞瘤蛋白（pRB）执行，这个蛋白质是预防细胞分裂周期不适当地从 G_1 转到 S 期。如果 pRB 由于基因突变而受损，或被人乳头状病毒干扰，细胞就会不受控制地分裂，导致宫颈癌的产生。

3. 抵抗细胞死亡

凋亡是一种细胞程序性死亡，细胞受损时，它们会程序性死亡。癌细胞会绕过这种机制。通常凋亡会被过表达的致癌基因触发，并且这也是一种主要的清除突变细胞的途径。凋亡机制通常由监测细胞异常行为的感应器及造成凋亡的受体组成。感受器包含存活信号和它们的受体，它们监测细胞的DNA损伤、致癌基因过表达及低氧（缺氧）。它们从细胞机制及邻近细胞里监测存活信号。感应器通常包括IGF-1/IGF2及它们的受体IGF-1R，IL-3和它的受体。效应器则包括FAS配体和它的受体，TNF-α和它的受体。p53肿瘤抑制蛋白诱导凋亡以应对DNA损伤，并且这也是控制癌症的一个主要机制。癌症要发生，就必须克服p53，并且大于50%的癌症中p53是突变的。

4. 潜力无限的复制能力

当分裂一定数量后非癌细胞就会死亡。癌细胞则会逃离这个限制并具有无限生长和分裂的能力。这些不朽的细胞含有受损的染色体，受损的染色体会变成癌性的。哺乳动物细胞拥有一个内在的程序，即海佛力克极限，它能够限制细胞增殖至60~70倍增，在这个点时细胞就达到衰老阶段。这个限制可以通过破坏pRB和p53肿瘤抑制蛋白来打破，这使得细胞可以持续加倍直到到达一个危险的阶段，随着凋亡、染色体组型的紊乱及一个无限增殖细胞的偶然出现，就会无限倍增。绝大部分肿瘤都是无限增殖的。端粒是细胞倍增的计数工具，它在染色体末端，在每一次细胞周期中都会丢失DNA。许多癌症涉及维持端粒功能的端粒酶的上调。

5. 持续的血管生成

血管生成是一个新血管形成的过程。癌细胞可以启动这个过程，以保证这些细胞获得持续的供氧和营养物质。刚开始癌细胞没有血管生成的能力，限制它们扩散。为了生长，它们必须开发出一个血液供应。血管生成是一个诱导和抑制的平衡。诱导剂包括血管内皮生长因子（VEGF）、酸性和碱性成纤维细胞生长因子（FGF 1/2），它们结合到内皮细胞跨膜的酪氨酸激酶受体上。抑制剂是血小板反应蛋白-1，它结合到CD36上。血小板反应蛋白-1是受p53调控的，所以p53的丢失就会造成血管生成。血管生成参与宫颈癌、乳腺癌和黑色素瘤肿瘤的生长。

6. 组织浸润和转移

癌细胞能够离开它们最初的位点和器官，侵染周围组织并扩散至更远的身体部分。原始的肿瘤大量产生“先驱细胞”去侵染毗邻的组织，并且可能转移到更远的位点。转移性细胞必须通过细胞间黏附分子和整合素模拟正常的细胞间相互作用。N-CAM通常是黏合剂，能抑制转移，但在成肾细胞瘤、神经母细胞瘤、小细胞肺癌中会发生变化，并且肿瘤能够侵染，其表达在侵入性胰腺癌和结肠直肠癌中是降低的。E-钙黏蛋白主要在上皮细胞中表达，能够传递抗生长信号，因此它是远端转移和侵染的广谱抑制器，就是肿瘤细胞要攻克的。整合素则表现出底物偏好性，通常其改变通过迁移的细胞展现出来。基质降解蛋白对侵染进入基质，跨过血管壁、正常上皮细胞层是很必要的。

7. 避免免疫摧毁

免疫系统在抵抗和根除早期肿瘤、晚期肿瘤及微小转移中的作用仍然是一个未解决的问题。正常情况下，细胞和组织被一个时常警戒的免疫系统监控着，它们能够识别并根除绝大多数早期肿瘤细胞和初生的肿瘤。但是实体瘤却能够脱离监测，或对免疫杀死有一定程度的抑制，因而能够摆脱根除。

8. 促进肿瘤的炎症

炎症会产生生物活性分子到肿瘤微环境中，它们对肿瘤的多种特性有利，如生长因子可以维持细胞增殖信号，存活因子限制细胞死亡，促血管生成因子、细胞外基质修饰酶能够促进血管生成、侵染和远端转移，并诱导产生激活 EMT 和其他特征及促进过程的信号。

9. 细胞能量异常

慢性和不受控制的细胞增殖代表肿瘤疾病的本质，它不仅涉及细胞增殖调控的不受控制，还调节能量代谢用于细胞生长和分裂。就是说能量代谢是供养细胞增殖的一个必要条件。

10. 基因组不稳定和突变

肿瘤表现出很多异常特征，很大程度是由于肿瘤细胞基因组的变化。通常，特定的突变基因类型能够赋予细胞亚系一些选择性优势，使它们能够自然生长，并最终占领一个局部组织环境。

经过 30 年对癌症发病机制的深入研究，基于机制的靶向治疗癌症的时代已经来临（图 14-5）。靶向治疗的医疗设备可以依据它们对一个或多个肿瘤特征性能的影响进行分类。确实在每一种情况中，这些药物的药效代表特定性能的有效性，即如果一个性能对肿瘤的生物学确实重要的话，那么对它的抑制则会削弱肿瘤生长和发展。人们注意到，一直到今天，所有具靶向特征的药物都是直接转运到特定分子靶标。这种特异性行为被认为是一件非常好的事，因为这种靶向抑制原则上有较少的脱离靶点的影响，所以有较少的非特异性毒性。

表 14-3 是一些目前的抗肿瘤药物靶点。

四、PD 指标选择实例三——心血管指标及治疗药物

1. 心力衰竭

（1）急性心衰

急性发作或加重的左心功能不全导致心肌收缩力明显降低，心脏负荷加重，造成急性心排血量骤降，肺循环压力突然升高，周围循环阻力增加，引起肺循环充血而出现急性肺淤血、肺水肿，并可伴组织器官灌注不足和心源性休克的临床综合征。

表现如下。

1）急性肺水肿：严重气急，端坐呼吸，口唇青紫，大汗，泡沫样痰，脉搏、心率

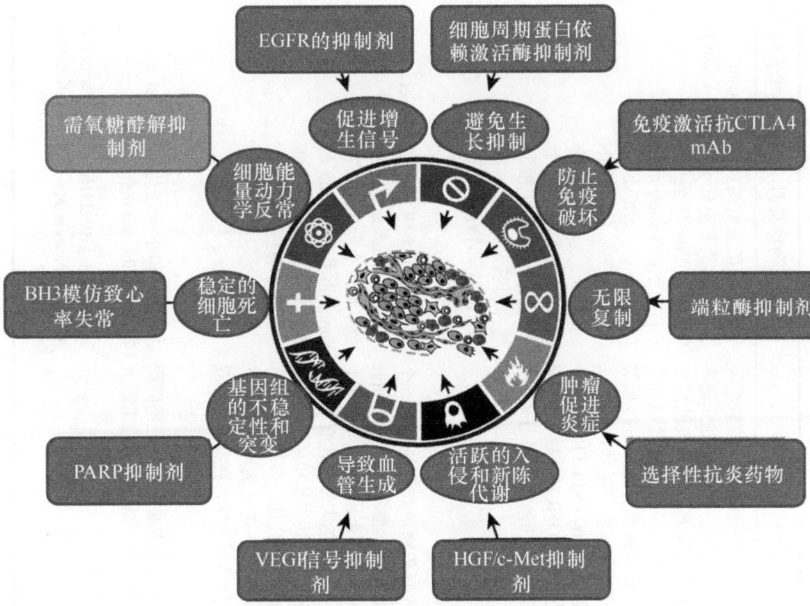

图 14-5 肿瘤特性的靶向治疗

增快，两肺广泛湿啰音和哮鸣音。X 射线典型蝴蝶型大片阴影由肺门向周围扩展。

2）休克：颈静脉怒张等。

3）ANP、BNP、精氨加压素、内皮素分泌增加。

治疗：主要是急性肺水肿的治疗。

1）支气管解痉剂：氨茶碱。

2）血管扩张药：硝酸酯类、硝普钠、rhBNP。

3）利尿剂：呋塞米。

4）正性肌力药：洋地黄、多巴胺、磷酸二酯酶抑制剂。

（2）慢性心衰

左心衰表现如下。

1）呼吸困难：劳力性呼吸困难，端坐呼吸，阵发性夜间呼吸困难。

2）交替脉，胸水，肺部啰音。

右心衰表现如下。

静脉充盈，肝大和压痛，下垂性水肿，胸水和腹水，心包积液。

治疗如下。

1）收缩性心衰的治疗：利尿药（噻嗪类、呋塞米）。

2）噻嗪类：抑制远曲小管对钠离子的再吸收。

3）呋塞米：促进髓袢升支排钠排钾。

4）正性肌力药：洋地黄（抑制心肌细胞膜的 Na^+, K^+-ATP 酶，促使 Ca^{2+}与 Na^+ 交换）。

5）ACEI：抑制血管紧张素 I 至血管紧张素 II 转换的酶活性，减少血管紧张素 II 的生成。

表 14-3　一些抗肿瘤药物靶点及其机制

靶点	定义	位置分布	功能作用	靶点药物药效或机制	靶点药物实例	参考文献
蛋白酪氨酸激酶（tyrosine kinase）	蛋白酪氨酸激酶是一类具有酪氨酸激酶活性的蛋白质	主要分布在细胞膜上，可分为受体型和非受体型，其功能都是催化 ATP 的磷酸基转移到下游蛋白质的酪氨酸（Tyr）残基上，使其发生磷酸化	蛋白酪氨酸激酶在细胞信号转导通路中占据了十分重要的地位，调节着细胞的生长、分化、死亡等一系列生理生化过程；酪氨酸激酶的功能和肿瘤的发生、发展密切相关，超过 50%的原癌基因和癌基因产物都是酪氨酸激酶，它们的异常表达通常导致细胞增殖调节发生紊乱，致使肿瘤发生	基于近年来在基因组学、分子和细胞生物学及生物信息学等学科取得的重大进展，越来越多的酪氨酸激酶被认为是很有希望的抗肿瘤分子靶点；目前有超过 20 个分属不同家族的受体和非受体酪氨酸激酶被作为靶标进行抗肿瘤药物筛选，包括表皮生长因子受体（EGFR）、血管内皮细胞生长因子受体（VEGFR）、血小板衍生生长因子受体（PDGFR）、成纤维细胞生长因子受体（FGFR）、胰岛素受体（InsR）、Src、Abl 等	靶向酪氨酸激酶的药物分为抗体类和小分子抑制剂；从 1998 年至今，已经有包括 bevacizumab（Avastin）、cetuximab（Erbitux）、gefitinib（Irresa）、erlotinib（Tarceva）在内的 8 个单抗和小分子酪氨酸激酶抑制剂先后上市，超过 100 个药物正在进行临床研究	Joensuu et al.，2001
				最近分子靶向抗肿瘤药物治疗又提出另一个挑战性概念：多靶标酪氨酸激酶抑制（mul-tiple targeted tyrosine kinase inhibition）策略；基于肿瘤发生发展的复杂性，绝大部分肿瘤不是依靠某一条信号通路来维持其生长和存活的，信号通路之间存在着交叉和代偿；多靶标药物可以通过抑制多重信号通路或一条通路中上下游的多个分子而达到协同治疗、克服耐药的双重功能	这一概念已经获得了令人信服的临床证据，两个多靶点小分子化合物 sunitinib 和 sorafenib 最近已分别被 FDA 批准单药用于肾癌	Lee et al.，2001
VEGF	促血管生长因子		刺激内皮细胞活化	针对上述过程各个环节的抑制剂，都能不同程度地阻碍肿瘤血管的新生，减慢实体瘤组织生长速度	Avastin 和小分子化合物 sunitinib、sarafenib	Niu et al.，2002
基质金属蛋白酶（matrix metalloproteinase，MMP）	分泌血管生成所需的其他因子		降解基底膜和细胞外基质，内皮细胞呈游离态		Marimastat（BB-2516）、AG3340、Neovastat	Westermarck and Kähäri，1999

续表

靶点	定义	位置分布	功能作用	靶点药物药效或机制	靶点药物实例	参考文献
磷脂酰肌醇 3-激酶（PI3K）	由脂类和丝/苏氨酸激酶组成的一个庞大家族，包括数个磷脂酰肌醇激酶和 DNA 依赖的蛋白激酶，如 ATM、ATR 和 DNA-PK 等			理论上来讲靶向 PI3K-AKT-mTOR 信号通路的上下游三个分子都可以有效地抑制该通路，其中靶向上游分子的 PI3K 或 Akt 最有优势，一方面可以避免因抑制 mTOR 引起 Akt 的反馈性激活，另一方面可以阻断 Akt 下游的多条通路，避免不同信号通路之间的代偿作用；但是这一理论上的优势并没有在临床试验中得到证实，同时多条通路被阻断后伴随的毒性问题反而阻碍了其临床应用；而特异靶向下游 mTOR 分子的西罗莫司及其衍生物在临床试验中却体现出较好的治疗效果，并显示出良好的开发前景	wortmannin、LY294002、IC484068、鱼藤素（Deguelin）	Foster et al.，2009
AKT	是 PI3K 最主要的下游分子		可以激活包括 mTOR 在内的多个底物		perifosine	Stambolic et al.，1998
mTOR	西罗莫司靶体蛋白		分子被激活后，能通过磷酸化下游核糖蛋白 S6 激酶（p70S6K）和 4E-结合蛋白（4E-BP）来刺激细胞增殖、转化并抑制凋亡		西罗莫司	Brugarolas et al.，2004
Ras	Raf 即 MAPKK 激酶（MAPKKK），属于丝/苏氨酸蛋白激酶，是 MAPK 级联反应的第一个分子，它的磷酸化启动了 MAPK 的三级级联激活	广泛存在于各种细胞中	与 PI3K/Akt 通路共同肩负着将膜受体信号向细胞内转导的任务，对细胞周期的运行和基因表达有重要调控作用；在多种肿瘤中都发现了该通路蛋白突变引起的持续激活，在肿瘤的发生过程中起到了重要作用；Ras、Raf 的相继激活能活化下游的 MEK、ERK 等激酶，促进细胞增殖的同时还能通过磷酸化 Bax、Bak 抑制细胞凋亡；该通路在肿瘤发生、发展中的重要作用为抗肿瘤研究提供了多个潜在的靶点		lonafarnib、tipifarnib（Zarnestra）	Ciardiello et al.，2014
MAPK					sorafenib	Schäfers et al.，2003

续表

靶点	定义	位置分布	功能作用	靶点药物药效或机制	靶点药物实例	参考文献
STAT（signal transducer and activator of transcription）家族蛋白	是一组可以被不同生长因子受体激活的蛋白质	在多种肿瘤细胞及原位癌中都检测到了 STAT 家族成员的组成型激活	在 STAT 家族的 7 个成员中，目前发现 STAT1、STAT3 和 STAT5 与肿瘤的关系最为密切；STAT1 对肿瘤细胞增殖、新生血管生成起着负调控的作用，STAT1 缺陷的小鼠易发生肿瘤；与之相反，STAT3 和 STAT5 的持续激活能上调凋亡抑制因子，如 Bcl-2、Bcl-xL、Mcl-1 及细胞周期调控蛋白 cyclins D1/D2 等基因的表达，刺激细胞增殖、抑制凋亡，被认为是该家族中最有希望的抗肿瘤作用靶点	在白血病、乳腺癌、头颈部鳞癌等多种肿瘤中都发现了 STAT3 的组成型激活，并发现 STAT3 的小分子抑制剂或反义寡核苷酸可以逆转恶性肿瘤的表现型，增加耐药的肿瘤对化学药物的敏感性；目前靶向 STAT 家族的反义核苷酸和小分子抑制剂的抗肿瘤药物研发已经引起了广泛关注		Ohmori et al.，1997
细胞周期依赖性蛋白激酶（cyclin-dependent-kinase，CDK）	细胞生长分裂必须依次经过准备阶段的间期（interphase）和有丝分裂期（mitosis）；细胞周期的运行与否，受控于精密的细胞周期调控机制；该调控系统的核心是一组 CDK		在细胞的癌变过程中，通常都伴随着 cyclin 的过度表达和 CKI 的缺失，CDK 的活性失去控制，细胞周期处于失控状态；肿瘤细胞的另外一个特点是细胞周期检查点缺陷，造成对细胞损伤应答的缺失	具体策略包括对 CDK 的直接催化抑制，阻碍 CDK 的激活，干扰周期素与 CDK 的相互作用，影响周期素水解失活和抑制细胞周期检测点等	星型苞菌素（Stauros-porine）、Paull-ones 类似物、嘌呤霉素类似物（Pruines）	Arris et al.，2000
组蛋白去乙酰酶（histone deacetylase，HDAC）	细胞内一对功能相互拮抗的蛋白酶，组蛋白乙酰基转移酶（histone acetyl-transferase，HAT）和组蛋白去乙酰酶（histone deace-tylase，HDAC）共同决定着组蛋白的乙酰化和去乙酰化		近些年的研究发现 HDAC 作为调控基因转录的关键蛋白酶，其功能异常与肿瘤的发生和发展有直接关系；当 HDAC 过度表达并被转录因子募集时，会抑制某些基因的正常表达；这种因 HDAC 活性过高引起的异常转录抑制在肿瘤中非常普遍，因此 HDAC 成为抗肿瘤药物最具潜力的靶点之一	抑制 HDAC 的活性能引起组蛋白高度乙酰化，重新激活某些抑癌基因的转录并引起多项下游效应，包括促进肿瘤细胞分化、使肿瘤细胞阻滞于 G_1 或 G_2 期及诱导肿瘤细胞凋亡，从而实现其抗肿瘤作用；另外，研究发现组蛋白去乙酰酶抑制剂（histone deacetylase inhibitor，HDACi）还能激活主要组织相容性复合物、细胞间黏附分子 ICAM-1、干扰素Ⅰ/Ⅱ等分子的转录，促进免疫细胞的识别和激活；HDACi 还能抑制缺氧诱导的 VEGF 的表达，抑制新生血管生成	来自真菌的 Trichostatin A（TSA）	Plumb et al.，2003

续表

靶点	定义	位置分布	功能作用	靶点药物药效或机制	靶点药物实例	参考文献
泛素-蛋白酶体通路（ubiquitin-proteasome system，UPS）	UPS 是真核细胞内依赖 ATP 的非溶酶体蛋白质降解途径，负责调控细胞内多种蛋白质的水解过程，其包括许多调节细胞生长、信号转导、基因转录和凋亡的重要分子		泛素介导的蛋白质降解是一个复杂的多级反应，其过程主要是利用泛素活化酶 E1、泛素结合酶 E2 与泛素-蛋白连接酶 E3，将泛素连接至目标蛋白质作为标志，并送至 20S 蛋白酶体进行降解，最后由泛素分解酶将泛素分解并回收再利用		小分子抑制剂 bortezomib（Velcade，PS-341）	Chudzinski-Tavassi et al.，2010
癌相关成纤维细胞（CAF）	成纤维细胞是最主要的基质细胞，癌相关成纤维细胞（CAF）也被称为活化的成纤维细胞或肌性成纤维细胞，其所分泌的基质衍生因子-1（SDF-1）又称 CXCL12		可直接刺激 CXCR4+肿瘤细胞生长，还可募集 CXCR4+内皮前体细胞（EPC）参与肿瘤的血管生成；活化的纤维细胞通过 SDF-1/CXCR4 趋化轴吸引 CXCR4+肿瘤细胞做定向迁移			Xing et al.，2010
趋化因子	趋化因子是指在多种炎症和非炎症状态下调节白细胞和其他一些类型细胞进行流动和活化并对这些细胞具有定向趋化作用的细胞因子	目前发现大约 50 个趋化因子和 20 个趋化因子受体，根据 N 端两个半胱氨酸的位置，趋化因子被分为 4 类：CXC，CC，CX3C 和 C	在肿瘤的缺氧环境中，成纤维细胞分泌的 CXCL12（SDF-1）和肿瘤细胞表达的 CXCR4 都增加，从而刺激肿瘤细胞移动和侵犯；CXCR2 不仅在肿瘤血管形成中扮演重要角色，而且能向肿瘤微环境中招募巨噬细胞；肿瘤细胞通过趋化因子来募集内皮细胞，颠覆免疫监视，操纵免疫细胞（免疫编辑）并最终导致免疫逃逸，从而促使肿瘤生长和向远处转移			Raman et al.，2007

续表

靶点	定义	位置分布	功能作用	靶点药物药效或机制	靶点药物实例	参考文献
肿瘤微环境			肿瘤微环境的异质性更小，疗效相对稳定，并有可能预测肿瘤组织对治疗的反应性；在控制肿瘤转移方面可以发挥极为重要的作用	靶向于肿瘤微环境的治疗策略有其自身的优势，如肿瘤间质细胞具有稳定的遗传背景，不易出现突变和发生耐药；以肿瘤微环境中的成分作为新靶点的治疗方法能克服许多目前传统治疗方式的限制；针对肿瘤微环境中多个成分的靶向治疗的联合应用，可以避免单一靶向时肿瘤通过代偿弥补肿瘤生存所需环境物质		Kessenbrock et al., 2010
肿瘤干细胞（cancer stem cell/tumor-initiating cell, CSC/TIC ）	是肿瘤细胞中具有干细胞特性的细胞亚群，其增殖能力明显强于同一肿瘤组织中的其他癌细胞	肿瘤细胞	肿瘤干细胞的高成瘤率和对放化疗的抵抗能力，使其在放化疗过程中得以存活，导致肿瘤的复发，因此有效地清除肿瘤干细胞对获得理想的抗癌疗效十分必要	目前应用于肿瘤干细胞靶向性治疗的载体可分为小分子化学物质、蛋白类制剂和病毒，其中溶瘤腺病毒同时具有介导外源基因体内表达和直接裂解肿瘤细胞两种治疗功能，在各种载体中显现出独有的优势		Klarmann et al., 2009
PKM2	肿瘤细胞的能量供应主要依赖于无氧糖酵解，而丙酮酸激酶（PK）是这一过程的限速酶，有两个异构体，分别为PK-M1和PK-M2，其中前者较后者有更高的活性；然而既往研究显示，肿瘤细胞中活性较低的 PK-M2 呈高表达，而非活性较高的 PK-M1	肿瘤细胞	通过对 AGX-257 作用前后进行对比发现，活性低的 PK-M2 无法将糖酵解途径中的中间体全部转化为丙酮酸，导致这些中间体合成丝氨酸进入氨基酸代谢途径，从而促进了肿瘤的生长	美国学者孔（Kung）等通过采用 PK-M2 的异构激活剂 AGX-257 作用于多种肿瘤细胞，发现 PK-M2 的活性提高后肿瘤生长受到抑制；PK-M2 激活剂可以作为肿瘤联合治疗的一部分；本研究不仅解释了肿瘤选择性高表达活性低 PK 的原因，更为重要的是为肿瘤的靶向治疗提供了新的治疗策略		Hitosugi et al., 2009
ULK1	一种丝/苏氨酸蛋白激酶	肿瘤细胞	ULK1 上调可促进线粒体的自噬	ULK1 的上游调节因子是 LKB1，通过杀伤 LKB1 缺陷及突变型肿瘤细胞清除肿瘤细胞的线粒体	线粒体复合体 I 的抑制剂 phenformin	Gao et al., 2011

续表

靶点	定义	位置分布	功能作用	靶点药物药效或机制	靶点药物实例	参考文献
ROS	活性氧簇，包括 O^{2-}、H_2O_2、HO_2、OH 等		ROS 具有双向调控肿瘤细胞凋亡和增殖的作用，中、高浓度的 ROS 可以诱导细胞凋亡和死亡，而低浓度 ROS 能够影响一系列信号传导途径，促进细胞增殖和分化	烟酰胺腺嘌呤二核苷酸磷酸（NADPH）是调整 ROS 浓度的关键点，提示检测并调整 NADPH 的浓度有可能成为新的抗肿瘤治疗手段		Ishikawa et al.，2008
端粒末端转移酶			端粒末端转移酶和端粒在细胞衰老或永生化过程中起决定性的作用；端粒末端转移酶活性的再活化与肿瘤的生长有关，是恶性肿瘤共有的一个特征	端粒末端转移酶抑制剂 GRN163L 靶向恶性胶质瘤（glioblastoma，GBM）干细胞，体外及体内实验均显示出良好的治疗效果；GRN163L 能够使 GBM 干细胞端粒缩短，降低增殖率导致干细胞死亡；GRN163L 与替莫唑胺及放射治疗联合应用能够发挥协同作用，更有效地抑制 GBM 干细胞的生长；发挥协同作用的机制：一方面，在端粒末端转移酶缺失的情况下，射线和替莫唑胺导致的 DNA 断裂不能被修复；另一方面，替莫唑胺能够启动恶性胶质瘤细胞的自溶作用，而 GRN163L 能够使该作用进一步加强；此外，GRN163L 能够通过血-脑脊液屏障克服常规抗肿瘤药物的不足	GRN163L	Djojosubroto et al.，2005
miRNA	是真核生物细胞中固有的一类长度约为 22 个核苷酸且不编码蛋白质的小分子 RNA		在肿瘤干细胞中有大量的 miRNA 表达，miRNA 调控干细胞自我更新			Brase et al.，2011

6）β 受体阻断药：仅用于慢性。

7）醛固酮拮抗药。

（3）动脉粥样硬化

表现：部分病人有脂质的代谢异常，TC、LDL 胆固醇、TG、载脂蛋白 B 增高，而 HDL 胆固醇和载脂蛋白 A 降低。

治疗如下。

1）调脂药。

2）他汀类：是 3-羟-3-甲戊二酰辅酶 A 还原酶（HMG-COA）竞争性抑制剂，抑制胆固醇合成。

3）贝特类：激活过氧化物酶增殖体活化型受体 α，减少肝合成内源性脂蛋白脂酶（LPL）抑制物 apoCⅢ，刺激 LPL 表达，从而增强脂蛋白脂酶的活性而降低血 TG，并降低游离脂肪酸和 TG，使 HDL-C 增高。

4）烟酸类：抑制肝合成 VLDL，抑制脂肪细胞释出游离脂肪酸，从而降低血 TG、TC 和 LDL-C，增高 HDL-C，并降低 LP，扩张周围血管。

2. 冠心病

（1）慢性心肌缺血综合征

如稳定型心绞痛。

表现：心前区疼痛数分钟，常有诱因，含硝酸甘油后缓解。心电图 ST 段压低，T 波低平或倒置。

治疗如下。

1）抗血小板的药：阿司匹林。

2）ACEI、ARB。

3）调脂药。

4）β 受体阻滞剂。

5）硝酸酯类：扩张冠脉，扩张周围血管，降低后负荷和心肌缺氧。

6）钙通道阻滞剂：抑制心肌收缩，减少心肌耗氧，扩张冠脉，扩张周围血管，降低动脉压。

（2）急性冠脉综合征

如非 ST 段太高型心梗\不稳定型心绞痛。

表现：静息时或者夜间发生且持续 20 min 以上；新近发生的心绞痛且程度重；近期心绞痛逐渐加重。

治疗如下。

1）抗血小板。

环氧化酶抑制剂：阿司匹林。

腺苷二磷酸受体拮抗药：氯吡格雷。

血小板膜糖蛋白Ⅱb/Ⅲa 受体拮抗药：阿昔单抗。

环核苷酸磷酸二酯酶抑制剂：西洛他唑。

2）抗凝治疗：肝素。

磺达肝癸钠：选择性Ⅹa 因子间接抑制剂。

3）抗心肌缺血的治疗：硝酸酯类；β 受体阻断药；钙通道阻断药；调脂药；ACEI。

3. 高血压

（1）缓进型高血压

表现：头晕、头痛、头胀。

（2）急进型高血压

表现：舒张压在 130~140 mmHg，视网膜出血、渗出，视神经盘水肿。

1）肾：早期无明显变化，晚期出现蛋白尿，肾功能减退，肌酐＞114.3 μmol/L。

2）X 射线：主动脉弓升部迂曲延长，扩张，左心室增大。

3）超声心动图：左心室肥厚。

治疗如下。

1）噻嗪类：抑制远曲小管起始段对钠和氯的重吸收。

2）保钾利尿药：直接抑制远曲小管上皮钠通道对钠的重吸收。

3）盐皮质激素受体抑制剂：竞争性结合肾远曲小管远段和集合管上皮细胞的盐皮质类固醇受体。

4）袢利尿药：抑制肾小管髓袢升支粗段钠钾氯转运系统，大剂量抑制碳酸酐酶活性。

5）β 受体阻断药：竞争性抑制交感神经 β 肾上腺素能受体。

6）α 受体阻断药：竞争性结合交感神经突触后 α1 受体。

7）CCB：抑制钙通道（L 型）进入周围动脉平滑肌细胞，降低外周血管阻力。

8）ACEI：抑制血管紧张素转换酶及缓激肽降解酶。

9）ARB：选择性阻断血管紧张素Ⅱ对血管紧张素Ⅱ受体的作用。

急进型高血压用药：①硝普钠用于扩张动静脉；②硝酸甘油用于扩张静脉和外周动脉。

4. 心律失常

（1）Ⅰ类药物（钠通道阻断药）

Ⅰa 类：奎尼丁、普鲁卡因胺——适度阻滞钠通道，减慢传导，延长复极。

Ⅰb 类：利多卡因、苯妥英——轻度阻滞钠通道，传导略减慢或不变，加速复极。

Ⅰc 类：普罗帕酮、氟卡尼——明显阻滞钠通道，减慢传导，对复极影响小。

（2）Ⅱ类药物（β 肾上腺受体阻断药）

普萘洛尔——阻断心脏 β 受体，降低自律性、传导性。

（3）Ⅲ类药物

胺碘酮——抑制多种钾电流，延长复极和 ERP。

（4）Ⅳ类药物

（钙通道阻滞剂）维拉帕米、地尔硫卓——降低窦房结自律性，减慢房室结传导性。

新靶点如下。

1）积聚在斑块内的巨噬细胞能分泌一种分子称为 netrin-1，研究显示 netrin-1 能阻碍巨噬细胞的正常运动，从而引起这些免疫细胞的积聚，加快动脉硬化的进度。

2）apelin 是一种最近发现的心血管生物活性肽，广泛分布于身体各部分，包括内皮细胞。到目前为止，apelin 被认为是 APJ 受体唯一的内源性配体，同时也是血管紧张素Ⅱ1 型受体（AT1）相关蛋白。有研究提出 apelin 是以前体蛋白（一种不成熟多肽）分泌，后被蛋白酶裂解成多种较短的活性肽，也就是 apelin-36、apelin17、apelin-13 和 apelin-12。这些多肽都拥有与 APJ 受体结合的能力，但由于它们的长度不同，生物学功能有差异。apelin-APJ 系统的心血管作用与肾素-血管紧张素系统的心血管作用相反。动物模型和人体试验中都证实 apelin 在血压调节中发挥重要作用。

随着收缩压（SBP）、舒张压（DBP）和平均动脉血压（MABP）的四分位数增加，血浆 apelin 水平下降。随着 apelin 水平在四分位数内增加，SBP、DBP 和 MABP 值下降。校正年龄和性别后，apelin 四分位数不同组之间 SBP、DBP 和 MABP 仍有显著差异。该研究观察到 SBP、DBP 及 MABP 与 apelin 水平呈显著负相关；即使在校正心血管混杂因素后，这种负相关仍有意义。

五、PD 指标选择实例四——炎症指标、靶点及治疗药物

作为机体的一种保护措施，炎症的主要作用是在外界损伤的情况下恢复系统平衡。因此，炎症的引发机制与机体生理状态密切相关。在微生物感染、外源物入侵或者是一些刺激的情况下，机体在很短的时间就会自发启动炎症反应。免疫细胞包括巨噬细胞、树状细胞、杆状细胞、中性粒细胞和淋巴细胞等都会参与炎症反应，此外非免疫细胞如上皮细胞、内皮细胞、纤维组织母细胞等也会促进炎症反应。针对不同的刺激，炎症反应途径也会不同。在细菌感染时，免疫细胞通过病原特异性受体感知病原，病原特异性受体的激活会诱导炎症细胞因子和趋化因子等产生。这些调节因子通过调控血管上皮细胞的通透性使得中性粒细胞或多余的血浆（包括抗体或补体因子）进入感染位点，从而加速了炎症反应进程。同时，侵入的病原菌也被免疫细胞识别清除。炎症反应会因感染的损伤程度不同而发生变化，多数情况下，这些反应会通过过量炎症细胞因子的产生而延伸出系统效应，调节干细胞分泌的急性期蛋白（如 CRP 和凝血因子）。这些蛋白质会诱导脑内分泌细胞，促进前列腺素的产生，造成中枢神经系统的各种症状，如疼痛、发热。

炎症的指标主要有以下几个方面。

1. C-反应蛋白

概念：C-反应蛋白（CRP）是在血浆中发现的一种急性期蛋白，属于正五聚蛋白家族，在炎症反应中含量会提高。

分布：CRP 在巨噬细胞或 T 细胞分泌的 IL-6 的刺激下由肝合成，主要分布在血浆中。

功能：CRP 的主要生理作用是结合死亡或凋亡细胞表面的溶血磷脂酰胆碱，通过 C1Q 复合物激活补体系统。作为一种炎症或组织损伤的指标，CRP 非常灵敏，其浓度很少受到除了肝损伤以外其他因素的影响，但在炎症出现 2 h 内，CRP 的含量上升 5000

倍，48 h 内即能达到峰值。

2. 血小板

概念：血小板（platelet）是哺乳动物体内特有的一类能够止血的血细胞，本身没有细胞核，由骨髓巨核细胞的细胞质产生，在炎症反应中会大量聚集在受伤或感染部位。

分布：血小板由骨髓巨核细胞的细胞质产生，主要分布在血液中。

功能：血小板通过与白细胞相互作用或分泌细胞因子、趋化因子和其他炎症调节物调节炎症过程。正常人每天产生 1×10^{11} 个血小板，但是在炎症或急性出血的情况下，其总量会增加到 20 倍。

3. 纤维蛋白原和红细胞沉降速率

概念：纤维蛋白原（fibrinogen）是由肝细胞合成的一种可溶性的大分子糖蛋白，能够参与凝血过程。

分布：纤维蛋白原也是一种急性期蛋白，生理条件下纤维蛋白原在血浆中的浓度为 2~4 g/L，半衰期约为 4 天，但是在炎症、损伤等病理条件下纤维蛋白原的含量会提高数倍，因此通常纤维蛋白原的含量也被用来作为炎症的一种测量指标。

功能：红细胞沉降速率（ESR）是测定炎症的一种非特异性指标。正常情况下，促沉降因子纤维蛋白原和其他抵抗沉淀的因子之间会形成一种平衡，组织红细胞沉降。炎症出现以后，血液中大量的纤维蛋白原黏在一起，红细胞也会积压成堆，快速沉降，ESR 也会相应地逐渐增加。在颞动脉炎、风湿性多肌痛、风湿性关节炎、肠炎等各种炎症疾病中，ESR 甚至超过 100 mm/h。

4. 炎症细胞因子

概念：炎症细胞因子也称为细胞激素，是一组在生物中用作信号蛋白的蛋白质或多肽。在临床或实验研究中通常分成两类，提高细胞免疫反应的 IFN-α、TNF-α 等和促进抗体反应的 TGF-β、IL-1、IL-6、IL-12 等。

分布：炎症细胞因子由巨噬细胞、B 淋巴细胞、T 淋巴细胞和肥大细胞等免疫细胞和内皮细胞、纤维组织母细胞及各种基质细胞产生，分布在各种组织和血浆中。

5. 细胞黏着分子

ICAM-1、ICAM-2、VCAM-1 等。

6. COX 靶点相关指标

COX-2 蛋白表达量、COX-2 mRNA 表达量、PGE2 含量。

针对炎症部位存在的大量 COX-2 酶，以及其代谢产物前列腺素类物质，COX-2 酶逐渐被用作体外筛选抗炎药物 Nasids 的靶点，其中前列腺素的含量、COX-2 酶的功能及含量也被选为炎症的评价指标。

炎症的信号通路和靶点见表 14-4。

表 14-4　炎症指标、靶点及治疗药物

靶点	定义	位置分布	功能作用	靶点药物药效或机制	参考文献
NF-κB	是一个转录因子蛋白家族	广泛存在于哺乳动物细胞中	具有多向转录调节作用，能够参与集体的炎症反应，是 LPS 介导的信号传导通路中最重要的下游通路	1. 诱导 IkBα 突变抑制 NF-κB 通路：细胞内 IkBα 的磷酸化和降解对 NF-κB 通路的激活是必要的，但 IkBα 蛋白在丝氨酸残基 32 位和 36 位突变后并不受 IKK 的磷酸化和蛋白酶的代谢，通过 IkBα 超阻遏屏蔽 NF-κB 通路 2. 糖皮质激素，如地塞米松、泼尼松等，可以通过诱导 IkBα 的表达提高细胞质内 NF-κB 的保留，NF-κB 在细胞质内以无活性的复合物形式存在，相应的参与免疫反应的基因表达量也会下调 3. 通过抑制蛋白激酶减少 IkB 的代谢或通过抑制泛素连接酶来减少 IkB 的代谢，进而来阻止 NF-κB 信号通路，这类抑制剂也是影响 NF-κB 靶点的一类有效抑制剂	Pikarsky et al.，2004
促分裂素原活化蛋白激酶（mitogen-activated protein kinase，MAP 激酶，MAPK）	是真核生物信号传递网络中的重要途径之一，在基因表达调控和细胞质功能活动中发挥关键作用	MAPK 信号通路分布在大多数细胞内	MAPK 信号通路由 3 类蛋白激酶 MAP3K、MAP2K、MAPK 组成，通过依次磷酸化将上游信号传递至下游应答分子；在 EGF、NGF 等各种生长因子，LPS、TNFα、IL-1 等细胞因子的刺激下，MAPK 信号通路能够激活，从而调节包含各种细胞因子在内的基因的表达	针对 MAPK 信号通路的抑制，对不同的 MAPK 成员作用方式不同；其中对 p38 的特异性抑制研究较多，p38 特异性抑制剂不阻断上游激酶对 p38 的激活，而是作用于 p38 本身的 ATP 结合活性位点，使得 p38 失去与 ATP 结合能力进而失活	Ji et al.，2002
磷酸二酯酶家族 PDE4	磷酸二酯酶具有水解细胞内第二信使（cAMP）的功能，降解细胞内 cAMP 或 cGMP，从而终止这些第二信使传导的生化反应	PDE4 主要分布于各种炎症细胞内（肥大细胞、巨噬细胞、嗜酸粒细胞）		选择性抑制 PDE4 可以降低 PDE4 的活性，抑制细胞内 cAMP 水解，使 cAMP 胞内浓度升高，从而激活其下行信号转导	Schmitz et al.，2007
环氧合酶（COX）	是负责合成中药的生物激素——前列腺素家族的导介物质	COX-1 在正常组织中存在，主要分布在肠道中，含量稳定；COX-2 是一种诱导酶，在正常组织中含量较少，主要在癌症、炎症组织中存在	受到刺激后表达量迅速上调，使花生四烯酸转变为 PGE2、PGF2α 及血栓素等前列腺素	目前非甾体抗炎药主要通过抑制 COX 活性减少前列腺素类物质的合成，起到抗炎作用；针对这一类抗炎药的不良反应，发展的 COX-2 选择性抑制剂通过对 COX-2 靶点上的多种指标进行测定，能够准确评估化合物的抗炎活性，实现抗炎药物的筛选	Anderson et al.，1996

续表

靶点	定义	位置分布	功能作用	靶点药物药效或机制	参考文献
iNOS	一氧化氮合酶是能够催化 L-精氨酸产生一氧化氮的一个酶家族	一氧化氮合酶存在于内皮细胞、巨噬细胞、神经吞噬细胞及神经细胞中	能够广泛地参与趋炎因子的表达;主要负责合成生物体内的 NO，释放出的 NO 与多种病理状态有关，如组织损伤和多种炎症疾病	选择性地抑制 iNOS 进而抑制过量的 NO 产生，不仅能够阻断 NO 对组织的损伤，而且能够阻断炎症信息传递通道，终结炎症反应；另外，新型 iNOS 抑制剂的开发不仅着重于 iNOS 本身，对 iNOS mRNA 水平的抑制等也是目前研究中的重要方向	Zoppo et al.，2000
脂氧合酶（lipoxygenase，LOX）	是含有非血红素离子的双加氧酶，是催化花生四烯酸生成白三烯类的关键酶，可分为 1-LOX、3-LOX、5-LOX、8-LOX、12-LOX、15-LOX 等		当炎症因子刺激机体时，被激活的胞质型磷脂酶 A2（cPLA2）促使膜磷脂释放花生四烯酸（AA），此时化合物 AA 会经过 5-LOX 途径，首先在 5-脂氧合酶激活蛋白（5-FLAP）的协助下 5-LOX 催化氧化 AA 的 C5 得到不稳定的化合物 5-羟基过氧化二十碳四烯酸（5-HPETE），5-HPETE 在 5-LOX 和 15-LOX 共同的作用下生成白三烯 A4（LTA4）；LTA4 有两条代谢途径，一是在 LTA4 水解酶的作用下生成 LTB4，另一是结合谷胱甘肽生成白三烯 C4（LTC4），LTC4 被跨膜蛋白转运到细胞外，再在 γ-谷氨酸酰转肽酶（γ-GT）的作用下生成白三烯 D4（LTD4），LTD4 在二肽酶作用下生成白三烯 E4（LTE4），最终 γ-GT 催化白三烯 E4（LTE4）产生白三萜 F4（LTF4）；白三烯类化合物是重要的炎症介质，它参与许多疾病	近年来，科研人员研发出了两大类抑制剂：直接抑制剂和间接抑制剂；直接抑制剂又包括氧化还原抑制剂、非氧化还原抑制剂、铁离子配体抑制剂；直接抑制剂主要针对 5-LOX 分子结构特点进行研发；间接抑制剂主要是围绕 FLAP 进行设计，在 5-LOX 途径中一定需要 FLAP 的参与，抑制了 FLAP 就能阻断 5-LOX 途径	Serhan et al.，2003
PI3K	是一种胞内磷脂酰肌醇激酶，本身具有丝氨酸/苏氨酸激酶的活性		PI3K 信号转导通路激活后，活化的 AKT 通过增加 NF-κB 抑制蛋白质 IkB 激酶的磷酸化、降解，导致 NF-κB 通路活化，随后可增强促炎因子 TNF-α 的产生和释放，从而导致细胞因子失衡，引起炎症反应；另外，PI3K 在炎症介质的释放和炎症细胞的增生过程方面也起着调节作用	以 PI3K 为靶点，设计分子靶向药物能够定向作用于 PI3K，这种特异性抑制剂可以阻断信号转导通路，抑制 AKT 的活化，继而减少 TNF-α 等细胞因子的产生	Schabbauer et al.，2004

第十五章　PK-PD 研究方法及常用模型简介

第一节　PK-PD 发展历程

PK-PD 的发展过程是人们对药理学研究认识不断深入的结果。

早期（20 世纪 60 年代，甚至更早）药理学研究中人们对药代动力学（PK）和药效动力学（PD）的研究是分开进行的，其中关注更多的是 PK 研究，而对 PD 的研究相对简单和落后一些。那时人们以血浆中的药物浓度作为所产生效应的一个指示，因为同剂量相比，血药浓度与所观察到的临床效应之间的相关性要显著得多。但随着这方面研究的不断推广，人们逐渐发现很多情况下，血药浓度也不是反映临床效应的一个很好的指标。二者之间的关系并不是线性的，而是非常复杂的情况。例如，去甲肾上腺素的血药浓度与所产生的血压的变化之间就不是同步的，而是存在一定的滞后现象（图 15-1）。

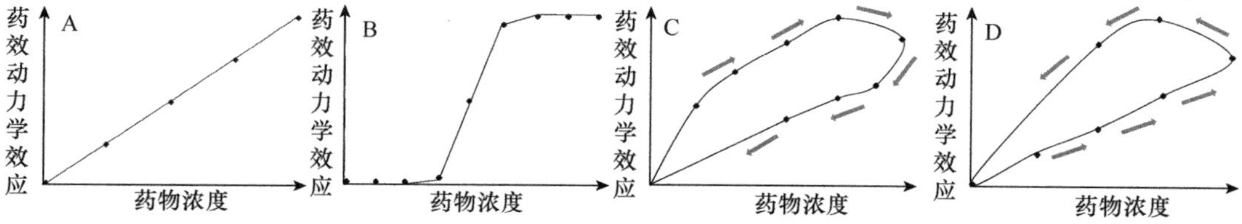

图 15-1　血药浓度与药理效应的关系

A. 药物的药理作用和血药浓度之间呈线性关系；B. 药物的药理作用同血药浓度之间呈“S” 形关系；C. 药物的药理作用同血药浓度之间呈逆时针关系；D. 药物的药理作用同血药浓度之间呈顺时针方向关系

20 世纪 70 年代，PK-PD 结合研究概念首次提出。为解释临床上观察到的这种滞后现象，1968 年 Gino-Segre 发表文章，引入了一个“假想效应室”的概念来解释这种延迟。他认为去甲肾上腺素的效应室应该不是在血液中，而在周围组织中，药物从血液分布到组织（假想效应室）需要时间，而不是瞬时就能达到平衡的。这一“效应室”概念的提出，实际上就标志着 PK-PD 结合研究的诞生，但受限于当时计算机软件及硬件技术，无法对非线性进行拟合，而只能以这种概念来经验性地描述临床研究中所观察到的现象。

20 世纪 80 年代，PK-PD 研究开始成长。也正是受制于非线性拟合问题，PK-PD 结合研究在这 10 年中出现了空白。随着计算机技术的进步，非线性拟合逐渐成为可能，直到 1979 年才出现了一篇 PK-PD 结合研究的论文。Sheiner 等将 Segre 的“效应室”概念转化成了具体的模型，来解释分布到生物相所导致的滞后现象（血药浓度-效应滞后）。他们将“效应室”模型作为 PK-PD 结合研究中的“连接模型”，并成功解释了筒箭毒碱（一种神经肌肉阻断剂类骨骼肌松弛药）效应的延迟现象。这也是真正意义上的第一篇 PK-PD 结合研究论文。随后，PK-PD 结合研究开始广泛应用于各种治疗领域（主要是心脑血管）。对于 PK-PD 研究的发展，计算机软硬件技术的进步起着不可磨灭的贡献：硬件的发展使得计算机价格下降，使用普遍，软件的发展如 1980 年 NONMEM 的开发，使得非线性拟合变得容易进行。

20 世纪 90 年代，PK-PD 研究得到空前的发展。这一阶段开始出现群体 PK-PD 研究，以及基于机理的 PK-PD 研究模型。由单纯的描述和拟合，转化为借助定量/统计的概念进行参数化，以及有实际生理意义的参数的引入和应用。例如，此时出现了“间接生理效应（IPR）模型”，即药物不与 PD 变量直接相关，而是通过调节上游/下游的调控机制来间接改变 PD 的值。即作用位点与最终的临床效应之间存在着生理机制的传递过程，如华法林的抗凝血作用，布洛芬的解热镇痛作用等都属于这类作用机制。由于能够解释更多现象，IPR 模型提出后，PK-PD 研究论文显著增加。另外，受体理论的引入及其由经验发展到半参数化、全参数化模型，也成为 PD 研究及 PK-PD 研究的重要里程碑。

21 世纪以后，PK-PD 结合研究逐渐成为了一个成熟的学科。每年发表论文 100 余篇。已经逐渐具有了各种成熟的模型，且有了自己的研究战略。尤其是 2003 年美国 FDA 发布暴露量-效应关系的研究指南，并依据 PK-PD 结合研究的结果作为重要参考进行监管和新药的审批，就充分标志着这一学科的成熟性及其重要的应用意义。应用范围上，更是涵盖了药物开发和临床应用的各个阶段（图 15-2）。

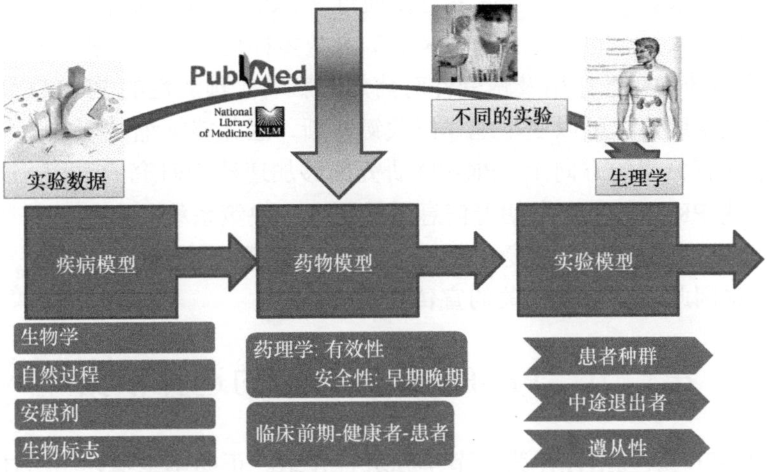

图 15-2　PK-PD 关联性研究的整体策略及其应用（修改自 Gobburu，2010）

现今，PK-PD 研究无论是技术上还是整体策略上都已经有了质的进步。技术上，PD 指标已经发展成连续性指标、分类指标、二进制指标和时间事件等多种指标；PK-PD 研究模型已经具有直接/间接模型、间接相应模型、PD 药物相互作用模型、闭环动力学系统模型、基于机理的模型、复制模式基线模型，以及决策分析与经济指标联动的模型等；软件上，目前已有多种专业化软件平台，如 WinNonlin、ADAPT、Symcyp 等；整体策略上，现今的 PK-PD 研究已经采用药物-疾病-临床试验整合模型来优化整个临床开发过程，并同时兼顾治疗潜力、研发可行性和商业价值等多个目标。系统药理学、网络药理学的出现，使得 PK-PD 研究正朝着药物-机体相互作用的物理过程更加清晰、定量和动态分析更加及时准确的基于机理的方向发展。

PK-PD 研究包括建模和模拟两个部分，利用 PK-PD 这一研究工具所达到的最终效果是取代动物实验等复杂而投入较高的实验研究过程，以 PK-PD 作为有效的预测工具，在药物研究的各个阶段给出具有指导意义的结论。

PK-PD 建模和模拟的本质是将药物的变化与机体的变化关联在一起，找出两者的关系，以证明药物的确有效且安全。从药物与单靶点、单因素相互作用的药物早期发现过程，到与复杂网络和人体体系相互作用的最终临床过程，不断建模、模拟和验证是最有效的目标凝练方法，PK-PD 建模使人们在面对因不同背景下产生的一堆庞大的数据时始终头脑清晰。传统的药物研究一般通过连锁性实验来检测和筛选最优的候选化合物，这样的连续性实验贯穿临床前和临床研究的所有阶段。药物高通量筛选的目的在于减少临床Ⅱb/Ⅲ期药物研究失败的风险。基本上所有药物在研究阶段获取的 PK 数据及药效动力学数据都可以和 PD 数据结合来深入地研究影响药物暴露和药效的重要因素。作为一种“应用科学”工具，PK-PD 建模和模拟投入研究，可以更快速、更低成本地提供新药有效性和安全性的答案。PK-PD 建模在药物研发的各个阶段均有重要价值，它可以应用在药物研究的任何阶段，包括临床前筛选、临床前药物研究、上市前研究、产品延伸策略等。在临床前研究阶段，研究药物的体内代谢潜质、药物所具有的固有活性，发现鉴定生物标志物或者代征指标，规定药物剂量及设计给药途径，是可以通过 PK-PD 研究策略实现的。在临床研究阶段，研究者可以通过 PK-PD 建模建立剂量-药物浓度-药效及与不良反应之间的关系，也可以进行 PK-PD 参数多样性原因的分析评估，如食物、年龄、性别、药物-药物相互作用及耐受性对药效的影响。预测性的 PK-PD 研究能够为预测药物作用提供帮助，它可以更早地作出关键决断，因此能够缩减研究的任务量，将更多的精力集中在有希望的方向上。PK-PD 研究能够加速药物研究的进程，能提供更多的科学依据。为使 PK-PD 在未来朝着信息质量更高，决策系统更有效，消耗更低的方向发展，满足药物研发更全面更广泛的需求，它必须要深入到制药工业和评审规则（即监管部门）中，也因此需要更多相关的宣传教育。

第二节　PK-PD 研究指标的选择依据

本节将 PK-PD 研究指标作为一节单独进行介绍。正如本章概述中所述，在药物整体和局部暴露量评价正确的情形下，PK-PD 关联性研究最重要和最关键的环节是药物效应指标的选择。效应指标的选择一方面能反映出研究者对药物与效应间本质关系及类型的理解，另一方面会影响 PK-PD 关联性研究所输出的结果与临床实践之间的关系，即该 PK-PD 关联性研究的实用意义，进而影响新药研发与临床用药中的决策。

药物效应指标的选择具有多样性和不统一性，可以由机体中的某种或某类内源性物质的含量或其变化来表征，如胆红素、尿素等小分子，白蛋白、血红蛋白等大分子的含量或功能；也可由组织影像、病理切片，以及某种局部或系统状态（如体液 pH、血压、心率等）来表征；亦可由多种生化代谢、血液学及病理学指标所表征；甚至可以用死亡率、五年生存率，以及病人生活质量等指标进行表征。但不管用何种指标，其中都隐含着所建立效应模型的量效关系及相关的作用机制。药物效应指标的选择往往是首先发现药物施用剂量与某种或某些效应指标间表现出的某种相关性或因果关系，但多数情况下它们之间的因果关系可能只是定性或简单定量的，经验性的或机制性的，其深层次的机制和影响因素往往未被完全揭示。通常，与具体成分变化相关联的效应指标往往随着药物剂量或疾病状态的变化而变化，因而可以被看作是敏感的效应指标；而与机体状态相关的效应指标受机体自身系统稳态的影响，变化或波动较小，但该类指标一旦发生大的波动，则预示着机体整个体系出现了较大的变化。即不管组成机体的各类分子（包括大分子及内源性小分子）如何千变万化，维持整体生命体征的基本状态信息一般保持高度稳定，如渗透压、血氧饱和度、pH、血压、心率，以及呼吸的频率和幅度等。因此，在进行具体药效指标的选择时，如何将机体成分的千变万化与高度稳定的生命体征这两类看似矛盾却又存在内在联系的指标科学合理地结合起来，进而科学阐述机体-药物浓度-效应间的关系，是 PK-PD 研究的关键所在。与基于机制的 PK 研究一样，基于机理的 PD 研究也需要将隐藏于处在高度稳态机体系统特征下的分子机制及其影响因素一一发掘并给出清晰的阐释，从而科学合理地诠释处于特定状态的机体对某一治疗药物在特定施用剂量下的响应，最终方能指导药物研发和临床合理用药。

对于指标选择的重要性，有一个例子可以很清楚地说明。在临床实践中，患者常以身体不适的症状就诊，经过针对这些症状所进行的详细的体格检查或辅助检查，检查结果却无异常或异常微小，且无法解释症状或不足以解释症状的严重程度，如疲惫、头疼、头晕等，很多时候都无从解释。国际上只能用医学“无法解释的症状（medically unexplained symptoms，MUS）”（Edwards et al.，2010；Eriksen et al.，2013）这个笼统的词汇来描述病人的这种情况。MUS 在临床中普遍存在，困扰着病人，给病人的生活和社会功能造成了严重的损害。然而在临床医疗工作中未能引起足够的重视。现在对于那些被医学无法解释的症状所困扰的病人，一些医生正采用认知行为疗法和放松疗法等方式进行治疗。其实这种治疗的目的更多的是教会病人如何正确看待这些症状，并尝试将其视为无害。临床结果显示，这类治疗方式确实能够减轻症状，并缓解这些症状带来的忧虑。上述例子，如果从本书论述的稳态角度分析，可能更好理解。即当机体自身的稳态已经开始偏离正常状态，且病人已经感受到不适，但是偏离的程度未出现医生所设立的症状或者出现了相应症状但是其程度偏小未达到医生根据经验所设定的阈值（指标）。此时，医生会将其认定为医学无法解释的症状，并将不会采取常规的治疗方案。该例子一方面说明那些所谓的临床 PD 指标并不一定都准确可靠，且临床症状的出现和相应的阈值并不一定一致，最终还是需要以病人的临床体验为中心。另一方面也证明了稳态理论似乎更符合机体的运转规律。

一、什么情况下血药浓度并不是反映药物效应的很好指示指标

对于很多情况而言，血药浓度都不是反映药物效应的一个很好的指示指标（图 15-3）。例如，以下情况就不适合。

1）那些在最大效应对应的剂量以上给药的药物

2）“逃逸型”药物

一些药物的作用机制为不可逆型，如经典的单胺氧化酶（MAO）抑制剂类药物，

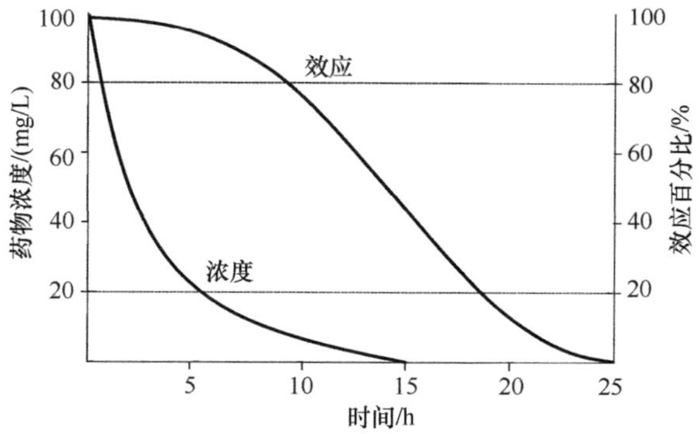

图 15-3　血药浓度-效应非线性关系

或阿司匹林对血小板中环氧化酶的作用等。这些效应终止依赖于新单胺氧化酶或新的合成血小板来替换被修饰的酶和血小板，从而最终导致血药浓度与效应之间没有任何关系。

3）分布延迟的药物

药物需要缓慢分布到其作用位点，一个例子就是地高辛。由于再分布的发生，当药物浓度下降时药物效应反而出现了上升。给药之后初始阶段的药物浓度所产生的效应往往比再分布之后相同药物浓度产生的效应低。这一机制的最终结果是血药浓度-效应呈现出逆时针回滞曲线。

4）所检测的效应指标是“错”的

例如，在首次给药后，当血液中华法林浓度下降时，其对凝血时间的效应反而增强了。为监测效应的起始，所真正监测的指标是现有凝血因子的延迟。这一点是不合适的，因为华法林是通过直接作用于凝血因子的合成速率来实现凝血时间的调节的。如果能够对这一指标进行直接测定，那么所得到的华法林浓度与效应之间将会有很好的相关性。

5）急性耐受性（快速耐受性）的产生

例子是安非他明或可卡因。单剂量给药后的药物浓度所引起的效应，比后期（给药一定时间后）同一药物浓度所引发的效应要低。这一现象最终呈现出血药浓度-效应的顺时针回滞曲线。

其中，上述两种回滞曲线是临床上最常见、最典型的血药浓度-效应关系。当然，这并不说明导致这两种回滞曲线的机制就一定是分布延迟或者耐受性的产生。这其中还有很多非常复杂的因素（表 15-1）。例如，导致逆时针回滞曲线现象的原因或机制很多，除了分布延迟之外，受体上调导致的敏化现象，具有激动作用的活性代谢产物的产生，缓慢的受体动力学，时间依赖性的蛋白结合等都可能是导致这一现象产生的因素或机制之一。而导致顺时针回滞曲线出现的原因除了快速耐受性的产生之外，还可能是具有拮抗作用的活性代谢产物产生，以及反馈调节等机制。

表 15-1　回滞曲线及其可能的机制

逆时针回滞曲线	顺时针回滞曲线
增敏效应（受体上调）	耐受性（受体下调）
给药速率	给药速率
到效应靶点的分布延迟	动脉和静脉浓度之间的不平衡
代谢产物激活	代谢产物拮抗
间接效应（正向输入或负向输出）	间接效应（负向输入或正向输出）
慢性受体动力学	反馈调节
时间依赖性的蛋白结合	时间依赖性的蛋白结合
外消旋药物和非定向检测	外消旋药物和非定向检测

表 15-2 和表 15-3 中分别给出了迄今为止临床上观察到回滞曲线现象的一些药物及可能的机制，供大家参考。

二、PK-PD 研究指标的选择依据

大多数药物在体内所产生的作用是直接和可逆的，这种作用类型的主要特点有三：其一，一旦药物到达作用部位即可产生相应的药理效应；其二，一旦药物从作用部位消除，其所产生的相应药理效应也随之消失；其三，药物的作用强度与作用部位的药量存在一定的量效关系。一般在药效动力学和药代动力学结合研究中所研究的药物效应是直接和可逆的，因此所选择的效应指标应具有上述三个特点，此外所选择的效应指标还应具有可连续定量测定、效应指标变化对浓度相对敏感和可重复性等特点，如给药前后的血压变化、心率变化、心脏电生理变化和尿量的变化等均可作为测定的效应指标。这样便于定量地研究药物在体内的效应动力学过程，阐明其效应在体内的动态变化规律性。

在开展 PK-PD 研究之前，对疾病状态、发病机制及药效动力学评价指标的研究和确认十分关键。与正常状态不同，病患个体的机体往往是处在亚稳态，其区别于正常状态的一个最显著特征就是其维持稳态的系统或多或少出现了问题，或维稳功能严重下降或衰竭。所以，选择能反映机体维稳功能下降严重程度的指标才是评价病人疾病状态及药物纠偏能力的关键指标。即理想的药物应该在提高机体维稳功能的同时完成对病态体系状态的纠偏，而相应的效应指标最好能定量反映机体对抗外界冲击的能力或对病态体系的纠偏能力。目前药理学常用的基于成分指标含量变化的效应指标多为“对症治疗”，而衡量药物对病态体系纠偏能力或药物提高机体维稳能力的指标才是“对因治疗”。在 PK-PD 关联性研究中，到底选择对症治疗（治标）还是对因治疗（治本）的效应指标，在模型构建和使用中将一目了然。

这里 PK-PD 药效指标的选择标准基本同前面讲述的 PD 指标选择标准，需要注意的有以下内容。

1）最好能用有一定变化规律的定量参数描述，从而以 PK-PD 理论去分析两者的关系。

2）药物效应指标的变化对浓度应该相对敏感，这样允许在相对窄的浓度变化范围内对浓度-效应关系有较全面的反映。

表 15-2　临床常见逆时针回滞曲线及其可能的机制

药品名	药/类	种群/类研究	摄入途径	机制	效应衡量	药物浓度检测位点	参考文献
a-人心房尿肽	多肽类药物	大鼠	6~12 μg/kg iv 注射，超过 60 min	作用位点，对利尿剂的影响，必须控制在同一组织或位点，而不是血管内	利尿效应（%）	血药浓度（ng/mL）a-hANP	Miyamoto et al., 2001
阿立哌唑	非典型抗精神病药	18 人（健康）	2 mg, 5 mg, 10 mg, 30 mg 单剂量	到达作用位点受限，由于血脑屏障或屏障上转运体分子	多巴胺受体占有率（%）	阿立哌唑的血药浓度（ng/mL）	Kim et al., 2012
黄芪苷 Ⅳ	抗炎及免疫调节药（传统中药）	大鼠	20 mg/kg 黄芪苷Ⅳ，白术内酯 Ⅰ 2.165 mg/kg，116.9 mg/kg 升麻素苷通过胃内灌洗	效应位点与中心区室间的失调	脾细胞生长速率	血药浓度（ng/mL）	Song et al., 2014
（+/–）阿替诺尔	β-1-选择性 β 阻滞剂	10 大鼠	立即释放 16 mg/kg 单剂量	效应位点与中心区室间的失调	收缩压的变化（mmHg）	阿替诺尔浓度（μg/mL）	Jia et al., 2011
阿曲库铵	神经肌肉阻滞剂	10 人（重症急性呼吸窘迫）	1 mg/kg iv 注入大丸剂，随后通过 1 mg/kg/h 持续 72 h	浓度与效应间的时间滞后，效应可能会在 80%受体被占据时发生	4 项指标作为疗效指标	阿曲库铵的血药浓度（μg/mL）	Farenc et al., 2001
阿奇霉素	大环内酯类抗生素	大鼠	40 100 mg/kg/h iv 超过 90 min	作用位点，心室肌细胞钾通道的滞后分布	QT 间隔的变化（ms）	阿奇霉素的血药浓度（μg/mL）	Ohtani et al., 2000
（+/–）巴氯芬	骨骼肌松弛药	小鼠	1~3 mg/kg 腹空注射	2-隔室开放模型	镇痛作用（%MPE）	巴氯芬的血液浓度（μg/mL）	Balerio et al., 2002
贝氟沙通	可逆的或选择性 MAO 抑制剂	12 人（健康）	5 mg 每天 2 次或 10 mg 一天	隔室效应或间接响应	DHPG 下降百分比	贝氟沙通的血药浓度（ng/mL）	Pamulapati and Schoenwald, 2012
贝尼地平	二氢吡啶类钙通道阻滞剂	大鼠	1 mg/kg 每次	效应室模型	血压的变化	贝尼地平的血药浓度（ng/mL）	Kobayashi and kobayashi, 1997
溴隐亭	多巴胺受体激动剂	大鼠	2.5 mg/kg，10 mg/kg ip	大脑与血浆中浓度平衡延迟	旋转数（/15 min）	溴隐亭的血药浓度（ng/mL）	Atsumi et al., 2003
布美他尼	环利尿剂	3 人（健康）	1 mg IR 每块每次	吸收速率	尿流速（mL/h）	布美他尼的血药浓度（ng/mL）	Yagi et al., 1999
布那唑嗪	a1-阻滞剂	9 人（肾功能不全）11 人（健康）	3 mg 每次（单剂量）	延迟血浆与作用位点处浓度平衡	SBP（mmHg） DBP（mmHg） HR（bpm）	布那唑嗪的血浆浓度（ng/mL）	Koike et al., 1999
（+/–）丁丙诺啡	阿片类镇痛药	4 大鼠	8 μg/kg iv 间隔 20 s	靶点分布动力学及受体结合/解离动力学	小脑、大脑其他部分，以及特定结合位点的延迟变化	丁丙诺啡浓度（ng/mL）	Fuchs et al., 2000

续表

药品名	药/类	种群/类研究	摄入途径	机制	效应衡量	药物浓度检测位点	参考文献
(+/–) 坎地沙坦	血管紧缩素Ⅱ受体阻滞剂	12 人（健康）	8 mg 每次	血浆与作用位点间浓度的延迟分布	药效动力学（效应时间曲线下面积：DR-1）	药代动力学（浓度单量：nKi）	Fuchs et al., 2000
(+/–) 坎地沙坦	血管紧缩素Ⅱ受体阻滞剂	12 人（健康）	4 mg，8 mg，16 mg 每次（单剂量）	坎地沙坦缓慢地从受体位点消失的速率	心脏舒张的 BP	坎地沙坦的血药浓度（ng/mL）	Malerczyk et al., 1998
西苯唑啉	Ⅰ类抗心律失常药	6 人（健康）	100 mg iv 超过 20 min	药物浓度与效应间的延迟	QRS 延长（从基线增长的百分比%）	西苯唑啉的血药浓度（ng/mL）	Brazzell et al., 1985
克拉霉素	大环内酯类抗生素	大鼠	6.6 mg/kg/h，21.6 mg/kg/h，43.2 mg/kg/hiv 超过 90 min	作用位点，心室肌细胞钾通道的延迟分布	QT 间隔的变化（ms）	克拉霉素的血药浓度（ng/mL）	Ohtani et al., 2000
可乐定	a2- 肾上腺素能受体激动剂	10 人（健康）	200 μg po	药物受体结合与观察到的效应间的延迟	Rm 阈值（mA） MAP（mm Hg）	可乐定浓度（ng/mL）	Porchet et al., 1992
可卡因	药物滥用	7 人	熏剂量 （10 mg，20 mg 和 40 mg）	血药浓度与效应间的延迟，由于药物要被运输通过位于效应室的组织	心率均值变化（BPM）及评估刺激或药物喜好	血浆可卡因浓度（ng/mL）	Huang et al., 1993
可卡因	药物滥用	9 人（健康）	熏剂量（12.5 mg，25 mg 和 50 mg）及 i v 剂量（8 mg，16 mg，32 mg）	药物迅速分布到大脑中	收缩压和舒张压的均值变化（BMP）和评估刺激或药物喜好	动脉血药浓度（ng/mL）	Huang et al., 1998
环孢素 A	钙调神经磷酸酶抑制剂的免疫抑制剂	大鼠	单注射环孢素 A 1 mg/mL 及 10mg/mL	药物到达效应部位的延迟分布	钙调神经磷酸酶的抑制作用（%）	环孢素 A 浓度（ng/mL）	Fukudo et al., 2005
巯乙胺	巯基消耗剂	11 人（肾病性肾病性胱氨酸）	每个人不同 QIRD	药物浓度与效果的滞后时间	白细胞半胱氨酸浓度（$nmol^{1/2}$/mg 蛋白质）	巯乙胺平均浓度（μmol/L）	Belldina et al., 2003
D-安非他命	兴奋剂	22 大鼠	1.5 mg/kg D-安非他命 IR	药物穿过血脑屏障并进入纹状体神经末梢，在其释放多巴胺产生效果前的延迟	纹状多巴胺浓度 （%）及活动能力	血浆多巴胺浓度（ng/mL）	Rowley et al., 2012
D-青霉胺脑啡肽（DPDPE）	阿片肽	小鼠 [FVB 和 mdr1a（2/2）	10 mg/kg i v	两处拉伤的作用位点与中央房室在药理学显著不同	镇痛作用（%MPR）	标准化血浆浓度 ng/mL 或 mg/kg）	Jusko et al., 1995
安定	苯二氮	12 人（健康）	0.1 mg/kg 和 0.2 mg/kg iv 注入	无描述	数字符号替代测试打分（正确的数量）	安定血药浓度（ng/mL）	Davis and Mapleson, 1993
安定	苯二氮	3 人（健康）	15 mg，30 mg 和 50 mg iv 注入，以 10 mg/min	血浆与效应室间的失调	EEG 药物效应（μV）	安定血药浓度（ng/mL）	Gabrielsson et al., 1986

续表

药品名	药/类	种群/类研究	摄入途径	机制	效应衡量	药物浓度检测位点	参考文献
双氯芬酸	非甾体类抗炎剂	30 大鼠	0.56 mg/kg，1 mg/kg，1.8 mg/kg，3.2 mg/kg，5.6 mg/kg，10 mg/kg po	在中央室和效应室间双氯芬酸缓慢的平衡动力学	功能指数（%）观察的镇痛效果	双氯芬酸的血液浓度（ng/mL）	Torres-Lopez et al., 1997
双氯芬酸	非甾体类抗炎剂	20 人（健康）	50 mg 和 100 mg 起泡的双氯芬酸-Na po	双氯芬酸的血浆浓度与效应对时间常数间的时间延迟	用一个实验人疼痛模型获取的镇痛效应	双氯芬酸的血液浓度（ng/mL）	Lotsch et al., 2000
多非利特	抗心律失常药	10 人（健康）	0.5 mg iv 注入超过 30 min	药物渗透到活性位点的延迟	QT 间隔的变化（ms）	多非利特的血药浓度（ng/mL）	Lecoz et al., 1995
依斯的明	乙酰胆碱酯酶抑制剂	8 人（健康）	10 mg，20 mg，30 mg po 单剂量	活性代谢产物的形成率和（或）从红细胞中缓慢结合或解离	平均血浆胆碱酯酶抑制率（%），平均 RBC 胆碱酯酶抑制率（%）	依斯的明的平均血药浓度（ng/mL）	Imbimbo et al., 1995
依他普仑	5-羟色胺选择性再摄取抑制剂	小鼠	1 mg/kg single 皮下注射	缓慢地渗透过血脑屏障	5-HTP 打分	依他普仑的血药浓度（ng/mL）	Kreilgaard et al., 2008
泛托法隆	钙拮抗剂	6 人（健康）	100 mg 和 300 mg po 单剂量	效应室	PR 间隔持续（ms）和肱动脉血流（%）	泛托法隆 SR 33671 浓度（ng/mL）	Bjorkman et al., 1994
(+/–) 非洛地平	钙通道阻滞剂	18 人（4 个健康，14 个有不配对肾损伤）	稳态时口服 10 mg 非洛地平	药物与受体间缓慢平衡	舒张压（下降%）	血药浓度（nmol/l）	Larsson et al., 1990
芬维 A 胺	合成维甲酸	50 个患成神经细胞瘤的儿童	100~4000 mg/m^2 po 28 日	存在一个效应室	视黄醇水平降低的百分比	芬维 A 胺	Formelli et al., 2010
(+/–) 非索非那定	H1-对抗药	6 人（健康）	60 mg po 片	血浆浓度与效应部位室之间的浓度平衡延迟	QTc（ms）	非索非那定浓度（ng/mL）	Vyas et al., 2010
(+/–) 氟比洛芬	非甾体类抗炎剂	8 大鼠	10 mg/kg 胃插管缓释颗粒	通过持续释放产物造成肠通透性变化	肠通透性变化	S-氟比洛芬浓度（μg/mL）	Davies and Jamali, 1997
呋塞米	循环利尿剂	26 人（健康）	60 mg 片 po	效应延迟	利尿率（mL/min）	呋塞米排泄率（μg/min）	Alvan et al., 1992
呋塞米	循环利尿剂	4 人（健康）	40 mg IR 片 po	快速吸收导致的快速排泄，使得在髓襻的钠离子和氯离子的重吸收抑制被延迟	利尿率（mL/h）	呋塞米排泄率（mg/h）	Yagi et al., 1996
呋塞米	循环利尿剂	11 个中东阿拉伯人（健康）和 12 个亚洲人（健康）	40 mg 片 po single dose	药物作用/平衡延迟	呋塞米排泄速率	呋塞米的血浆浓度	Abou-Auda et al., 1998
呋塞米	循环利尿剂	8 人（健康）	10 mg iv 注入超过 10 min	排泄速率和利尿作用间的延迟	利尿率（mL/min）和 Natiuresis（mmol/min）	呋塞米排泄率（μg/min）	Wakelkamp et al., 1998

续表

药品名	药/类	种群/类研究	摄入途径	机制	效应衡量	药物浓度检测位点	参考文献
吲哚美辛	非甾体类抗炎剂	6 小鼠	10 mg/kg 和 20 mg/kg po 剂量	效应室模型	平均尿 ^{51}Cr-EDTA 排泄率	消炎痛的血药浓（mg/L）	Huang et al., 2006
胰岛素（定期和 NPH）	肽激素	16 人（健康）	单次皮下注射 10 单位正规胰岛素或皮下注射 25 单位 NPH	血浆胰岛素浓度与效应间延迟	葡萄糖注入速率（mmol/min）	血浆胰岛素浓度（pmol/L））	Krejcie et al., 1996
（+/–）伊贝沙坦	血管紧张素 II 受体阻断剂	36 人	150 mg 或 300 mg tablet po 单剂量	伊贝沙坦对 AT1 受体的血管舒张作用（效应室模型）	DBP（mmHg） SBP（mmHg）	伊贝沙坦的血药浓度（μg/mL）	Huang et al., 2006
（+/–）伊贝沙坦	血管紧张素 II 受体阻断剂	10 狗	2 mg/kg 或 5 mg/kg po 剂量	药物从中央室分布到 AT1 受体所需的时间	SBP 的抑制作用（mmHg）	伊贝沙坦的血药浓度（ng/mL）	Roberts et al., 1988
硝酸异山梨酯	抗心绞痛药	冠状动脉疾病	2 mg iv 超过 15 min， 5 mg 舌下片	血压反应变化滞后于血浆硝酸异山梨酯浓度的变化	收缩压改变的百分比	血浆硝酸异山梨酯浓度（ng/mL）	Morrison et al., 1983
（+/–）伊拉地平	二氢吡啶类钙通道阻滞剂	10 人（健康）	1 mg iv 注射 5 mg po 缓慢释放产物	可能的活性代谢物	DPB 下降（mmHg）	伊拉地平血药浓度（ng/mL）	Carrara et al., 1994
（+/–）伊曲康唑	抗真菌剂	小鼠	5 mg/kg 和 40 mg/kg 5 min 注入	因素而不是伊曲康唑决定抑制 CYP3A 的时间过程	肝可用性	伊曲康唑浓度（μmoL/L）	Quinney et al., 2008
拉呋替丁	H2 受体拮抗剂	5 人（健康）	10 mg po 片	血浆浓度和作用位点处的平衡延迟	餐后 Δ pH	拉呋替丁的血药浓度（ng/mL）	Ikawa et al., 2007
左西孟旦	钙增敏剂	29 人（充血性心力衰竭）	0.2 μg/kg/min 6 h 持续注入 或 2 mg po 单剂量	药物分布到心脏作用部位的延迟	QS2i 平均变化（ms），SBP 平均变化（mmHg），DBP 均值变化（mmHg），HR 平均变化（bpm）	左西孟旦浓度（ng/mL）	Poder et al., 2003
左西孟旦	钙增敏剂	10 人（健康）	2 mg iv 片胶囊 SR 片	药物从血浆分布到心脏作用部位需要时间	ΔQS2i（ms）	左西孟旦血药浓度（ng/mL）	Sundberg et al., 1998

表 15-3　临床常见顺时针回滞曲线及其可能的机制

药物名称	药物分类	研究群体	给药途径	推测机制	效应测定	药物浓度测定位点	参考文献
阿普唑仑	苯二氮	21 健康人	10 mg SR po	耐受性	数字-符号替换检测的评分	肘前静脉血样中的平均药物浓度	Wright et al., 1997
阿普唑仑	苯二氮	24 健康人	2 mg po	耐受性	相对 B-1 活性，相对 α 活性，响应正确数目，活性，睡意	血药浓度（ng/mL）	Barbanoj et al., 2007
阿米替林	三环类抗抑郁药	24 健康人	75 mg po drug IR	耐受性与分布特点	干口变化（VAS），睡意变化（VAS）	血药浓度（ng/mL）	Gupta et al., 1998
（+/–）阿米替林	非选择性多巴胺受体激动剂	10 人（晚期帕金森病伴随终末病剂量波动）	0.5 mg，1 mg，2 mg，4 mg	耐受性与效应位点再分布	CURS	阿米替林（pmol/mL）	Harder et al., 1998
（+/– ）阿替洛尔	β-1 选择性 β-受体阻滞剂	10 只大鼠	16 mg/kg po	脱敏等引起的耐受性	收缩压变化（mmHg）	阿替洛尔（μg/mL）	14
倍氟沙酮	选择性单胺氧化酶 A 抑制剂	12 健康人	5 mg po 或 10 mg po	隔室效应或间接效应	DHPG 减少基线的百分比	倍氟沙酮浓度（ng/mL）	84
布美他尼	循环利尿剂	3 健康人	1 mg SR po	耐受性	尿流速（mL/h）	布美他尼浓度（ng/mL）和尿液排泄速率（μg/h）	Yagi et al. 1999
布美他尼	循环利尿剂	3 健康人	1 mg IR po	耐受性	收缩压与舒张压的变化均值（mm Hg）	布美他尼尿液排泄速率（μg/h）	Yagi et al., 1999
可卡因	麻醉/药物滥用	7 人	熏剂（10 mg 20 mg and 40 mg）	耐受性（急性）	收缩压与舒张压的变化均值或刺激级别	可卡因的血药浓度（ng/mL）	Huang et al., 1993
可卡因	药物滥用	9 健康人	（12.5 mg 25 mg，and 50 mg）and i v doses（8 mg，16 mg，32 mg）	药物入脑的快速分布	平均动脉血压（mm Hg）	静脉血可卡因浓度（ng/mL）	Huang et al., 1998
环己胺	拟交感神经胺	大鼠	30 mg/kg 或 60 mg/kg iv 超过 20 min 或 30 mg/kg，60 mg/kg，或 120 mg/kg infused 超过 40 min	耐受性（急性）	平均动脉血压（mm Hg）	环己胺的血药浓度（μg/mL）	Buss and Renwick, 1992
环己胺	拟交感神经胺	人	5 mg/kg po single dose	耐受性	平均动脉血压（mm Hg）	环己胺的血药浓度（μg/mL）	Eichelbaum, 1974
D-苯丙胺	兴奋剂	22 大鼠	1.5 mg/kg IR	无描述	运动活性间隔	纹状体多巴胺浓度（%基线）	Rowley et al., 2012
地西泮	苯二氮	17 健康人	0.28 mg/kg	耐受性	Adjusted subcritical tracking（rms-cm）Adjusted digit symbol substitution（sec）	地西泮的血药浓度，游离浓度（ng/mL）	Ellinwood et al., 1984

续表

药物名称	药物分类	研究群体	给药途径	推测机制	效应测定	药物浓度测定位点	参考文献
地尔硫卓	非双氢吡啶类钙通道受体阻滞剂	6 健康人	120 mg po 单剂量（2×60 mg tablets）	耐受性	PR 变化（ms）	地尔硫卓的血药浓度（ng/mL）	Boyd et al., 1989
地尔硫卓	非双氢吡啶类钙通道受体阻滞剂	20 健康人	180 mg SR	耐受性	PQ 间隔变化（%基线）	地尔硫卓的血药浓度（ng/mL）	Lockow et al., 1997
distigmine bromide	长效胆碱酯酶抑制剂	大鼠	0.3 mg/kg，1 mg/kg，3 mg/kg po（单剂量）	distigmin 到达效应位点和其抑制作用的时间滞后	AChE 活性（%）	distigmine 的血药浓度（ng/mL）	Ito et al., 2010
芬太尼	阿片类镇痛药	大鼠	15 μg/kg	耐受性	镇痛影响（%MPE）	芬太尼血的药浓度（ng/mL）	Hoekman et al., 2011
呋塞米	循环利尿剂	26 健康人	60 mg CR po	耐受性	利尿率（mL/min）	呋塞米排泄率（mg/h）	Alvan et al., 1992
呋塞米	循环利尿剂	8 健康人	10 mg iv	耐受性	利尿率（mL/min）和 Natiuresis（mmol/min）	呋塞米排泄率（mg/h）	Wakelkamp et al., 1998
呋塞米	循环利尿剂	4 健康人	40 mg	耐受性	利尿率（mL/h）	呋塞米排泄率（mg/h）	Yagi et al., 1996
呋塞米	循环利尿剂	11 个中东阿拉伯健康人和 12 个亚洲健康人	40 mg 片 po 单剂量	耐受性	氯化物、钠、钙、镁和钾排泄率	呋塞米排泄率（μg/h）	Abou-Auda et al., 1998
呋塞米	循环利尿剂	8 健康人	40 mg iv 早餐后 40 mg 片 po 早餐后	耐受性	尿流速率（mL/min）	呋塞米排泄率（μg/min）	Hammarlund et al., 1985
谷氨酸草酰乙酸转氨酶 谷氨酸丙酮酸转氨酶（GPT）	代谢谷氨酸	46 大鼠	0.03 mg/kg 或 0.06 mg/kg GOT 0.6 mg/kg 或 1.2 mg/kg GPT	未描述	血谷氨酸	血清 GOT 或 GPT（mg/L）	Boyko et al., 2012
肝素	抗凝	9 健康人	2000 IU 持续给药 超过 40 min	耐受性	TFPI 血药浓度（游离和总量），TPFI 还原速率	抗 IIa 活性（U ml-1），肝素浓度测定	Kemme et al., 2002
（+/–）厄贝沙坦	血管紧张素 II 受体阻滞剂	24 人（中度高血压）	300 mg po 每天持续给药 4 周	中心效应室受体拮抗作用	舒张血压力	平均 irbesartan 浓度（ng/mL）	Marino et al., 1999
（+/–）哌替啶	阿片类镇痛药	羊	100 mg iv	耐受性	收缩（%还原）	哌替啶在心肌与冠状动脉窦性血液浓度（mg/L）	Upton et al., 1999
（+/–）哌甲酯	中枢神经系统兴奋剂	4 大鼠	2 mg/kg，5 mg/kg，10 mg/kg iv	耐受性或脱敏	多巴胺与基线比	哌甲酯在透析液浓度（ng/ml）	Aoyama et al., 1997
美托拉宗	噻嗪类相关利尿剂	5 人（肾移植）	5 mg	利尿剂耐受性影响	钠排泄率（meq / min）	美托拉宗尿排泄率（ng/min）	Gehr et al., 1991
（+/–）吗啡	阿片类镇痛药	大鼠	2.5 mg/kg	耐受性	镇痛影响（%MPE）	吗啡浓度（ng/mL）	Hoekman et al., 2011

续表

药物名称	药物分类	研究群体	给药途径	推测机制	效应测定	药物浓度测定位点	参考文献
(+/–) 吗啡	阿片类镇痛药	280 大鼠	15 mg/kg	耐受性	% MPE on TPR（热痛响应）	血浆吗啡浓度，血浆 CSF 吗啡浓度，结合和非结合型浓度（μg/L）	Shang et al., 2006
盐酸萘福泮	非阿片类药物镇痛	24 健康人	20 mg po 和 iv（single doses）	未描述	Visual analog scale drowsy（mm）	nefopam 的血浆浓度（nmoL/L），脱甲基产物血浆浓度（nmoL/L）	Aymard et al., 2003
(+/–) 尼古丁	兴奋剂	8 健康人	2.5 μg/kg/min iv 30 min，120 min 和 210 min	耐受性	心率（BPE）	血浆尼古丁浓度（ng/ml）	Carlucci et al., 2013
泮库溴铵	神经肌肉阻断剂	5 健康人	4 mg iv	效果室	% twitch depression	pancuronium 浓度（nmol/L）	Bellissant and Giudicelli, 2001
piritramide	合成阿片类药物镇痛	24 人（腹部手术）	7 μg/kg min	血浆 piritramide 浓度与效应位点的平衡延迟	疼痛强度预测与测定	piritramide 浓度（μg/L）	Kietzmann et al., 1997
异丙酚	全身麻醉	18 大鼠	150 mg/kg/h	血浆平衡与效应位点的延迟	Electroencephalographic amplitude	异丙酚的血浆浓度	De Paepe et al., 2000
异丙酚	全身麻醉	大鼠	30 mg/kg 和 150 mg/kg iv		EEG 效应	异丙酚的血浆浓度（μg/mL）	Cox et al., 1998
(+/–) 普萘洛尔	β-阻断剂	8 人（解毒酗酒者）	80 mg po	急性耐受性	β 受体阻滞剂的程度，心率变化（%）	Propranolol 的血浆浓度（ng/mL）	Evans et al., 1984
瑞芬太尼	合成阿片类药物镇痛	10 健康人	3 μg/kg/min 10 min	动脉药物浓度和效应产生平衡比动静脉药物浓度的平衡更快	Spectral edge（Hz）	静脉瑞芬太尼浓度（ng/mL）	Hermann et al., 1999
东莨菪碱	抗胆碱能药物	90 健康人	0.5 mg iv infusion 超过 15 min	效应房室的延迟	Saccadic peak velocity °s-1） VAS alertness（mm）	血浆东莨菪碱浓度（pg/mL）	Liem-Moolenaar et al., 2011
钠二氯乙酸	乙酸类似物	37 健康人	30 mg/kg，60 mg/kg 或 100 mg/kg iv infusions 超过 30 min	PDH 激酶抑制在低浓度 DCA 可能可逆，在高浓度 DCA 不可逆；PDH-激酶结合 DCA 比解离快	血浆乳酸浓度（mmol/L）	血清钠二氯乙酸浓度（μg/mL）	Fox et al., 1996
螺普利拉	活性代谢物螺普利（ACEI）	8 人	6 mg po	未描述	肺毛细血管楔压（mm Hg）	螺普利拉的血浆浓度（ng/mL）	Dayneka et al., 1993
(+/–) 马西泮	苯二氮	11 健康人（肾病晚期）	30 mg po（two single doses）	血浆 $t_{1/2}$ 和亲和力之间的耐受性-差异	镇静分数 NRSS Nurse 相关的镇静分数	马西泮浓度（ng/mL）	Kroboth et al., 1985
(+/–) 佐匹克隆	短效催眠	10 健康人	7.5 mg po	耐药性与假耐药性	峰值速度数字符号替换测试（镇静评分）	前臂静脉佐匹克隆血浆样本浓度（ng/mL）	Luurila and Olkkola, 1996

3）药物效应指标必须在个体间和个体内具有良好的重复性。

4）同一个体上的药效测量应该能够反复进行。

5）药效指标最好是客观的而不是主观的，如有些中枢神经系统（CNS）药物的效应有时采用主观判断来评价药效，但在PK-PD研究中原则上采用客观的指标。

另外，所选效应指标最好能够定量反映出机体维持自身稳态能力的变化，从而间接地反映出药物纠正病态，并使机体恢复到健康稳态的能力。

世界ICU联盟主席Vincent发出的感叹至今仍然适用："重症医学领域以病死率为终点的临床试验是否注定以失败告终？"（Vincent et al.，2010）。无论是临床研究者还是新药开发机构的研究者，都始终热衷于寻找改变危重病病人病死率的单一措施，如感染性休克的抗炎症治疗、感染性休克的高血压目标等。经历了多年以来的屡战屡败，是否应当相信，这样的"魔弹"其实并不存在？大量的事实已经证实，从单一感染指标入手去解决终点指标如病死率，因果关系非常差。

总之，所选择的药效指标要有临床意义，而且可靠，最好作为治疗的指针。随着PK-PD研究的不断发展，药效动力学指标已经转变为更加复杂的末端指标，如类别尺度、时间事件和临床相关的参数等。

第三节　PK-PD研究常用方法及模型

一、PK-PD模型组成的演变过程

PK-PD的模型组成也经历了一系列的演变过程（Holford and Sheiner，1981）。

在较早期的药物研究阶段，一般认为药物在血液中的浓度就是药物起效所需要的浓度，并且临床观测到的治疗效果就是药物在体内起效的直接效果。因此，PK-PD模型一般只包含联系剂量、时间与血药浓度的PK模型和联系浓度与药效的PD模型（图15-4）。这类模型，其本质上其实是描述性或经验性模型。

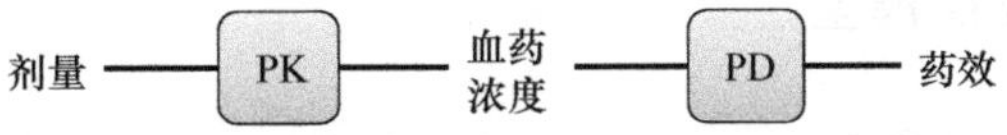

图15-4　早期PK-PD关联性模型流程图

随着药物研究理论的不断发展和仪器检测技术的不断提高，研究者发现药物在血浆中的浓度峰值与药效作用的峰值之间并不是始终同时出现的，药物效应变化与血浆药物浓度变化也并不是一一相关的。这使研究者意识到，药物的血浆药物浓度不能完全等同于药物的效应浓度，对于药物作用靶点在组织细胞内的情况，组织的渗透性等分布因素使得药物效应浓度的峰值滞后于血药浓度的峰值，与效应浓度直接相关的药效作用则同样会滞后于血药浓度的变化。另外，对于多次给药后药物产生耐受性的情况及机体免疫系统对药物作用产生敏感性的现象，会使观测到的药物效应最大值早于血药浓度峰值的出现，因此在这些情况下，PK-PD模型的组成就不仅仅包含单独的PK和PD模型了，还需要引入连接PK和PD模型的部分，这个连接部分通常以公式的形式表达，形成连接模型（图15-5）。

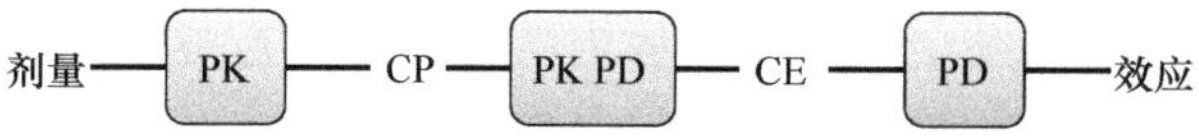

图 15-5　加入效应室的 PK-PD 模型流程图

近年来，药理学研究发现，过去研究认为的能够直接观测到的药物作用与药物在体内产生的直接作用并不是完全等同的，它们之间可能存在复杂的信号转导或其他类型的生理学过程。例如，一些细胞受体抑制剂类药物，它们的直接作用是通过结合细胞表面受体，阻遏信号传递过程而干扰细胞释放特定的因子；但宏观表现上，这类药物能够达到的作用是特定因子释放减少所导致的代谢变化，如血糖升高、体温变化、神经性震颤减轻等。这些宏观变化与药物作用的直接变化之间有着复杂的生理学过程。在研究过程中，特定的信号通路过程和生理学蛋白结合等因素会对定量研究产生巨大的影响。因此，在后来的 PK-PD 研究中，除了基本的 PK 模型、PD 模型及在特定情况下需要引入的 PK-PD 连接模型外，还考虑引入了研究药物作用位点药效与药物宏观药效之间关系的生理学模型（PE）（图 15-6）。这种模型，本质上是半机理性模型。随着细胞生物学、神经生物学等基础学科的不断发展，机体内的信号转导通路和生理作用过程越来越清晰，疾病的病理学研究及药物在机体内作用的过程和所涉及的影响因素越来越多地被人们所了解，研究者关心的问题已经从药物直接作用的好坏（如肿瘤大小，病毒性疾病病人体内的病毒量等）转变为临床上的最终作用效果，特别是用药病人的治疗群体变化和病人的体验（肿瘤细胞小了，但是病人死亡率却高了），在这里如何选择有效的临床指标也是现代药理学研究的重点。因此，建立联系药物直接作用和临床作用效果的生理学模型是必要而迫切的。

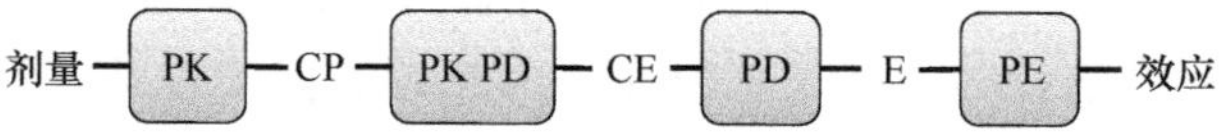

图 15-6　加入临床生理模型的 PK-PD 模型流程图

二、基于机理的 PK-PD 模型

与传统 PK-PD 模型的不同之处在于，基于机理的 PK-PD 模型是将药物的给药与所产生药效之间的过程基于严谨的因果关系链，以定量的方式由具体的特异性表述来表征（图 15-7）。这些过程包括：①靶点处的药物分布；②靶点的结合与激活；③传导；④药效相互作用，⑤稳态反馈。其中，后三者又称为体内信号传导过程。这种基于机理的 PK-PD 模型，实际上是将前面还原论研究方法所得到的关键因素根据确定的物理过程及其定量关系进行重建（Danhof et al.，2007）。这种模型，将会具有非常好的预测能力和指导意义。

1. 靶点处的药物分布

对于处在胞外的靶点而言，该靶点处的药物分布取决于其周围的血流量、血浆蛋白结合（基于游离药物假说），以及该靶点自身的物理化学性质；对于细胞内的靶点，以及那些有屏障的组织靶点，如脑组织就存在血脑屏障，靶点处的药物分布目前主要通过

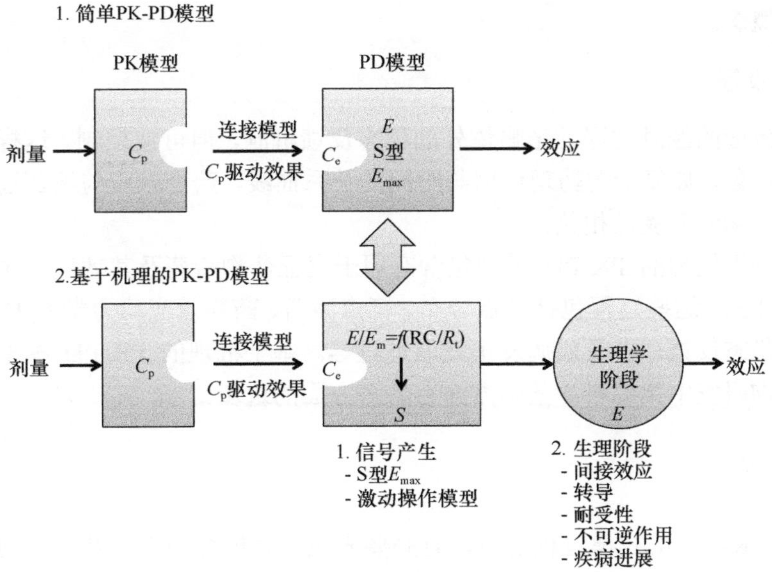

图 15-7　基于机理的 PK-PD 模型

基于生理的 PK 模型（PB-PK）进行预测。关于 PBPK 的更多介绍，可参见本书第三篇第十一章内容。

2. 靶点的结合与激活

PK-PD 分析中靶点结合与激活建模的目的是预测体内药物浓度-效应关系。这里一个重要的理论就是受体理论。然而理论上，一种药物的浓度与其所产生生物学效应强度之间的关系，取决于与药物和生物系统相关的很多因素。尤其是根据受体理论，效力（如 EC_{50} 值）和固有活力（如 α 值）依赖于药物的性质（如对受体的亲和力和固有效力）和生物系统（如受体密度，传感器的功能，以及受体活化与药理活性的产生等）。应用半参数方法将 PK-PD 模型与受体理论结合，采用探索性分析来获得给定生物系统不同变化曲线的相关信息。然后反过来，该信息可用于获取显函数来描述激活-效应关系，从而得到全参数化的 PK-PD 模型。

3. 传导

传导指从靶点激活到发挥药理学效应的过程。传统上，药物与靶点的结合激活了级联的电生理和（或）生化事件，导致了可观察到的生物学效应。在基于机理的 PK-PD 建模条件下，传导是一个级联过程，是控制着药理学效应的经时过程，在体外表现为药物诱导的靶点激活。因此，现代 PK-PD 模型比传统药理学的定义更加宽泛。

4. 药效相互作用

PD 相互作用的建模是基于机理的 PK-PD 模型整体的一部分。尤其是 PD 相互作用的建模不局限于两种药物的联用或一种药物转化为一个活性（失活）代谢产物。PD 相互作用还包括以下情况：①一个药物与内源性配体相互作用时；②一个药物与多个靶点作用，因此激活多条通路；③当稳态反馈发生时。此外，基线影响的建模也是基于相互作用的理论概念。

5. 稳态反馈

药理学效应的经时过程常影响体外的稳态反馈机制，但可被控制。这样的机制解释了观察到的现象，如复杂的药理作用与时间的关系曲线，药物效应与给药速率相关及与长期服药时药物的耐受性相关。

总之，基于机理的 PK-PD 模型包含有用于表征药物给药及其效应产生过程因果关系的定量描述式。这些过程包括靶点分布、靶点激活、药物效应动力学（PD）相互作用、信号传导、稳态反馈，以及疾病发生发展过程等。基于机理的 PK-PD 模型在外推及预测和构成药物研发中集成科学基础方面有着多方面的进步。

三、建模原则

在讲述 PK-PD 的建模过程之前，有必要先说清楚模型的本质及其原则。文献中所报道的那些 PK-PD 模型并不是凭空而来的。那些好的模型需要耗费大量的时间和精力，但人们很少知道建模过程及其中所渗透的大量批判性思维。PK-PD 的建模过程其实并不容易。它需要建模者对疾病本身深入理解，同时需要具有数学、统计学、药代动力学、药效动力学，以及数值分析和编程等多方面的知识。一般来说，PK-PD 建模的过程是：首先根据假设找到多维因素，进行筛选，然后对决定因素寻找其因果关系，再定量测定，确定定量关系，建立模型。

但即便是这样，人们仍然不得不面对一个现实，那就是对于一个生物系统，人们不可能得到真正准确的数学模型，所有模型都只是近似。这是因为生物系统（如人体）其本质是兼具反馈循环的无限维度非线性系统，如昼夜节律循环，极其复杂但又带有严格的控制。有些人认为可以通过有限的临床观察或者临床前研究就能采集到足够的数据，以建立一个真正准确的模型，这是非常天真和愚蠢的，也是不可能实现的。也正因为真正准确的模型是不可能实现的，所以实际上也就根本没有"正确的"模型。正如 Box（1976）所陈述的，也是药代动力学领域著名的格言之一，即"所有的模型都是错的，只不过其中有些是有用的"。尽管这一理念不断被重复，仍有许多药代学家讨论所谓的"哪些模型正确"，甚至"哪些模型是错误的"。因为前提就是所有模型都是错误的，根本没有正确的模型。当然，有些模型是比其他模型更好，但这也取决于使用模型的人，或者说取决于旁观者。在选择模型的时候，也是要根据实际情况选择那些"更合适的模型"。

四、PK-PD 结合模型的建模过程

根据建模原理的不同，PK-PD 结合研究模型可以分为两个类型：数据模型和系统模型。数据模型通常指的是经验模型，需要多个数据形成机制的假设。实例包括异速生长尺度和用于表征的浓度-时间分布指数函数的总和。当对基本的物理过程了解很少时，经验模型是有用的，构建经验模型的过程中会形成一些数据，并且必须根据这些数据得出一定的结论。尽管经验模型在预测方面是有用的，但却不能外推，这就限制了经验模型在 PK-PD 研究领域的进一步应用。系统模型或机理模型是基于物理和生理学原理而

建立的，像数据一样具有注入模型系统的很多特征。药物依靠血流的作用输入组织，这个过程中，受体结合动力学和细胞扩散过程等因素都可能发挥重要的作用。构建系统模型或机理性模型通常采用基于质量守恒定律、产物前体质量运动定律的微分方程或偏微分方程。基于系统属性的系统模型可以分为很多种，包括：时间改变和时间不变，确定性和随机性，静态的和动态的，集中的和分散的，线性的和非线性的，以及连续的和离散的。然后各个类型可以合并为更具描述性的分类，如一个非线性、时间变化的系统或一个静态的、时间不变的离散系统。时间变化意味着参数随着时间改变，如自身诱导过程由于重复给药导致药物肝清除功能增加。时间不变则是指给定的参数不随时间而改变，大多数的 PD 模型都是这一类型，假设药物的动力学情况是恒定的，对时间不变模型可以运用叠加原理。静态模型中，输出数据仅仅依赖于输入数据并且剂量不随时间改变。相反，动态系统的输出随着时间变化，处理动态系统分析时，将动态过程分割成一个个小的静态过程，在这些小的静态过程中通过静态模型来解决问题。

理解集中和分散模型含义的典型的例子是 PK 房室系统（见本书第三篇）：在单房室模型中，整个机体被认为是一个完整而简单的房室；在二室模型中，血液流速快、充盈丰富的器官为中心房室，血液流速慢、灌注不均匀的器官（像脂肪组织和皮肤）则被称为周边房室。所有的生物学系统都是非常复杂的非线性系统。当一个模型相对于模型参数的导数与模型参数相关时，模型或函数则被定义为非线性的。非线性系统的参数估计比线性系统的参数估计更困难，常常需要数值优化技术。非线性系统中可能出现系统参数变化情况依赖另一系统中某一参数的情况，最典型的例子是系统的反馈调节。虽然说非线性情况适用于所有的生理学和药代动力学系统，但是在研究时，还是需要通过线性的假设来解决问题的。有时可以将一个非线性方程转换成一个线性方程。例如，酶动力学方程 Hill 方程向 Lineweaver-Burke 方程的转换。模型也可以是确定的或随机的。随机模型系统涉及机会和可能性，会假设随机变量并考虑到其可变性。但确定系统不涉及，在一个确定的模型中，没有一个随机的假设会出现，这样的假设显然是不符合实际的。随机假设确定的模型对了解系统存在自然变异的性质是有帮助的。基于上述描述分类，PK-PD 模型可能是机理模型也可能是经验模型，也可能两种都是，即称作是半经验半机理模型。

对于 PK-PD 建模过程，有这么一个非常简单和易懂的描述方式。Mesterton-Gibbons 将建模过程描述为同 ABC 一样简单的过程（Mesterton-Gibbons，1989）。当然其实并不是这么简单，但这却是一个非常好的、非常吸引人的理解方法。其中“A”指的是假设。绝大多数情况下，一开始基本上没有足够的信息来解决一个问题，除了一些简单的例子外，因此从一开始就需要假设。这些假设可以是参数值的形式，模型的结构，或分布假设，如模型残差的分布。一个模型具有很差的预测能力，可能并不能说明模型本身不好，而是前提假设是错误的。接下来，“B”指的是借。很少有模型是凭空建立起来的，绝大部分模型都是建立在其他模型的基础之上的。即从文献、以前的经验，或者从同行那里借来知识，然后作为一个初始模型进行评估。“C”指的是对模型和该模型建立前提假说的批判。因此可以说，建模的过程是一个不断反复的过程。如果模型无法满足人们的需求，那么就回到“A”，修改假设，然后再重新开始，并希望从已经做好的模型中吸取经验教训。

模型不是静止不前的——它们随着时间、药物数据和积累的经验不断增多而改变。一个模型所基于的假设可能随后会被认为是不准确的。

因此，一个完整的模型开发过程应该包括以下过程：①分析问题；②确定需要收集的相关变量；③做实验和收集数据；④观察和处理数据，并规划模型；⑤建立公式化的模型；⑥使用上述模型对数据进行拟合；⑦诊断性检查拟合效果；⑧验证模型；⑨酌情更新模型（并返回第五步）；⑩解释所得到的结果；⑪结果交流。

图 15-8 就生动地说明了整个过程。

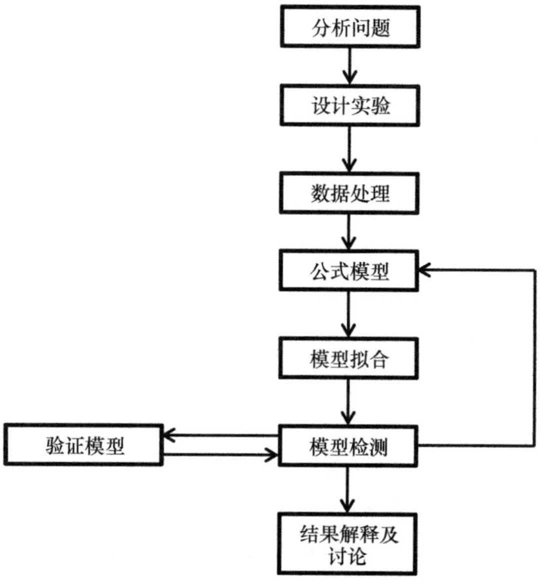

图 15-8　模型开发流程（修改自 Bonate，2011）

对这一经典的建模过程，更详细的描述如下（Bonate，2011）。

第一步，明确研究目标，分析问题。

一般来说，在研究开始的时候，多数研究的目标是非常清晰的，如研究药物在药效方面或不良反应方面的作用机制，疾病状态发展情况，个体内或个体间药理学参数变异性分布等。

第二步，因素筛选与相关变量的确定。

根据所设定的研究目标和需要解决的科学问题，确定研究过程中解决问题所需要的变量，如研究抗肿瘤药物对肿瘤细胞的作用时，确定给药方式，确定药物吸收过程中可能影响药物吸收的因素，确定药物的分布情况以了解通过什么样的房室模型建立药物 PK 过程的模型，确定最终的药效指标，确定药物对机体作用的过程，确定能够选取测定的指标、效应指标与临床实际关注结果之间的关系等，具体问题具体分析。对于具复杂因素的案例（绝大部分都是），需要先对多因素及其相关性进行筛选，对关键决定因素的因果关系进行确认。

第三步，做实验、搜集数据。

对于未知的药物作用和机体对药物的作用情况，需要通过动力学实验来进行检测，对于系统性的生理参数，需要总结其他学科的研究成果，如抗肿瘤药物的抗肿瘤作用机制，其中涉及的病理学和细胞信号转导过程等。

第四步，观察处理数据，并且规划模型。

数据处理与绘图如下。

1）根据 AUC 曲线确定分布容积，确定 PK 房室模型的类型。

2）绘制药效数据、血药浓度数据关于时间的曲线，观察曲线类型。

a. 如血药浓度变化趋势与药效变化趋势相同，则血药浓度与效应浓度对应，PK 和 PD 可以直接连接（直接连接和直接相应模型）。

b. 如血药浓度峰值滞后于效应峰值，则出现耐受或致敏性现象，需要通过具时间历程变化的 PD 模型来解决问题。

c. 如果血药浓度峰值先于效应峰值，属于滞后性现象，这其中的原因很多，一方面药物在由血液输送至组织器官时分布情况出现滞后，这种情况应用增加 PK-PD 连接模型的 PK-PD 建模来进行研究，一方面药物效应浓度与药物起效不是直接对应的关系，那么需要通过非直接响应模型（动态系统分析）来解决问题（有时是两种情况的叠加）。

d. 如果药物是通过作用于受体形成胞内级联反应的，一般通过结合受体理论的 PD 模型来进行研究。

3）确定 PK 研究的房室模型级数，确定 PD 研究的类型（直接响应模型或间接响应模型，时间历程变化模型或时间历程不变、结合受体理论的模型），确定 PK 与 PD 的连接类型（相等或一级反应或效应室）。

4）确定研究的系统过程是否有已知的生理学过程信息（信号级联反应过程等），生理学过程的定量数据信息是否清楚，能否建立生理学模型（PE），将结果与临床研究结合起来。

第五步，模型公式化。

将确定的参数带入根据实验和前人研究情况选择的模型形式，形成符合研究的公式化模型。

第六步，使用上述模型对数据进行拟合。

在这里，经验模型和机理模型的最大区别在于：经验模型不确定模型公式具体形式，需要根据已知的实验数据及当前研究情况给出可能的建模方向，通过线性和非线性拟合的方式找到适合建模数据的参数，对模型进行合理解释，这是以数据为基础的模型（使用模型进行数据拟合），而机理模型更多的是根据实际的实验结果和绘图分析给出贴合实验情况的假设，建立完整的模型公式，并给出确定的重要模型参数（动力学级数及转运速率常数等），通过数据带入检验模型假设的正确性，是以实际机理情况为基础的模型（数据拟合）。就目前的研究来说，完全的机理模型是 PK-PD 发展的理想形式，但尚不存在，多数应用 PK-PD 研究解决问题的模型都是半经验半机理类型的。即对于已知部分系统过程，以点带面，尽可能完整地建立药物在机体处置过程和药物对机体作用情况的模型，对于研究尚未完全清晰而可能存在的生理过程，依然通过黑箱式的数据建模过程来进行解释。

第七步，诊断性检查拟合效果。

以统计学的方式，初步验证所建立的模型符合统计学意义；并确定所建立的模型符合专业上的逻辑关系。

第八步，模型验证与评价。

模型验证是一个有争议的领域。这个领域的建模者甚至不同意称为验证。有人用术语“模型认证”代替“模型验证”，即认为一个模型永远不能被正确验证。

建模的一个基本原则是一个模型永远不能被证明，仅能推翻。一个模型通过的有效性测试越多，模型的可信度就越大。若一个模型未能通过测试，那么这个模型就被推翻。此外，模型验证的程度最终依据的是建模的目标：如果目标仅是为了简单地表征一组数据，模型验证通常就以最简单的方法进行；但如果建模的最终目标是预测，那么验证过程通常是全面而复杂的。

研究者 McLeod（1978）认为一个有效的模型是基于以下特征的。

- 用收集到的数据作为模型输入值，模型能够模拟出样本通过系统过程所发生行为的程度。
- 模型符合现有理论的程度。
- 模型准确预测的程度。
- 其他建模者对模型接受的程度。
- 使用者对模型的可接受程度。
- 模型产生相反结果的程度。

模型验证是一个全面的过程，而当中关于模型有效性的检验也需要从许多不同的方面进行考虑。由 McLeod 归纳的指南可以将模型有效性验证分为以下几个方面。

- 表面有效程度。
- 置信度。
- 内部有效程度。
- 外部有效程度。
- 实用程度。

一个模型通过的有效性检查越多，模型的有效性就越强。

表面有效程度称为模型适用面值。例如，群体药代动力学分析中，肌酐清除率是全身清除率的一个合理的预测器，口腔温度也与全身清除率相关，但它们之间的相关关系是通过不可测量的协变量建立起来的，因此肌酐清除率具有高面值，而口腔温度没有。

置信度是比表面有效程度更深层的检测指标。具有表面有效程度的模型有可能是合理的模型。可信度不是模型自身的属性，而是人们对模型的态度。因此，可信度是带有主观因素的。一部分人相信模型有高的可信度，但其他人可能不会。一个模型的可信度是与开发模型的建模者的可信度有关的，一个有高可信度的建模者所建立的模型更容易被更多的人接受。模型越简单、透明，外界评价对其信任程度越高，这就强调了建模需要有效的沟通和较高的报告撰写要求。

验证的内部标准是指模型本身所具有的条件，与外部因素无关，包括：数据本身的质量是否能用来构建合理可信的模型？模型所使用的参数是被广泛认同、接受的吗？模型是否表现出与数据合理的吻合度？残差有没有明显的系统趋势？建立的模型满足假设吗？有没有奇异点？参数估计值是精确的吗？有没有无法解释的变异？数据的边界条件是什么？模型预测的边界条件合理吗？

验证的外部标准是指与外部条件相关的问题，特别是建模或研究目的、理论和数据，包括：这个模型是如何与其他模型比较的？模型呈现经验有效性，或者说模型预测相当于有适当精度的真实观察数据吗？模型参数的迹象与预期一致吗？一个有效的模型对这些问题的回答都应该是“是”。

实用程度是指模型能及时满足既定的目标。例如，建模分析的目标是为了建立肾功能不全病人的给药模型，模型必须是可测试的，也就是说，一个可测试的模型指的是模型中的组件是可被测试的，以此肯定或者否定所建立的模型。在上面的例子中，如果年龄是模型的一个重要预测指标，那么对年轻或年老受试者的实验研究可用于证实或否定这个模型。模型也必须具有及时操作的性质，当需要时，解决过去遗留问题的模型是毫无价值的。

由于 PK-PD 模型十分复杂，用过去常用的灵敏度指数分析推导对 PK-PD 模型进行验证是几乎不能实现的，主要原因在于 PK-PD 模型很少可以被表达为一个方程，通常被写成一个衍生物矩阵。如果要实现对 PK-PD 模型敏感度的检测，需要一个可以做雅可比矩阵象征性区分的软件包来找到这些模型的灵敏度指数。因此，目前对复杂模型灵敏度进行分析的方法是经验性的，并且以每次改变一个系统模型参数来具体执行，观察模型的输出值是如何变化的。虽然容易操作，但是这种方法不能处理模型参数间有相互作用的情况。

Wu（2000）在进行建模时，计算了单房室模型的 AUC（药时曲线下面积）、AUMC（一阶矩时间曲线下面积）、MRT（药时曲线一阶矩），然后通过加上或减去各自标准差分布容积和消除速率常数的变化来表征对这些导出数据的影响。另外，当模型参数是从某些分布中随机抽取时，可以用一个蒙特卡洛方法代替以固定百分比改变的参数，这个方法就更复杂了。更全面的方法是探索模型参数同步变化的影响，这是一个计算量密集的问题，可能会用到拉丁超立方抽样。

在 PK 相关的研究文献中，F 检验和 AIC（Akaike information criteria）是独立模型筛选的标准，F 检验通常用于嵌套模型，AIC 用于非嵌套模型。实际上，这些检验筛选方式的应用不一定就是合适的。AIC 标准和 F 检验本身就不是独立的，且 AIC 的应用并非仅局限于非嵌套模型。有时候 F 检验和 AIC 应用于同一个系统时，会给出不同的结论。在具体应用时，应该结合模型的自由度及样本数据集的大小来选择合适的显著水平。

以上描述的筛选方式在选择合适的 PK-PD 模型时各具特色，F 检验更倾向于筛选简单的模型，BIC（bayesian information criteria）与 AIC 相比，AIC 更倾向于选择复杂的模型，BIC 更保守而倾向于选择简单的模型，AICc 比 AIC 具有更高的使用价值。对于 PK-PD 研究来说，主推经典的 AIC、BIC 及衍生的 AICc 筛选标准，而不推崇 F 检验形式。

第九步，酌情更新模型。

及时跟进目前研究，通过建模过程与实际实验的结合调整参数（级数等）。

第十步，解释结论。

从 PK-PD 应用解决的主要问题出发，作出对研究问题所得结果的专业评价。

第十一步，结论交流。

将所得结果及时进行交流，以便对结果及其实际意义进行更深入、全面的解读。

五、如何写 PK-PD 建模的报告

建模报告的写作是非常关键的，因为建模报告呈现给审阅人的是整个模型建立的过程，从而使审稿人能够充分批判和评估一个已经发表的模型。好的文档报告是一个模型可信的基础。一个记录不完整的模型，其可信度也是值得怀疑的。正如 McLeod（1982）所指出的，充分和及时的文档记录在以下方面是非常有用的。

- 向所有利益相关者确保模型是在有效的基础上设计的。
- 确保所有的模型和任何模拟研究都是合理设计和进行的。
- 给出模型的适用范围和方式。
- 记录所有分析的结果。
- 防止建模者与最终使用者之间存在信息链的累积失真。
- 提醒人们注意任何死角，和那些没有预期运行的程序，以便于后人从中得到启示和警戒。
- 便于同行评价。
- 利于模型的转换。
- 控制人员流动带来的影响。

众所周知，文档记录一般都是在模型建立过程完成之后进行的。这一点的不利之处在于后期不得不重新回到最初的设计和每一步选择的真正原因，如当时为什么选择这条路而不是另外一条。一个好的文档记录应该在开始就在进行，并在模型建立过程中持续进行，直至该项目结束。

有两份刊物对模型的文档记录呈现作出了示范，即美国生理学杂志（AJP）和生物医学工程纪事（ABE），它们提供了在文稿中模型呈现的指南。FDA 在发布的暴露量-效应关系研究指南（2003 年）中也提供了关于 PK-PD 模型报告的写作方法。表 15-4 给出了一个建模报告及 PK-PD 分析报告的写作框架。该框架同普通的科学论文一致：首先是 introduction，method，然后是 result，最后为 discussion。在每一部分中，都呈现出模型开发过程中相对应的内容。例如，在讨论部分就会涉及该模型是否合乎逻辑，与其他已报道的模型之间的关系如何，该模型预测观察数据的能力，以及模型的前提假设的真实性如何等。

表 15-4　一个较为完整的建模报告框架

1.	摘要		
2.	主要内容		
3.	符号和单位定义		
4.	缩写		
5.	词汇表		
6.	简介		
		a)	药物简介
		b)	已报道模型综述
		c)	问题的明确定义
		d)	建模目标

续表

7. 方法
   a) 实验设计
      i) 总体研究设计
      ii) 抽样方案
      iii) 研究群体
      iv) 步骤
      v) 生物分析方法
      vi) 药效学测定方法
      vii) 数据（响应变量和所有的协变量）性质
   b) 数据的准备方法
      viii) 数据准备方法
      ix) 数据的质量保证
      x) 离群值和缺失数据的处理
   c) 模型的开发
      xi) 总体概述
      xii) 初始参数估计
      xiii) 前提假设
      xiv) 生理学相关性
      xv) 模型的限制
      xvi) 所用软件
   d) 模型的验证计划
8. 结果
   a) 数据统计
      xvii) 科目核算
      xviii) 数据操作（如除去异常值）
   b) 主体统计
   c) 模型描述
      xix) 最终参数值和精度
      xx) 拟合优度作图
      xxi) 模型图片和公式
   d) 模型验证
      xxii) 模型结果与数据的对比
      xxiii) 敏感性分析
      xxiv) 交叉验证的结果
9. 讨论
10. 附录
      xxv) 方法和协议修订的副本
      xxvi) 生物分析报告
      xxvii) 数据验证文件
      xxviii) 估算的数据
      xxii) 分期之前删除的离群数据
      xxx) 分析代码

资料来源：Wastney et al.，1998；美国生理学杂志（AJP）作者指南（http：//www.the-aps.org/publications/journals/pub_quick.htm)；生物医学工程纪事(ABE)(http: //www.ruf.rice.edu/~abme/instruct.html)； 以及 FDA 发布的相应指南（United States Department of Health and Human Services，et al.，2003）

六、一个好模型的特征

模型建立好之后，如何评价其优劣？众多的模型其实可以被分为有用的模型和那些没有多少实用性的模型。那么，哪些特征决定一个模型比另一个更有用呢？Rescigno 等（1987）认为，模型是否有用应该从以下三方面判断：追溯，预测及理解。追溯，指的是该模型重现实验中所出现现象的能力，即模型的自身是否与从初始系统（如临床试验）所采集到的原始数据相符。预测指所建立的模型还必须有着对未来实验结果的预测能力，即还未进行的实验将会产生怎样的结果。理解指该模型有没有增加人们对所研究原始系统（如个体）或者原始系统群（如人群）的认识？例如，假设所建立的是一个肾转运动力学模型，那么该模型有没有增加人们对肾生理学特性的理解？如果所建立的模型不能够帮助人们回答关于初始研究对象的一些问题，或者模型与现实的符合程度较差，那么该模型可能就没有多大价值。

当然，Rescigno 等（1987）提出的这些特性应该只是一个有用模型的最基本特征。表 15-5 给出了有用模型的一些其他特性。其中重要的第一为该模型是在实践中使用，且使用的目的是做决策。仅仅为了建模而建模，或者为了教学和发表文章而建立的模型，当这些模型不被人们所使用时，都是没有意义的。第二为模型必须是符合逻辑的，即必须是在数学上和生物学上是合理的。例如，那些与清除率相关的参数和器官血流量是否一致？所得药效动力学模型与该系统的生物学特性一致吗？所得参数是否唯一、一致，并得到了准确的估测？如果参数定义并不准确，那么该模型有可能会在某些方面被过渡参数化，或者数据集本身并不足以获得对参数的准确估测，而这种情况下则必须采集更多的数据。

表 15-5　一个有用模型的特征

- 能够对所观察到的数据进行表征，并包含该数据集最重要的特征
- 能够进行精准的预测
- 增加了人们对研究对象的理解
- 该模型被实际使用
- 该模型建立适时
- 符合逻辑，且合理
- 经过了经验观察的验证
- 对数据集上一些小的变化有鲁棒性（稳定性）
- 具有适当的精度和细节
- 尽可能简单
- 根据研究目的判断
- 有一定的灵活性
- 可以作为一个有效的沟通工具
- 可以用于许多不同目的
- 能够允许所研究数据以外数据的外推

第三为模型是否经过了验证？例如，是否进行了上一节模型建立过程中的验证步骤？验证工作本身其实也取决于该模型的适用领域和应用目的。因而，验证步骤很灵活多变，但这也是有用模型的一个特征。在增加了更多的新数据之后，该模型的结构还能够保持不变？即该模型是否仍适用于这些新的数据？如果是，那么这个模型就比那些一旦增添新数据就要修改的模型更有用。

有用模型的另外两个特征，适当的详细程度及尽可能简化，则是同一个问题的正反面。一个广为接受的选择原则是，当两个模型对同一数据集的拟合效果相同，那么选择估测参数较少的那个。但这也并非绝对，有时那些复杂一些的模型更符合理论，此时反而会选择复杂模型。

模型的优劣最终应当以其使用目的来评价。例如，适用于年轻、成人群体的模型，

被用于对老年人数据的预测，所得结果不准确也并不能说这个模型不好。这种类似哲学的问题，其实应该基于具体情况具体分析（即 case-by-case）的原则进行判断，而且每个人都会有自己的答案。

一个有用的模型，应该能够用于作为有效的沟通工具。例如，药物代谢动力学家经常被药企项目团队问到，你能否解释药物浓度与安全性和疗效之间的关系？此时一个定量化的解决方案便是为药物浓度与效应（即 exposure-response）之间建立一个模型。这个模型就可以作为一个证据，展示给上述项目团队。

另外，一个有用的模型也会允许进行外推，即在所测试数据范围之外进行应用。例如，对于一个双指数项模型 $C=A\mathrm{e}^{-\alpha t}+B\mathrm{e}^{-\beta t}$ 而言，当时间 t 趋近于零时，C 趋近于 $A+B$；当 t 趋近于∞时，则 C 趋近于零。然而，对于那些经验性模型而言，这种外推则是非常不可靠的，甚至可以说是灾难性的。

总之，评价一个模型是否有用，就像评价其优劣一样，都取决于评价者自己。有人会认为，所建立的模型在去掉那些拟合效果差的数据后，在有限的范围内仍然是有用的，但另一个人可能认为既然这个模型不能适用于所有数据，那么该模型就是没有用的，是不可靠的。对于建模者而言，需要努力使自己的模型更加有使用价值，而对于使用者而言，根据自己的目的选择最合适的模型才是最重要的。

七、PK-PD 结合研究的常用模型

经过 50 多年的积累，现今的 PK-PD 关联性研究已经有了相当多的模型供研究者选择。根据连接方式的不同，PK-PD 关联模型有 4 种主要类型：直接连接和间接连接模型，软连接和硬链接模型，直接效应和间接效应模型，时间非依赖性和时间依赖性模型。这里仅对各模型及其优缺点、使用原则进行简要介绍，有需要的读者可参阅所标注的相应文献。但需要注意的是，可以看出间接 PK-PD 连接模型占据了绝对的数量和地位。这是因为大多数药物的作用靶点都在深度组织的细胞膜或者亚细胞器上，在血液系统的靶点都不到 30%。而且效应的产生是药物作用于靶点之后，靶点的变化扰动机体网络，通过细胞通路变化调动组织的功能，呈现出“阈值性”的半导体效应。

1. 直接连接模型（direct link）和间接连接模型（indirect link）

直接连接模型，即药效作用与血药浓度直接相关。具体表述公式［式（15-1)］，典型模型（图 15-9）和常见曲线形态（图 15-10）如下。

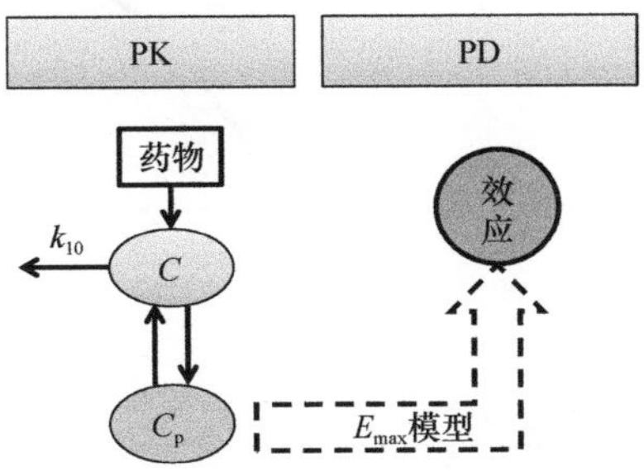

图 15-9　直接连接模型（修改自 Krishna，2004）

$$E_{\max} = \frac{E_{\max} \cdot C_{\mathrm{p}}}{\mathrm{EC}_{50} + C_{\mathrm{p}}} \tag{15-1}$$

式中，$E_{\max}$ 为药物最大作用效果；EC_{50} 为药物产生最大效应 50%所需要的药物浓度；C_p 为血浆药物浓度，下同。

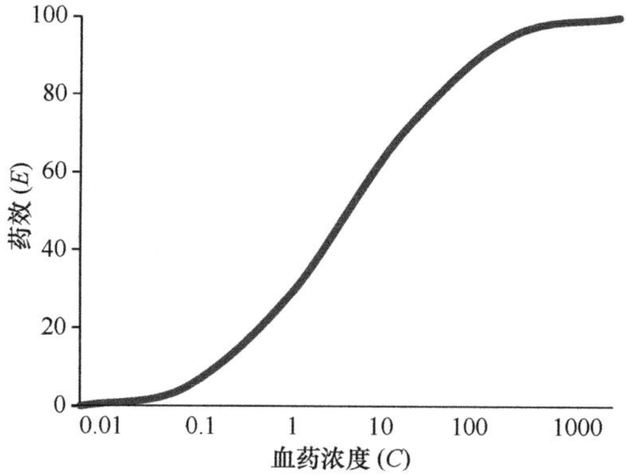

图 15-10　直接连接模型曲线图

而间接连接模型，血药浓度与时间的关系、药效与时间的关系是分开表示的；药物分布引起暂时性作用延迟，药物作用位点的浓度与可观测效应直接相关。其典型模型（图 15-11）和曲线形态（图 15-12）如下。

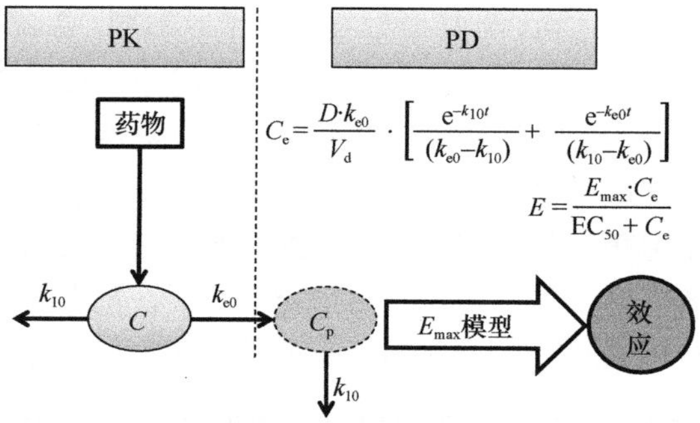

图 15-11　间接连接模型（修改自 Krishna，2004）

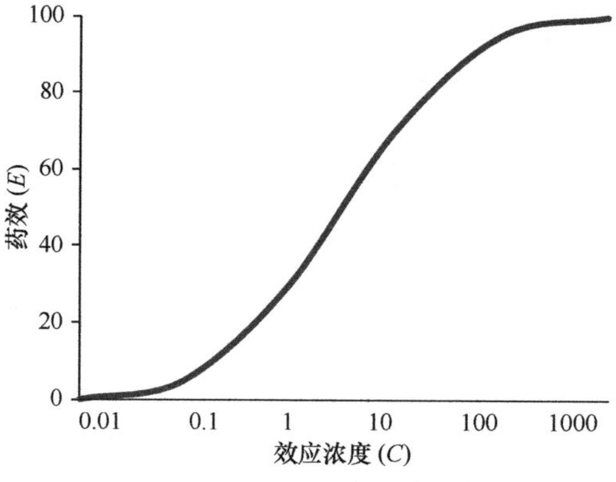

图 15-12　间接连接模型

$$C_e = \frac{D \cdot K_a \cdot K_{e0}}{V_d}\left[\frac{e^{-KT}}{(k_a - k)(k_{e0} - k)} + \frac{e^{-k_{e0}T}}{(k - k_{e0})(k_a - k_{e0})}\right] \tag{15-2}$$

$$\text{Effect} = \frac{E_{max} \cdot C_e^n}{EC_{50}^n + C_e^n} + E_0 \tag{15-3}$$

式中，C_e为作用位点药物浓度；D为剂量；K_a为吸收常数；K为中央室清除常数；K_{e0}为效应室清除速率；T为时间，下同。

2. 软连接模型（soft link）和硬连接模型（hard link）

软连接模型（图15-13）一般由PK和PD数据决定连接的形式。

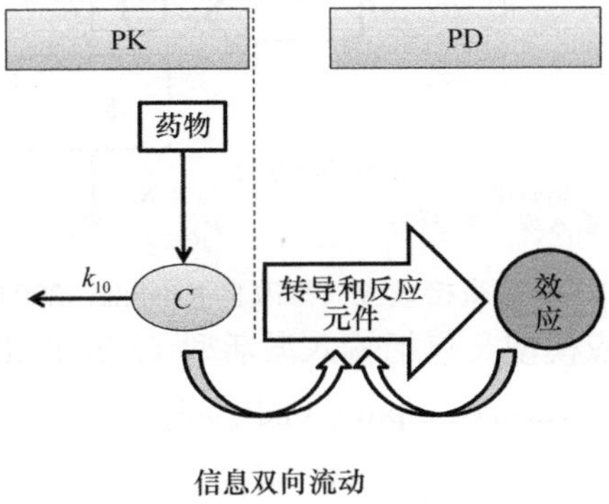

图15-13　软连接模型（修改自Krishna，2004）

而硬连接模型（图15-14），PK参数需要与其他来自体外实验的数据结合，如药物与受体的亲和力等来预测PD。该模型是基于机理的模型（mechanism model）的理论基础。

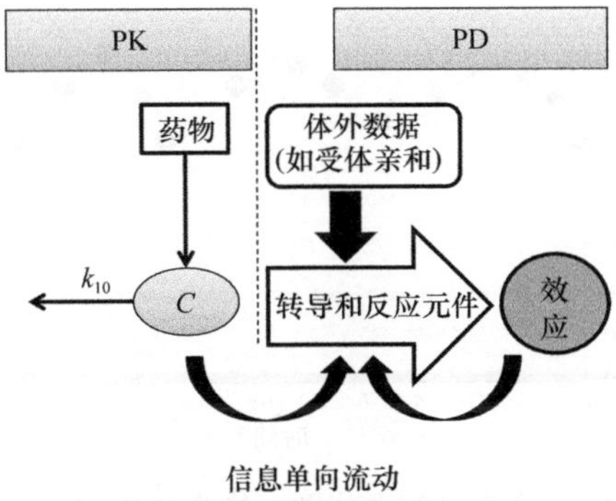

图15-14　硬连接模型（修改自Krishna，2004）

3. 直接效应和间接效应模型（indirect response）

相对于直接效应，生理学中间接效应更常见，其显著特点是：抑制或诱导一个生理反应以产生药效（PD）反应；这里蛋白质合成的过程会使药物浓度与时间曲线和时-效曲线暂时分开，以合成速率消除。

输入输出模型总图见图15-15。直接效应见图15-16。

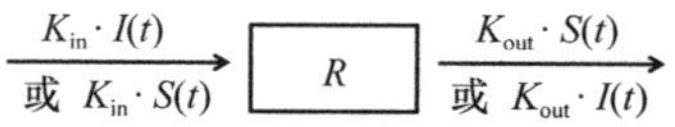

图 15-15　输入输出模型总图

S. 斜率；K_{in}. 摄入量；K_{out}. 输出量；*R*. 与时间相关的药物作用；*I*（*t*）. 抑制作用；*S*（*t*）. 激活作用，下同

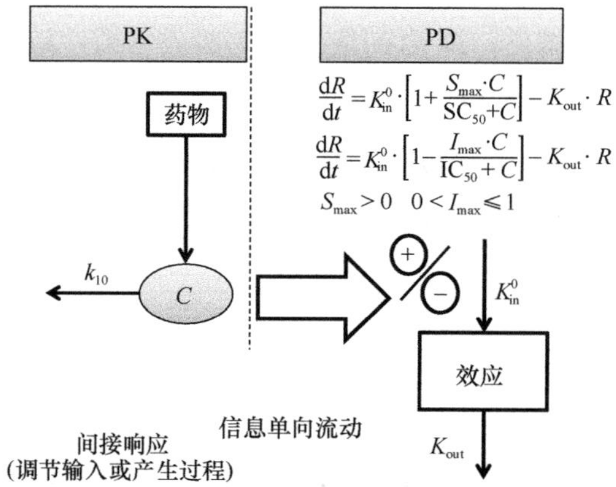

图 15-16　直接效应（修改自 Krishna，2004）

其中输入型非直接响应模型又包括输入激活型（stimulation of input）（图 15-17、图 15-18）和输入抑制型（inhibition of input）（图 15-19）。

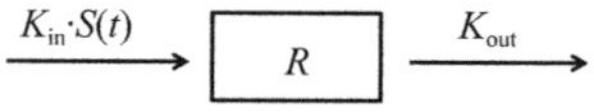

图 15-17　输入激活型

$$\frac{dR}{dt}=K_{in}\cdot\left(1+\frac{E_{max}\cdot C}{EC_{50}+C}\right)-K_{out}\cdot R \tag{15-4}$$

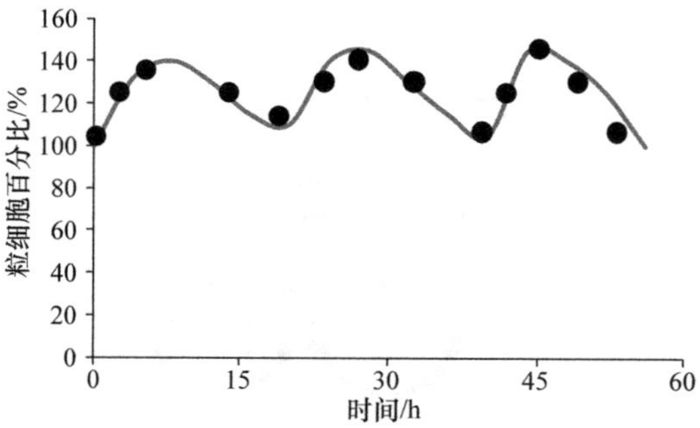

图 15-18　输入激活型曲线图（修改自 Krishna，2004）

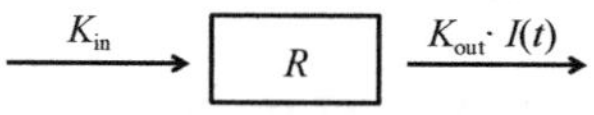

图 15-19　输入抑制型

$$\frac{dR}{dt}=K_{in}\cdot\left(1-\frac{C}{EC_{50}+C}\right)-K_{out}\cdot R \tag{15-5}$$

输出型间接模型见图 15-20。

而输出型非直接响应模型又包括输出激活型（stimulation of output）（图 15-21、图 15-22）和输出抑制型（inhibition of output）（图 15-23、图 15-24）。

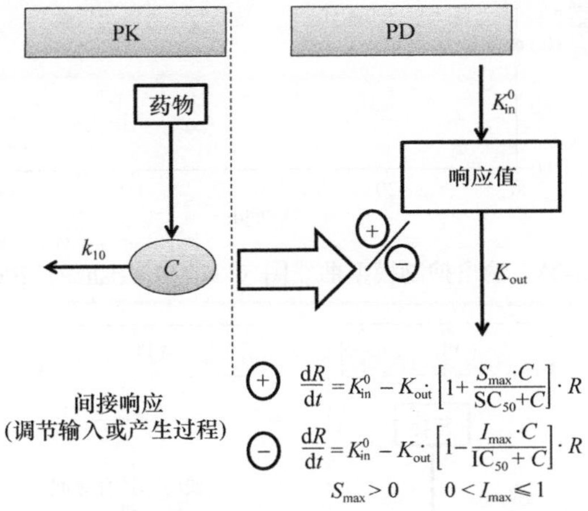

图 15-20　输出型间接模型（修改自 Krishna，2004）

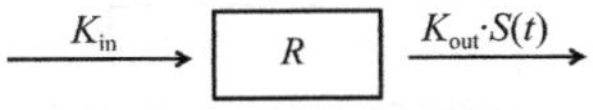

图 15-21　输出激活型

$$\frac{dR}{dt}=K_{in}-K_{out}\cdot\left(1+\frac{E_{max}\cdot C}{EC_{50}\pm C}\right)\cdot R \tag{15-6}$$

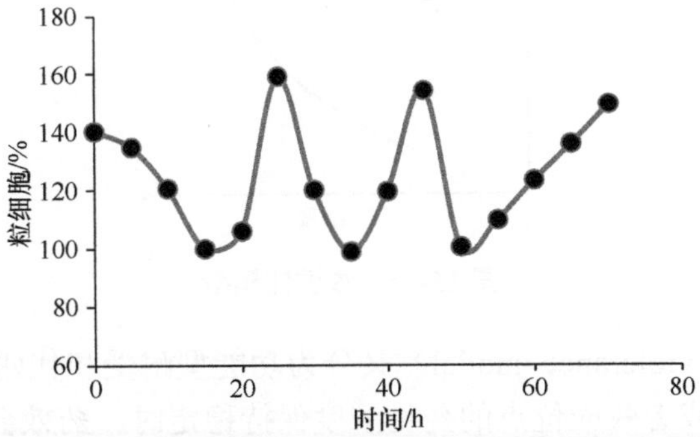

图 15-22　输出激活模型曲线图（修改自 Krishna，2004）

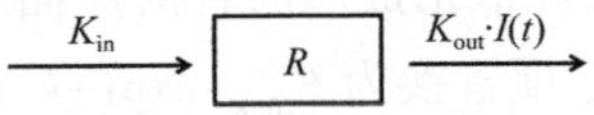

图 15-23　输出抑制型

$$\frac{dR}{dt}=K_{in}-K_{out}\cdot\left(1-\frac{C}{EC_{50}+C}\right)\cdot R \tag{15-7}$$

4. 时间依赖性模型和时间非依赖性模型

时间依赖性模型(time variant)(图 15-25)又包括耐受型模型和致敏性模型(图 15-26)。

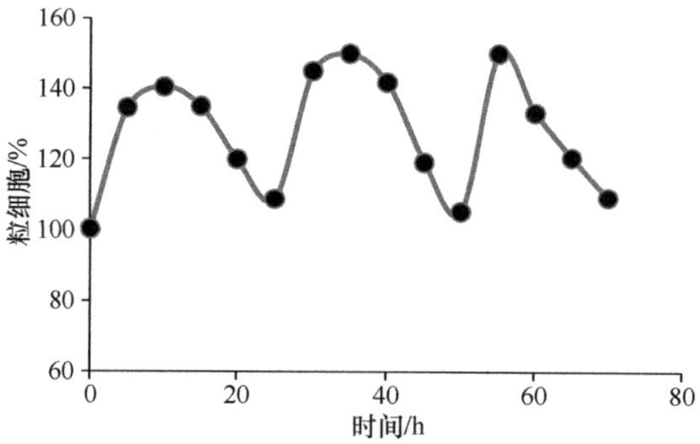

图 15-24　输出抑制模型曲线图（修改自 Krishna，2004）

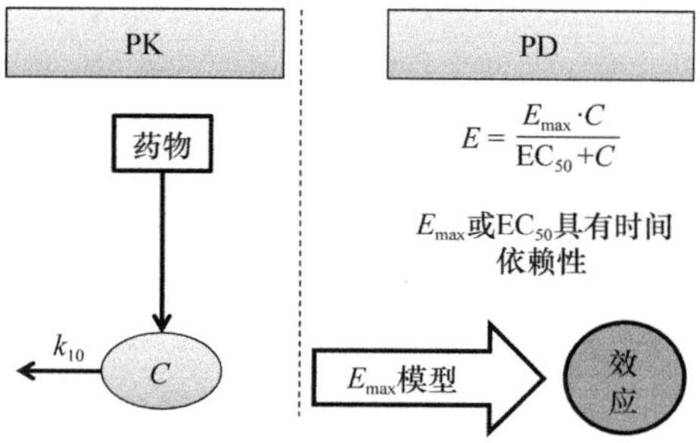

图 15-25　时间依赖性模型流程图（修改自 Krishna，2004）

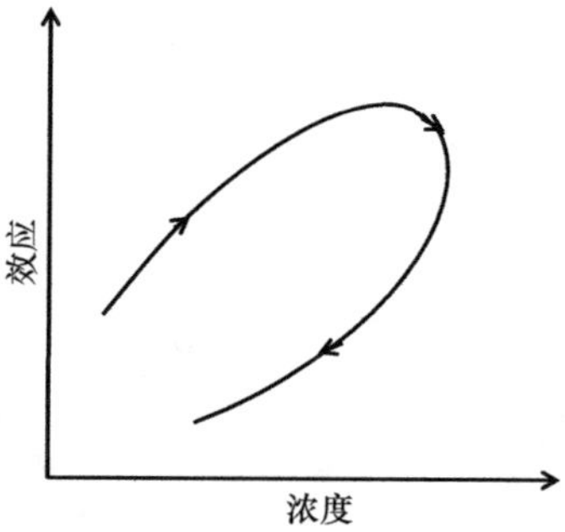

图 15-26　致敏性模型

其中耐受型模型（tolerance model）又分为功能型耐受和代谢型耐受。其药效峰值比浓度峰值到来早，或者效应位点的药物浓度保持稳定时，药效会随着时间逐渐降低；多次给药后药效降低可能是因为能与药物分子结合的受体数量减少或者效应位点受体的亲和力降低。药物摄入后药效降低形成顺时针滞后曲线的原因可能是：受体下调（此时可以将最大效应模型中的 E_{max} 项置换为 $E_{max}\cdot\exp(-k\cdot t)$，其中 k 为定义耐受的常数；t 为药物暴露的时间）；受体亲和力下降（将最大药效模型中 EC_{50} 项置换为 $EC_{50}\cdot\exp(k\cdot t)$，其中 k 为定义耐受的常数；t 为药物暴露的时间）；受体介导反应强度下降。

致敏性模型（sensitization model）指的是药理作用增强（功能亢进），受体作用的上调（将最大效应模型中 E_{max} 置换为 $E_{max}\cdot\exp(k\cdot t)$，其中 k 为定义耐受的常数；t 为药物暴露的时间)。

而大多数的PK-PD模型都属于时间非依赖性模型(time invariant),药效强度与药物浓度呈现二级反应关系,PD模型中的参数是常量,不随时间变化。药效作用的变化只与作用位点的浓度有关,是多药物相互作用的药效表达形式。

八、系统生物学在PK-PD结合研究中的应用

系统生物学的最终目标是对生理和疾病在多个层次上认识和理解,从化学和分子相互作用层次到通路和通路网络层次,细胞和组织层次,器官及器官系统层次,并最终到整个生物体的功能层次。系统生物学研究包括系统水平(组学)高通量数据集的产生、分析和数据整合的实验方法,以及网络方法和计算机模型的开发与应用。

在医药研究中,生物系统学的工作是为了识别药物靶点,是对新疗法和已知药物的新适应证的发展。研究往往变成以化合物为中心,尤为重视识别小分子或生物药剂是否选择性抑制(或激活)特定的分子靶点或通路的机制。因此,研究与药物作用机制相关,也与支持药物开发特别感兴趣的目标相关,如临床指标选择和病人分级。

经过过去几十年的发展,在细胞样本化验和临床动物模型或人体研究中,组学工具提供了在特定时间点细胞和组织的水平和动态变化的全球信息。组学数据集来源于转录组学(mRNA转录)、蛋白质组学(蛋白质水平和转录后修饰与相互作用)和代谢组学(小分子代谢产物和化学物质)集合,并且与基因信息一样相互综合。其他数据源于构建的细胞信号、通路和识别新靶点的疾病网络模型,同时帮助研究人员更加了解和预测药物在体内的作用。除了实验来源的数据集,大量文献信息和知识累积可以合并在一起以某种形式表达出来。

1. 组学数据集

随着系统生物学的发展,生物调节机制知识和数据类型的增加,要系统性地了解人类疾病生物学和生理学的挑战变得更加艰巨,除了在过去几十年里众所周知的转录组学、蛋白质组学和代谢组学数据集占据了大多数系统生物学研究,现在可以添加全基因组miRNA和表观遗传学数据,以及不断增加的转录后修饰。

2. 转录组学

转录组学是细胞或组织系统中mRNA转录产生的研究。目前的数据库中,有很多研究清楚的转录组学信息。mRNA水平是高度动态的,在数分钟到数天的更新时间中,每个细胞从1复制到100 000。在给定细胞的时候,会出现上千种转录型,包括选择性剪切突变体。虽然DNA微阵列是测量全基因mRNA转录最流行的方法,但是考虑到价格和效率的问题,新一代的测序技术,如转录组高通量测序或RNA测序有更多好处。不同于微阵列,RNA测序不需要序列的知识,并且能够促进RNA编辑的识别,如新外显子和等位基因的不同。转录组学研究中RNA测序的应用目前还是初级阶段,随着成本下降和管理大量数据集工具的改进,这种方法的应用可能更广泛。

3. 表观基因组学

表观基因组学是指可逆修饰DNA或组蛋白,导致具非基因组作用的mRNA表达变

化。组蛋白修饰，一种表观遗传的变化，已经被证实对发育、细胞分化、组织修复都很重要。全球测量表观遗传学改变 DNA 的研究成为“表观遗传组学”。DNA 甲基化是很重要的表观遗传机制，调节 DNA 到 RNA 的转录机制。大约 1%的人类基因组（3.2×10^9 bp 长）具有 CpG 残基，60%~90%可以被甲基化［引起（20~30）$\times10^6$ 个潜在甲基化位点］。基因组高通量实验利用全基因组甲基化实验或以序列为基础的方法，如甲基 Cap 序列，目前开始在全球范围内研究这些变化的可能。表观遗传学对癌症的研究尤为重要，因为在肿瘤细胞中发现了特定的甲基化突变：CpG 岛高度甲基化与多种肿瘤抑制基因的沉默基因有关。

4. 蛋白质组学

蛋白质是信号通路的基本单位，对其在一个系统中的表达量进行测量，可为了解该信号通路的结构提供更直接的信息。蛋白质组学技术包括质谱和免疫方法，免疫方法包括蛋白质微整列。质谱是使用最广泛的方法。更新的质谱方法包括选择性监控，能够更好地定量处理特定的蛋白质。另一种技术，血细胞技术，在流式细胞中用过渡元素标记抗体能够测量每个细胞 40 个参数。蛋白质组学的一个缺点是没有一种技术能够准确、完全测量出一个系统中的所有蛋白质。质谱处理和倒相微整列的其中一个挑战是，由于膜蛋白的低丰度和疏水性，其测量较困难。虽然以免疫为基础的方法可以比以质谱为基础的方法更敏感，但是对所有蛋白质抗体探针的限制导致缺乏可用性。

5. 代谢组学

代谢组学是研究系统内源性化合物和小分子的学问。测定代谢产物的仪器包括色谱、电泳 MS 及 NMR。人源代谢产物数据库（HMDB）包括 40 000 多种已注释的代谢产物，其中有大约 50%已经检测出来了，约 5000 种具有体液和组织浓度数据。通过对小分子化学性质的理解，且代谢产物数量相对较少，运用流平衡分析发展代谢通路模型已经取得了很大进展。

尽管代谢产物的水平是多变的，但代谢组学已经成功地用于了临床生物标志物的开发，并且有许多研究实例已将代谢组学与蛋白质组学、转录组学等数据类型成功结合。

6. 网络分析法

将大组学数据转化成知识的需要技术和方法，涉及如何减少数据的复杂性，如何将结果与外界信息相联系，如何整合多样化的数据源。多元数组的数据处理可以通过分组和过滤数据来完成，主要依靠数据内部的统计学和数学特征（运用非监督方法，如聚类分析或因素分析），以及运用外部分类等方法。

过去许多研究运用 mRNA 表达数据构建相互作用网络，了解通路调节。例如，基因聚类可以根据相似的转录轮廓建立共表达网络。更多有用的方法比较全面地对组学数据和外界信息进行监督分析。基因富集分析是研究转录组数据的一种标准方法，测定了属于特定通路或功能类别的一组基因的丰富度，如基于基因本体（GO）或京都基因与基因组百科全书（KEGG）注释。其他有名的方法，连通图方法（cmap），能够运用预先指定的基因标志分析转录轮廓。

图形网络模型提供了有用的框架组织科学问题和系统实验，促进了假说的产生。这些框架或网络来自于数学关系、语言关系或生理相互作用。蛋白质相互作用数据用来构建折叠网络，研究整体数组。蛋白质-蛋白质相互作用数据及蛋白质复合物资源存在于数据库。例如，BioGrid数据库包括16 000多种人源蛋白质和110 000种冗余相互作用。网络模块很具有代表性和可执行性，如逻辑或因果模块。因果网络模型运用大量的生物学因果指令，可逆因果分析用来检测观测成分的上游网络组件。大量关于心肺的因果网络模型近来都得到了描述。更多的正式的电脑模型可运用系列方程，需要大量的定量测定，适合组件数量较少的系统。

近年来，在系统生物学方面更多的是关注运用多种组学工具整合数据来建立更有用的预测网络模型。除了之前提到的数据类型外，路径拓扑、代谢网络、蛋白质-DNA相互作用信息，以及基因组关联分析（GWAS）等基因组研究结果也逐渐并入了。

尽管网络模型可以用来组织复杂的信息，并能够发展成实验假说，这些模型的价值主要是它们能够产生准确的预测。在药物研究中，能够对病人有效的治疗进行归类，要比系统机械地理解他们的病情更重要。

总之，人体生物学的极端复杂性使得开发新颖且有效的新药非常具有挑战性。如今，基于组学技术的系统生物学导致了高通量数据的暴发，并且逐渐将多源数据整合起来连接分子与通路信息，以预测疾病的发生发展。好的人体疾病生物学模型包含很多能够容纳多重组学数据的基于网络的整合模型，以及相关的实验系统，将会有助于预测病人在给药后的效应，促进个体化治疗，提高新药开发在临床阶段的成功率，以及为已上市药物寻找新的用途等。而这些，都是PK-PD结合研究的领域。

第十六章　PK-PD 应用实例

第一节　靶点在血液系统的药物的 PK-PD 应用实例

一、华法林 PK-PD 应用实例

1. 研究背景

华法林是临床上最广泛使用的口服抗凝血药物，适用于预防和治疗血栓栓塞性疾病。该药物是双香豆素的衍生物，是一种消旋混合物，由两种具有光学活性的同分异构体 R 型和 S 型等比例构成。

华法林的药效动力学机制为通过抑制维生素 K 在肝细胞内合成凝血因子Ⅱ、凝血因子Ⅶ、凝血因子Ⅸ、华法林Ⅹ来发挥抗凝作用。肝微粒体内的羧基化酶能将上述凝血因子的谷氨酸转变为γ-羧基谷氨酸，后者再与钙离子结合才能发挥其凝血活性。本药的作用是抑制羧基化酶，对已经合成的上述因子并无直接对抗作用，必须等待这些因子在体内相对耗竭后才能发挥抗凝效应，所以本药起效缓慢，仅在体内有效，停药后药效持续时间较长（直到维生素 K 依赖性因子逐渐恢复到一定浓度后，抗凝作用才消失）。

华法林的药代动力学性质为通过消化道迅速吸收，具有很高的生物利用度，健康志愿者口服给药后在体内 90 min 即可达到最大血药浓度。消旋华法林的半衰期是 36~42 h，通过结合血浆蛋白（主要是白蛋白）在体内循环。华法林几乎完全通过肝代谢清除，代谢产物具有微弱的抗凝作用。主要通过肾排泄，很少进入胆汁，只有极少量华法林以原型从尿排出。

在临床上，华法林的治疗窗非常狭窄，华法林的剂量-反应（国际标准化比值，INR）关系变异很大，受许多因素影响，因此需要严密监测。华法林的量效关系受遗传因素及环境因素的影响，包括细胞色素 P450 酶基因位点的突变，肝酶对华法林 S 型异构体氧化代谢的活力。而 PK-PD 结合模型能客观地阐明“时间-浓度-效应”之间的三维关系，在选择临床药物剂量、提高疗效、避免药物-药物相互作用和减少毒性反应等方面具有重要参考价值。有研究者以 INR 为基础构建贝叶斯剂量个体化算法，为华法林的临床用药提供指导。

2. 贝叶斯建模

华法林的贝叶斯建模方法如下。

1）确定华法林的 PK-PD：收集 1947~2010 年文献报道的 PK-PD 模型，只选取提供足够详细信息的模型。

2）对已发表的模型评估和选择：评估方法为 VPC（visual predictive check），两个数据集用于外部比较。第一个数据集提供 251 个血浆华法林浓度和 233 个 PCA（prothrombin complex activity，滋血酶原复合物）测量；第二个数据集包括 12 个健康志愿者的血浆浓度和 12 个健康人的 INR。INR 通过式（16-1）转换为 PCA：

$$\text{LNR} = \frac{a + (b \cdot \text{PCA})}{\text{PCA}} \tag{16-1}$$

其中 a=80.65，b=0.18。

群体 PK-PD 模型来自 Otago 模型。以 O'Reilly 研究的种群体重。最终模型的选择依赖于外部数据集的验证。

3. 贝叶斯参数控制的优化设计

最终的模型是一个 PK-PD 模型（hamerg），该模型整合入 MATLAB，优化设计，计算用群体评价值进行。

$$\text{CL}_{\text{si}} = \text{CL}_{\theta}\left\{1 + \left[-0.00571 \cdot \left(\text{AGE}_i - 71\right)\right]\right\} \tag{16-2}$$

CL_{si} 为 S-华法林的个体清除率；CL_{θ} 是 S-华法林的清除率。

使用 PK-PD 模型，优化样本在 14 天治疗过程中的 INR 监测天数为

$$\text{FIM}_{\text{MAP}} = J \sum J'^{-1} + \Omega^{-1} \tag{16-3}$$

FIM_{MAP} 是 MAPFisher 的信息组，J 是第一部分模型的一个组。

$$J = \begin{bmatrix} \dfrac{\partial f(t_1)}{\partial \theta_1} & \cdots & \dfrac{\partial f(t_n)}{\partial \theta_1} \\ \vdots & \vdots & \vdots \\ \dfrac{\partial f(t_1)}{\partial \theta_n} & \cdots & \dfrac{\partial f(t_n)}{\partial \theta_n} \end{bmatrix} \tag{16-4}$$

MAP 信息组的标准误：

$$\text{SE}_{\text{MAP}} = \left[\text{diag}\left(\text{FIM}_{\text{MAP}}{}^{-1}\right)\right]^{0.5} \tag{16-5}$$

优化标准：

$$\Psi_{\text{RSE}} = \sum_{i=1}^{p} \frac{\text{SE}_{\text{MAP}_i}}{\theta_{\text{POP}_i}} \tag{16-6}$$

式中，SE_{MAP_i} 为 MAP 信息组对于 i 参数的标准误；θ_{POP_i} 为参数的群体估计。

4. 模拟-评估

模拟：①个体参数的起始评估设置为群体平均 EC_{50}；②每个病人随访 14 天，病人的 INR 是先前确定的；③整天模拟的每个准绳定义为更新的后部评估。

$$\hat{\Phi}_{\theta} = \arg\min_{\vec{\theta}}\left\{\left[\vec{y} - f\left(t,\vec{\theta}\right)\right]\sum^{-1}\left[\vec{y} - f\left(t,\vec{\theta}\right)\right]' + \left(\vec{\theta} - \vec{\mu}_{\theta}\right)\Omega^{-1}\left(\vec{\theta} - \vec{\mu}_{\theta}\right)\right\} \tag{16-7}$$

MAP 估计比较：最终的 MAP 参数使用相对误差与真实值比较。

$$\text{Relative error} = \frac{\theta_{\text{MAP}_{j_k}} - \theta_{\text{TRUE}_j}}{\theta_{\text{TRUE}_j}} \tag{16-8}$$

TCIworks 应用。

最终的 PK-PD 模型整合采用 TCIworks，一个免费的贝叶斯软件。

该研究最终的结果如下。

1）最终选取了 4 个模型用于研究（表 16-1）。

表 16-1　4 个已发表的华法林模型总结

参考文献	研究细节	模型	参数估计	变量估计
Pitsui et al.，1993，2003	$n=5$，健康受试者，外消旋华法林：一次 15 mg，连续给药 13 天	PK：1 cpt bolus PD: modified sigmoid I_{max}	$V_s = 11.3$ L $K_s = 0.027\ h^{-1}$ $C_{50} = 0.298$ mg/L $K_d = 0.123\ h^{-1}$ Gamma = 1.66	BSV $V_s = 0.0441$ $K_s = 0.0256$ $C_{50} = 0.2601$ $K_d = 0.0961$ Gamma = 0.0529
Hamberg et al.，2007	$n=150$； 单次剂量：$n=57$，10 mg，12 h，36 h，60 h，3 次取样； 慢性治疗：$n=93\times1$，12~14 h 后取样	PK： 2cpt w/FO 吸收 PD：inhibitory Emax with 2 parallel transit chains（6 和 1 compartments）	71 岁（CYP2C19 野生型） $CL_s = 0.314$ L/h $V_{1s} = 13.8$ L $V_{2s} = 6.59$ L $K_a = 2\ h^{-1}$（fixed） $Q = 0.131$ L/h $E_{max} = 1$（fixed） Gamma = 0.424 EC_{50}（GG）= 4.61 mg/L EC_{50}（GA）= 3.02 mg/L EC_{50}（AA）= 2.20 mg/L MTT1 = 11.6 h MTT2 = 120 h Sigma = 3.61	$CL_s = 0.0961$ $V_{1s} = 0.0686$ $V_{2s} = 0.982$ $EC_{50} = 0.167$ MTT1 = 0.019 MTT2 = 1.04 RUV（additive）for INR 0.0325 RUV（additive）for S-warfarin 0.0908
Hamberg et al.，2010	n=196（模型结合）； n=1426（WARG 研究）； 多剂量和单剂量数据； 年龄范围 19~91 岁	KPD：Transit chain model，with two chains of three compartments each Inhibitory Emax model for warfarin effect	CL/*1 allele = 0.174 L/h CL/*2 allele = 0.0879 L/h CL/*3 allele = 0.0422 L/h $V = 14.3$ L $K_a = 2\ h^{-1}$（fixed） $E_{max} = 1$（fixed） Gamma = 1.15 EC_{50}/G allele = 2.05 mg/L EC_{50}/A allele = 0.96 mg/L MTT1 = 28.6 h MTT2 = 118.3 h	BSV $CL_s = 0.0894$ $V_{2s} = 0.0538$ $EC_{50} = 0.1156$ RUV（additive）for INR 0.04 RUV（additive）for S-warfarin 0.099
Yuen et al.，2010	n=16，8 例印度和 8 例中国健康男性志愿者； 年龄：22~50 岁； 单次给药 25 mg 外消旋华法林	PK：1 cpt with first order absorption PD：indirect-response，sigmoid（PCA）	CL_s（*1/*1 t）= 0.276 L/h CL_s（*2 or *3）= 0.18 L/h $V_s = 10.6$ l $K_a = 0.402$ L/h $K_d = 0.0232$ L/h Gamma = 2.83 EC_{50}（H7H7）= 0.479 mg/L EC_{50}（H1H7）= 0.288 mg/L EC_{50}（H1H1）= 0.206 mg/L	BSV CL = 0.011 $K_a = 0.1318$ EC_{50}（H7H7）= 0.0222 RUV（additive）for PCA 6.54 RUV for S-warfarin 0.1122

2）模型评估和选择。

图 16-1 为每个模型的 VPCes，总体来说 Hamberg 提供了最为合理的模型。

3）贝叶斯参数的优化设计。

清除率和 EC_{50} 的相对标准误见表 16-2。

4）模拟与评估 7 个样本设计的模拟评估。

5）TCIWorks 应用。

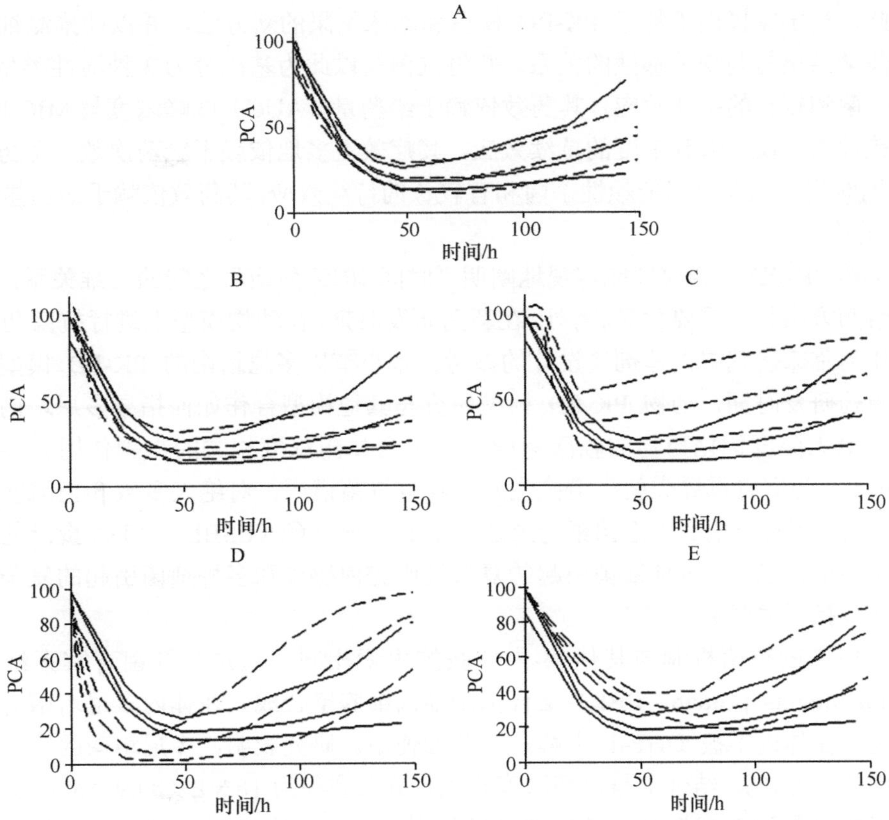

图 16-1　模型模拟数据（虚线）与 O'Reilly 数据（实线）之间的可视化分析
（修改自 Wright and Duffull，2011）
A. Otago 模型；B. Hamberg 模型（2010 年）；C. Hamberg 模型（2007 年）；D. Pitsui 模型（1993 年，2003 年）；E. Yuen 模型（2010 年）

表 16-2　3 INR Sampling Designs 清除率和 EC_{50} 的相对标准差

参数	相对标准差/%			
	Prior	5 INR	7 INR	9 INR
CL/（L/kg）	122	43	28	27
EC_{50}（L/kg）	83	37	25	25

5. 结论

该研究以 PK-PD 模型为基础描述了一个贝叶斯给药工具，为临床个体给药提供便捷的工具参考，但是还需要进行进一步的模型评估工作，以验证和提高其准确性。

二、抗菌药 PK-PD 应用实例

人们在临床实践中发现，许多口服抗菌药物按照美国临床和实验室标准化学会发布的药敏实验的敏感、耐药分界点来判断的药敏实验结果，常与药代动力学、微生物学及临床结果不符。由此引发科学家在药代动力学和药效动力学模型的基础上，研究将临床转归及致病菌是否清除与药敏实验结果结合起来，以建立一个全新的方法来指导临床用药。因此，科学家提出了基于 PK-PD 模型和临床结果的新方法，并以此推测细菌学转归及细菌学结果与药物敏感性的关系。并将抗菌药以此为基础分为 3 种活性类型：浓度依赖性杀菌和较长的持续效应，其药效依赖于给药量（AUC）或峰浓度与 MIC 的比值；时间依赖性杀菌仅有低到中度的持续效应，其疗效更多地依赖于给药次数（血药浓度超过 MIC 的时间）；以及时间依赖性杀菌和有较长的持续效应，其药效依赖于给药量（AUC）与 MIC 的比值。

抗菌药 PK-PD 结合模型能客观地阐明“时间-浓度-效应”之间的三维关系，对制定和调整给药方案具有重要意义。另外，在新药研发时期，在动物模型上进行抗菌药 PK-PD 研究可作为临床研究中人体剂量设计的参考。本小节以多尼培南的 PK-PD 模型为例，阐述抗菌药研发时期，动物 PK-PD 模型研究与其他模型合作如何指导多尼培南Ⅲ期临床研究中最大限度优化药物的临床响应，减少与暴露浓度相关的毒副作用。多尼培南（doripenem）为碳青霉烯类新广谱抗生素，具有抗菌谱广、对绝大多数 β-内酰胺酶稳定的特点，包括青霉素酶、头孢菌素酶及超广谱 β-内酰胺酶（ESBL）。FDA 批准的多尼培南的临床适应证包括：多种细菌引起的复杂性腹腔内感染和多种细菌引起的复杂性泌尿道感染（包括肾盂肾炎）。

多尼培南的抗菌机制与其他 β-内酰胺抗生素相同，通过与细菌青霉素结合蛋白（penicillin binding protein，PBP）结合抑制细菌细胞壁合成。在体内多尼培南对人脱氢肽酶稳定，在体内不被 DHP-1 水解，可单独使用。研究表明，多尼培南的平均血浆蛋白结合率约为 8.1%，结合率与血药浓度相关，分布容积为 16.8 L（8.09~55.5 L）。另外，该药可经脱氢肽酶-I 代谢为无活性的开环代谢产物（多尼培南-M1），但主要以原型药经肾清除，健康成人接受 500 mg 多尼培南，48 h 内尿液中回收 70%的原型药和 15%的开环代谢产物。在健康成人中，多尼培南的平均血浆终末半衰期约为 1 h，平均血浆清除率为 15.9 L/h，平均肾清除率为 10.8 L/h。肾功能正常者按每 8 h 500 mg 或 1 g 多次静脉输注 7~10 日，未发现累积。

在多尼培南临床研究的早期发现，通过 PK-PD 模型优化给药剂量、给药间隔及感染时期，该药有可能可最大限度地用以治疗敏感性差的革兰氏阴性菌。研究者通过构建动物 PK-PD 模型、人 PK 模型及计算机模型来指导多尼培南Ⅲ期临床研究中最大限度优化药物的临床响应，减少与暴露浓度相关的毒副作用。

首先，进行群体 PK 模型的构建。研究者以Ⅰ期临床试验中来自 24 个肾功能正常的健康受试者的 PK 模型为基础。包含一级吸收和清除的二室模型足以描述多尼培南的药时曲线。模型参数包括总清除率（CL），中心和外周分布容积（V_c 和 V_p），中心和外周间的分布清除率（CL_d）。受试者间的 CL、V_c、C_p 差异通过使用指数误差模型假设这些参数是正态分布。群体平均模型预测多尼培南血药浓度。但是，因为该药主要通过肾清除，群体平均清除率在肾功能不全病人中很可能被高估，而多尼培南的 PK 变异性被低估。因此，接下来在最初的群体 PK 模型基础上，补充来自不同程度肾功能不全受试者的 PK 数据。

其次，进行动物 PK-PD 模型构建。主要分为以下三步：①采用小鼠模型进行 PK 性质研究，获取药代动力学参数；②多尼培南药效研究；③蒙特卡罗算法建模。通过小鼠 PK 性质研究发现，多尼培南在小鼠中的血清药代动力学在研究浓度范围内为线性且呈剂量依赖。清除半衰期为 0.19~0.36 h。平均 AUC/剂量是 0.28，平均峰值/剂量值为 0.59，蛋白结合率小于 5%。药效研究结果中，图 16-2 显示多尼培南暴露量与小鼠高感染模型的关系。

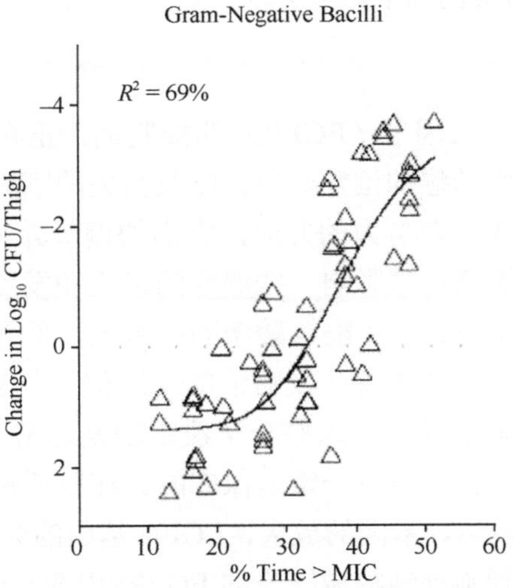

图 16-2 由%Time>MIC 表征的多尼培南暴露量与小鼠大腿感染模型的效应关系（修改自 Van Wart et al.，2011）

研究者建立的 PK-PD 模型为临床Ⅲ期研究中剂量的选择提供了重要的依据。事实上，基于 PK-PD 模型分析的Ⅲ期临床剂量选择的数据通常来自少数几个研究。除了要考虑药效数据（PD/靶点）外，安全性方面的数据也需要引入模型当中。虽然通常来讲这样的模型在构建过程中仅能参考有限的数据，但是依然足以选择最优剂量。该案例中，研究者考虑到多尼培南主要由肾排泄，在模型构建中重点考虑了受试者肾功能状态这一参数，最终的输出结果表现为对各种肾功能状态受试者的给药剂量进行预测，如表 16-3 所示。

表 16-3 各种肾功能状态受试者的给药剂量预测

肾功能状态	剂量	PK-PD 靶点效应的可能性
输液时间，1 h		
正常	500 mg tid	≥90% for MIC≤1 μg/mL
轻度损伤	500 mg tid	≥91% for MIC≤4 μg/mL
中度损伤	250 mg tid	≥93% for MIC≤4 μg/mL
重度损伤	250 mg tid	≥99% for MIC≤4 μg/mL
输液时间，4 h		
正常	500 mg tid	≥91% for MIC≤4 μg/mL
轻度损伤	500 mg tid	100% for MIC≤4 μg/mL
中度损伤	250 mg tid	≥99% for MIC≤4 μg/mL
重度损伤	250 mg tid	100% for MIC≤4 μg/mL
正常	1000 mg tid	≥90% for MIC≤4 μg/mL
中度	1000 mg tid	100% for MIC≤4 μg/mL

第二节　靶点在细胞膜的药物的 PK-PD 应用实例

吉非替尼 PK-PD 应用实例如下。

1. 研究背景

吉非替尼是一种表皮生长因子（EGFR）的抑制剂，正在经受多种类型癌症的临床评估且被批准用于非小细胞肺癌的治疗。EGFR 及相关的家庭成员 ErbB2，作为细胞表面药物靶点，同时作为药物研发努力的方向，它们的调节异常通过非受控的细胞增殖、血管生成，以及抑制细胞的凋亡等影响一些癌症的发生和发展。吉非替尼是一种低分子质量的苯胺喹唑啉，选择性的 EGFR 酪氨酸激酶抑制剂，竞争性可逆地与 EGFR 的 ATP 位点相结合，从而下调 EGFR 的磷酸化及后续的下游信号分子。EGFR 抑制剂敏感性的分子决定因素受到越来越多的关注，这些分子决定因素通常与 EGFR 基因突变相关，EGFR 基因突变在不同癌症类型中不一定是保守的。在胶质母细胞瘤中，EGFR 受体是调节紊乱，包括蛋白质的表达，基因的放大，EGFR 基因的突变。60%~70% EGFR 过表达的胶质母细胞瘤中观测到胞外结构域缺失的 EGFRvIII变异受体。胞外配体结构域的缺失导致该受体的活化，在 PTEN（10 号染色体中磷酸酶和张力同源蛋白缺失）存在时，可以增强胶质母细胞瘤对 EGFR 抑制剂的敏感性。仅仅 EGFR 状态不同（野生型与 EGFRvIII）的胶质母细胞瘤和其他一些肿瘤模型，为研究吉非替尼遗传学基础上的 PK-PD 模型提供了机会，由此产生了等价 PK-PD 剂量方案的概念，后者提供了解释 PK 和 PD 在不同肿瘤中药物响应差异的定量依据。这一新概念在药物开发范例的整理和获得临床个体病人最佳剂量响应等方面有潜在的意义。

2. 研究目的

研究目的是建立混合 PG/PK-PD 模型，用于在遗传属性不同的肿瘤模型中设计吉非替尼的等效 PK-PD 治疗方案。

3. 研究方法

（1）PK 和 PD 分析

PK 和 PD 数据采用基于先定义 PK 模型再定义 PD 模型的时序建模方法的 SAAM2 软件（1.2 版，华盛顿大学，西雅图，WA）进行分析。生理混合 PK 模型用于每个剂量水平下的血浆及肿瘤中吉非替尼的浓度预测。混合 PK 模型包括一个描述吉非替尼血药浓度的两室系统模型及一个描述吉非替尼在肿瘤中浓度的单肿瘤隔室。由混合 PK 模型估计的变量有消除速率常数 k_{10}，中央腔室的分布容积 V_c，吸收速率常数 K_a，生物利用度 F，相互间隔速率常数 k_{12} 和 k_{21}，以及一些生理变量，包括肿瘤血流速率 Q，肿瘤血浆分配系数 R_i。PK 研究当天测得的肿瘤实际体积的平均值为肿瘤室体积 V_t。一旦混合 PK 模型建成，相关的 PK 变量作为常数与 PD 模型联系起来。

肿瘤细胞中 pERK 的抑制分数作为 PD 的响应值，由每个肿瘤样本中测得的 pERK 浓度除以肿瘤中 pERK 的初始剂量计算获得。PD 模型由一个两室靶点响应模型组成，该两室靶点响应模型由磷酸化 EGFR 靶点室和代表 pERK 的响应室组成。速率方程式如下所示，抑制 E_{max} 模型通过肿瘤组织中吉非替尼的浓度 C_t 把 PK 模型与 PD 模型联系到一起。

$$\frac{\mathrm{dpEGFR}}{\mathrm{d}t}=K_{\mathrm{in}}\cdot\left(\mathrm{pEGFR}^0-\frac{I_{\max}\cdot C_{\mathrm{t}}}{\mathrm{IC}_{50}+C_{\mathrm{t}}}-K_{\mathrm{tr}}\cdot\mathrm{pEGFR}\right) \tag{16-9}$$

$$\frac{\mathrm{dpERK}}{\mathrm{d}t}=K_{\mathrm{tr}}\cdot\mathrm{pEGFR}-K_{\mathrm{out}}\cdot\mathrm{pERK} \tag{16-10}$$

式中，K_{in} 为形成 pEGFR 的一级速率常数；K_{tr} 为描述从药物靶点（pEGFR）到达反应室（pERK）的信号转运通路的一级速率常数；K_{out} 为 pERK 降解和去磷酸化的一级速率常数；$pEGFR^0$ 为基线肿瘤的 pEGFR 水平，I_{max} 为 pEGFR 最大的抑制反应水平，二者的值都近似为 1。模型中的其他变量定义如下：C_t 是指肿瘤组织中吉非替尼的浓度，IC_{50} 是达到 I_{max} 50%时吉非替尼的肿瘤浓度。二室靶点响应模型分别用于预测每个肿瘤类型中单剂量给药 10 mg/kg iv，50 mg/kg ia，150 mg/kg po 时的 pERK 分数。最终的变量为 IC_{50}、K_{in}、K_{tr}、K_{out}。

（2）野生型和具 EGFR 突变体肿瘤组织中吉非替尼的 PK-PD 模型

混合基于生理的 PK-PD 模型用来描述三个不同剂量方案中收集的 PK-PD 数据。混合型 PK-PD 模型以先定义 PK 模型再定义 PD 模型的先后顺序开发。

一般来说，尽管在一些时间点会存在对血浆和肿瘤中药物浓度的低估或高估，但预测的肿瘤和血浆中浓度同观察值是吻合的（图 16-3）。

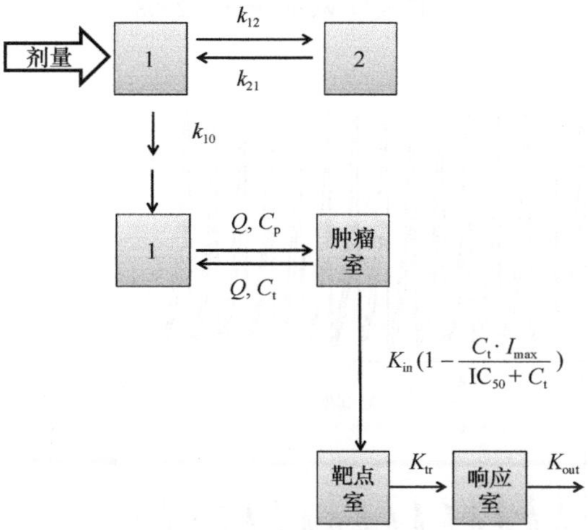

图 16-3　实验流程图

（3）通过混合型 PK-PD 模型设计 EGFR 野生型与突变型肿瘤 PK-PD 等量给药方案

通过一系列的仿真预测，发现吉非替尼的剂量为 150 mg/kg，每天×15 天和 70 mg/kg，每天×15 天，在野生型 EGFR 和 EGFRvIII 肿瘤组织中生成等量的 pERK 模型是有效的（图 16-4）。可以发现这两种肿瘤组织的 pERK 曲线基本上是重叠的。

目前研究的一个重要方面是使用 PK-PD 肿瘤定向方法对比吉非替尼的 PD 和 PK 特征，然后使用相关的 PK-PD 模型引入等效 PK-PD 剂量的概念（图 16-5）。

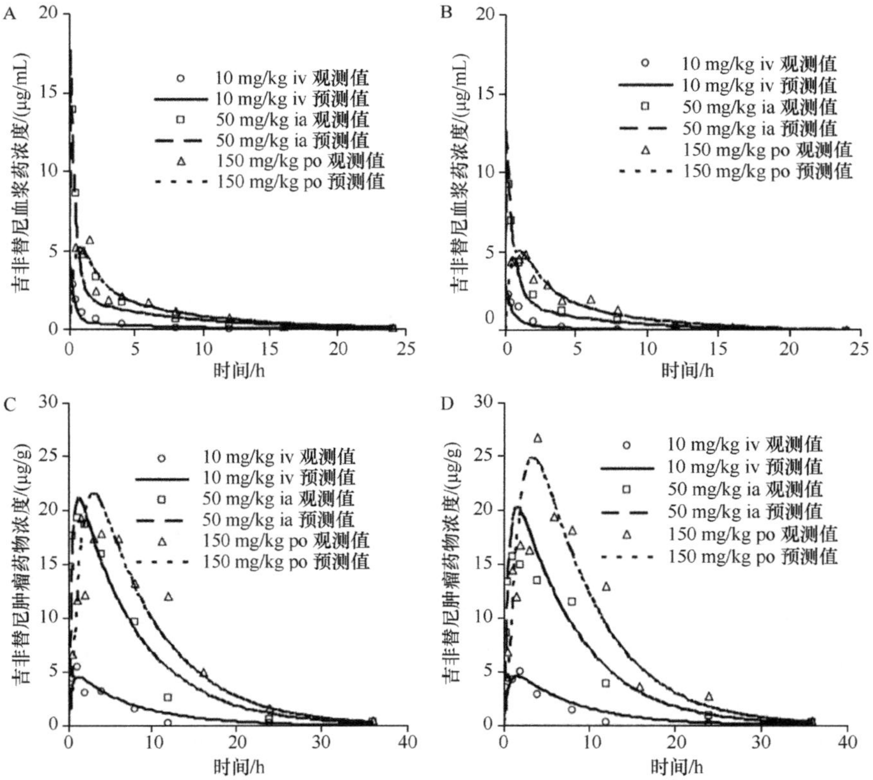

图 16-4 吉非替尼在 LN229 野生型 EGFR（A 和 C）和 LN229-EGFRvIII 突变型（B 和 D）中的 PK 模型（修改自 Wang et al.，2008）

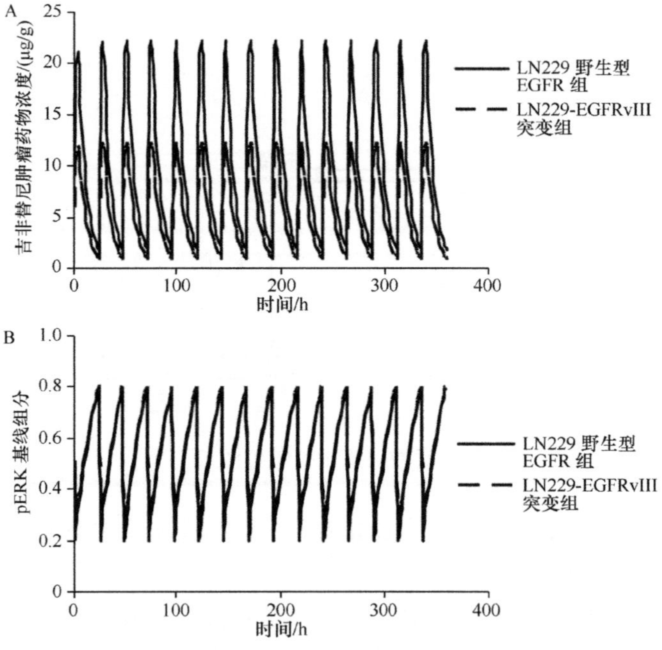

图 16-5 等量 PK-PD 给药（修改自 Wang et al.，2008）

A. 吉非替尼肿瘤浓度-时间曲线；B. 相应的肿瘤 pERK 抑制-时间曲线

LN229 野生型小鼠给药 150 mg/kg 口服，持续 15 天；LN229-EGFRvIII 突变型小鼠给药 70 mg/kg 口服，持续 15 天

我们通过吉非替尼肿瘤浓度将 PD 和 PK 模型连接起来，因为肿瘤内的浓度可以更准确地显示靶点的药物浓度，EGFR 在肿瘤细胞膜表面。靶点或者 EGFR 处的吉非替尼浓度与 pERK 作为 PD 终点之间的相互作用展现了靶点响应 PD 模型结构的使用。

总之，通过使用吉非替尼作为模式 EGFR 抑制剂和一对 EGFR 野生型与突变型胶质母细胞瘤作用，综合临床前 PK-PD 研究，允许每种肿瘤类型 PK-PD 模型的开发。混合型基于生理的 PK-PD 模型作为模拟工具设计 PK-PD 等量剂量方案，是癌症化学疗法中一个新的概念。

第三节　靶点在细胞内的药物的 PK-PD 应用实例

1. 研究背景

紫杉醇是一种能够防止细胞分裂并稳定微管的抗癌药物。该药物被广泛用于乳腺癌、卵巢癌、非小细胞肺癌的治疗，由于其水溶性差，易溶于脱水乙醇及聚氧乙烯蓖麻油中，使用过程中常常会导致过敏反应。糖皮质激素和抗组胺药可以减少该反应。紫杉醇其他的毒性反应还包括周围神经病变、粒细胞减少症、脱发、口腔黏膜炎、关节痛、肌痛。这些不良反应限制了剂量强度，往往需要减小剂量，很可能会影响药物的疗效。

脂质体可以作为一种运输药物的替代系统，可以提高疗效，也可以减小一些抗癌药物的毒副作用，包括多柔比星。紫杉醇脂质体简易模型（LEP-ETU）是一种紫杉醇脂质体制剂，可以提高高剂量紫杉醇的安全性和耐受性。在多种小鼠肿瘤模型中，LEP 与紫杉醇相比在抑制肿瘤生长方面具有相等或较高的作用。

从以往经验来看，PK-PD 模型可以用来描述暴露量和化疗所致骨髓抑制之间的关系，包括中性粒细胞的最低数量与血浆浓度-时间曲线下面积或到达以上阈值浓度的时间之间的关系。最近 PK-PD 模型被用来表征药物浓度与中性粒细胞数量变化之间的时态关系。目前，紫杉醇的临床试验部分包括基于最低中性粒细胞数量的经验上的剂量调整。正确地理解循环系统中中性粒细胞和紫杉醇浓度之间关系可以为药物新剂型的开发和优化提供依据，如 LEP-ETU。

2. 研究目的

对 LEP-ETU 第一阶段，每三周进行 1.5 h 输液 LEP-ETU 的目的是为了确定最大耐受剂量（MTD）和剂量限制型毒性（DLT），描述 LEP-ETU 的药代动力学特性。另一个目的是建立一个基于机理的模型来描述紫杉醇浓度和中性粒细胞之间的时态关系。使用 PK-PD 模型模拟起效剂量、输液时间及 LEP-ETU 对中性粒细胞减少程度的时间表。

3. 研究方法

（1）资格标准

要求实验对象为组织学确诊的局部晚期或转移性癌症，年龄 18 岁以上。并要求具有完善的器官功能，包括中性白细胞绝对计数（ACN）大于等于 1500 个/μL，血小板大于等于 100 000 个/μL，血红素大于等于 9.0 g/dL，肌酸酐小于等于 2.0 mg/mL，总胆红素小于等于 1.5 倍正常上限，丙氨酸氨基转移酶和天冬氨酸氨基转移酶小于等于 2.5 倍正常上限。所签订的协议经过每个参与机构及审查委员会的认可。所有的病人在接受治疗前都签署了书面知情协议。

（2）研究设计

应用该LEP-ETU的88例病人，其中63例在每三周注射一次后的1.5~3 h使用PK-PD模型分析（每三周一次，每次剂量在135~375 mg/m^2）。最大耐受剂量通过使用3+3上下计量算法进行确定。PK-PD模型可以阐明紫杉醇瞬时浓度与粒细胞数量之间的关系，模拟评估粒细胞急剧减少的剂量和时间，从而指导临床用药。

（3）治疗

紫杉醇脂质体制备：使用12.5 mL的无菌重蒸水及0.9%的生理盐水稀释为注射用的2 mg/mL紫杉醇。

（4）病人评估

毒性的分级和评价使用国家癌症研究所常见术语标准3版。4级可定义为中性粒细胞减少大于等于3天，且达到毒性限制剂量。3级为中性粒细胞减少并伴随感染和发烧温度高于38.5℃。3级血小板减少，当大于等于2级时具有感觉神经或神经毒性，并且所有大于等于3级或者大于等于4级的都具有血液毒性。

（5）药代动力学的取样检测及分析

随着剂量的增加，收集一天的剂量对血清样本的药代动力学进行分析，分析一直持续到注射后的45 min，从注射后立即开始，在5 min，15 min，30 min及在结束注射的1 h，2 h，3 h，4 h，6 h，8 h，12 h或者20 h，48 h，96 h，168 h和 336 h计数。在生物等效研究中，收集一周的血清样品，输液60 min，120 min，165 min，以及注射后15 min，30 min，45 min，1 h，2 h，4 h，6 h，8 h，22 h，44 h，68 h。

（6）数据分析

用剂量递增（n=30）和生物等效性的实验数据（n=33）采用PK-PD模型对中性粒细胞减少症（总人数63人）进行分析。总的紫杉醇的药代动力学使用PK-PD模型，ANC的时间曲线按照LEP-ETU模型使用序贯法。紫杉醇的总的药代动力学适用于每个剂量组的病人，实验使用WinNonlin 3.1版完成。这种方法可以通过实时监测临床试验过程中每个病人体内药代动力学数据的变化，在每个实验中获得中性粒细胞减少数据。随后决定只使用事后一阶 NONMEM 方法和一阶条件的相互作用近似法估计一阶条件的药效动力学模型。因此这种方法足以在LEP-ETU临床使用过程中进行临床决策。探索性分析和图形分析显示，采用SAS 8.2版和S-PLUS服务器7.03版本对输出数据进行评价。对于分层模型，目标函数最小值的减少大于等于7.88，代表在统计学上与另一个变量有显著差距（a = 0.005，df = 1）。PK-PD模型的拟合优度通过几种诊断检查判断。最终的模型采用基于仿真的视觉预测检查方法评价。该模型也适用于个体间变异和剩余变异之间关系的评估。

PK-PD中性粒细胞减少模型如下。

LEP-ETU服用后，使用三室药代动力学模型来描述血液中紫杉醇的药代动力学特点（图16-6）。药代动力学模型包括中央腔室的线性消除及从中央到两个外周腔室（代表高低灌注组织）的线性分布。在药代动力学分析建模阶段，要评价每个个体的分布和消除速率常数（αβγk_{21} 和 k_{31}）及中央分布体积（V_c）。对于中性粒细胞减少的药效动力学模型，固定每个病人的所有单个药代动力学变量，每个个体的紫杉醇浓度时间-曲线数据作为 PK-PD 模型的输入函数。在药代动力学建模阶段同时估计中性粒细胞平均运输时间（MTT）、斜率、ACN0 及 φ 等变量。

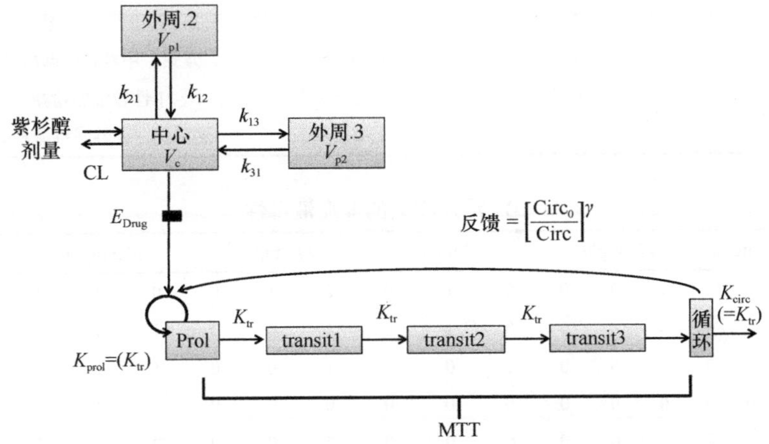

图 16-6　PK-PD 模型描述的紫杉醇介导的骨髓抑制

基于以前描述化疗后 ANC 时间曲线的 PK-PD 模型，紫杉醇服用后，数据输入到前导依赖性的间接药效动力学反应模型，包括三个运输通道（图 16-6）。血细胞生成包括若干步骤，包括增殖、分化、成熟，该模型描述了骨髓中（Prol）祖细胞释放到运输室（transit），允许循环在血液中（Circ）的成熟中性粒细胞传输延迟。一级速率常数（K_{prol}）来描述中性粒细胞恒量产生，该速率常数能被刺激反馈机制影响，该反馈机制基于循环中性粒细胞的数量调节反弹效应。反馈机制模建为 [ANC0 / ANC] φ，表示没有药物存在时基线循环中性粒细胞数量与任何给定时间观察的循环体系中中性粒细胞数量的比值。这种反馈导致循环体系中低浓度的中性粒细胞存在时，骨髓祖细胞增殖率增加。反馈指数用 φ 表示，表示反馈影响的大小。在骨髓中产生的成熟中性粒细胞转移到运输室，依据 K_{tr} 描述的一级反应过程，解释了增殖和成熟之间的时间延迟，依据 K_{circ} 描述的一级反应过程从血液中清除。基于紫杉醇阻滞细胞周期 G_2~M 期的机制，药物对骨髓的毒副作用体现在药物-细胞复合物的形成，通过调节紫杉醇的血药浓度，抑制骨髓中祖细胞增殖，调节线性斜率模型（1-SLOPE·C_p）。C_p 表示预测的紫杉醇浓度，MTT［MTT=（n+1）/ktr，n 为运输室的数目］表示中性粒细胞离开骨髓进入血液循环的时间。

4. 结果和讨论

（1）剂量增加与 DLT（dose-limiting toxicities，剂量限制性毒性）

紫杉醇脂质体模型的初始剂量为 135 mg/m^2，每三周注射一次，每次 1.5 h。当剂量为 325 mg/m^2 时，1/3 的病人出现了发热性中性粒细胞减少剂量限制性毒性。因此脂质体紫杉醇药代动力学简易模型的最大耐受剂量为 325 mg/m^2（表 16-4A）。

表 16-4　剂量水平和非血液毒性对 LEP-ETU 的贡献

A. 剂量升级图示和 DLT

剂量/（mg/m^2）	病人数目（n=30）	DLT 病人数目	DLT 描述
135	1	0	无
175	9	0	无
225	3	0	无
275	3	0	发热，中性粒细胞检减少（3 级）
325	6	1	中性粒细胞检减少（4 级）
375	6	2	运动肌，中性粒细胞检减少（4 级）

B. 治疗相关的非血液毒性

毒性级别	135 mg/m^2			175 mg/m^2			225 mg/m^2			275 mg/m^2			325 mg/m^2			375 mg/m^2		
发光疲劳	0	0	0	1	0	0	0	1	0	2	1	0	0	4	0	1	2	0
脱发	0	1	0	0	0	0	0	1	0	1	0	0	1	3	0	1	1	0
恶心	1	1	0	0	0	0	0	0	0	1	0	0	1	1	0	2	0	0
呕吐	1	0	0	0	0	0	0	0	0	0	0	0	1	1	0	0	0	0
腹泻	1	0	0	0	0	0	0	0	0	2	0	0	0	2	0	0	0	0
肌痛	0	0	0	1	1	0	0	0	0	0	2	0	1	1	0	0	2	0
关节痛	0	1	0	1	0	0	0	0	0	0	1	0	0	2	0	0	0	0
神经病变	1	0	0	0	0	0	0	0	0	1	0	0	1	1	0	1	2	1

（2）毒性

在Ⅰ期临床试验中，在整个剂量范围内大部分神经毒性是 1 级和 2 级（表 16-4B）。

（3）药代动力学

Ⅰ期临床试验中的 30 个病人及生物等效性实验的 33 个病人的药代动力学参数可以获得。脂质体紫杉醇入体后，紫杉醇的血药浓度表现出指数衰减，其消除很慢并快速分布于各组织中，在血液中的平均半衰期为 26 h（图 16-7A）。

（4）中性粒细胞减少的 PK-PD 模型

将药物的细胞周期阻滞药理作用纳入模型，骨髓中祖细胞增殖的抑制与紫杉醇的血药浓度呈线性相关。单个模型预测的与观察到的 ANC 浓度和时间比对，说明该模型充分地描述了若干循环治疗后所观测到的数据（图 16-7B）。对 275 mg/m^2 和 325 mg/m^2 剂量组也进行了预测性检验来评估 PK-PD 模型的准确性（图 16-7C）。

（5）基于模型的预测

结合个体间差异性与残差变异性进行的模拟出现了接受两个周期的脂质体紫杉醇治疗后中性粒细胞减少的时间曲线。每三周一次和每周一次的治疗周期相比，大部分的病人在每三周一次的方案中预期出现更严重的中性粒细胞减少。和输液时间没有关系，剂量从 275 mg/m^2 增加到 325 mg/m^2 时 3 级毒性的发生率只有轻微的增加。有趣的是，三周注射总剂量 300 mg/m^2 时，3 级和 4 级中性粒细胞减少发生概率为 48%和 14%，以前每三周注射一次的方案 3 级和 4 级中性粒细胞减少发生概率为 64%和 38%。将输液时间从 1.5 h 缩减到 0.5 h，对中性粒细胞减少症的发病率或者严重程度均无影响。

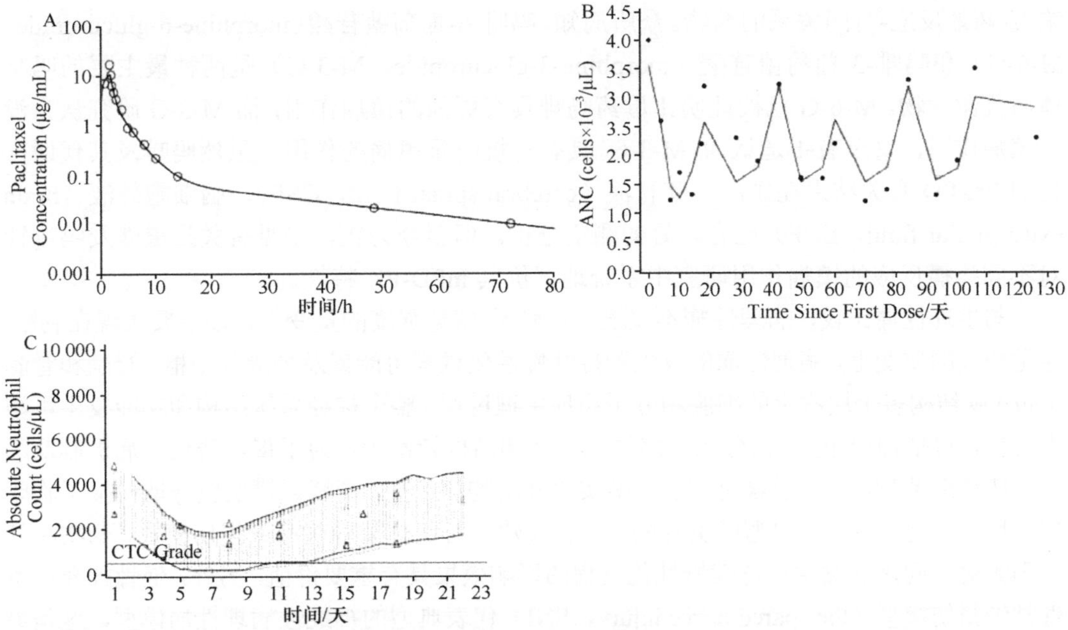

图 16-7 一个典型病例的紫杉醇血药浓度-时间曲线（修改自 Fetterly et al.，2008）

A. 给药方式为 MTD of 325 mg/m^2 LEP-ETU；B. A 该治疗方案下的中性粒细胞数量；C. 275 mg/m^2 和 325 mg/m^2 LEP-ETU 治疗组的可视化预测与对比分析

以上的实验结果说明脂质体紫杉醇治疗后，中性粒细胞减少的严重程度和频率是剂量和时间依赖性的，通过全血监测使得 ANC 的减少具有可预测性和易管理。仿真建模研究预测显示，脂质体紫杉醇每三周一次，每次 325 mg/m^2 的治疗方案与之前的每三周注射一次，每次 175 mg/m^2 的方案相比提供了可以接受的中性粒细胞减少实验结果。在Ⅱ期或者Ⅲ期临床试验中，紫杉醇用量的提高可以通过脂质体紫杉醇的传递方式来实现每三周注射一次，每次 275 mg/m^2 或 325 mg/m^2，术前不使用糖皮质激素。275 mg/m^2 的剂量可以提供一个改进的治疗指数。基于这些模型和预测结果，发现每周注射一次的实验方案能够减少骨髓抑制。因此在Ⅰ期临床试验过程中应用 PK-PD 模型及仿真预测示例了它在指导未来脂质体紫杉醇和潜在的其他抗癌药物进行剂量调整时的作用。此外，为未来评估 LEP-ETU 的抗肿瘤活性和耐受性研究提供保证。

第四节 靶点在大脑 CNS 的药物的 PK-PD 应用实例

吗啡 PK-PD 应用实例如下。

1. 研究背景

吗啡，系氢化吡啶菲的稠环母核，3 位上有酚羟基，6 位上有醇羟基；1805 年由天然植物罂粟中分离纯化，19 世纪 50 年代被应用于外科缓解手术后疼痛和慢性痛及用于麻醉等；是临床使用最广泛、最有效的镇痛剂之一，由于其强效的镇痛作用，被推荐用于治疗各种疼痛，不仅被作为新药筛选的经典阳性对照，而且常常用于评价某种痛模型或某种反应是否具有伤害性。针对热和机械性痛反应，吗啡是一种较为理想的评价药物浓度-药效反应-时间关系的药物。众所周知，吗啡-6-葡萄糖苷酸（morphine-6-glucuronide，M-6-G）和吗啡-3-葡萄糖苷酸（morphine-3-glucuronide，M-3-G）是两种最主要的吗啡体内代谢产物。M-6-G 已被证明比母药吗啡具有更强的镇痛作用，而 M-3-G 研究认为没有镇痛作用，甚至有报道认为 M-3-G 具有对抗吗啡镇痛的作用。虽然吗啡及其代谢产物的 PK-PD 有关结果在血液、脑脊液（cerebral spinal fluid，CSF）、脑细胞外液（brain extracellular fluid，ECF）已有较好的测定分析。但至今为止，未见有关报道涉及吗啡针对不同疼痛反应的镇痛作用研究中系统地评价其 mPD-PK 特性。

与生理性痛比较，病理性痛不仅表现在刺激-感觉强度的量变上，还主要表现在刺激-感觉模式的质变上，病理性痛的发生和持续慢性化过程可能累及外周和中枢（脊髓和脊髓上位）脑结构多个层次上的细胞和分子病理生理过程，整个神经系统结构和功能发生可塑性变化，包括神经-免疫-内分泌网络系统功能和结构异常等。为了揭示病理性痛机制及筛选临床镇痛药物，疼痛学家研发了许多实验性动物痛模型，蜜蜂毒模型较好地模拟了临床病理性痛的特点，代表典型的炎症痛模型。其建立对研究某种刺激或损伤模式、药物和其他因素对不同疼痛发生和持续慢性化过程的影响效果具有重要价值。另外，坐骨神经保留性神经损伤模型（the spared nerve injury，SNI）代表典型的神经性病理性痛模型，这是最近由美国哈佛医学院 Woolf 研究组建立的一种新模性，其特点是具有显著的异常机械性痛敏，但是无热痛阈变化，术后 24 h 开始出现，2 周达高峰，持续 7~8 个月。

2. 研究方法

为了探讨疼痛的状态是否对吗啡 mPD-PK 特征有影响，本部分分别比较研究了生理与病理状态和炎性痛与神经损伤性痛状态的 mPD 时程特点，观察吗啡抗大鼠病理性热和机械性痛敏的 PK-PD 特性，探讨多参数药效-药代动力学模型在病理性痛模型下研究分析药物抗热和机械性痛敏作用的适应性。本部分研究以灌胃给药途径为主。

1）观察单剂量吗啡抗大鼠病理性机械痛敏和抗热痛敏的不同镇痛作用。

2）评价单剂量吗啡抗机械痛敏和抗热痛敏的 PK-PD 特性。

3）探讨外周炎症对吗啡镇痛多参数药效-药代结合模型（mPD-PK）特征的影响。

3. 结果

（1）生理和病理状态下 Mor 抗热痛反应和抗机械痛反应的镇痛时-效比较

1）从吗啡抗热痛反应时-效曲线的结果来看，外周炎症时药效达峰时间为给药后（22.50±5.61）min（n=6），而正常动物的药效达峰时间为给药后（40.00±3.46）min（n=6），提示外周炎症状态可以显著缩短药效的达峰时间，即缩短了约 20 min。

2）从吗啡抗机械痛反应时-效曲线的结果来看，外周炎症时药效达峰时间为给药后 45 min，外周神经损伤性痛时药效达峰时间为给药后 90 min，而正常动物的药效达峰时间为给药后 30 min，提示外周炎症和外周神经损伤性痛两种状态均可以显著滞缓药效的达峰时间，即延长了 15~60 min。值得注意的是，口服吗啡在外周神经损伤性痛状态下起效和达峰时间均显著滞缓，AUE 显著减小（vs 正常或炎症状态，P<0.01），这一结果从 mPD 的时间特征上解释了吗啡在临床治疗神经损伤性痛时疗效差的原因（表 16-5）。

表 16-5　通过 NDST-21 分析单剂量下大鼠中 lg 和 bv+ig 吗啡获得的药代动力学参数

药代参数	ig Mor（15.0 mg/kg）		ip Mor（6.0 mg/kg）	
	热敏感性	机械敏感性	热敏感性	机械敏感性
AUE/（%·μg/L）	8 326.68±691.25	27 690.74±1 081.94	7 394.47±408.42	28 166.43±2 002.09
E_{max}/%	58.51±5.98	100.00	81.06±8.46	100.00
T_{max}/min	30~45（40.00±3.46）	30~60（45.00±6.00）	15~30（17.5±2.74）	30~45（32.50±2.74）
EC_{50}/（μg/L）				
Mor（非结合）	NE	361.33±6.66	430.44±27.75	无反应
Mor（总非结合）	NE	1 334.67±439.38	2 050.00±196.50	1 831.18±38.45

为了进一步了解疼痛的状态对 PK 特征的影响作用，本部分比较了正常、外周炎症和外周神经损伤性痛状态时吗啡的血药-时程曲线和浓度-效应曲线，结果观察到：①外周神经损伤性痛状态时结合吗啡的 AUC 均较正常和外周炎症时显著减小（P<0.01）。②比较游离吗啡血药浓度达峰时间，发现正常时为 45 min，外周炎症时为 35 min，外周神经损伤性痛时为 30 min，且最后者的值与前两者比较具有显著意义；而不同的是，比较血液结合吗啡的血药浓度达峰时间，发现正常时为 60 min，外周炎症时为 45 min，外周神经损伤性痛时为 60 min，提示炎症时血液结合吗啡的血药浓度的达峰时间要快于正常和外周神经损伤性痛时。③三种痛状态时游离和结合吗啡血药浓度的 C_{max} 无显著差异。④浓度-效应曲线显示，与生理状态的吗啡抗热痛反应的浓度-效应曲线相比较，外周炎症痛时游离和结合吗啡的曲线均左移；相反的是，与生理状态的吗啡抗机械痛反应的浓度-效应曲线相比较，外周炎症和外周神经损伤性痛时游离和结合吗啡的曲线均右移。⑤EC_{50} 值结果显示：在评价吗啡抗热痛反应的浓度-效应时，炎症时的 EC_{50} 值显著小于正常时的 EC_{50} 值，提示外周炎症时吗啡-受体亲和力显著增强（或内在活性也增强）；相反的是，在评价吗啡抗机械痛反应的浓度-效应时，外周炎症和神经损伤性痛时的 EC_{50} 值均显著大于正常时的 EC_{50} 值（神经损伤>炎症>正常），提示刺激模式和痛状态下不同吗啡-受体的亲和力和内在活性可能发生改变，由此导致吗啡的浓度-效应特性改变（图 16-8，表 16-6）。

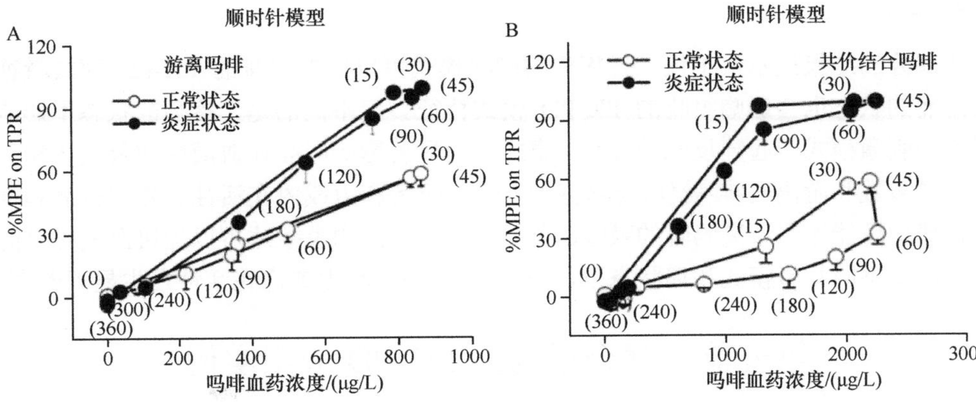

图 16-8　游离吗啡及共价结合后的吗啡口服后代谢产物对抗热痛的顺时针 PK-PD 模型
（修改自尚刚伟，2006）

表 16-6　通过 NDST-21 分析单剂量 ig 或 bv+ig 或 SNI+ig

药代参数	ig Mor（15.0 mg/kg）		BV+ig Mor（15.0 mg/kg）		SNI+ig Mor（15.0 mg/kg）	
	游离	总游离	游离	总游离	游离	总游离
	一室开放模型	二室开放模型	一室开放模型	二室开放模型	一室开放模型	二室开放模型
AUC/（min·μg/L）	73 516.70±558.29	326 885.80±558.34	13 3671±1 042.23	293 252.16±547.90	95 019.37±334.34	283 256.78±390.92
C_{max}/（μg/L）	861.61±2.95	2 259.00±12.71	868.11±4.26	2 250.17±12.83	866.61±3.16	2 253.17±9.01
T_{max}/min	45	60	35.00±3.46	45	30.00	60

（2）生理和病理状态下 Mor 的 mPD-PK 结合模型：浓度-效应-时程环特征的比较

为了观察疼痛的状态是否影响 Mor 的 mPD-PK 结合模型特征，本部分比较了上述三种痛状态和模型下 CET 环的特征，结果显示无论是在评价吗啡抗热痛反应的 CET，还是在评价吗啡抗机械痛反应的 CET，外周炎症和神经损伤性痛时均不影响其各自的 CET 特征。即吗啡抗热痛反应的 CET 还是符合短时程速效模式（clockwise PK-PD model），而吗啡抗机械痛反应的 CET 符合滞缓慢效模式（counter clockwise PK-PD model）（图 16-9）。

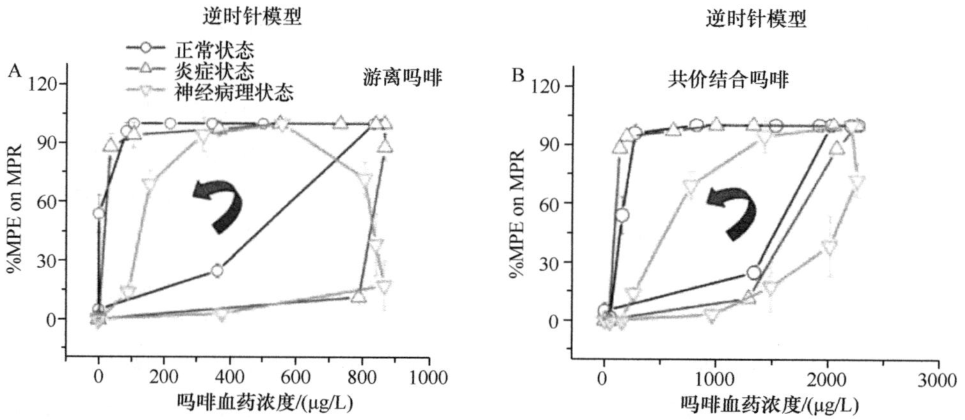

图 16-9　游离吗啡及共价结合后的吗啡口服后代谢产物对抗机械疼痛的逆时针 PK-PD 模型（修改自尚刚伟，2006）

4. 结论

该部分的结果提示，不仅上述疼痛的刺激模式可以影响吗啡的 PK-PD 模式特征，而且疼痛的状态也会影响吗啡的 PK-PD 模式特征。但不同的是，疼痛的状态不影响吗啡对不同刺激模式引起痛反应的 CET 模式，但显著影响吗啡在血液中的吸收等相关药代动力学参数和游离吗啡-受体、结合吗啡-受体的亲和力或内在活性。外周炎症和神经损伤性痛均可能加快游离吗啡的吸收时间，但是只有外周炎症才可以加快血液吗啡的代谢过程。在不同刺激模式和痛状态下，吗啡-受体的亲和力或内在活性发生显著改变。

第五节　联合用药的 PK-PD 应用实例

1. 研究背景与目的

联合用药（drug combination）是指临床为了达到治疗目的而采用两种或两种以上药

物，同时或先后应用，主要是利用药物间的协同作用来增强疗效，或利用拮抗作用减少不良反应。但同时或连续使用两种或两种以上药物，可能影响药物的吸收、分布、代谢及排泄过程，改变药物在体内的浓度和动态规律而呈现药效方面的变化，甚至可能造成药效减退、不良反应增加或耐药性产生。因此，为了使药物联合使用达到更好的效果，达到低毒高效，科学家提出了用 PK-PD 联合模型来客观地阐明“时间-浓度-效应”之间的三维关系，这对制定和调整给药方案、开发新处方具有重要意义。

抗菌药是日常生活中非常重要的药物之一，抗菌药物临床治疗的目的是要根除致病菌，同时尽量避免耐药菌株的生成。众所周知，抗菌药物的效力取决于药物、人体和病原菌的相互作用，这三元的复杂互动导致剂量-效应曲线上存在着巨大的个体差异，这种差异是抗菌药物治疗上的不可控因素。临床医生在选用抗菌药物时，为了发挥药物的协同抗菌作用以提高疗效，以及为混合感染或未做细菌学诊断的病例扩大抗菌范围，降低药物的毒性反应，延缓或减少细菌耐药性的产生，常采用联合用药的方式（占 70%）。传统上，万古霉素被用作“最后一线药物”，用来治疗所有抗生素均无效的严重感染，但目前却有越来越多的抗万古霉素耐药性病菌出现。本小节以达托霉素和头孢曲松钠联合使用对抗万古霉素耐药性病菌表现出很好的杀菌活性为例，阐述 PK-PD 模型研究在指导联合用药方面的应用。达托霉素（daptomycin）是应病人对新型耐药抗生素的迫切需求的情况下开发的一种环脂肽类抗生素，用于治疗由一些革兰氏阳性敏感菌株引起的并发性皮肤及皮肤结构感染，如脓肿、手术切口感染和皮肤溃疡。同时，在体外达托霉素对已呈甲氧西林、万古霉素和利奈唑胺等耐药性的分离菌株仍具有强力活性。达托霉素的作用机制与其他抗生素不同，它通过扰乱细胞膜对氨基酸的转运，从而阻碍细菌细胞壁肽聚糖的生物合成，改变细胞膜的性质；另外，它还能通过破坏细菌的细胞膜，使其内容物外泄而达到杀菌的目的，因此细菌对达托霉素产生耐药性可能会比较困难。达托霉素的药代动力学研究表明，其血清蛋白结合率约为 92%。达托霉素可能通过肾代谢而不通过肝代谢，具有高的肾清除率，24 h 尿排出 60%，2/3 的药物以完整的状态被排泄，没有发现结构性或毒性代谢。达托霉素在体内不能透过血脑屏障。健康受试者静脉滴注达托霉素 4~12 mg/kg 后，稳态最大反应浓度为 57.8~183.7 μg/L，半衰期为 7.7~8.1 h。头孢曲松钠（ceftriaxone sodium）是第三代头孢菌素类抗生素，用于治疗呼吸道感染、泌尿系统感染、淋病及术前感染预防。对肠杆菌科细菌有强大活性，对流感嗜血杆菌、淋病奈瑟菌和脑膜炎奈瑟菌有较强抗菌作用。抗菌机制主要通过与细菌青霉素结合蛋白（penicillin binding protein，PBP）结合抑制细菌细胞壁合成。头孢曲松钠的药代动力学研究表明，其血清蛋白结合率约为 95%，分布容积为 5.78 ~ 13.5 L。头孢曲松钠在人体内不被代谢，约 40%的药物以原型自胆道和肠道排出，60%自尿中排出。肌内注射头孢曲松钠 0.5 g 和 1 g，血药峰浓度（C_{max}）约于 2 h 后达到，分别为 43 mg/L 和 80 mg/L。血消除半衰期为 7.1 h；30 min 内静滴该药 1 g，滴注结束时的即刻血药峰浓度（C_{max}）为 150.7 mg/L，血消除半衰期为 7.87 h。

2. 研究方法

研究者采用均对万古霉素表现耐药性的达托霉素敏感肠球菌（EFm 8019）、达托霉素不敏感肠球菌（EFm 5938）和达托霉素敏感而氨苄西林耐药肠球菌（EFs 6981）作为药效动力学评价指标。采用梯度给药及 HPLC 测定来获得药代参数。采用模拟心内膜赘生物的药代-药效动力学模型来评估达托霉素和头孢曲松钠联合使用对三种抗万古霉素耐药性病菌的杀菌活性，其结果如图 16-10 和表 16-7 所示。

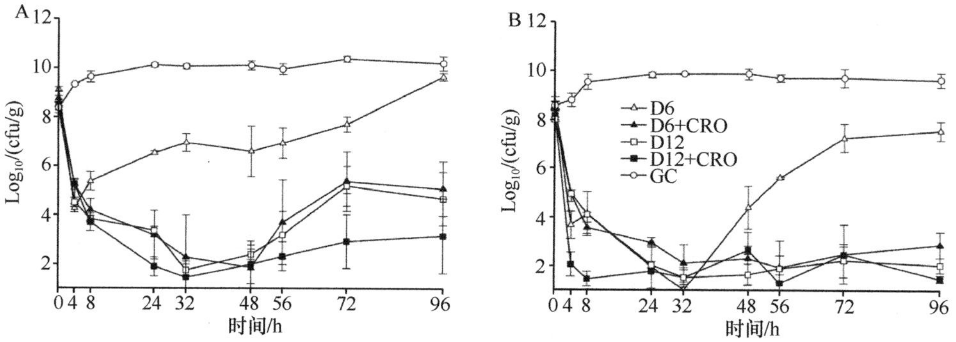

图 16-10 达托霉素与头孢曲松钠联合用药（修改自 Hall Snyder et al.，2014）

达托霉素 6 mg/kg（D6），达托霉素 6 mg/kg+头孢曲松钠（CRO），达托霉素 12 mg/kg（D12），达托霉素 12 mg/kg+头孢曲松钠，以及对照组（GC）对 Efm 8019（A）和 Efs 6981（B）的活力

表 16-7 联合用药结果

菌株	MIC /（mg/mL）	方案/（mg/kg）	达 99.9%减少时间/h	维持 96 h 的时间/h	$\log_{10}$cfu/g 反应		T96 突变 MIC/（mg/L）[a]
					24 h	96 h	
E. faecium 8019	4	DAP 6	4	NA	2.56 +1.84	20.55 +0.15	16
		DAP6+CRO	4	4	5.53 +0.99*	3.64+1.10*	—
		DAP 12	4	4	4.98 +0.16*	3.67+1.08*	—
		DAP12+ CRO	4	4	6.56 +0.38*	5.29+1.52*	—
E. faecium 5938	32	DAP 12+ CRO	NA	NA	20.58 +0.29	20.37 +0.05	ND
E. faecalis 6981	2	DAP 6	4	NA	6.72 +0.89	1.11+0.39	12
		DAP 6+ CRO	4	4	5.58 +0.20	5.67+0.53*	—
		DAP 12	4	4	5.96 +0.16	5.95+0.23*	—
		DAP 12+ CRO	4	4	6.45 +0.30	6.67+0.11*	—

注：NA 表示没有得到结果；ND 表示没有进行实验；*$P<0.05$，与 6 mg/kg 的达托霉素方案比提高杀死率；a 表示由非突变体得到；通过 Etest 确定

结果表明，达托霉素对 EFm 8019、EFm 5938 和 EFs 6981 的 MIC 分别为 4 mg/L / 32 mg/L 和 2 mg/L。而在 PK-PD 模型中，当达托霉素 24 h 给药 6 mg/kg 时，其对 EFm 8019 的敏感性随时间的延长逐渐降低，MIC 从 16 mg/L 逐渐提高到 96 mg/L，提高了 6 倍。在达托霉素给药 6 mg/kg +头孢曲松钠，以及达托霉素给药 12 mg/kg 和达托霉素给药 12 mg/kg +头孢曲松钠时，对 EFm 8019 和 EFs 6981 均未出现敏感性降低现象。对于 EFm 8019 和 EFs 6981，达托霉素 24 h 给药 6 mg/kg 与头孢曲松钠 24 h 给药 2 g 联合使用及达托霉素 24 h 给药 12 mg/kg，达托霉素 24 h 给药 12 mg/kg 与头孢曲松钠 24 h 给药 2 g 联合使用明显好于达托霉素 24 h 单独给药 6 mg/kg。此外，在达托霉素与头孢曲松钠联合使用的实验组，结果均表明增加头孢曲松钠的使用能够提高达托霉素的抗菌活性。两者可能在杀菌机制上存在协调增效作用，并进一步采用 FITC-labelled poly-L-lysine

（PLL）binding 实验对此进行了验证，如图 16-10 所示，表明达托霉素与 β-内酰胺类抗生素存在协调增效作用。

此研究结果表明，在使用达托霉素的同时联合头孢曲松钠对促进达托霉素低浓度杀伤万古霉素耐药肠道球菌是一种经济而适用的治疗策略。

第六节　中药的 PK-PD 应用实例

1. 研究背景

中药复方是中医辨证论治的主要形式，中药本身具有“多成分、多作用途径、多靶点、多效应”的特点。由于中药复方体系的复杂性，每一种活性成分都要经历吸收、分布、代谢、排泄的体内过程，成分之间、机体环境等影响因素相当复杂。单靠分离纯化组分结合高通量筛选的方法来研究其主要生物效应，不仅工作量巨大，而且造成更多其他的耗费；而且中药复杂组分具有多靶点、多效应、协同效应等复杂作用，以及现代对药物活性表达机制的多指标效应评估与传统中医药辨证相关性的研究等，严重制约了中药复方多组分制剂相关物质基础的表征，以及体内过程及生物效应与其相关性的研究。对于中药复方的研究，应以传统中医药理论为指导，以现代药理学技术为手段，对药代动力学、药效动力学进行充分的研究，才能完整地展示复方制剂的全貌。而药代动力学-药效动力学（PK-PD）结合模型成为研究重要体内代谢过程、药物效应及二者联系的有效工具，对重要作用机制研究、临床用药优化有着重要的参考价值，建立能体现中医药特色的 PK-PD 结合模型十分必要。

传统中药复方玉屏风，由黄芪、防风、白术三种草药组成，具有显著的抗炎和免疫调节作用，临床常用于治疗过敏性鼻炎、上呼吸道感染属表虚不固而外感风邪者，以及肾小球肾炎易于伤风感冒而致病情反复者。根据传统中药理论，三种草药在这个方剂中起着不同的作用，其中黄芪在玉屏风中起主要作用，在许多临床研究中都证实具有抗炎和免疫调节功效。白术和防风相对于黄芪的功效是促进和调节作用。但三种草药组成的玉屏风复方制剂如何发挥药效作用，其发挥作用的物质基础、体内过程、生物效应及之间的相关性研究目前仍无定论。

研究者尝试对玉屏风的药代动力学、药效动力学进行研究，阐明主要成分的 PK 属性和量效关系，构建 PK-PD 模型，以讨论该方的抗炎免疫药效物质基础、配伍规律和及其在体内的经时变化规律。

2. 研究方法

（1）确定效应主成分群

首先从成分复杂的中药复方出发，结合前期进行的玉屏风及各单味药、药对煎剂的指纹图谱和给药后含药血清的指纹图谱研究，确定黄芪甲苷、白术内酯 I 及升麻苷三种主要成分作为效应主成分群，建立了 HPLC-ESI-MS 同步检测玉屏风煎剂中三种成分的分析方法；并根据国家食品药品监督管理总局《行业指南：生物分析方法的确定》，选取替米沙坦作为内标，利用 HPLC-MS 方法来制定主成分的校正曲线，对测试方法的精密度、重复性、回收率及稳定性进行了考察。

（2）整体药效研究

其次选用脂多糖联合卡介苗制备的大鼠慢性支气管炎模型，以地塞米松为阳性对照药，观察玉屏风方剂及其组方“君药”黄芪和“药对”黄芪+白术对模型动物的治疗作用，以确证玉屏风的药理作用并初步分析方剂配伍的合理性。各用药组动物的一般状况较模型组均有不同程度的改善，其中黄芪组及玉屏风组对体重的改善更明显，优于地塞米松。结合各种其他指标的改善，结果证实三种用药对慢性支气管炎模型大鼠肺组织病理损伤有明显治疗作用，且该作用与方剂“君药”黄芪密切相关。

（3）血清药理学研究

在确证整体药效的基础上，进行了血清药理学研究，从离体细胞水平考察玉屏风的抗炎免疫作用。用正常大鼠脾细胞和 LPS+BCG 诱发的慢性支气管炎大鼠肺泡巨噬细胞两种模型，分别考察玉屏风、黄芪、黄芪+白术煎剂给药后，不同时间点大鼠含药血清对脾细胞增殖率及肺泡巨噬细胞释放 IL-8 能力的影响，建立药效-时间关系。含药血清对脾细胞增殖率影响实验结果显示，单剂量给药后，均对正常脾细胞增殖有促进作用，而玉屏风的作用优于其他两组，表现为 E_{max} 增高，作用时间维持 24 h 以上，AUE 显著增大（$P<0.01$）；多剂量给药后，各组作用均明显增强，三组作用依次为全方优于药对，药对优于单味黄芪。含药血清对慢性支气管炎模型大鼠肺泡巨噬细胞 IL-8 释放能力影响实验结果显示，连续给药 21 天后，三个给药组含药血清均不同程度地显示出抑制 IL-8 释放的作用，其中以全方的 E_{max} 最强（$P<0.01$），AUE 最大（$P<0.01$）。

（4）效应主成分群 PK 属性的研究

利用上述分析方法对效应主成分群单用或联用后的血清浓度进行检测，以确定其 PK 属性及相互作用。例如，采用 DAS 1.0 软件对口服黄芪+白术+防风后大鼠血清中主成分的浓度数据进行分析，确定主要的药代动力学参数，包括 C_{max}（口服后最大血药浓度）、$AUC_{0\sim t}$（0 到 t 时间的血药暴露量）、CL（清除率）、K_a（吸收速率常数）、V_d（表观分布容积）、$t_{1/2}$（半衰期）、K_e（消除速率常数）和 T_{max}（口服后到达最大血药浓度的时间）。大鼠灌胃给予黄芪甲苷（20 mg/kg）后，吸收缓慢，T_{max} 为（2.10±0.55）h。与白术内酯Ⅰ（2.165 mg/kg）及升麻苷（116.9 mg/kg）联用后，黄芪甲苷 C_{max} 显著升高（$P<0.05$），AUC 显著增大（$P<0.01$），V_d 变小（$P<0.05$），CL 减慢（$P<0.01$）。结果提示，与后两者联用，可能至少部分地改善了黄芪甲苷的吸收与转运，使其能维持较高、较久的有效血药浓度，作用增强，进一步从药代动力学层面证实了玉屏风配伍的合理性。

3. 构建 PK-PD 模型

最后根据玉屏风单剂量时脾淋巴细胞的增殖率与效应主成分群联用后的增殖率制定主成分黄芪甲苷的血清药浓-时间-效应曲线，建立反映玉屏风量效关系的 PK-PD 模型，求得主要的 PD 参数。

在黄芪甲苷的血药浓度-生长速率图中，两者呈现逆时针作用模式，效应峰值滞后于血药浓度峰值，这表明效应房室并不在血液房室中。经过二次回归得到曲线方程：$E=2.3137+0.9491C-0.008\,121C_2$。因此选用了 Sheiner 等提出的 E_{max} 模型来描述血中黄芪甲苷血药浓度与效应室药浓 C_e 的经时变化：

$$E = \frac{E_{max} \cdot C_e}{EC_{50} + C_e} \tag{16-11}$$

E 为脾淋巴细胞的增殖率；C_e 为黄芪甲苷的浓度；EC_{50} 为最大增殖率效应一半时的药物浓度。

4. 结果

研究组假定黄芪甲苷灌胃给药后在大鼠体内呈现一房室处置模型，一级速率消除，且效应房室以一级动力学与血液房室相连，并且通过一级动力学从效应房室中消除。则药物量在体内达到平衡时，从血液房室到效应房室的清除率等于从效应房室到血液房室的清除率［式（16-12)］，给出了黄芪甲苷在血液房室和效应房室中的浓度经时变化曲线［式（16-13）和式（16-14)］：

$$k_{1e} \cdot V_d = k_{0e} \cdot V_e \tag{16-12}$$

$$C = \frac{k_a FX_0}{(k_a - k_e) V_d}(e^{-K_e t} - e^{-K_a t}) \tag{16-13}$$

$$C_e = \frac{k_{e0} FX_0 k_a}{V_d}\left[\frac{e^{-K_e t}}{(k_{e0} - k_e)(k_a - k_e)} + \frac{e^{-K_a t}}{(k_{e0} - k_a)(k_e - k_a)}\right] + \frac{e^{-K_{e0} t}}{(k_a - k_{e0})(k_e - k_{e0})} \tag{16-14}$$

利用 Scatchard 方法，根据口服玉屏风后脾淋巴细胞的增殖率计算出的 PD 参数 k_{e0}、EC_{50} 和 E_{max} 值分别为 0.128 h^{-1}、41.9 ng/mL 和 57.8%，PK 参数 k_e、k_a 和 V_d 值分别为 0.26 h^{-1}、0.377 h^{-1}、175.0 kg^{-1}。

第七节 PK-PD 在药物安全性评价中的应用

1. 研究背景

新药评价已经成为新药研发中最关键的阶段，也是安全合理用药所面临的重大课题。近年来，药代动力学-药效动力学（PK-PD）受到了越来越广泛的关注，将 PK 和 PD 两个相互关联的动力学过程有机地结合起来，同时探讨机体对药物的作用及药物对机体的作用，为更全面和准确地了解药物效应随剂量（或浓度）及时间而变化的规律，从而为临床用药的安全性和有效性提供更为科学的理论依据。本小节以改良丙泊酚脂肪乳注射液为例，阐述药物研发中 PK-PD 在药物安全性评价中的应用。

丙泊酚（propofol)，化学名 2,6-二异丙基苯酚。其通过激活 GABA 受体-氯离子复合物发挥镇静催眠作用，是一种起效迅速、短效的全身麻醉药。丙泊酚作为静脉全麻诱导药、“全静脉麻醉”的组成部分或麻醉辅助药，广泛用于麻醉诱导、麻醉维持、ICU 镇静和人工流产手术中。由于丙泊酚在临床上适用于不同年龄和部位的各种大小手术，且具有起效快和苏醒迅速等特点，受到临床普遍欢迎，目前市场份额位居麻醉药第一位，占据近一半的麻醉药市场份额。

由于丙泊酚不溶于水并具有高度的脂溶性，目前丙泊酚多为脂肪乳注射液。1996 年，FDA 批准 AstraZeneca 公司在 Diprivan 处方中增加 0.005%的 EDTA，以解决使用 Diprivan 引起的术后感染问题。虽然 Diprivan 上市后获得了广泛的认可，但其注射疼痛发生率高达 28%~90%，且由于其使用的油相为长链的大豆油，在体内代谢需要肉毒碱参与，代谢速度较慢，在长时间输注 Diprivan 时导致丙泊酚输注综合征（propofol infusion syndrome，PIS）的发生，主要表现为代谢性酸中毒、多器官衰竭、脂血症、肝大、肌肉损伤甚至死亡。

2. 研究方法与研究结果

丙泊酚的新剂型中/长链脂肪乳注射液不同程度地改善了脂肪乳的代谢。麻醉程度的判断指标一般采用最具代表性的脑电双频谱指数。研究者以 BIS 值作为主要药效评价指标，考察男性健康受试者单次静脉注射丙泊酚中/长链脂肪乳实验药物与对照药物（丙泊酚中长链脂肪乳剂注射液）在人体的药代动力学参数和药效动力学指标，按随机、双盲、二阶段两药的自身交叉、阳性对照实验设计，为指导丙泊酚中/长链脂肪乳注射液临床用药的安全性和有效性提供参考依据。

（1）受试者选择

受试者体重为（61.25 ± 5.89）kg，身高为（171.58 ± 4.39）cm，年龄为（23.95 ± 2.48）岁。既往各系统无慢性病史，试验前血常规、尿常规、大便常规、肝肾功能、血脂、心电图、胸片及血压检查正常；无相关药物或食物过敏史；无酗酒、滥用药物及吸烟史；近 1 周未使用过精神类药品及未有呼吸道急性感染；最近 3 个月内未献血或参加其他试验；试验前 2 周内未用过各类中西药。

（2）分组、治疗方法与血样采集

20 名受试者随机分配到 A 组或 B 组，受试者试验前夜入住 I 期病房，统一进清淡饮食后，禁食 8 h 以上，同时禁水 6 h 以上。第 2 天早晨空腹入手术室后，开放双侧手前臂及左下肢静脉，穿刺置留置针，右侧前臂静脉供给药，左侧用于抽静脉血标本，左下肢用于维持输液。2 组受试者依次按适当的时间间隔空腹卧位分别经右侧前臂静脉注射丙泊酚 2.0 mg/kg 试验或参比药物，注射时间为 120 s。于左上肢静脉在注射前和注射后 2 min，3 min，4 min，6 min，8 min，10 min，20 min，30 min，60 min，90 min，150 min，210 min，360 min 采集静脉血 3 mL，置肝素抗凝管内，混匀，3000 r/min 离心 2 min，分离血浆，于–20℃保存待测。

（3）血药浓度-时间曲线

受试者静脉注射丙泊酚试验药物与对照药物 2.0 mg/kg 后，血药浓度-时间曲线如图 16-11 所示。

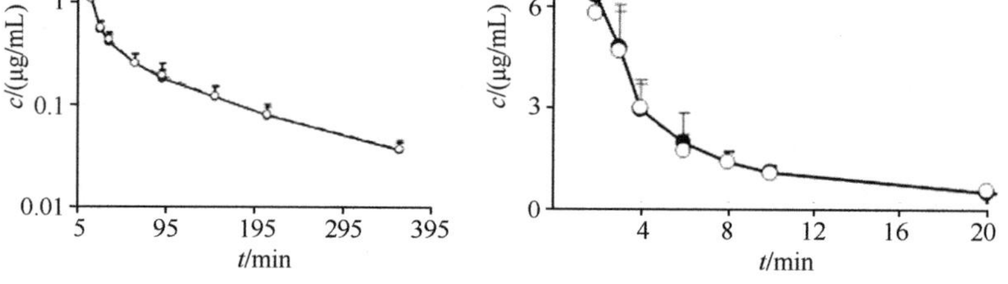

图 16-11　健康中国男性受试者静脉注射丙泊酚后的血浆浓度-时间曲线

（4）药代动力学参数

健康受试者单次静脉注射丙泊酚试验药物与参比药物 2.0 mg/kg 后，丙泊酚体内处置过程符合权重系数为 1 的三室模型，其主要药代动力学参数如表 16-8 所示。

表 16-8　测试和参照丙泊酚的主要药代动力学参数

参数	测试	参照
t_{min}/（μg/mL）	6.53±1.91	6.41±1.77
t_{min}/min	2.25±0.44	2.25±0.44
$T_{1/2}$/min	1.94±0.45	1.89±0
$AUC_{0\sim1}$/（μg/mL/h）	1.57±0.28	1.56±0.24
$AUC_{0\sim\infty}$/（μg/mL/h）	1.67±0.30	1.66±0.66
$AUC_{0\sim1}/AUC_{0\sim\infty}$	0.94±0.02	0.94±0.03
$MRT_{0\sim\infty}$/h	1.49±0.27	1.52±0.34
F/%	101.10±12.06	

（5）药效动力学参数

健康受试者单次静脉注射丙泊酚 2.0 mg/kg 后，主要药效动力学参数如表 16-9 所示。

表 16-9　测试和参照丙泊酚的主要药效动力学参数

参数	测试	参照
t_{min}	2.90±0.79	2.95±0.69
t-LOC	1.81±0.36	1.84±0.31
t-ROC	9.32±2.69	8.86±3.35
d-TOC	7.50±2.82	7.03±3.56
BIS_{min}	39.7±7.8	40.7±10.9
BIS	1904.2±129.9	1914.1±170.7

（6）生物等效性评价

试验与对照药物的 $AUC_{0\sim t}$、$AUC_{0\sim\infty}$的 90%置信区间分别为 95.8%~103.1%和 95.6%~103.2%，C_{max}为 94.8%~108.8%，两药物 t_{max}经非参数检验，差异无统计学意义（P>0.05）。 两药物的最小 BIS 值出现时间（t-BIS_{min}）、意识消失时间（t-LOC）、意识恢复时间（t-ROC）、意识消失持续时间（d-LOC）的差异均无统计学意义（P>0.05），BIS_{min}、$BIS_{ACU\,(0\sim25\,min)}$的 90%置信区间分别为 94.4%~104.1%和 97.3%~102.0%（见图 6-12）。

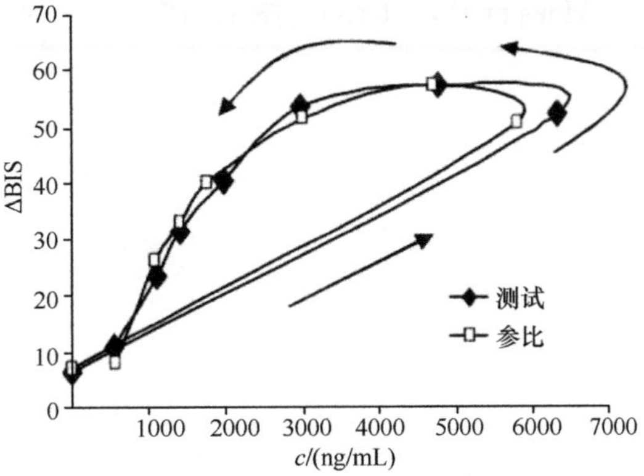

图 6-12　中国健康受试者静脉注射丙泊酚注射液后的浓度-效应曲线（修改自曹婉雯等，2014）

（7）安全性评价

试验期间所有受试者耐受性良好，均完成两阶段的试验。试验过程中无严重不良事件发生，给药期间判断为与药物可能有关或肯定有关的主要不良事件有呼吸抑制（屏气）、注射局部疼痛、低血压、头痛头晕、轻躁动、全身乏力、前胸皮下红斑等，给予辅助呼吸或不做处理，均迅速恢复正常。实验室检查未见有临床意义的异常改变。两阶段注射给药后疼痛发生情况：试验组 5 例，对照组 9 例，试验组药疼痛发生例数较对照药低。其余不良反应 2 组间种类、频次、程度均类似。

以上数据说明，丙泊酚中/长链脂肪乳注射液较长链脂肪乳注射液有如下几个优点：①注射疼痛发生率低。研究表明，丙泊酚注射液引起注射疼痛是由水溶液中的游离药物与血管神经末梢直接接触所引起，游离药物浓度越高越易引起注射疼痛。丙泊酚中/长链脂肪乳剂中游离的药物浓度较长链乳剂中的游离丙泊酚浓度低，预示丙泊酚中/长链脂肪乳注射时的疼痛发生率会降低。②降低高脂血症的发生率、减轻肝负担。比较丙泊酚长链脂肪乳和丙泊酚中/长链脂肪乳的临床药理行为，结果发现，输注过程中及停止输注后血浆中丙泊酚浓度均无明显差异，且苏醒行为也较一致，说明二者的药代动力学和药效动力学是相同的，但丙泊酚中/长链脂肪乳有显著更快的三酰甘油清除速率，长期输注不容易引起高脂血症的发生。同时，由于肉毒碱主要在肝内合成，因此肝功能不全的病人肉毒碱内源性合成减少。丙泊酚中/长链脂肪乳在体内的清除很少依赖肉毒碱，对肝能量代谢有保护作用。

第八节　基于组学技术的系统生物学在抑郁症药物研发中的应用

抑郁症，无论是单极性还是双极性，都是一个终身的系统性和多因素疾病。直到现在，其病理生理的主要因素在很大程度上仍然是未知的，也因此无法开发出有针对性的治疗药。经典的抗抑郁药，其靶点是单胺系统，临床疗效只略微优于安慰剂。最近的大数据分析和总结发现，抑郁症伴有轻度的全身炎症反应，包括炎症细胞因子，如白细胞介素（IL）-6、IL-1 等水平的增加。而近期一项采用系统生物学的研究则发现，抗炎药物可能具有抗抑郁的作用。系统生物学在这种系统性和多因素复杂疾病的检测和治疗上的优势正逐渐显现出来（Maes et al.，2015）（图 16-13）。

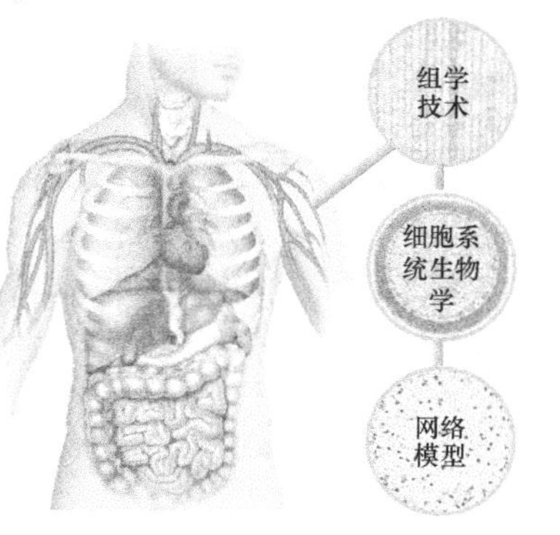

图 16-13　系统生物学在药物研发中整合了多维数据与多层次组织水平（修改自 Maes et al.，2015）

以组学为基础的最先进的分析方法，包括以网络为中心的多 ELISA 矩阵和 PCR 矩阵等，具有高通量或者靶向和标准的操作流程。用于检测免疫-炎症、O&NS 和神经进化通路、五羟色胺的生成、新陈代谢和内分泌功能，微生物学中涉及 NF-κB、JAK-STAT、GSK-3、Nfr-2 和 TLR 网络。此研究应包括抑郁症病人有和没有共患（同时患有）失调及控制组（检测健康志愿者和共患失调的受试者）和理想组，进行包括血浆、脑脊液及粪便微生物样本的检测，且应检测以基因组学、转录组学、蛋白质组学、免疫蛋白组学、代谢组学、表观基因组学和宏基因组学为基础的生物标志物来评价网络与通路。对以组学为基础的验证应对病人和控制组死后的大脑进行比对分析。

因此，可以使用以系统医学为基础的方法论描述复杂系统机制下的抑郁症共患失调及其性别差异。用系统生物医学方法进行以组学为基础的高通量和靶向检测，对研究网络、通路、多因素诱发的因子与共患失调之间的非线性和复杂相互作用，精确找到在这些网络和通路中导致抑郁症和维持共患失调的分子缺陷，并开发一个能够描述抑郁症的分子信号和生物标志物的数学模型。与现有的技术水平（仅仅考虑一些炎症生物标志物所扮演的角色）相比，对外周和中枢信号网络、免疫-炎症、O&NS 和神经进化通路导致的抑郁症与维持共济失调分子的鉴定的研究急需进步。应该使用形象化、机械学习和数据挖掘工具探索和解释网络和通路，使用因果推理方法确定和排列抑郁症及其表型（包括忧郁症病人的生理躯体特征，焦虑，非典型特征，自杀观念和行为，神经认知紊乱及不同阶段的特征）的诱发因子。按诱发因素的轻重缓急描述新的干预策略，可以使用已有的知识储备，包括用编译前的信息进行分子和通路分析。因果推理分析和专一的可视化工具可以用来描述诱发因素和病理生理学因素及药物干预的新药靶点。最先进的生物信息学分析可以对复杂的动力学过程进行模拟，并使用静态结构预测网络/通路扰动所产生的表型效应。药物的发现过程可以对假定的抗抑郁药的作用进行鉴定。为达到此目的，新的选择性激酶抑制剂的不同家族，如 p38MAPK、JAK-1、JAK-2、JAK-3i 和 GSK-3 抑制剂，Nrf-2 激动剂，TLR2/4 拮抗剂可以用免疫-炎症抑郁症模型进行验证。

总之，通路和药物发现过程的结合，以组学为基础的分析及系统生物医学方法论将会使新的、复杂的导致抑郁症和维持或加重共患失调的网络和通路形象化，使得抑郁症系统生物医学模型的建立成为可能。甚至以这些分析方法为基础，开发新的、以组学生物标志物为基础的工具用于诊断抑郁症。系统生物医学方法将会有希望开发出有助于预防和治疗抑郁症共患神经炎症的新药靶点和新的组合治疗方案。

第十七章　结语与展望

在过去几十年中，产业界、学术界和药物监管机构一直在努力推动 PK-PD 关联性研究在药物研发所有阶段中的广泛应用。PK-PD 关联性研究不仅可用于新药临床前研究，如特定药物的潜在效应（包括治疗效果和毒性）的评价、药物剂型和给药方式的优化、药物-药物相互作用的评价、体内外效应标志物的验证等；还可用于药物临床研究及药物上市后的再评价研究。尤其是在提倡个性化治疗的今天，PK-PD 关联性研究在特殊人群给药方案的优化和调整中可发挥重要的作用。近年来，PK-PD 关联性研究不论在模型构建还是应用领域均取得了长足进展，尤其是基于机理的 PK 建模方法结合可靠的药效评价指标在实际应用中显示出了更好的效果。在新药研发环节，应用 PK-PD 关联性研究发现影响药物处置和药物响应的关键决定因素，进而指导候选药物结构与剂型改造等决策制定这一理念已被业界广泛接受。在临床应用环节，应用 PK-PD 关联性研究开展老人、儿童、肝功能衰减等特殊病人的给药剂量调整和效应模拟预测，进而降低临床药源性事故发生率，保证病人用药的安全有效亦得到了业界的广泛认可。

虽然近年来 PK-PD 模型构建及其应用研究取得了令人鼓舞的进展，但 PK-PD 关联性研究仍然面临诸多难题和挑战。考虑到疾病类型和发病机制的多样性，以及病人状态与药物处置和药物敏感度的不确定性，对于特定疾病往往很难确定一种行业公认的、可反映疾病发生发展状态且可量化的敏感性指标，即便是行业普遍使用的“金标准”也不是在所有病人上都有效。另外，药物的整体效应往往难以连续定量测定，实际操作中常借助于个别生物标志物或效应替代指标来表征药物的效应，这就要求研究者必须要了解所用生物标志物的变化与疾病状态和进程之间的联系和相关性，以便使研究更具有临床实际意义。因此，如何寻找和选择合适的药效指标来评价特定药物的治疗效果一直是 PK-PD 关联性研究面临的首要挑战。此外，与小分子药物相比，蛋白质类药物及抗体药物等生物药，以及纳米载药体系给药后常伴随非线性药代动力学、细胞内消除、靶向分布和处置等非常规药代行为，加上部分生物药物的定量检测存在技术瓶颈，这给 PK-PD 关联性研究带来了极大挑战。如何借助更多的新技术和新方法克服生物药及纳米载药体系 PK-PD 关联性研究面临的难题也是该领域面临的一大挑战。此外，在面对临床多药联合用药及使用具有多靶点和（或）多组分特性的药物组合物等情况下，研究者需结合药物靶点和效应评价指标的多样性和特殊性优化和重建 PK-PD 模型，进而开展上述药物的药代动力学-药效动力学结合研究。

中草药在许多亚洲国家被广泛使用，但 PK-PD 模型在中草药的药代动力学-药效动力学结合研究中应用还存在许多问题。这主要是由于现有的 PK-PD 模型只适合于作用机制明确且成分单一的化学药物，而中药的作用常常具有多组分、多靶点协同效应的特点，这极大地限制了 PK-PD 模型在中药药代动力学-药效动力学结合研究中的应用。因此有必要开拓新的研究思路，研发新的 PK-PD 模型与算法，提出并建立符合中药作用特点的 PK-PD 关联性评价模型，进而探讨中药各主要活性成分在体内的动态变化与其药效消长之间的关系，这将有助于阐明中药作用的物质基础及作用机制，争取在中药药代动力学-药效动力学结合研究方面有所突破，为中药现代化研究提供新理论和新方法，并为传统中药赋予现代科学的内涵。

参 考 文 献

曹婉雯, 许重远, 黄鹏翔, 等. 2014. 丙泊酚注射液在中国健康受试者的药代动力学和药效学. 中国临床药理学杂志, 30(5): 421-435.

尚刚伟. 2006. 多参数药效-药代结合模型及其在评价镇痛药中的应用. 北京: 第四军医大学博士学位论文.

束云, 李连达. 2008. 药代动力学-药效动力学结合模型在中药研究中的应用. 中国药理学通报, 24(11): 1405-1408.

王广基. 2006. 药代动力学. 北京: 化学工业出版社.

魏敏吉. 2008. 创新药物药代动力学研究与评价. 北京: 北京大学医学出版社.

杨世杰. 2001. 药理学. 北京: 人民卫生出版社.

Abuissa H, Jones P G, Marso S P, et al. 2005. Angiotensin-converting enzyme inhibitors or angiotensin receptor blockers for prevention of type 2 diabetes: a meta-analysis of randomized clinical trials. Journal of the American College of Cardiology, 46(5): 821-826.

Allen B G, Bhatia S K, Anderson C M, et al. 2014. Ketogenic diets as an adjuvant cancer therapy: history and potential mechanism. Redox Biology, 2: 963-970.

Alvan G, Paintaud G, Eckernas S A, et al. 1992. Discrepancy between bioavailability as estimated from urinary recovery of frusemide and total diuretic effect. British Journal of Clinical Pharmacology, 34(1): 47-52.

American Diabetes A. 2010. Diagnosis and classification of diabetes mellitus. Diabetes Care, 33(Suppl 1): S62-S69.

Ananthakrishnan R, Menon S. 2012. Integration of cell biology, pharmacological modeling and statistical analysis: part I: cell biology and PK/PD in the Oncology paradigm. Crit Rev Oncol Hematol, 83(2): 153-169.

Anderson G D, Hauser S D, McGarity K L, et al. 1996. Selective inhibition of cyclooxygenase(COX)-2 reverses inflammation and expression of COX-2 and interleukin 6 in rat adjuvant arthritis. Journal of Clinical Investigation, 97(11): 2672.

Andrews R C, Rooyackers O, Walker B R. 2003. Effects of the 11β-hydroxysteroid dehydrogenase inhibitor carbenoxolone on insulin sensitivity in men with type 2 diabetes. The Journal of Clinical Endocrinology & Metabolism, 88(1): 285-291.

Aoyama T, Yamamoto K, Kotaki H, et al. 1997. Pharmacodynamic modeling for change of locomotor activity by methylphenidate in rats. Pharmaceutical Research, 14(11): 1601-1606.

Ariens E J. 1984. Stereochemistry, a basis for sophisticated nonsense in pharmacokinetics and clinical pharmacology. European Journal of Clinical Pharmacology, 26(6): 663-668.

Arris C E, Boyle F T, Calvert A H, et al. 2000. Identification of novel purine and pyrimidine cyclin-dependent kinase inhibitors with distinct molecular interactions and tumor cell growth inhibition profiles. Journal of Medicinal Chemistry, 43(15): 2797-2804.

Ashcroft F M. 1996. Mechanisms of the glycaemic effects of sulfonylureas. Horm Metab Res, 28(9): 456-463.

Aymard G, Warot D, Demolis P, et al. 2003. Comparative pharmacokinetics and pharmacodynamics of intravenous and oral nefopam in healthy volunteers. Pharmacology & Toxicology, 92(6): 279-286.

Barbanoj M J, Urbano G, Antonijoan R, et al. 2007. Different acute tolerance development to EEG, psychomotor performance and subjective assessment effects after two intermittent oral doses of alprazolam in healthy volunteers. Neuropsychobiology, 55(3-4): 203-212.

Barone G, Tweddle D A, Shohet J M, et al. 2014. MDM2-p53 interaction in paediatric solid tumours:

preclinical rationale, biomarkers and resistance. Curr Drug Targets, 15(1): 114-123.
Belldina E B, Huang M Y, Schneider J A, et al. 2003. Steady-state pharmacokinetics and pharmacodynamics of cysteamine bitartrate in paediatric nephropathic cystinosis patients. British Journal of Clinical Pharmacology, 56(5): 520-525.
Bellissant E, Giudicelli J F. 1998. Pharmacokinetic-pharmacodynamic model relating zabiciprilat plasma concentrations to brachial and femoral haemodynamic effects in normotensive volunteers. British Journal of Clinical Pharmacology, 46(4): 383-393.
Bellissant E, Giudicelli J F. 1999. Pharmacokinetic-pharmacodynamic model for fantofarone cardiac and brachial haemodynamic effects in healthy volunteers. British Journal of Clinical pharmacology, 48(6): 801-810.
Bellissant E, Giudicelli J F. 2001. Pharmacokinetic-pharmacodynamic model for perindoprilat regional haemodynamic effects in healthy volunteers and in congestive heart failure patients. the journal of Clinical Pharmacology, 52(1): 25-33.
Berg E L. 2014. Systems biology in drug discovery and development. Drug Discovery Today, 19(2): 113-125.
Bergen P J, Tsuji B T, Bulitta J B, et al. 2011. Synergistic killing of multidrug-resistant pseudomonas aeruginosa at multiple inocula by colistin combined with doripenem in an *in vitro* pharmacokinetic/pharmacodynamic model. Antimicrob Agents Chemother, 55(12): 5685-5695.
Berggren R, Moller M, Moss R, et al. 2012. Outlook for the next 5 years in drug innovation. Nat Rev Drug Discov, 11(6): 435-436.
Birkett D J. 1995. Pharmacokinetics made easy 10 Pharmacodynamics - the concentration-effect relationship. Aust Prescr, 18: 102-104.
Bjorkman S, Wada D R, Stanski D R, et al. 1994. Comparative physiological pharmacokinetics of fentanyl and alfentanil in rats and humans based on parametric single-tissue models. Journal of Pharmacokinetics and Biopharmaceutics, 22(5): 381-410.
Bonate P. 2001. Advanced methods of pharmacokinetic and pharmacodynamic systems analysis. IDrugs, 4(9): 1017-1020.
Bonate P L. 2005. Recommended reading in population pharmacokinetic pharmacodynamics. AAPS J, 7(2): E363-373.
Bonate P L. 2011. Pharmacokinetic-Pharmacodynamic Modeling and Simulation. Deerfield: Springer.
Bongo J B, Peng D Q. 2014. The neuroimmune guidance cue netrin-1: a new therapeutic target in cardiovascular disease. Journal of Cardiology, 63(2): 95-98.
Boyd R A, Chin S K, Donpedro O, et al. 1989. The pharmacokinetics and pharmacodynamics of diltiazem and its metabolites in healthy adults after a single oral dose. Clinical Pharmacology & Therapeutics, 46(4): 408-419.
Boyko M, Stepensky D, Gruenbaum B F, et al. 2012. Pharmacokinetics of glutamate-oxaloacetate transaminase and glutamate-pyruvate transaminase and their blood glutamate-lowering activity in naive rats. Neurochemical Research, 37(10): 2198-2205.
Brase J C, Johannes M, Schlomm T, et al. 2011. Circulating miRNAs are correlated with tumor progression in prostate cancer. International Journal of Cancer, 128(3): 608-616.
Brazzell R K, Khoo K C, Szuna A J, et al. 1985. Pharmacokinetics and pharmacodynamics of intravenous cibenzoline in normal volunteers. Journal of Clinical Pharmacology, 25(6): 418-423.
Brugarolas J, Lei K, Hurley R L, et al. 2004. Regulation of mTOR function in response to hypoxia by REDD1 and the TSC1/TSC2 tumor suppressor complex. Genes & Development, 18(23): 2893-2904.
Brunette S R, Kim J M, Tschantz M A. 2008. Useful for treating a variety of diseases and disorders that are mediated or sustained through the activity of PKC-theta, including immunological disorders and type II diabetes. European, Google Patents.
Buhrer M, Maitre P O, Crevoisier C, et al. 1990. Electroencephalographic effects of benzodiazepines: II. Pharmacodynamic modeling of the electroencephalographic effect of midazolam and diazepam. Clinical Pharmacology & Therapeutics, 48(5): 555-567.
Buss N E, Renwick A G. 1992. Blood pressure changes and sympathetic function in rats given

cyclohexylamine by intravenous infusion. Toxicology and Applied Pharmacology, 115(2): 211-215.

Cannon W B. 1932. The Wisdom of the Body. New York: W. W. Norton & Company.

Carlucci L, Song K H, Yun H I, et al. 2013. Pharmacokinetics and pharmacodynamics(PK/PD)of irbesartan in Beagle dogs after oral administration at two dose rates. Polish Journal of Veterinary Sciences, 16(3): 555-561.

Carol H, Boehm I, Reynolds C P, et al. 2011. Efficacy and pharmacokinetic/pharmacodynamic evaluation of the Aurora kinase a inhibitor MLN8237 against preclinical models of pediatric cancer. Cancer Chemother Pharmacol, 68(5): 1291-1304.

Carrara V, Porchet H, Dayer P. 1994. Influence of input rates on(plus-or-minus)-isradipine hemodynamics and concentration-effect relationship in healthy-volunteers. European Journal of Clinical Pharmacology, 46(1): 29-33.

Castanedahernandez G, Favari L, Hoyovadillo C. 1995. Relationship between naproxen plasma concentration and its anti-inflammatory effect in experimental hepatitis. Arzneimittel-Forschung/Drug Research, 45-1(5): 585-589.

Chandrasekaran B, Dar O, McDonagh T. 2008. The role of apelin in cardiovascular function and heart failure. European Journal of Heart Failure, 10(8): 725-732.

Chudzinski-Tavassi A M, De-Sá-Júnior P L, Simons S M, et al. 2010. A new tick Kunitz type inhibitor, Amblyomin-X, induces tumor cell death by modulating genes related to the cell cycle and targeting the ubiquitin-proteasome system. Toxicon, 56(7): 1145-1154.

Ciardiello F, Lenz H J, Kohne C H, et al. 2014. Treatment Outcome According to Tumor RAS Mutation Status in CRYSTAL Study Patients with Metastatic Colorectal Cancer(mCRC)Randomized to FOLFIRI with/without Cetuximab. ASCO Annual Meeting Proceedings.

Cooper S J. 2008. From claude bernard to walter cannon. Emergence of the concept of homeostasis. Appetite, 51(3): 419-427.

Cox E H, Knibbe C A J, Koster V S, et al. 1998. Influence of different fat emulsion-based intravenous formulations on the pharmacokinetics and pharmacodynamics of propofol. Pharmaceutical Research, 15(3): 442-448.

Csajka C, Verotta D. 2006. Pharmacokinetic-pharmacodynamic modelling: history and perspectives. J Pharmacokinet Pharmacodyn, 33(3): 227-279.

Danhof M, de Jongh J, De Lange E C, et al. 2007. Mechanism-based pharmacokinetic-pharmacodynamic modeling: biophase distribution, receptor theory, and dynamical systems analysis. Annu Rev Pharmacol Toxicol, 47: 357-400.

Danhof M, de Lange E C, Della Pasqua O E, et al. 2008. Mechanism-based pharmacokinetic-pharmacodynamic(PK-PD)modeling in translational drug research. Trends Pharmacol Sci, 29(4): 186-191.

Davies N M, Jamali F. 1997. Influence of dosage form on the gastroenteropathy of flurbiprofen in the rat: evidence of shift in the toxicity site. Pharmaceutical Research, 14(11): 1597-1600.

Davis N R, Mapleson W W. 1993. A physiological model for the distribution of injected agents, with special reference to pethidine. British Journal of Anaesthesia, 70(3): 248-258.

Dayneka N L, Garg V, Jusko W J. 1993. Comparison of four basic models of indirect pharmacodynamic responses. Journal of Pharmacokinetics and Biopharmaceutics, 21(4): 457-478.

De Paepe P, Belpaire F M, Rosseel M T, et al. 2000. Influence of hypovolemia on the pharmacokinetics and the electroencephalographic effect of propofol in the rat. Anesthesiology, 93(6): 1482-1490.

De Winter W, DeJongh J, Post T, et al. 2006. A mechanism-based disease progression model for comparison of long-term effects of pioglitazone, metformin and gliclazide on disease processes underlying type 2 diabetes mellitus. J Pharmacokinet Pharmacodyn, 33(3): 313-343.

Derendorf H, Meibohm B. 1999. Modeling of pharmacokinetic/pharmacodynamic(PK/PD)relationships: concepts and perspectives. Pharm Res, 16(2): 176-185.

DiPiro J T, Pharmacists A So H-S. 2010. Concepts in clinical pharmacokinetics. American Society of Health-System Pharmacists. Bethesda, Mayland

Djojosubroto M W, Chin A C, Go N, et al. 2005. Telomerase antagonists GRN163 and GRN163L inhibit

tumor growth and increase chemosensitivity of human hepatoma. Hepatology, 42(5): 1127-1136.
Docherty B, Foudy C. 2006a. Homeostasis part 1: anatomy and physiology. Nurs Times, 102(14): 26-27.
Docherty B, Foudy C. 2006b. Homeostasis part 2: acid-base balance. Nurs Times, 102(15): 24-25.
Docherty B, Foudy C. 2006c. Homeostasis part 3: temperature regulation. Nurs Times, 102(16): 20-21.
Drucker D J, Nauck M A. 2006. The incretin system: glucagon-like peptide-1 receptor agonists and dipeptidyl peptidase-4 inhibitors in type 2 diabetes. The Lancet, 368(9548): 1696-1705.
Edwards T M, Stern A, Clarke D D, et al. 2010. The treatment of patients with medically unexplained symptoms in primary care: a review of the literature. Mental Health in Family Medicine, 7(4): 209-221.
Eichelba M, Hengstma J H, Rost H D, et al. 1974. Pharmacokinetics, cardiovascular and metabolic actions of cyclohexylamine in man. Archiv Fur Toxikologie, 31(3): 243-263.
Ellinwood E H, Nikaido A, Heatherly D. 1984. Diazepam: prediction of pharmacodynamics from pharmacokinetics. Psychopharmacology, 83(3): 297-298.
Eriksen T E, Kerry R, Mumford S, et al. 2013. At the borders of medical reasoning: aetiological and ontological challenges of medically unexplained symptoms. Philos Ethics Humanit Med, 8: 11.
Evans M A, Shanks C A, Brown K F, et al. 1984. Pharmacokinetic and pharmacodynamic modelling with pancuronium. European Journal of Clinical Pharmacology, 26(2): 243-250.
Evans S M, Cone E J, Henningfield J E. 1996. Arterial and venous cocaine plasma concentrations in humans: relationship to route of administration, cardiovascular effects and subjective effects. Journal of Pharmacology and Experimental Therapeutics, 279(3): 1345-1356.
FDA. 2003. Guidance for industry: exposure-response relationships: study design, data analysis, and regulatory applications. U.S. Department of Health and Human Services.
Felmlee M A, Morris M E, Mager D E. 2012. Mechanism-based pharmacodynamic modeling. Methods Mol Biol, 929: 583-600.
Fetterly G J, Grasela T H, Sherman J W, et al. 2008. Pharmacokinetic/pharmacodynamic modeling and simulation of neutropenia during phase I development of liposome-entrapped paclitaxel. Clin Cancer Res, 14(18): 5856-5863.
Foehrenbacher A, Secomb T W, Wilson W R, et al. 2013. Design of optimized hypoxia-activated prodrugs using pharmacokinetic/pharmacodynamic modeling. Front Oncol, 3: 314.
Formelli F, Cavadini E, Luksch R, et al. 2010. Relationship among pharmacokinetics and pharmacodynamics of fenretinide and plasma retinol reduction in neuroblastoma patients. Cancer Chemotherapy and Pharmacology, 66(5): 993-998.
Foster K, Wang Y, Zhou D, et al. 2009. Dependence on PI3K/Akt signaling for malignant rhabdoid tumor cell survival. Cancer Chemotherapy and Pharmacology, 63(5): 783-791.
Fox A W, Sullivan B W, Buffini J D, et al. 1996. Reduction of serum lactate by sodium dichloroacetate, and human pharmacokinetic-pharmacodynamic relationships. Journal of Pharmacology and Experimental Therapeutics, 279(2): 686-693.
Froguel P, Zouali H, Vionnet N, et al. 1993. Familial hyperglycemia due to mutations in glucokinase—definition of a subtype of diabetes mellitus. New England Journal of Medicine, 328(10): 697-702.
Fu S, Watkins S M, Hotamisligil G S. 2012. The role of endoplasmic reticulum in hepatic lipid homeostasis and stress signaling. Cell Metab, 15(5): 623-634.
Fu S, Yang L, Li P, et al. 2011. Aberrant lipid metabolism disrupts calcium homeostasis causing liver endoplasmic reticulum stress in obesity. Nature, 473(7348): 528-531.
Fukudo M, Yano I, Masuda S, et al. 2005. Distinct inhibitory effects of tacrolimus and cyclosporin a on calcineurin phosphatase activity. Journal of Pharmacology and Experimental Therapeutics, 312(2): 816-825.
Gabrielsson J L, Johansson P, Bondesson U, et al. 1986. Analysis of pethidine disposition in the pregnant rat by means of a physiological flow model. Journal of Pharmacokinetics and Biopharmaceutics, 14(4): 381-395.
Gao W, Shen Z, Shang L, et al. 2011. Upregulation of human autophagy-initiation kinase ULK1 by tumor suppressor p53 contributes to DNA-damage-induced cell death. Cell Death & Differentiation, 18(10): 1598-1607.

Gehr T W B, Sica D A, Brater D C, et al. 1991. Metolazone pharmacokinetics and pharmacodynamics in renal transplantation. International Journal of Clinical Pharmacology and Therapeutics, 29(3): 116-123.

Gloyn A L, Pearson E R, Antcliff J F, et al. 2004. Activating mutations in the gene encoding the ATP-sensitive potassium-channel subunit Kir6. 2 and permanent neonatal diabetes. New England Journal of Medicine, 350(18): 1838-1849.

Gobburu J V. 2010. Pharmacometrics 2020. J Clin Pharmacol, 50(9 Suppl): 151S-157S.

Goutelle S, Maurin M, Rougier F, et al. 2008. The hill equation: a review of its capabilities in pharmacological modelling. Fundam Clin Pharmacol, 22(6): 633-648.

Green B D, Flatt P R, Bailey C J. 2006. Dipeptidyl peptidase IV(DPP IV)inhibitors: a newly emerging drug class for the treatment of type 2 diabetes. Diabetes and Vascular Disease Research, 3(3): 159-165.

Greenblatt D J, von Moltke L L, Ehrenberg B L, et al. 2000. Kinetics and dynamics of lorazepam during and after continuous intravenous infusion. Critical Care Medicine, 28(8): 2750-2757.

Gupta S K, Shah J, Guinta D, et al. 1998. Multiple-dose pharmacokinetics and pharmacodynamics of OROS and immediate-release amitriptyline hydrochloride formulations. Journal of Clinical Pharmacology, 38(1): 60-67.

Guzik T J, Mussa S, Gastaldi D, et al. 2002. Mechanisms of increased vascular superoxide production in human diabetes mellitus role of NAD(P)H oxidase and endothelial nitric oxide synthase. Circulation, 105(14): 1656-1662.

Højberg P V, Vilsbøll T, Rabøl R, et al. 2009. Four weeks of near-normalisation of blood glucose improves the insulin response to glucagon-like peptide-1 and glucose-dependent insulinotropic polypeptide in patients with type 2 diabetes. Diabetologia, 52(2): 199-207.

Haber B A, Chin S, Chuang E, et al. 1995. High levels of glucose-6-phosphatase gene and protein expression reflect an adaptive response in proliferating liver and diabetes. Journal of Clinical Investigation, 95(2): 832.

Hacker M, Messer W S, Bachmann K A. 2009. Pharmacology: principles and practice. Elsevier Science. Burlington, MA, USA

Hall Snyder A, Werth B J, Barber K E, et al. 2014. Evaluation of the novel combination of daptomycin plus ceftriaxone against vancomycin-resistant enterococci in an *in vitro* pharmacokinetic/pharmacodynamic simulated endocardial vegetation model. J Antimicrob Chemother, 69(8): 2148-2154.

Hammarlund M M, Odlind B, Paalzow L K. 1985. Acute tolerance to furosemide diuresis in humans. Pharmacokinetic-pharmacodynamic modeling. Journal of Pharmacology and Experimental Therapeutics, 233(2): 447-453.

Harder S, Baas H, Demisch L, et al. 1998. Dose response and concentration response relationship of apomorphine in patients with Parkinson's disease and end-of-dose akinesia. International Journal of Clinical Pharmacology and Therapeutics, 36(7): 355-362.

Harrold J M, Abraham A K. 2014. Ubiquity: a framework for physiological/mechanism-based pharmacokinetic/pharmacodynamic model development and deployment. J Pharmacokinet Pharmacodyn, 41(2): 141-151.

Heled Y, Shapiro Y, Shani Y, et al. 2003. Physical exercise enhances protein kinase C δ activity and insulin receptor tyrosine phosphorylation in diabetes-prone psammomys obesus. Metabolism, 52(8): 1028-1033.

Hitosugi T, Kang S, Vander Heiden M G, et al. 2009. Tyrosine phosphorylation inhibits PKM2 to promote the Warburg effect and tumor growth. Science Signaling, 2(97): ra73.

Holford N H, Sheiner L B. 1981. Understanding the dose-effect relationship: clinical application of pharmacokinetic-pharmacodynamic models. Clin Pharmacokinet, 6(6): 429-453.

Hotamisligil G S, Spiegelman B M. 1994. Tumor necrosis factor α: a key component of the obesity-diabetes link. Diabetes, 43(11): 1271-1278.

Houk B E, Bello C L, Poland B, et al. 2010. Relationship between exposure to sunitinib and efficacy and tolerability endpoints in patients with cancer: results of a pharmacokinetic/pharmacodynamic meta-analysis. Cancer Chemother Pharmacol, 66(2): 357-371.

Huang M L, Vanpeer A, Woestenborghs R, et al. 1993. Pharmacokinetics of the novel antipsychotic agent risperidone and the prolactin response in healthy subjects. Clinical Pharmacology & Therapeutics, 54(3):

257-268.

Huang X H, Li J, Qiu F R, et al. 2006. PK-PD modeling of irbesartan in healthy Chinese adult volunteers under non-steady-state conditions. European Journal of Drug Metabolism and Pharmacokinetics, 31(4): 259-264.

Huang Y F, Upton R N, Zheng D, et al. 1998. The enantiomer-specific kinetics and dynamics of verapamil after rapid intravenous administration to sheep: physiological analysis and modeling. Journal of Pharmacology and Experimental Therapeutics, 284(3): 1048-1057.

Hull C J, Vanbeem H B H, McLeod K, et al. 1978. Pharmacodynamic model for pancuronium. British Journal of Anaesthesia, 50(11): 1113-1123.

Hurvich C M, Tsai C L. 1989. Regression and time series model selection in small samples. Biometrics, 76: 297-307.

Imming P, Sinning C, Meyer A. 2006. Drugs, their targets and the nature and number of drug targets. Nat Rev Drug Discov, 5(10): 821-834.

Ishikawa K, Takenaga K, Akimoto M, et al. 2008. ROS-generating mitochondrial DNA mutations can regulate tumor cell metastasis. Science, 320(5876): 661-664.

Ito K, Suda T. 2014. Metabolic requirements for the maintenance of self-renewing stem cells. Nature Reviews Molecular Cell Biology, 15(4): 243-256.

Ito Y, Harada T, Fushimi K, et al. 2010. Pharmacokinetic and pharmacodynamic analysis of acetylcholinesterase inhibition by distigmine bromide in rats. Drug Metabolism and Pharmacokinetics, 25(3): 254-261.

Ivana C, Valentina S, Joanna K, et al. 2012. Digoxin and ouabain induce the efflux of cholesterol via liver X receptor signalling and the synthesis of ATP in cardiomyocytes. Biochem J, 447(2): 301-311.

Jabbour S A, Goldstein B J. 2008. Sodium glucose co - transporter 2 inhibitors: blocking renal tubular reabsorption of glucose to improve glycaemic control in patients with diabetes. International Journal of Clinical Practice, 62(8): 1279-1284.

Jenkins A J, Keenan R M, Henningfield J E, et al. 2002. Correlation between pharmacological effects and plasma cocaine concentrations after smoked administration. Journal of Analytical Toxicology, 26(7): 382-392.

Ji R R, Samad T A, Jin S X, et al. 2002. p38 MAPK activation by NGF in primary sensory neurons after inflammation increases TRPV1 levels and maintains heat hyperalgesia. Neuron, 36(1): 57-68.

Joensuu H, Roberts P J, Sarlomo-Rikala M, et al. 2001. Effect of the tyrosine kinase inhibitor STI571 in a patient with a metastatic gastrointestinal stromal tumor. New England Journal of Medicine, 344(14): 1052-1056.

Johnson T O, Ermolieff J, Jirousek M R. 2002. Protein tyrosine phosphatase 1B inhibitors for diabetes. Nature Reviews Drug Discovery, 1(9): 696-709.

Jusko W J, Ko H C. 1994. Physiologic indirect response models characterize diverse types of pharmacodynamic effects. Clin Pharmacol Ther, 56(4): 406-419.

Jusko W J, Ko H C, Ebling W F. 1995. Convergence of direct and indirect pharmacodynamic response models. Journal of Pharmacokinetics and Biopharmaceutics, 23(1): 5-8.

Katzung B G, Susan B M, Anthony J T. 2012. Basic & Clinical Pharmacology. New York: McGraw-Hill Medical.

Keesey R E, Powley T L. 2008. Body energy homeostasis. Appetite, 51(3): 442-445.

Kemme M J B, Burggraaf J, Schoemaker R C, et al. 2002. Quantification of heparin-induced TFPI release: a maximum release at low heparin dose. British Journal of Clinical Pharmacology, 54(6): 627-634.

Kessenbrock K, Plaks V, Werb Z. 2010. Matrix metalloproteinases: regulators of the tumor microenvironment. Cell, 141(1): 52-67.

Kietzmann D, Bouillon T, Hamm C, et al. 1997. Pharmacodynamic modelling of the analgesic effects of piritramide in postoperative patients. Acta Anaesthesiologica Scandinavica, 41(7): 888-894.

Kim E, Howes O D, Kim B H, et al. 2012. Predicting brain occupancy from plasma levels using PET: superiority of combining pharmacokinetics with pharmacodynamics while modeling the relationship. Journal of Cerebral Blood Flow and Metabolism, 32(4): 759-768.

Klarmann G J, Hurt E M, Mathews L A, et al. 2009. Invasive prostate cancer cells are tumor initiating cells that have a stem cell-like genomic signature. Clinical & Experimental Metastasis, 26(5): 433-446.

Kobayashi H, Kobayashi S. 1997. Relationship between plasma concentration and antihypertensive effect of the dihydropyridine calcium antagonist, benidipine, in rats. Journal of Pharmacy and Pharmacology, 49(12): 1200-1204.

Koch K M, Liu M, Davis M, et al. 1997. Pharmacokinetics and pharmacodynamics of ranitidine in renal impairment. European Journal of Clinical Pharmacology, 52(3): 229-234.

Koike Y, Mineshita S, Mizoguchi H, et al. 1999. Pharmacokinetics and pharmacodynamics of bunazosin in patients with renal insufficiency. Am J Ther, 6(2): 83-89.

Kreilgaard M, Smith D G, Brennum L T, et al. 2008. Prediction of clinical response based on pharmacokinetic/pharmacodynamic models of 5-hydroxytryptamine reuptake inhibitors in mice. British Journal of Pharmacology, 155(2): 276-284.

Krejcie T C, Jacquez J A, Avram M J, et al. 1996. Use of parallel Erlang density functions to analyze first-pass pulmonary uptake of multiple indicators in dogs. Journal of Pharmacokinetics and Biopharmaceutics, 24(6): 569-588.

Krishna R. 2004. Applications of Pharmacokinetic Principles in Drug Development. New York: Springer.

Kroboth P D, Smith R B, Rault R, et al. 1985. Effects of end-stage renal disease and aluminum hydroxide on temazepam kinetics. Clinical Pharmacology & Therapeutics, 37(4): 453-459.

Kullback S. 1987. Letter to the editor: the kullback-leibler distance. The American Statistician, 41(4): 340-341.

Lalonde R L, Straka R J, Pieper J A, et al. 1987. Propranolol pharmacodynamic modeling using unbound and total concentrations in healthy volunteers. J Pharmacokinet Biopharm, 15(6): 569-582.

Larsson R, Karlberg B E, Gelin A, et al. 1990. Acute and steady-state pharmacokinetics and antihypertensive effects of felodipine in patients with normal and impaired renal function. Journal of Clinical Pharmacology, 30(11): 1020-1030.

Lee L T, Huang Y T, Hwang J J, et al. 2001. Blockade of the epidermal growth factor receptor tyrosine kinase activity by quercetin and luteolin leads to growth inhibition and apoptosis of pancreatic tumor cells. Anticancer Research, 22(3): 1615-1627.

Lee S H, Kwon K I. 2004. Pharmacokinetic-pharmacodynamic modeling for the relationship between glucose-lowering effect and plasma concentration of metformin in volunteers. Archives of Pharmacal Research, 27(7): 806-810.

Lemmens H J M, Dyck J B, Shafer S L, et al. 1994. Pharmacokinetic-pharmacodynamic modeling in drug development: application to the investigational opioid trefentanil. Clinical Pharmacology & Therapeutics, 56(3): 261-271.

Li J X, Tang Y Z, Cai D S. 2012. IKKβ/NF-κB disrupts adult hypothalamic neural stem cells to mediate a neurodegenerative mechanism of dietary obesity and pre-diabetes. Nature Cell Biology, 14(10): 999-1012.

Liem-Moolenaar M, de Boer P, Timmers M, et al. 2011. Pharmacokinetic-pharmacodynamic relationships of central nervous system effects of scopolamine in healthy subjects. British Journal of Clinical Pharmacology, 71(6): 886-898.

Lizcano J M, Alessi D R. 2002. The insulin signalling pathway. Curr Biol, 12(7): R236-238.

Lon H K, Liu D, Jusko W J. 2012. Pharmacokinetic/pharmacodynamic modeling in inflammation. Crit Rev Biomed Eng, 40(4): 295-312.

Lotsch J, Kettenmann B, Renner B, et al. 2000. Population pharmacokinetics of fast release oral diclofenac in healthy volunteers: relation to pharmacodynamics in an experimental pain model. Pharmaceutical Research, 17(1): 77-84.

Louizos C, Yáñez J A, Forrest L, et al. 2014. Understanding the hysteresis loop conundrum in pharmacokinetic / pharmacodynamic relationships. Journal of pharmacy & pharmaceutical sciences: A Publication of the Canadian Society for Pharmaceutical Sciences, Societe Canadienne des Sciences Pharmaceutiques, 17(1): 34-91.

Luckow V, DellaPaschoa O. 1997. PK/PD modelling of high-dose diltiazem - absorption-rate dependency of the hysteresis loop. International Journal of Clinical Pharmacology and Therapeutics, 35(10): 418-425.

Luurila H, Olkkola K T. 1996. Pharmacokinetic-pharmacodynamic modelling of zopiclone effects on human central nervous system. Pharmacology & Toxicology, 78(5): 348-353.

Maes M, Nowak G, Caso J R, et al. 2015. Toward omics-based, systems biomedicine, and path and drug discovery methodologies for depression-inflammation research. Mol Neurobiol, 53(5): 2927-2935.

Mager D E, Jusko W J. 2008. Development of translational pharmacokinetic-pharmacodynamic models. Clin Pharmacol Ther, 83(6): 909-912.

Mager D E, Wyska E, Jusko W J. 2003. Diversity of mechanism-based pharmacodynamic models. Drug Metab Dispos, 31(5): 510-518.

Malerczyk C, Fuchs B, Belz G G, et al. 1998. Angiotensin II antagonism and plasma radioreceptor-kinetics of candesartan in man. British Journal of Clinical Pharmacology, 45(6): 567-573.

McDevitt D G, Shand D G. 1975. Plasma concentrations and the time-course of beta blockade due to propranolol. Clin Pharmacol Ther, 18(06): 708-713.

Mesterton-Gibbons M. 1989. An ABC of Modeling. A Concrete Approach to Mathematical Modelling. New York: Wiley.

Moller D E, Kaufman K D. 2005. Metabolic syndrome: a clinical and molecular perspective. Annu Rev Med, 56: 45-62.

Morrison R A, Wiegand U W, Jahnchen E, et al. 1983. Isosorbide dinitrate kinetics and dynamics after intravenous, sublingual, and percutaneous dosing in angina. Clinical Pharmacology & Therapeutics, 33(6): 747-756.

Mould D R, Defeo T M, Reele S, et al. 1995. Simultaneous modeling of the pharmacokinetics and pharmacodynamics of midazolam and diazepam. Clinical Pharmacology & Therapeutics, 58(1): 35-43.

Mueller M, de la Pena A, Derendorf H. 2004. Issues in pharmacokinetics and pharmacodynamics of anti-infective agents: kill curves versus MIC. Antimicrob Agents Chemother, 48(2): 369-377.

Nielsen E I, Friberg I E. 2013. Pharmacokinetic-pharmacodynamic modeling of antibacterial drugs. Pharmacol Rev, 65(3): 1053-1090.

Nikoulina S E, Ciaraldi T P, Mudaliar S, et al. 2000. Potential role of glycogen synthase kinase-3 in skeletal muscle insulin resistance of type 2 diabetes. Diabetes, 49(2): 263-271.

Niu G, Wright K, Huang M, et al. 2002. Constitutive Stat3 activity up-regulates VEGF expression and tumor angiogenesis. Oncogene, 21(13): 2000-2008.

Nomura S, Shouzu A, Omoto S, et al. 2005. 5-HT2A receptor antagonist increases circulating adiponectin in patients with type 2 diabetes. Blood Coagulation & Fibrinolysis, 16(6): 423-428.

Ohmori Y, Schreiber R D, Hamilton T A. 1997. Synergy between interferon-γ and tumor necrosis factor-α in transcriptional activation is mediated by cooperation between signal transducer and activator of transcription 1 and nuclear factor κB. Journal of Biological Chemistry, 272(23): 14 899-14 907.

Overington J P, Al-Lazikani B, Hopkins A L. 2006. How many drug targets are there? Nat Rev Drug Discov, 5(12): 993-996.

Overton H, Fyfe M, Reynet C. 2008. GPR119, a novel G protein - coupled receptor target for the treatment of type 2 diabetes and obesity. British Journal of Pharmacology, 153(S1): S76-S81.

Paintaud G, Alvan G, Berninger E, et al. 1994. The concentration-effect relationship of quinine-induced hearing impairment. Clinical Pharmacology & Therapeutics, 55(3): 317-323.

Pamulapati C R, Schoenwald R D. 2012. Ocular pharmacokinetics of a novel tetrahydroquinoline analog in rabbit: compartmental analysis and PK-PD evaluation. J Pharm Sci, 101(1): 414-423.

Patat A, leCoz F, Dubruc C, et al. 1996. Pharmacodynamics and pharmacokinetics of two dose regimens of befloxatone, a new reversible and selective monoamine oxidase inhibitor, at steady state in healthy volunteers. Journal of Clinical Pharmacology, 36(3): 216-229.

Philip T R. 2012. Drug action and pharmacodynamics. Merck Manual. Kenilworth, NJ

Pikarsky E, Porat R M, Stein I, et al. 2004. NF-κB functions as a tumour promoter in inflammation-associated cancer. Nature, 431(7007): 461-466.

Plumb J A, Finn P W, Williams R J, et al. 2003. Pharmacodynamic response and inhibition of growth of human tumor xenografts by the novel histone deacetylase inhibitor PXD101. Molecular Cancer

Therapeutics, 2(8): 721-728.

Porchet H C, Benowitz N L, Sheiner L B. 1988. Pharmacodynamic model of tolerance: application to nicotine. Journal of Pharmacology and Experimental Therapeutics, 244(1): 231-236.

Puchalski T, Prabhakar U, Jiao Q, et al. 2010. Pharmacokinetic and pharmacodynamic modeling of an anti-interleukin-6 chimeric monoclonal antibody(siltuximab)in patients with metastatic renal cell carcinoma. Clin Cancer Res, 16(5): 1652-1661.

Quinney S K, Galinsky R E, Jiyamapa-Serna V A, et al. 2008. Hydroxyitraconazole, formed during intestinal first-pass metabolism of itraconazole, controls the time course of hepatic CYP3A inhibition and the bioavailability of itraconazole in rats. Drug Metab Dispos, 36(6): 1097-1101.

Rajman I. 2008. PK/PD modelling and simulations: utility in drug development. Drug Discov Today, 13(7-8): 341-346.

Raman D, Baugher P J, Thu Y M, et al. 2007. Role of chemokines in tumor growth. Cancer Letters, 256(2): 137-165.

Rang H P. 2006. The receptor concept: pharmacology's big idea. British Journal of Pharmacology, 147(Suppl 1): S9-S16.

Rangwala S M, Lazar M A. 2004. Peroxisome proliferator-activated receptor γ in diabetes and metabolism. Trends in Pharmacological Sciences, 25(6): 331-336.

Ratheiser K, Schneeweiss B, Waldhäusl W, et al. 1991. Inhibition by etomoxir of carnitine palmitoyltransferase I reduces hepatic glucose production and plasma lipids in non-insulin-dependent diabetes mellitus. Metabolism, 40(11): 1185-1190.

Reidenberg M M, Goodman H, Erle H, et al. 1988. Hydromorphone levels and pain control in patients with severe chronic pain. Clin Pharmacol Ther, 44(4): 376-382.

Reisfeld B, Ivy J H, Lyons M A, et al. 2013. DoseSim: a tool for pharmacokinetic/pharmacodynamic analysis and dose reconstruction. Bioinformatics, 29(3): 400-401.

Ribeiro M P C, Santos A E, Custodio J B A. 2014. Mitochondria: the gateway for tamoxifen-induced liver injury. Toxicology, 323: 10-18.

Robert L, Labat-Robert J. 2015. Stress in biology and medicine, role in aging. Pathologie Biologie, 63(4-5): 230-234.

Robert M S, Donaldson J D, Rowland M. 1988. Models of hepatic elimination: comparison of stochastic models to describe residence time distributions and to predict the influence of drug distribution, enzyme heterogeneity, and systemic recycling on hepatic elimination. Journal of Pharmacokinetics and Biopharmaceutics, 16(1): 41-83.

Rohatagi S, Martin N E, Barrett J S. 2004. Pharmacokinetic/pharmacodynamic modeling in drug development. *In*: Krishna R. Applications of Pharmacokinetic Principles in Drug Development. New York: Springer: 333-372.

Rosenbaum S E. 2012. Basic Pharmacokinetics and Pharmacodynamics: An Integrated Textbook and Computer Simulations. Singapore: Wiley.

Rosenkranz B, Winkelmann B R, Parnham M J. 1996. Clinical pharmacokinetics of molsidomine. Clinical Pharmacokinetics, 30(5): 372-384.

Rowley H L, Kulkarni R, Gosden J, et al. 2012. Lisdexamfetamine and immediate release D-amfetamine - differences in pharmacokinetic/pharmacodynamic relationships revealed by striatal microdialysis in freely-moving rats with simultaneous determination of plasma drug concentrations and locomotor activity. Neuropharmacology, 63(6): 1064-1074.

Ryall J G, Cliff T, Dalton S, et al. 2015. Metabolic reprogramming of stem cell epigenetics. Cell Stem Cell, 17(6): 651-662.

Saltiel A R, Kahn C R. 2001. Insulin signalling and the regulation of glucose and lipid metabolism. Nature, 414(6865): 799-806.

Schäfers M, Svensson C I, Sommer C, et al. 2003. Tumor necrosis factor-α induces mechanical allodynia after spinal nerve ligation by activation of p38 MAPK in primary sensory neurons. The Journal of Neuroscience, 23(7): 2517-2521.

Schabbauer G, Tencati M, Pedersen B, et al. 2004. PI3K-Akt pathway suppresses coagulation and

inflammation in endotoxemic mice. Arteriosclerosis, Thrombosis, and Vascular Biology, 24(10): 1963-1969.
Schmitz T, Souil E, Hervé R, et al. 2007. PDE4 inhibition prevents preterm delivery induced by an intrauterine inflammation. The Journal of Immunology, 178(2): 1115-1121.
Schwartz J B, Verotta D, Sheiner L B. 1989. Pharmacodynamic modeling of verapamil effects under steady-state and nonsteady-state conditions. Journal of Pharmacology and Experimental Therapeutics, 251(3): 1032-1038.
Segre G. 1968. Kinetics of interaction between drugs and biological systems. Farmaco Sci, 23(10): 907-918.
Serhan C N, Jain A, Marleau S, et al. 2003. Reduced inflammation and tissue damage in transgenic rabbits overexpressing 15-lipoxygenase and endogenous anti-inflammatory lipid mediators. The Journal of Immunology, 171(12): 6856-6865.
Shafer S L, Varvel J R, Gronert G A. 1989. A comparison of parametric with semiparametric analysis of the concentration versus effect relationship of metocurine in dogs and pigs. Journal of Pharmacokinetics and Biopharmaceutics, 17(3): 291-304.
Shang G W, Liu D N, Yan L H, et al. 2006. Nociceptive stimulus modality-related difference in pharmacokinetic-pharmacodynamic modeling of morphine in the rat. Pharmacology Biochemistry and Behavior, 85(2): 464-473.
Shashank R, Nancy E M, Jeffrey S B. 2004. Applications of pharmacokinetic principles in drug development. New York: Springer.
Sheiner L B, Stanski D R, Vozeh S, et al. 1979. Simultaneous modeling of pharmacokinetics and pharmacodynamics: application to d-tubocurarine. Clin Pharmacol Ther, 25(3): 358-371.
Shi H, Seeley R J, Clegg D J. 2009. Sexual differences in the control of energy homeostasis. Front Neuroendocrinol, 30(3): 396-404.
Shyh-Chang N, Zheng Y X, Locasale J W, et al. 2011. Human pluripotent stem cells decouple respiration from energy production. The EMBO Journal, 30(24): 4851-4852.
Sies H. 2015. Oxidative stress: a concept in redox biology and medicine. Redox Biology, 4: 180-183.
Simeoni M, Magni P, Cammia C, et al. 2004. Predictive pharmacokinetic-pharmacodynamic modeling of tumor growth kinetics in xenograft models after administration of anticancer agents. Cancer Res, 64(3): 1094-1101.
Smigiel K S, Srivastava S, Stolley J M, et al. 2014. Regulatory T-cell homeostasis: steady-state maintenance and modulation during inflammation. Immunological Reviews, 259(1): 40-59.
Smith J M, Maas J A, Garnsworthy P C, et al. 2009. Mathematical modeling of glucose homeostasis and its relationship with energy balance and body fat. Obesity(Silver Spring), 17(4): 632-639.
Smith U. 2001. Pioglitazone: mechanism of action. Int J Clin Pract, Suppl(121): 13-18.
Song J, Li J, Jin Y, et al. 2014. Pharmacokinetic-pharmacodynamic evaluation of the major component astragaloside IV on the immunomodulatory effects of Yu-ping-feng prescription. Eur J Drug Metab Pharmacokinet, 39(2): 103-110.
Srivastava S K, Ramana K V, Bhatnagar A. 2013. Role of aldose reductase and oxidative damage in diabetes and the consequent potential for therapeutic options. Endocrine Reviews, 26(3): 380-392.
Stambolic V, Suzuki A, De La Pompa J L, et al. 1998. Negative regulation of PKB/Akt-dependent cell survival by the tumor suppressor PTEN. Cell, 95(1): 29-39.
Sun L, Kwok E, Gopaluni B, et al. 2011. Pharmacokinetic-pharmacodynamic modeling of metformin for the treatment of type ii diabetes mellitus. Open Biomed Eng J, 5: 1-7.
Sundberg S, Antila S, Scheinin H, et al. 1998. Integrated pharmacokinetics and pharmacodynamics of the novel calcium sensitizer levosimendan as assessed by systolic time intervals. International Journal of Clinical Pharmacology and Therapeutics, 36(12): 629-635.
Suri A, Grundy B L, Derendorf H. 1997. Pharmacokinetics and pharmacodynamics of enantiomers of ibuprofen and flurbiprofen after oral administration. Int J Clin Pharmacol Ther, 35(1): 1-8.
Swerdlow R H. 2014. Bioenergetic medicine. British Journal of Pharmacology, 171(8): 1854-1869.
Takahashi H, Ogata H, Kashiwada K, et al. 1993. Dosing rate-dependent relationship between propranolol plasma-concentration and beta-blockade. Journal of Pharmacology and Experimental Therapeutics,

265(2): 681-689.

Tate S C, Cai S, Ajamie R T, et al. 2014. Semi-mechanistic pharmacokinetic/pharmacodynamic modeling of the antitumor activity of LY2835219, a new cyclin-dependent kinase 4/6 inhibitor, in mice bearing human tumor xenografts. Clin Cancer Res, 20(14): 3763-3774.

Taylor N A S, Tipton M J, Kenny G P. 2014. Considerations for the measurement of core, skin and mean body temperatures. Journal of Thermal Biology, 46: 72-101.

Tozer T N, Rowland M. 2006. Introduction to Pharmacokinetics and Pharmacodynamics: the Quantitative Basis of Drug Therapy. Baltimore, MD, USA. Lippincott Williams & Wilkins.

Tuomilehto J, Rastenyte D, Birkenhäger W H, et al. 1999. Effects of calcium-channel blockade in older patients with diabetes and systolic hypertension. New England Journal of Medicine, 340(9): 677-684.

Upton R N, Huang Y F, Mather L E, et al. 1999. The relationship between the myocardial kinetics of meperidine and its effect on myocardial contractility: model independent analysis and optimal regional model. Journal of Pharmacology and Experimental Therapeutics, 290(2): 694-701.

Urban J D, Clarke W P, von Zastrow M, et al. 2007. Functional selectivity and classical concepts of quantitative pharmacology. J Pharmacol Exp Ther, 320(1): 1-13.

van de Laar F A, Lucassen P L, Akkermans R P, et al. 2005. α-glucosidase inhibitors for patients with type 2 diabetes results from a cochrane systematic review and meta-analysis. Diabetes Care, 28(1): 154-163.

Van Obberghen E, Baron V, Delahaye L, et al. 2001. Surfing the insulin signaling web. Eur J Clin Invest, 31(11): 966-977.

Vincent J L, Singer M, Marini J J, et al. 2010. Thirty years of critical care medicine. Crit Care, 14(3): 311.

Viollet B, Guigas B, Garcia N S, et al. 2012. Cellular and molecular mechanisms of metformin: an overview. Clin Sci(Lond), 122(6): 253-270.

Vyas F I, Prakash S, Singh A J. 2010. QTc interval prolongation by fexofenadine in healthy human volunteers and its correlation with plasma levels of fexofenadine: a demonstration of anticlockwise hysteresis. Indian Journal of Pharmacology, 42(6): 366-369.

Wagner M, Moore D D. 2011. Endoplasmic reticulum stress and glucose homeostasis. Curr Opin Clin Nutr Metab Care, 14(4): 367-373.

Wakelkamp M, Alvan G, Scheinin H, et al. 1998. The influence of drug input rate on the development of tolerance to frusemide. British Journal of Clinical Pharmacology, 46(5): 479-487.

Wang S, Guo P, Wang X, et al. 2008. Preclinical pharmacokinetic/pharmacodynamic models of gefitinib and the design of equivalent dosing regimens in EGFR wild-type and mutant tumor models. Mol Cancer Ther, 7(2): 407-417.

Weaver M L, Tanzer J M, Kramer P A. 1992. Pilocarpine disposition and salivary flow responses following intravenous administration to dogs. Pharm Res, 9(8): 1064-1069.

Westermarck J, Kähäri V M. 1999. Regulation of matrix metalloproteinase expression in tumor invasion. The FASEB Journal, 13(8): 781-792.

Williams G S, Boyman L, Lederer W J. 2015. Mitochondrial calcium and the regulation of metabolism in the heart. J Mol Cell Cardiol, 78: 35-45.

Winder W W, Hardie D G. 1999. AMP-activated protein kinase, a metabolic master switch: possible roles in type 2 diabetes. American Journal of Physiology-Endocrinology And Metabolism, 277(1): E1-E10.

Woodworth J R, Howey D C, Bowsher R R. 1994. Establishment of time-action profiles for regular and nph insulin using pharmacodynamic modeling. Diabetes Care, 17(1): 64-69.

Wright C E, Sisson T L, Fleishaker J C, et al. 1997. Pharmacokinetics and psychomotor performance of alprazolam: concentration-effect relationship. Journal of Clinical Pharmacology, 37(4): 321-329.

Wright D F, Duffull S B. 2011. Development of a bayesian forecasting method for warfarin dose individualization. Pharm Res, 28(5): 1100-1111.

Wright M R, Davies N M, Jamali F. 1997. Toxicokinetics of indomethacin-induced intestinal permeability in the rat. Pharmacological Research, 35(6): 499-504.

Wu G. 2000. Sensitivity analysis of pharmacokinetic parameters in one-compartment models. Pharmacol Res, 41(4): 445-453.

Xing F, Saidou J, Watabe K. 2010. Cancer associated fibroblasts(CAFs)in tumor microenvironment. Frontiers in Bioscience: A Journal and Virtual Library, 15: 166.

Yagi N, Kiuchi T, Satoh H, et al. 1999. Bioavailability and diuretic effect after administration of retarded capsules of bumetanide in human subjects. Biological & Pharmaceutical Bulletin, 22(3): 275-280.

Yagi N, Kiuchi T, Satoh H, et al. 1996. Bioavailability and diuretic effect of furosemide following administration of tablets and retarded capsules to human subjects. Biological & Pharmaceutical Bulletin, 19(4): 616-622.

Yang R J, Trevillyan J M. 2008. c-Jun N-terminal kinase pathways in diabetes. The International Journal of Biochemistry & Cell Biology, 40(12): 2702-2706.

Yin F, Sancheti H, Cadenas E. 2012. Mitochondrial thiols in the regulation of cell death pathways. Antioxidants & Redox Signaling, 17(12): 1714-1727.

Zhao L, Shang E Y, Sahajwalla C G. 2012. Application of pharmacokinetics-pharmacodynamics/clinical response modeling and simulation for biologics drug development. J Pharm Sci, 101(12): 4367-4382.

Zhou Q, Gallo J M. 2011. The pharmacokinetic/pharmacodynamic pipeline: translating anticancer drug pharmacology to the clinic. Aaps J, 13(1): 111-120.

Zoppo G, Ginis I, Hallenbeck J M, et al. 2000. Inflammation and stroke: putative role for cytokines, adhesion molecules and iNOS in brain response to ischemia. Brain Pathology, 10(1): 95-112.